本教材第8版为"十四五"职业教育国家规划教材
国家卫生健康委员会"十四五"规划教材
全国高等职业教育专科教材

供临床医学专业用

# 病理学与病理生理学

## 第9版

主 编 张 忠 邓良超

副主编 李 庆 胡 玲 徐广敏

编 者（以姓氏笔画为序）

王旭光（沈阳医学院）　　　　　　张冬云（南阳医学高等专科学校）

邓良超（雅安职业技术学院）　　　周新文（华中科技大学同济医学院）

申丽娟（云南医药健康职业学院）　胡 玲（重庆三峡医药高等专科学校）

刘 硕（首都医科大学燕京医学院）段旭艳（菏泽医学专科学校）

杜 江（中国医科大学）　　　　　徐广敏（遵义医药高等专科学校）

李 庆（长沙卫生职业学院）　　　徐义荣（山西医科大学汾阳学院）

杨金霞（大庆医学高等专科学校）　崔茂香（沧州医学高等专科学校）

张 忠（沈阳医学院）　　　　　　董孟华（滨州医学院）

张 颖（楚雄医药高等专科学校）

新形态教材

人民卫生出版社
·北京·

**图书在版编目（CIP）数据**

病理学与病理生理学 / 张忠，邓良超主编 . -- 9 版 .
北京 ：人民卫生出版社，2024. 11. --（高等职业教育
专科临床医学专业教材）. -- ISBN 978-7-117-37140-7

I. R36

中国国家版本馆 CIP 数据核字第 2024G3E400 号

| 人卫智网 | www.ipmph.com | 医学教育、学术、考试、健康，购书智慧智能综合服务平台 |
| --- | --- | --- |
| 人卫官网 | www.pmph.com | 人卫官方资讯发布平台 |

**病理学与病理生理学**

Binglixue yu Bingli Shenglixue

第 9 版

主　　编：张　忠　邓良超
出版发行：人民卫生出版社（中继线 010-59780011）
地　　址：北京市朝阳区潘家园南里 19 号
邮　　编：100021
E - mail：pmph @ pmph.com
购书热线：010-59787592　010-59787584　010-65264830
印　　刷：保定市中画美凯印刷有限公司
经　　销：新华书店
开　　本：850×1168　1/16　　印张：18
字　　数：508 千字
版　　次：1981 年 6 月第 1 版　　2024 年 11 月第 9 版
印　　次：2024 年 11 月第 1 次印刷
标准书号：ISBN 978-7-117-37140-7
定　　价：76.00 元

打击盗版举报电话：010-59787491　E-mail：WQ @ pmph.com
质量问题联系电话：010-59787234　E-mail：zhiliang @ pmph.com
数字融合服务电话：4001118166　E-mail：zengzhi @ pmph.com

以习近平新时代中国特色社会主义思想为指导,全面贯彻党的二十大精神,落实《国务院办公厅关于加快医学教育创新发展的指导意见》等文件要求,更好地发挥教材对临床医学专业高素质实用型专门人才培养的支撑作用,进一步提升助理全科医师的培养水平,人民卫生出版社在教育部、国家卫生健康委员会领导和支持下,由全国卫生健康职业教育教学指导委员会指导,依据最新版《高等职业学校临床医学专业教学标准》,经过充分的调研论证,启动了全国高等职业教育专科临床医学专业第九轮规划教材修订工作。经第七届全国高等职业教育专科临床医学专业规划教材建设评审委员会深入论证,确定了教材修订的整体规划,明确了修订基本原则:

**1. 落实立德树人根本任务** 坚持将马克思主义立场、观点、方法贯穿教材编写始终。坚持"为党育人、为国育才",全面落实立德树人根本任务,深入挖掘课程教学内容中的思想政治教育元素,加工凝练后有机融入教材编写,发挥教材"培根铸魂、启智增慧"作用,培养具有"敬佑生命、救死扶伤、甘于奉献、大爱无疆"医学职业精神的时代新人。

**2. 对接岗位工作需要、符合专业教学标准** 教材建设突出职教类型特点,紧紧围绕"三教"改革,以专业教学标准为依据,以助理全科医师岗位胜任力培养为主线,体现临床新技术、新工艺、新规范、新标准,反映卫生健康人才培养模式改革方向,将知识、能力、素质培养有机结合。适应教学模式改革与教学方法创新需要,满足项目、案例、模块化教学等不同学习方式要求,在教材的内容、形式、媒介等多方面创新改进,有效激发学生学习兴趣和创造潜能。按照教学标准,将《中医学》改名为《中医学基础与适宜技术》,新增《基本公共卫生服务实务》。

**3. 全面强化质量管理** 履行"尺寸教材、国之大者"职责,成立第七届全国高等职业教育专科临床医学专业规划教材建设评审委员会,严格编委选用审核把关,主编人会、编写会、定稿会强化编委培训、突出责任,全流程落实"凡编必审"要求,打造精品教材。

**4. 推动新形态教材建设** 突出精品意识,聚焦形态创新,进一步切实提升教材适用性,打造兼具经典性、立体化、数字化、融合化的新形态教材。根据课程特点和专业技能教学需要,《临床医学实践技能》本轮采用活页式教材出版。

第九轮教材共 29 种,均为国家卫生健康委员会"十四五"规划教材。

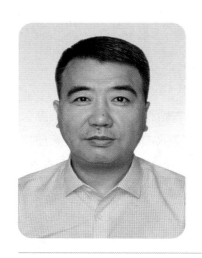

## 张 忠

教授、硕士生导师

　　沈阳医学院基础医学院院长,兼任教育部高等学校医学技术类专业教学指导委员会委员、中国医药教育协会智能医学专业委员会副主任委员、辽宁省机能学学会副理事长、辽宁省电子显微镜学会副理事长。从事病理学教学和研究工作 30 余年。辽宁省高校"三全育人"综合改革示范院(系)带头人、辽宁省优秀教学团队负责人、辽宁省一流本科课程负责人,获辽宁省教学成果奖一等奖 2 项、二等奖 5 项,获评辽宁省"兴辽英才计划"教学名师、辽宁省优秀教师、辽宁省优秀科技工作者等称号。

　　愿病理学与病理生理学这门学科能够引领同学们奔赴医学的星辰大海,全面发展,坚守"面向基层、服务大众"之理念,牢记"医德高尚、医术精湛"之职责,争做德智体美劳全面发展的社会主义建设者和接班人。

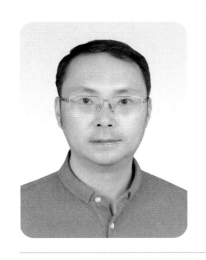

**邓良超**

教授

雅安职业技术学院临床医学院（附属医院）副院长，兼任中国病理生理学会大中专教育工作委员会常委、四川省生理科学会会员。从事病理学教学及临床病理检验工作30余年，发表论文20余篇，参与四川省省级科研项目5个，四川省精品课程病理学的主讲教师。

病理学与病理生理学是医学之本，是临床与基础医学之间的桥梁。要学好临床医学，就要先学好病理学与病理生理学。希望同学们在学医之路上乘风破浪，只争朝夕，不负韶华，勇追梦想！

以党的二十大精神为引领，以"为党育人、为国育才"为宗旨，我们着手《病理学与病理生理学》的修订编写工作。在编写过程中，我们秉承落实立德树人的根本任务，适应高等职业教育发展改革要求、培养基层医疗技术人才的理念，按照人才培养目标，紧贴临床实践能力，紧扣临床执业助理医师资格考试大纲，全力践行教材对新时代高素质临床医学专业技术技能人才培养的支撑作用。

本次修订以加强"基础理论、基础知识、基本技能"为基本原则，以高等卫生职业教育教学规律为根本遵循，适应教学模式与教学方法改革创新要求，突出"学生中心"的地位和"产教融合"的特征。在保证教材内容够用、适用、结构合理、系统完整和形式多样的基础上，本次修订主要做了以下五个方面的工作：

**1. 注重良好品德的养成**　旨在落实立德树人根本任务，培养社会主义事业建设者和接班人。本教材以适宜知识为融入点，将党的二十大精神、爱国主义、工匠精神、优秀传统文化、社会主义核心价值观等融入教材。

**2. 数字资源与纸质教材深度融合**　在数字资源中设有 PPT、微课、思维导图、大体标本图片、病例讨论、练习题等。这些数字内容或可利于课程复习，或可助于课前预习、知识衔接和拓展，或可用于能力自测和评价，与纸质教材资源融为一体、相得益彰。

**3. 精简内容、传承经典**　经典的知识技能是本教材向学生传递的一项重要内容，是本教材的核心所在。同时，根据卫生职业教育人才培养目标要求，在内容上进行了一定程度的精简。例如，将传染病、寄生虫病合并为感染性疾病，并删减部分内容；某些与后续临床课程重复的内容作了删减。

**4. 注重引导自主学习**　适应高职专科教学模式与方法改革的发展趋势，在编写理念、编写体例等方面注重引导学生自主学习。纸质教材的"病例导学"模块为学生自主学习提供了载体；数字资源的"思维导图""病例讨论"为学生自主学习提供了帮助。

**5. 完善优化标本图片**　删除了前版教材中图示内容较为相近的图片，替换了若干清晰度欠佳的图片；在部分大体图片中设立了标尺，标注了镜下图片的放大倍数和染色方法，进而更好地起到了标本图片的"看图识学"作用。

本版教材尚存诸多不尽如人意之处，请各位读者和同道多提宝贵意见。付梓之际，衷心感谢各位编者及编者所在单位给予的支持以及教材评审委员会专家的悉心指导！

**张　忠　邓良超**

2024 年 11 月

绪论　1
　　一、病理学与病理生理学的内容与任务　1
　　二、病理学与病理生理学在医学中的地位　1
　　三、病理学与病理生理学的研究方法　2
　　四、病理学与病理生理学的发展简史　3

第一章
疾病概论　4
　第一节　疾病的相关概念　4
　　一、健康　4
　　二、疾病　4
　　三、亚健康　5
　第二节　病因学与发病学　5
　　一、疾病发生的原因与条件　5
　　二、疾病发生、发展的一般规律　7
　　三、疾病发生的基本机制　7
　第三节　疾病的转归　8
　　一、康复　8
　　二、死亡　8

第二章
细胞和组织的适应、损伤与修复　10
　第一节　细胞和组织的适应　10
　　一、萎缩　10
　　二、肥大与增生　11
　　三、化生　12
　第二节　细胞和组织的损伤　13
　　一、损伤的原因　13
　　二、损伤的形态学变化　13
　第三节　损伤的修复　19
　　一、再生　20
　　二、纤维性修复　22
　　三、创伤愈合　23

第三章
局部血液循环障碍　27
　第一节　充血与淤血　27
　　一、充血　27

　　二、淤血　28
　第二节　血栓形成　30
　　一、血栓形成的条件与机制　30
　　二、血栓形成的过程与血栓的形态　31
　　三、血栓的结局　32
　　四、血栓对机体的影响　33
　第三节　栓塞　34
　　一、栓子运行的途径　34
　　二、栓塞的类型与对机体的影响　34
　第四节　梗死　36
　　一、梗死形成的原因与条件　36
　　二、梗死的类型与病理变化　37
　　三、梗死对机体的影响与结局　38

第四章
炎症　40
　第一节　炎症概述　40
　　一、炎症的概念与原因　40
　　二、炎症的基本病理变化　41
　　三、炎症的局部表现与全身反应　42
　　四、炎症的临床类型　43
　第二节　急性炎症　44
　　一、急性炎症的病理学变化　44
　　二、急性炎症的病理学类型　48
　　三、急性炎症的结局　51
　第三节　慢性炎症　51
　　一、一般慢性炎症　52
　　二、肉芽肿性炎　52

第五章
肿瘤　54
　第一节　肿瘤的概念　54
　第二节　肿瘤的形态　55
　　一、肿瘤的大体形态　55
　　二、肿瘤的组织结构　56
　第三节　肿瘤的分化与异型性　57
　　一、肿瘤的分化　57

二、肿瘤的异型性　57

第四节　肿瘤的命名与分类　58

一、肿瘤的命名　58

二、肿瘤的分类　59

第五节　肿瘤的生长与扩散　60

一、肿瘤的生长　60

二、肿瘤的扩散　62

三、肿瘤的分级与分期　64

第六节　肿瘤对机体的影响与良、恶性肿瘤的区别　64

一、肿瘤对机体的影响　64

二、良性肿瘤与恶性肿瘤的区别　65

第七节　癌前疾病（病变）、异型增生和原位癌　66

一、癌前疾病（病变）　66

二、异型增生　66

三、原位癌　66

第八节　常见肿瘤举例　67

一、上皮组织肿瘤　67

二、间叶组织肿瘤　69

三、淋巴造血组织肿瘤　71

第九节　肿瘤的病因与发病机制　72

一、肿瘤的病因　72

二、肿瘤的发病机制　74

**第六章**

水、电解质代谢紊乱　77

第一节　水、钠代谢紊乱　77

一、脱水　78

二、水肿　80

第二节　钾代谢紊乱　83

一、低钾血症　83

二、高钾血症　85

**第七章**

酸碱平衡紊乱　87

第一节　酸碱平衡及其调节　87

一、体液酸碱物质的来源　87

二、机体对酸碱平衡的调节　88

第二节　酸碱平衡紊乱的分类与检测指标　89

一、酸碱平衡紊乱的分类　89

二、常用检测指标　89

第三节　单纯型酸碱平衡紊乱　90

一、代谢性酸中毒　90

二、呼吸性酸中毒　92

三、代谢性碱中毒　93

四、呼吸性碱中毒　95

第四节　混合型酸碱平衡紊乱　96

**第八章**

缺氧　98

第一节　常用血氧指标　98

第二节　缺氧的类型　99

一、低张性缺氧　99

二、血液性缺氧　100

三、循环性缺氧　101

四、组织性缺氧　101

第三节　缺氧对机体的影响　102

一、呼吸系统的变化　102

二、循环系统的变化　103

三、血液系统的变化　104

四、中枢神经系统的变化　105

第四节　氧疗与氧中毒　105

一、氧疗　105

二、氧中毒　105

**第九章**

发热　107

第一节　发热概述　107

第二节　发热的病因与发病机制　108

一、发热的病因　108

二、发热的发病机制　109

第三节　发热时代谢与功能的变化　111

一、物质代谢变化　111

二、功能代谢变化　111

第四节　发热的生物学意义与治疗原则　112

一、发热的生物学意义　112

二、治疗原则　112

三、常用的解热措施　113

**第十章**

休克 114

第一节 休克的病因与分类 114

一、休克的病因 114

二、休克的分类 115

第二节 休克的发病机制 115

一、微循环机制 115

二、细胞分子机制 120

第三节 休克时各主要器官系统功能的变化 120

第四节 休克的治疗原则 122

一、病因学治疗 122

二、发病学治疗 122

**第十一章**

弥散性血管内凝血 124

第一节 病因与发病机制 124

一、病因 125

二、发病机制 125

第二节 诱发与促进因素 126

一、单核巨噬细胞系统功能受损 126

二、肝功能严重障碍 126

三、血液高凝状态 126

四、微循环障碍 126

五、其他因素 127

第三节 分期与分型 127

一、分期 127

二、分型 127

第四节 临床表现与防治原则 128

一、临床表现 128

二、防治原则 129

**第十二章**

心血管系统疾病 131

第一节 动脉粥样硬化 131

一、病因与发病机制 131

二、基本病理变化 132

三、主要动脉的粥样硬化 134

第二节 冠状动脉粥样硬化性心脏病 135

一、心绞痛 136

二、心肌梗死 136

三、心肌纤维化 137

四、冠状动脉性猝死 137

第三节 高血压病 138

一、病因与发病机制 138

二、类型与病理变化 139

第四节 风湿病 142

一、病因与发病机制 142

二、病理变化 142

第五节 感染性心内膜炎 144

一、急性感染性心内膜炎 144

二、亚急性感染性心内膜炎 144

第六节 心瓣膜病 145

一、二尖瓣狭窄 145

二、二尖瓣关闭不全 145

三、主动脉瓣狭窄 146

四、主动脉瓣关闭不全 146

第七节 病毒性心肌炎 146

一、病理变化 146

二、临床病理联系 147

第八节 心功能不全 147

一、病因、诱因与分类 147

二、机体的代偿性反应 148

三、发病机制 151

四、临床表现 152

五、防治原则 155

**第十三章**

呼吸系统疾病 158

第一节 慢性阻塞性肺疾病 158

一、慢性支气管炎 159

二、支气管哮喘 160

三、支气管扩张症 160

四、肺气肿 161

第二节 肺炎 162

一、大叶性肺炎 162

二、小叶性肺炎 164

三、间质性肺炎 165

第三节 肺硅沉着病 166

第四节　慢性肺源性心脏病　167

第五节　常见恶性肿瘤　168

　　一、肺癌　168

　　二、鼻咽癌　169

第六节　肺功能不全　170

　　一、病因、诱因与分类　171

　　二、发病机制　171

　　三、机体的功能代谢变化　174

　　四、防治原则　176

第十四章

消化系统疾病　178

第一节　慢性胃炎　178

　　一、非萎缩性胃炎　178

　　二、慢性萎缩性胃炎　178

　　三、特殊类型胃炎　179

第二节　消化性溃疡病　179

　　一、病因与发病机制　179

　　二、基本病理变化　180

　　三、结局与并发症　180

　　四、临床病理联系　181

第三节　病毒性肝炎　181

　　一、病因与发病机制　181

　　二、基本病理变化　182

　　三、临床病理学类型　183

第四节　酒精性肝病　185

　　一、发病机制　185

　　二、病理变化　185

　　三、临床病理联系　185

第五节　肝硬化　185

　　一、门脉性肝硬化　186

　　二、坏死后肝硬化　188

第六节　常见恶性肿瘤　188

　　一、食管癌　189

　　二、胃癌　190

　　三、结直肠癌　192

　　四、原发性肝癌　193

　　五、胰腺癌　194

第七节　肝性脑病　194

一、概念、分期与分型　195

二、发病机制　195

三、诱因与防治原则　198

第十五章

泌尿系统疾病　201

第一节　肾小球肾炎　202

　　一、病因与发病机制　203

　　二、基本病理变化　205

　　三、临床病理联系　205

　　四、常见病理学类型　207

第二节　肾盂肾炎　211

　　一、急性肾盂肾炎　211

　　二、慢性肾盂肾炎　212

第三节　常见恶性肿瘤　213

　　一、肾细胞癌　213

　　二、尿路上皮癌　214

第四节　肾功能不全　215

　　一、急性肾衰竭　215

　　二、慢性肾衰竭　218

　　三、尿毒症　220

第十六章

生殖系统与乳腺疾病　224

第一节　子宫颈疾病　224

　　一、慢性子宫颈炎　224

　　二、子宫颈上皮内瘤变　225

　　三、子宫颈癌　225

第二节　子宫体疾病　227

　　一、子宫内膜异位症　227

　　二、子宫内膜增生症　227

　　三、子宫体肿瘤　228

第三节　妊娠滋养细胞疾病　229

　　一、葡萄胎　229

　　二、侵蚀性葡萄胎　230

　　三、绒毛膜癌　230

第四节　卵巢上皮性肿瘤　231

　　一、浆液性肿瘤　231

　　二、黏液性肿瘤　232

第五节　乳腺疾病　232

一、乳腺增生性病变 232

二、乳腺纤维腺瘤 233

三、乳腺癌 233

第六节 前列腺疾病 235

一、前列腺增生症 235

二、前列腺癌 236

**第十七章**

内分泌系统疾病 238

第一节 甲状腺疾病 238

一、甲状腺肿 238

二、甲状腺炎 241

三、甲状腺肿瘤 241

第二节 胰岛疾病 243

一、糖尿病 243

二、胰岛细胞瘤 244

**第十八章**

感染性疾病 246

第一节 结核病 247

一、病因与发病机制 247

二、基本病理变化与转化规律 247

三、肺结核病 249

四、肺外结核病 251

第二节 伤寒 253

一、病因与发病机制 253

二、病理变化与临床病理联系 253

三、结局与并发症 255

第三节 细菌性痢疾 255

一、病因与发病机制 255

二、病理变化与临床病理联系 255

第四节 流行性脑脊髓膜炎 256

一、病因与发病机制 256

二、病理变化与临床病理联系 256

三、结局与并发症 257

第五节 流行性乙型脑炎 257

一、病因与发病机制 257

二、病理变化与临床病理联系 258

三、结局与并发症 258

第六节 肾综合征出血热 259

一、病因与发病机制 259

二、病理变化与临床病理联系 260

三、结局与并发症 260

第七节 性传播疾病 260

一、淋病 260

二、尖锐湿疣 261

三、梅毒 261

四、艾滋病 262

第八节 寄生虫病 263

一、血吸虫病 264

二、阿米巴病 266

三、并殖吸虫病 267

**中英文名词对照索引 271**

**参考文献 276**

# 绪　论

## 一、病理学与病理生理学的内容与任务

病理学与病理生理学是用自然科学的方法研究疾病的代谢、功能和形态结构等方面的改变，从而揭示疾病的病因、发病机制和转归的医学基础学科。病理学侧重从形态角度研究疾病，病理生理学则侧重从代谢和功能的角度研究疾病。

本教材将病理学与病理生理学的教学内容进行整合后，分为总论和各论两部分。总论部分包括第一章至第十一章的内容，主要介绍病理学与病理生理学的基本概念，以及在疾病状态下人体的基本病理变化与病理生理过程。各论部分包括第十二章至第十八章的内容，主要介绍心血管系统、呼吸系统、消化系统和泌尿系统常见疾病的基本病理变化及功能改变，同时也介绍了生殖系统、内分泌系统常见疾病和感染性疾病的病理改变。学习和掌握这些基本理论知识，将为临床医学课程的学习和临床实践奠定必备的基础。在学习过程中应当注意将学习理论知识与观察标本及实验相结合，将病理变化与临床表现相结合。用动态的观点认识疾病，掌握疾病的特殊与一般、局部与整体、镜下与大体、结构与功能的辩证关系。

病理学与病理生理学的任务就是运用各种方法揭示疾病的本质，阐明疾病的发生、发展规律，为防治疾病提供科学的理论基础，其主要任务是研究：①病因学（etiology），即疾病发生的原因，包括内因、外因及其相互关系；②发病学（pathogenesis），即在病因作用下导致疾病发生、发展的具体环节、机制和过程；③病理变化（pathological change），即在疾病的发生、发展过程中，机体的代谢、功能和形态结构的变化以及这些变化与临床表现（症状和体征）之间的关系——临床病理联系（clinical pathological correlation）；④疾病的转归和结局。

## 二、病理学与病理生理学在医学中的地位

病理学与病理生理学在医学中的地位主要体现在三个方面：

**1. 科学研究方面**　揭示疾病的规律和本质，从而为疾病的防治提供科学理论。临床医学中的一些症状和体征、新病种的发现和预防以及敏感药物的筛选、新药物的研制和毒副作用等，都离不开病理学与病理生理学的鉴定和解释。

**2. 医学教育方面**　本课程是连接基础医学与临床医学的桥梁。它以人体解剖学、组织学与胚胎学、生理学、生物化学、病原生物学和免疫学等为基础，探讨机体在疾病状态下代谢、功能和形态结构的改变，这些改变又回答了临床上出现的症状、体征等种种问题。因此，它在医学基础课程与医学临床课程之间起到承上启下的桥梁作用。

**3. 临床医疗方面**　在疾病诊断中，尽管有各种辅助诊断方法，但病理诊断更具有直观性和客观性，因而能为临床的最后诊断提供可靠的依据。然而，病理诊断也不是绝对权威的，更不是万能的，也有其自身的局限性。因此，加强临床医生与病理医生的沟通，对于减少和杜绝误诊、漏诊是十分必要的。

### 三、病理学与病理生理学的研究方法

病理学与病理生理学的研究方法主要有以下几类,在此做简要介绍:

#### (一)尸体剖检

尸体剖检简称尸检,是对死亡者的遗体进行病理解剖和后续的病理学检查。其主要方法是通过大体观察和显微镜观察,系统地检查全身各脏器、组织的病理变化,结合临床资料,作出全面的疾病诊断及死因分析。其目的在于:①确定诊断,查明死因,协助临床医生总结在诊断和治疗过程中的经验、教训,有利于提高医疗质量和诊治水平;②接受和完成医疗事故及司法鉴定,明确责任;③及时发现和确诊某些传染病、地方病和新发生的疾病,为采取相关防治措施提供依据;④积累严重危害人类健康和生命疾病的人体病理材料,以便深入研究这些疾病和提出防治措施;⑤收集各种疾病的病理标本,供教学所用。

#### (二)活体组织检查

根据临床需要,用钳取、穿刺、局部切除、摘除等方法,从患者病变部位获取病变组织进行病理检查,确立诊断,称为活体组织检查,简称活检。这是被临床广泛采用的检查方法。对取下的活检标本进行大体和显微镜观察,及时、准确地进行病理诊断,用以指导治疗及判断预后。必要时可于手术中取活检标本,运用冷冻切片法,在短时间内对疾病进行快速病理诊断,协助临床医生确定手术的术式和范围。

#### (三)组织培养与细胞培养

根据研究目的,将人体或动物的某种组织或细胞分离出来,用适宜的培养基在体外进行培养。采用这种方法,既可建立组织细胞病理模型,也可观察某些干预因素对细胞分化、增殖和功能、代谢的影响,因而可在细胞水平上揭示某些疾病的发生、发展规律,如细胞的癌变、肿瘤的生长、肿瘤的转移等。由于这种研究方法的针对性强,条件易于控制,周期短,因而得到了广泛的应用。但孤立恒定的体外环境与复杂变化的体内环境存在着很大的差别,故不能将体外研究结果与体内过程等同看待。

#### (四)动物实验

根据研究目的,运用动物实验方法,在动物身上复制人类某些疾病的模型,进行观察研究,了解疾病的病因、发病机制、疾病的转归以及治疗疾病的药物疗效等。动物实验可以弥补人体观察的局限和不足,并可与人体疾病进行对照研究。但是,由于动物与人之间存在很大的差异,因此不能将动物实验结果不加分析地套用于人体。

#### (五)病理学常用的观察方法

**1. 大体观察** 主要运用肉眼、量尺及各种衡器等辅助工具,对所检标本的大小、形状、重量、色泽、硬度、表面及切面、病灶特征等进行细致的观察及检测。大体观察能够了解病变的整体形态,临床医生往往能通过大体观察初步判断病变性质,为选择进一步的诊断方法提供方向。

**2. 组织学观察** 将病变组织制成厚约数微米的切片,通常用苏木精-伊红(HE)染色,或用其他方法染色后,用光学显微镜观察其微细病变。到目前为止,传统的组织学观察方法仍然是病理学诊断和研究最基本的方法,还没有其他方法能够取代。

**3. 细胞学观察** 采集病变部位脱落的细胞,或抽取体腔积液经过离心后制成细胞涂片,进行显微镜观察,以了解病变性质。细胞学观察常用于某些肿瘤(如食管癌、肺癌、子宫颈癌等)的诊断,也适合于重点人群的普查。近年来,有运用影像技术及内镜等指引进行细针穿刺吸取细胞进行检查,借以提高诊断的准确性。

**4. 超微结构观察** 运用透射或扫描电子显微镜对组织、细胞内部和表面的超微结构进行更细微的观察,即从亚细胞(细胞器)和大分子水平上了解细胞的病变,使人类对疾病的认识又前进了一

大步。但在诊断方面,由于放大倍率太高,观察病变只见局部不见全貌,常需结合大体和光镜观察,才能发挥其作用。

**5. 组织化学** 运用某些能与组织和细胞内的化学成分进行特异性结合的化学试剂进行特殊染色,从而辨别组织、细胞内各种蛋白质、酶类、脂类、糖原等化学成分。例如运用苏丹Ⅲ染色可将细胞内的脂肪成分反映出来,用磷钨酸苏木精(PTAH)染色可显示横纹肌肉瘤细胞质内的横纹等。

**6. 免疫组织化学** 是运用抗原抗体特异性结合的原理建立起来的一种组织化学技术。其优点是可以在原位观察抗原物质是否存在、抗原物质的部位和含量等,把形态变化与分子水平的功能、代谢结合起来,在显微镜下直接观察。该方法目前已被广泛地运用于肿瘤的病理诊断与鉴别诊断。

除以上常用的观察方法外,近年来人们还陆续建立了放射自显影技术、显微分光光度技术、流式细胞技术、图像分析技术、聚合酶链反应以及分子原位杂交等一系列分子生物学技术。通过这些新的研究手段和方法,可以对疾病发生、发展的规律获得更为深入的了解,使病理学与病理生理学的发展进入到一个新的时期。

## 四、病理学与病理生理学的发展简史

病理学与病理生理学的发展史即是人类对自身疾病认识的历史。古希腊希波克拉底(Hippocrates)首创体液病理学,主张外界因素促使体内四种体液(血液、黏液、黄胆汁、黑胆汁)配合失常,从而引起疾病。18世纪中叶,意大利莫尔加尼(Morgagni)根据尸体解剖所积累的资料,创立了器官病理学,这是病理形态学的开端。19世纪中叶,德国魏尔啸(Virchow)在显微镜的帮助下,通过对病变组织、细胞的深入观察,创立了细胞病理学,与此同时,法国贝尔纳(Bernard)等利用动物复制人类疾病模型创建了实验病理学,即病理生理学的前身。

随着基础科学的发展,先后出现了很多新兴学科,如细胞生物学、分子生物学、环境医学、现代免疫学、现代遗传学等,同时也产生了免疫组织化学、流式细胞技术、图像分析技术等新技术,这些进步均对病理学与病理生理学的发展产生了深远的影响。近年来,相继出现超微病理学、分子病理学、免疫病理学、遗传病理学等新的学科分支,标志着病理学与病理生理学的研究已进入形态与功能、代谢相结合的新的历史时期,人类对疾病发生、发展的规律有了更为深入的理解。

我国《黄帝内经》就有关于疾病的发生和死后解剖的记载。巢元方的《诸病源候论》对疾病的病因和症候也有较详细的记载。宋慈的《洗冤集录》对尸体解剖、伤痕、中毒以及烧灼等都有比较详细的记载,对病理学和解剖学的发展具有重大贡献。

在我国几代病理学与病理生理学家的引领和努力下,我国的病理学与病理生理学得到了快速的发展,这些学者们在教学、科研、人才培养等方面都作出了巨大贡献。我国是一个幅员辽阔、人口众多的大国,疾病谱和疾病都具有自己的特点。因此,我们应该既要学习和借鉴国外的先进科学技术,同时还要根据我国的实际情况,在医学工作中不断开拓创新,以适应新时代我国卫生事业发展和社会进步的需要,为推动医学事业的发展,也为推动中国式现代化建设作出应有的贡献。

(张 忠)

# 第一章 ｜ 疾病概论

教学课件　　　思维导图

**学习目标**

1. 掌握健康、疾病、死亡、脑死亡的概念。
2. 熟悉亚健康、不完全康复的概念；疾病发生、发展的一般规律；脑死亡的判断标准。
3. 了解疾病的病因学与发病学等基本知识。
4. 运用本章所学知识初步认知疾病的概况；具备判断患者临床死亡的能力。
5. 树立预防为主的医学理念，自觉培育开展健康宣教的服务意识。

疾病概论是研究各种疾病过程中具有规律性的问题，主要包括疾病的相关概念、病因学与发病学、疾病的转归三部分内容。

**病例导学**

患者，男，40 岁，某公司部门主管，主诉因平时工作压力太大，近半年常感觉疲乏无力、失眠健忘、反应迟钝、记忆力下降、情绪低落、烦躁不安等症状，于是来院就诊。经体检，未发现相关器官病变。

**问题**：该患者的身体状况属于健康状态还是疾病状态？为什么？

## 第一节　疾病的相关概念

健康（health）与疾病（disease）是生命活动过程中两个对立的概念，在个体生命活动中二者可以相互转化，亚健康是介于二者之间的过渡状态。

### 一、健康

随着医学模式由生物医学模式转变为生物-心理-社会医学模式，世界卫生组织（World Health Organization，WHO）提出，健康不仅是没有疾病和痛苦，而是躯体上、精神上和社会适应上处于完好的状态，即健康包括躯体健康、心理健康、社会适应良好。在预防、诊疗疾病的时候，不仅要考虑身体的情况，还要考虑社会、心理、情绪等因素对人体健康的影响。健康的标准不是绝对的，是相对的。随着社会的发展和进步，健康的水平和健康的内涵也会不断发展。

### 二、疾病

疾病是指在病因和一定条件的作用下，机体内稳态（homeostasis）调节发生紊乱而导致的异常生命活动过程。疾病的主要特征包括发病个体各个系统、器官、组织和细胞的活动不能维持相互协调,从而引起内环境紊乱和生命活动障碍,导致各种症状(患者主观上的异常感觉,如头痛、恶心等)、体征(疾病的客观表现,如肝脾大、心脏杂音等)和行为异常,特别是对环境适应能力和劳动能力的减弱甚至丧失。值得注意的是,许多情况下患者有呼吸困难、晕眩、头痛等明显不舒服的感觉,但临床检查却不能发现相关异常改变,这种情况被称为医学上无法解释的躯体症状(medically unexplained physical symptoms,MUPS)。面对 MUPS 患者,医务工作者除认真检查外,细致耐心的沟通和人文关怀亦非常重要。

### 三、亚健康

亚健康(subhealth)是身体和心理介于健康与疾病之间的一种生理功能低下状态。随着经济社会的发展、生活节奏的加快,亚健康群体在逐渐扩大。亚健康尚无统一的诊断标准,可表现为躯体状态、心理状态和社会适应能力等方面呈不同程度的低下,主要表现为身体上的不适感,如虚弱、疲乏无力、情绪低落、失眠健忘、紧张不安、注意力不集中等症状。亚健康的原因主要有工作和学习负荷过重导致人身心疲惫;环境污染导致人体体能下降;作息不规律、睡眠不足;某些遗传因素和复杂的人际关系压力等。亚健康状态处理得当,身体可向健康状态发展;反之,则向疾病方向转化。

**知识拓展**

### 疾 病 谱

疾病谱是指根据特定地区特定疾病的发病率或死亡率或危害程度对疾病进行的排序。随着经济状况、医疗卫生条件、生活习惯和环境污染等的变化,疾病谱也发生了改变。目前,我国慢性病发病人数快速上升。在全部死因构成中,重大慢性病,包括恶性肿瘤、心脑血管疾病、高血压、糖尿病、慢性阻塞性肺疾病等,导致的死亡人数已占全死亡人数的近九成。随着人口老龄化加重,阿尔茨海默病、骨质疏松等患病率上升。疾病谱的变化影响医疗决策,必须重视和追踪疾病谱的改变。《“健康中国 2030”规划纲要》提出,力争到 2030 年人人享有全方位、全生命周期的健康服务,人均预期寿命达到 79 岁,主要健康指标进入高收入国家行列。

## 第二节　病因学与发病学

病因学与发病学主要是研究疾病发生的原因与条件和疾病发生、发展的一般规律。

### 一、疾病发生的原因与条件

病因是指引起疾病必不可少的、赋予该疾病特征的因素。病因种类繁多,大致可归纳为外界致病因素、机体内部因素、自然环境和社会因素三大类:

**1.外界致病因素**　即外因,是指外环境中的各种致病因素。

(1)**生物因素**:是一类最常见的病因,包括病原微生物和寄生虫。病原体的致病力不仅取决于其侵入机体的数量、侵袭力和毒力,还与机体的防御功能特别是免疫力密切相关。

(2)**理化因素**:物理因素包括异常的温度、气压、机械力、电离辐射、紫外线和噪声等。化学因素有强酸、强碱、化学毒物或动植物毒性物质等。致病力取决于理化因素的强度或浓度、作用部位、持续时间等,病因往往比较明确,机体的防御功能对其影响不大。

(3)**营养因素**:维持人体正常生命活动所必需的营养物质、氧气和水分等摄入不足或过度均可以引起疾病。土壤缺碘可导致碘缺乏病;糖类、蛋白质、脂肪摄入不足可导致营养不良,摄入过剩可导致肥胖及代谢性疾病;维生素 $B_1$ 摄入不足可引起脚气病;维生素 D 和钙缺乏可引起小儿佝偻病和骨质疏松症。

**2. 机体内部因素** 即内因,包括遗传因素、先天因素、免疫因素、神经内分泌因素、精神和心理因素等。有的内因可直接引起疾病;有的内因如机体的防御功能降低和对致病因素的易感性增强等可作为条件而促进疾病的发生。

(1)**遗传因素**:指生殖细胞基因的突变或染色体畸变等遗传物质的异常,并且异常的遗传物质可传给子代。基因突变可导致相应蛋白质的结构和功能改变而引起疾病,如血友病、半乳糖血症和白化病等。染色体畸变可引起先天性愚型;性染色体畸变可导致两性畸形等。某些遗传因素可以提高个体对病因的敏感性,而使个体更易患病的现象称为遗传易感性,其家族成员具有易患某种疾病的倾向,如精神分裂症、高血压病、糖尿病、肥胖和某些肿瘤(乳腺癌、胃癌、结直肠癌)等。

(2)**先天因素**:指能够损害胎儿正常发育的有害因素。由先天因素引起的疾病称为先天性疾病,如孕妇病毒感染可引起先天性心脏病。先天性疾病可以由先天因素引起,也可由遗传因素引起。先天性疾病一般是不会遗传的,但也有些先天性疾病可能存在遗传性,如唇裂、多指(趾)等。

(3)**免疫因素**:机体免疫反应低下、缺陷或免疫反应过强、自身免疫反应等免疫因素均可导致疾病的发生。例如感染人类免疫缺陷病毒(HIV)后,病毒破坏 T 淋巴细胞及其功能,引起获得性免疫缺陷综合征(AIDS);异种血清蛋白(破伤风抗毒素等)、药物(青霉素等)、花粉、食物(虾、牛乳等)所引起的超敏反应。机体对自身抗原发生免疫反应并引起自身组织损伤,称为自身免疫性疾病,如系统性红斑狼疮、类风湿关节炎、慢性溃疡性结肠炎、慢性淋巴细胞性甲状腺炎等。

(4)**神经内分泌因素**:神经和内分泌系统的机能状态对疾病的发生也有着一定的影响,如十二指肠溃疡病的发生与迷走神经过度兴奋有关;乳腺癌的发生与卵巢激素分泌紊乱、雌激素水平长期偏高有关。

(5)**精神和心理因素**:近年来精神和心理因素引起的疾病越来越受到重视,长期的忧虑、悲伤、沮丧等不良情绪和强烈的精神创伤等在某些疾病的发生、发展中可能起重要的作用,长期的心理冲突或精神压力可能使某些人发生神经官能症。

**3. 自然环境和社会因素** 自然环境既可影响外界致病因素,又可影响人体的机能状态和抵抗力,如在夏秋季节容易发生细菌性痢疾、伤寒等消化系统传染病;而在冬春季节,容易发生流行性感冒、流行性脑脊髓膜炎等传染病。人不仅是生物学的生物,而且是社会学的生物,社会因素与疾病的发生也有密切关系。社会的进步与安定可以增进健康;战争与社会动乱、环境污染等不仅不利于健康,而且有些还可以直接致病或通过自然、生物因素间接致病。

疾病发生的条件是指在病因作用于机体的前提下,影响疾病发生、发展的各种体内外因素。条件本身不能直接引起疾病,但是可以影响病因对机体的作用,从而左右疾病的发生、发展,促进或阻碍疾病的发生。例如,人是否发生结核病除与病因(结核分枝杆菌)密切相关外,营养不良、过度疲劳和心理负担大等条件可促使机体抵抗力降低而容易发生结核病。许多疾病的发生还与诱因(precipitating factor)有关,它是指促使疾病的条件中能加强病因作用或促进疾病发生、发展的因素。例如妊娠、发热、情绪激动等可诱发心力衰竭;大量高蛋白饮食、消化道出血等可引发肝硬化患者发生肝性脑病。

在疾病的发生、发展中,病因或条件可独立存在或互相转化。例如弹击伤、电击伤及高温烧伤的发生,不需要条件的存在,病因可以直接致病。有时,同一因素对某一疾病来说是原因,而对另一种疾病则可能为条件。例如营养不足是营养不良症的原因,而营养不足使机体抵抗力降低,又是许多疾病发生的重要条件之一。有时,一种疾病引起的机体变化,可能成为另一些疾病的发生条件。例如糖尿病可导致机体抵抗力降低,其可成为感染性疾病的条件。

ER 1-3

健康危险因素

## 二、疾病发生、发展的一般规律

任何疾病都有其特定的发生、发展规律,但一般规律通常包括以下四种:

**1. 内稳态失衡** 机体的内稳态平衡是生物体内各种自我调节的结果,是保持正常生命活动的先决条件。现代医学认为,任何疾病的发生与发展都是内稳态出现紊乱或失衡的结果,即内稳态紊乱是疾病发生发展的基本机制。在病因的作用下,内稳态调节的某一方面发生紊乱,引起相应的机能和代谢障碍,进而通过连锁反应,使内稳态调节的其他方面也相继发生紊乱,从而引起更为严重的生命活动障碍。

**2. 损伤与抗损伤** 贯穿于疾病的始终,双方的力量对比决定疾病的发展方向和结局。在抗损伤反应占优势时,疾病好转或痊愈;在损伤强于抗损伤时,则疾病发生并恶化。例如,在机械性外伤引起血管破裂出血时,循环血量减少和血压下降等变化均属损伤性变化,但体内同时出现交感神经兴奋、微小动脉收缩、心率加快和心输出量增加等一系列抗损伤反应,二者的力量对比决定了机体恢复健康或病情恶化。损伤和抗损伤反应通常具有两重性并可相互转化。例如,在有外伤出血时,血管收缩有利于维持血压和减少出血,对机体具有保护作用,但持续的血管收缩会加重组织的缺血、缺氧,从而加重组织损伤,此时的抗损伤反应则变成了损伤反应。

**3. 因果交替** 指在疾病的过程中,原始致病因素作用于机体后,机体产生一定的结果,这些结果又作为病因引起新的结果。病因和结果之间相互交替和相互转化,推动疾病发展,甚至形成因果交替的恶性循环,使疾病逐渐恶化,直至患者死亡。因此,采取医学干预中断因果转化和恶性循环,才能使疾病向有利于康复的方向发展。

**4. 局部和整体** 疾病往往同时或先后存在局部症状和全身反应。局部病变可通过神经和体液机制影响整体,而机体的全身功能状态也可影响局部病变。例如,下肢的创伤会出现创伤部位的充血、水肿及炎症反应等局部反应,但严重的创伤或全身抵抗力低下时,创伤的局部反应可以通过神经-体液途径影响全身,出现发热、乏力,甚至休克等全身性反应。同样,全身性疾病也常常出现局部改变,如糖尿病患者的局部创伤迁延不愈会导致严重后果。辩证地理解疾病的局部和整体的主从关系,对抓住疾病的本质具有重要的临床意义。

ER 1-4
病理过程和病理状态

## 三、疾病发生的基本机制

疾病发生的基本机制包括神经机制、体液机制、细胞机制和分子机制四个方面。

**1. 神经机制** 神经系统对维持和调控正常人体生命活动起主导作用,可以根据体内外环境情况调整机体各系统代谢的平衡。因此,很多致病因素可以影响神经系统的变化,从而引起疾病的发生。例如在烧伤时,由于疼痛和体液丢失,通过感觉神经和颈动脉窦及主动脉弓压力感受器,引起交感神经的强烈兴奋,达到对全身组织器官血流和代谢功能的调节。

**2. 体液机制** 主要是指病因直接或间接引起体液质和量的变化,造成内环境紊乱而引起疾病发生。体液量的严重减少,如大失血、严重脱水可导致休克;体液质的改变,如羊水、组织因子和蛇毒等促凝血物质入血,可引起凝血系统被广泛激活而导致弥散性血管内凝血。感染和创伤等产生大量的炎症介质,可引起炎症反应。体液机制与神经机制常常共同参与疾病的发生、发展,故又称为神经-体液机制。

**3. 细胞机制** 病因作用于机体后可以直接或间接作用于细胞,造成细胞的代谢、功能和结构改变,引起细胞的内稳态失衡。病因引起的细胞损伤可以是选择性的,也可以是非选择性的。前者如 HIV 感染选择性损伤 $CD4^+T$ 淋巴细胞,肝炎病毒侵入肝细胞等;后者如自由基攻击机体所有的细胞,促使细胞的蛋白质、核苷酸、脂肪等物质代谢异常,从而促进疾病的发生。不同病因如何引起细胞损伤的机制尚未完全阐明,但常常涉及细胞膜和多种细胞器的损伤及功能障碍。例如在氰化物中毒时,氰离子与细胞线粒体内细胞色素氧化酶结合,从而导致该酶失去活性,阻断细胞内呼吸致使细胞死亡。

**4. 分子机制** 任何病因无论通过何种途径引起疾病,在疾病过程中最终都会表现出分子水平上的异常。人类基因组计划的完成提高了人类对生命和疾病的认识水平。例如对于糖尿病、高血压病、肿瘤等常见病,可从分子、基因、蛋白质的水平逐渐揭示其发病机制。很多疾病易感基因的发现,为阐明疾病发生的个体差异和疾病治疗的个性化提供了新的可能。

# 第三节　疾病的转归

疾病的转归主要取决于致病因素作用于机体后所发生的损伤与抗损伤反应的力量对比和及时正确的治疗。疾病的转归主要有康复和死亡两种形式。

## 一、康复

康复(rehabilitation)可分为完全康复(complete rehabilitation)和不完全康复(incomplete rehabilitation)。前者是指患病时机体出现的损伤性变化及其临床表现(包括各种症状和体征)完全消失,机体的形态结构得以修复,机体的功能代谢得以恢复,机体的内稳态调节恢复正常,又称为痊愈。不完全康复是指患病时机体出现的损伤性变化得到控制,主要症状消失,机体通过代偿可以维持相对正常的生命活动,但病理改变尚未完全消失,有些可留后遗症,如手术治疗后的组织粘连,烧伤愈合后留下的瘢痕等。

## 二、死亡

死亡(death)是指机体作为一个整体的功能永久地停止和生命活动不可逆转的终结。死亡是所有生命的最终归宿,传统观点认为,死亡过程包括濒死期、临床死亡期和生物学死亡期。显然,依据这一观点很难准确判定死亡时间。在临床上,医务工作者一直把心搏和呼吸的永久性停止作为死亡的标志(即心肺死亡模式)。然而,随着起搏器、呼吸机等复苏技术的普及和不断进步,使上述"心肺死亡"时间的确定面临挑战。

脑死亡(brain death)是指全脑功能(包括大脑、间脑和脑干)不可逆的永久性丧失以及机体作为一个整体功能的永久性停止。在脑死亡的概念提出以来,多个国家相继制定了脑死亡判定标准,其基本内容大致包括:①自主呼吸停止(脑干是控制呼吸和心搏的中枢,脑干死亡以呼吸、心搏停止为标准。然而,由于心肌具有自发收缩特性,在脑干死亡后的一定时间内还可能有微弱的心搏,因此,自主呼吸停止被认为是临床脑死亡的首要指标)。②不可逆性深度昏迷。③脑干神经反射消失(如瞳孔散大或固定,瞳孔对光反射、角膜反射、咳嗽反射、吞咽反射等均消失)。④脑电波消失。⑤脑血液循环完全停止。目前我国尚未对脑死亡立法。

ER 1-5

脑死亡

> **知识拓展**
>
> ### 植物人状态和脑死亡
>
> 植物人状态是由于大脑皮质受到严重损害或处于突然抑制状态,患者可以有自主呼吸、心跳、血压和脑干反应,体温可以正常,保留新陈代谢等躯体生存的基本功能,但无任何言语、意识、思维,完全失去生活自理能力;如果有适当的营养供给和生活护理,患者可以维持长期、没有意识的植物状态生命。脑死亡是全脑功能的永久性丧失,患者无自主呼吸,进入不可逆的深昏迷,脑干神经反射消失等。两者最根本的区别是植物人状态患者仍保持自主呼吸功能。

## 本章小结

　　健康不仅是没有疾病或病痛,而是躯体上、精神上和社会适应上都处于完好状态。亚健康是介于疾病和健康之间的生理功能低下状态,亚健康状态可向健康或疾病转化。疾病是指机体在病因和一定条件的作用下,机体内稳态调节发生紊乱而导致的异常生命活动过程。疾病的发生有病因和条件,其发生、发展的一般规律有内稳态失衡、损伤与抗损伤、因果交替、局部和整体。疾病的转归有康复和死亡两种形式。康复可分为完全康复和不完全康复。死亡是机体作为一个整体的功能永久地停止和生命活动不可逆转的终结。脑死亡指包括脑干在内的全脑功能不可逆转的永久性丧失。

## 病例讨论

　　患者,男,65 岁,以"胸闷、气短 1 小时"为主诉入院。初步诊断为冠心病,在给予扩张冠状动脉、营养心肌等治疗后,患者的病情略缓解。之后患者突然出现呼吸、心跳停止,抢救无效死亡。家属对诊断和治疗提出疑问。

(段旭艳)

病例讨论

## 思考题

　　举例说明在疾病中损伤与抗损伤的相应表现及其在疾病发展中的意义。

练习题

# 第二章 | 细胞和组织的适应、损伤与修复

教学课件

思维导图

## 学习目标

1. 掌握萎缩、肥大、增生、化生的概念及类型；变性的概念、类型及病理变化；坏死的概念、类型及结局；凋亡的概念；再生的概念、类型及各种细胞的再生能力；肉芽组织的结构与功能。

2. 熟悉萎缩、肥大、增生、化生的病理变化；细胞凋亡与坏死、肉芽组织与瘢痕组织、一期愈合与二期愈合的区别。

3. 了解细胞水肿、脂肪变性的原因；各种组织再生、皮肤创伤愈合、骨折愈合的过程；化生、瘢痕组织对机体的影响。

4. 具有识别干酪样坏死、坏疽、皮肤溃疡、失活组织、体表肉芽组织和瘢痕组织的能力。

5. 在本章诸多病变的认知中，培养严谨的作风、批判性思维和科学精神。

细胞的生命活动是在体内外环境的动态平衡（稳态）中进行的。机体的细胞和组织由于受到各种内外环境变化的刺激，会发生代谢、功能和形态的变化。当生理负荷增加或减少时，或者遭遇轻度持续的病理性刺激时，细胞和组织会发生适应性变化；当病理性刺激的性质、强度和持续时间超过了细胞和组织的耐受性和适应能力时，就会发生损伤性变化。适应性变化和损伤性变化是大多数疾病过程中的基础性病理变化。除了刺激因素非常强烈外，一般首先发生生化代谢的变化，继而依次出现超微结构（电镜）、组织结构（光镜）和大体形态（肉眼）的变化，统称为形态变化。

2017 年诺贝尔生理学或医学奖

## 第一节　细胞和组织的适应

机体的内外环境发生变化时，细胞和组织会相应地调整自身的代谢、功能和结构以与之相协调的反应过程，即为适应（adaptation），表现为萎缩、肥大、增生和化生。

## 一、萎缩

萎缩（atrophy）是已发育正常的细胞、组织或器官的体积缩小。萎缩的细胞代谢和功能降低，功能性细胞器减少，以适应降低了的营养和血液供应、神经内分泌刺激和工作负荷。组织和器官的萎缩，主要是实质细胞的体积缩小，也常有细胞凋亡所致的实质细胞数量减少。另外，未发育或发育不全的组织、器官体积本来就小，应与萎缩相区别。

萎缩可分为生理性和病理性两类。生理性萎缩是机体的某些组织和器官随着年龄的增长而发生的萎缩，如出生后动脉导管闭合退化，青春期后胸腺萎缩，更年期后卵巢、子宫或睾丸萎缩等。病理性萎缩按其发生原因分为以下类型：

**1. 营养不良性萎缩**　全身营养不良性萎缩因蛋白质摄入不足（长期不能进食、饥饿）或消耗过度（结核病、糖尿病和恶性肿瘤等慢性消耗性疾病）而引起，按照与生命、正常机能相关的重要程度，

萎缩的顺序依次是脂肪、肌肉、内脏，最后是脑、心脏、肾脏等重要器官，临床表现从消瘦发展到恶病质（cachexia）。局部组织的氧和营养物质供给不足所引起的萎缩，称为局部营养不良性萎缩。例如脑动脉粥样硬化可引起脑组织慢性缺血，导致局部脑萎缩（图 2-1）。

**2. 压迫性萎缩**　是因组织和器官长期受压而造成血流量减少和功能失用所致的萎缩。例如在尿路梗阻时肾盂积水，压迫肾组织引起肾萎缩（图 2-2）；在脑脊液循环障碍时脑积水，压迫脑组织导致脑萎缩。

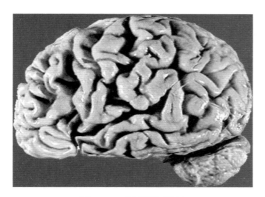

图 2-1　局部脑萎缩

局部脑回变窄，脑沟增宽。

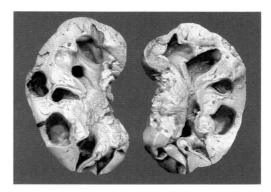

图 2-2　肾压迫性萎缩

肾盂积水、扩张，肾实质变薄。

**3. 失用性萎缩**　是组织和器官由于长期工作负荷减少或代谢、功能降低所致的萎缩，常发生于骨骼肌。例如久病卧床、骨折后肢体长期固定引起的肌肉萎缩，长期在外太空工作的宇航员体重减轻均属此类。

**4. 去神经性萎缩**　是因运动神经元或轴突损伤所致的效应器萎缩。例如肱骨骨折致桡神经损伤，可引起上肢伸肌群萎缩，临床表现为垂腕；脊髓灰质炎病毒破坏脊髓前角运动神经元，可导致小儿麻痹症患者下肢肌肉萎缩。

**5. 内分泌性萎缩**　是由于内分泌腺功能低下而引起的靶器官萎缩。例如腺垂体功能低下时，可发生甲状腺、肾上腺皮质、性腺等器官萎缩。

萎缩的组织、器官重量减轻，包膜皱缩。在萎缩的心肌细胞、肝细胞胞质内可出现脂褐素颗粒，使器官呈褐色，如心脏褐色萎缩。在营养不良性和老年性脑萎缩时，脑回变窄、脑沟增宽，大脑功能衰退。轻度的病理性萎缩，在原因消除后可以恢复正常，但持续性萎缩的细胞终将死亡、消失。

## 二、肥大与增生

肥大和增生是两种不同的病理过程，但引起细胞、组织和器官肥大与增生的原因大多相似，因此两者常相伴存在。

### （一）肥大

肥大（hypertrophy）是细胞、组织和器官的体积增大。组织和器官的肥大通常是实质细胞的体积增大所致，但也可伴有细胞数量的增加。若及时去除病因，肥大可以恢复正常。

在性质上，肥大可分为生理性肥大和病理性肥大两种。在原因上，肥大若因器官或组织功能负荷过重所致，称为代偿性肥大；若因内分泌激素过多作用于效应器所致，称为内分泌性（或激素性）肥大。

举重运动员上肢骨骼肌增粗肥大属于生理性代偿性肥大；高血压病时引起的左室心肌肥大属于病理性代偿性肥大（图 2-3）。

在妊娠期由于雌、孕激素及其受体作用，子宫平滑肌细胞肥大，属于生理性内分泌性肥大；垂体嗜碱细胞腺瘤的促肾上腺皮质激素分泌过多,导致肾上腺皮质细胞肥大,属于病理性内分泌性肥大。

肥大细胞的DNA(脱氧核糖核酸)含量和细胞器数量增多,结构蛋白合成活跃,细胞功能增强,但肥大产生的功能代偿作用是有限度的。例如心肌过度肥大,终因负荷超过一定极限,加之肥大心肌细胞的血液供应相对不足,会引发心功能不全,此时称为失代偿。

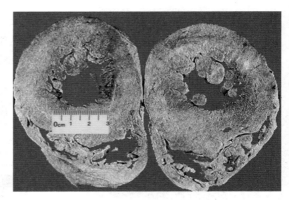

图2-3 心脏向心性肥大

心脏横切面示左心室壁增厚,乳头肌显著增厚,心腔相对较小。

### (二) 增生

增生(hyperplasia)是指组织、器官的实质细胞数量增多,常导致组织或器官的体积增大。增生是细胞有丝分裂活跃的结果,也与细胞凋亡受阻有关。实质细胞分裂能力较强的器官或组织(肝、前列腺等)的体积增大是通过增生和肥大共同完成的;而没有分裂能力的组织(心肌、骨骼肌等)则仅表现为肥大。

增生的种类与肥大相似。根据其性质可分为生理性增生和病理性增生;据其原因可分为代偿性增生和内分泌性增生。

生理性增生如血细胞和上皮细胞等的经常更新,久居高原者的红细胞数量显著增多等,属于代偿性增生;青春期和哺乳期的乳腺上皮增生、月经周期的子宫内膜增生等,属于内分泌性增生。

病理性增生常由生长因子过多或激素过多引起。由生长因子产生过多而引起的,为代偿性增生,如细胞和组织损伤后的增生(又称再生)修复,在炎症时局部细胞和组织的增生等;由激素分泌过多而引起的,属内分泌性增生,如与雌激素增多有关的子宫内膜增生症、乳腺增生症,在肝硬化时的男子乳腺发育症,与雄激素相对增多有关的前列腺增生症等。

增生具有更新、代偿、防御和修复等功能,但增生过度也会危害机体,如前列腺增生症引起的尿潴留,乃至肾盂积水导致压迫性肾萎缩。增生的细胞、组织分化成熟,其组织形态基本保持正常,而且受机体调控,在原因去除后,增生则停止。若细胞增生失去调控,增生过度,有可能演变为肿瘤性增生。

## 三、化生

化生(metaplasia)是指一种分化成熟细胞转化为另一种分化成熟细胞的过程,是各种组织中具有分裂增殖和多向分化能力的成体干细胞或结缔组织中的未分化间充质细胞发生转分化的结果,亦即因内外环境变化的刺激,引起细胞的一些基因被活化和另一些基因被抑制,重新表达新的蛋白质,并分裂增殖为另一种成熟的细胞。一般只发生在同源细胞之间,即上皮组织之间或间叶组织之间,前者是可逆的,后者是不可逆的。

### (一) 上皮组织化生

**1. 鳞状上皮化生** 常见于气管、支气管黏膜受到吸烟或慢性炎症的刺激,假复层纤毛柱状上皮化生为鳞状上皮,简称鳞化。鳞化还可见于慢性子宫颈炎的子宫颈腺体、慢性胆囊炎及胆石症的胆囊黏膜等。

**2. 肠上皮化生** 在慢性萎缩性胃炎时,胃黏膜上皮可化生为肠黏膜上皮,简称肠化生(图2-4)。此外,在反流性食管炎时,由于胃酸的反复刺激,食管下段黏膜的鳞状上皮也可化生为胃型或肠型柱状上皮,称为巴雷特(Barrett)食管。

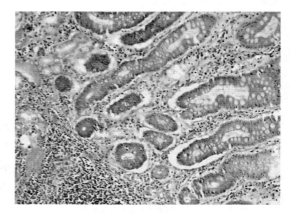

图2-4 胃黏膜肠上皮化生

在慢性萎缩性胃炎时,胃黏膜腺体中出现大量的杯状细胞;HE染色;×100。

### （二）间叶组织化生

化生

结缔组织或肌肉损伤后，间充质干细胞可转分化为成骨细胞或成软骨细胞，称为骨化生或软骨化生，如骨化性肌炎。这种化生也可出现在肿瘤的间质。

化生虽然是机体对不良刺激的适应性反应，但在多数情况下对机体不利。例如支气管黏膜鳞化，尽管对慢性刺激的抵御能力有所增强，但却削弱了呼吸道的自净防御功能，导致感染和有害吸入物的长期作用。重要的是，上皮组织化生常导致细胞发生肿瘤性转化，如支气管黏膜鳞化、胃黏膜肠化生和巴雷特食管，分别与肺鳞状细胞癌、胃腺癌和食管下段腺癌的发生有密切关系。

## 第二节　细胞和组织的损伤

当机体内外环境的变化超过了细胞和组织的适应能力，可引起细胞、细胞间质发生代谢和形态的异常变化，称为损伤。损伤的结果不仅取决于损伤因素的性质、持续的时间和强度，也取决于受损伤细胞的种类、所处状态、适应性及遗传性等。

### 一、损伤的原因

引起细胞组织损伤的原因，据来源可分机体外界因素和内部因素。前者主要包括生物性、理化性和营养性等因素。后者包括免疫、神经内分泌、遗传变异、先天性、年龄及性别等因素。此外，还有社会、心理、精神行为和医源性等因素。

常见的损伤原因可归纳为以下几类：

**1. 缺氧**　是引起细胞损伤的重要因素。全身性缺氧见于空气稀薄、血红蛋白（hemoglobin,Hb）质和量异常、心肺衰竭以及一氧化碳或氰化物中毒等。局部缺氧多由缺血引起。缺氧主要引起细胞膜、线粒体及溶酶体损伤，严重缺氧常导致细胞死亡。

**2. 生物因素**　是引起细胞损伤的最常见原因，可通过产生各种毒素、代谢产物及机械作用而损伤细胞，也可通过变态反应引起细胞损伤。生物因素对机体的损伤不仅取决于病原体的类型、毒力和数量，还取决于机体的免疫状态。

**3. 物理因素**　包括机械力、高低温、电流、电离辐射、激光、微波等。机械力可立刻使细胞破裂和组织断裂；高温使细胞内蛋白质变性；低温可引起血管收缩导致组织缺血，并使细胞发生冻结；电流可致电击伤，并可直接引起心脏生物电紊乱而死亡；电离辐射可损伤生物大分子。

**4. 化学因素**　包括化学物质和药物的毒性作用。能够与细胞和组织发生反应并引起细胞损伤的物质称为毒物，如强酸、强碱、有机磷、四氯化碳和氰化物等。损伤的程度主要取决于毒物的浓度、持续的时间和作用的部位，其机制主要是影响膜的通透性、酶的结构和功能等。此外，体内的某些代谢产物如尿素、自由基等，为内源性化学性损伤因素。

**5. 免疫因素**　免疫功能低下或缺陷易发生严重感染，免疫反应过强也会引起组织损伤，如变态反应性疾病和自身免疫性疾病。

**6. 遗传因素**　遗传性疾病可因染色体畸变或基因突变而引起细胞结构、功能、代谢等异常。另外，高血压病、糖尿病、动脉粥样硬化和肿瘤等也具有遗传易感性。

**7. 其他因素**　食物中某些物质如维生素、必需氨基酸、微量元素等缺乏或营养物质过剩都可引起细胞损伤。衰老以及社会、心理及精神因素等亦可引起细胞损伤。此外，医源性因素所致的损伤应当避免。

### 二、损伤的形态学变化

细胞和组织损伤后，由于代谢的变化，在发生功能变化的同时，还会产生一系列的形态学变化。

根据损伤的程度分为可逆性损伤和不可逆性损伤两大类,可逆性损伤多为细胞变性;不可逆损伤则为细胞死亡,包括坏死和凋亡。

### (一) 变性

变性(degeneration)是指细胞内或细胞间质出现异常物质或正常物质显著增多,常伴有功能降低。在病因消除后,变性可恢复正常,但严重的细胞变性可发展为细胞死亡。间质的变性可逆性差。常见的变性有以下几种类型:

**1. 细胞水肿(cellular swelling)** 是细胞内钠离子和水积聚增多,又称水变性,主要由于缺氧、感染、中毒等因素,造成细胞膜损伤而致通透性增强,或因线粒体损伤,腺苷三磷酸(ATP)生成减少,细胞膜钠-钾泵功能障碍所致。细胞水肿是细胞损伤中最常见的早期变化,多见于心肌细胞、肝细胞、肾小管上皮细胞和脑神经细胞等。

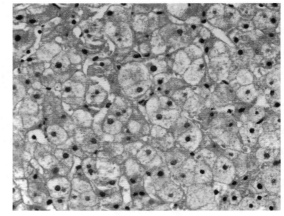

**图 2-5 肝细胞水肿**

肝细胞明显肿胀,胞质淡染,并散在较多细小粉红色颗粒,部分肝细胞气球样变;HE 染色;×400。

水肿的细胞体积增大时,由于内质网和线粒体肿胀,胞质内出现许多红染细颗粒;钠、水继续积聚,细胞肿大明显,胞质疏松化或空泡状;严重时细胞膨胀如气球,称气球样变,常见于病毒性肝炎(图 2-5)。细胞水肿的器官体积肿大,被膜紧张可致疼痛。

细胞水肿是一种相对较轻的损伤,在病因消除后可恢复正常。若病因持续,会导致细胞溶解、死亡。较重的细胞水肿可使细胞功能下降。例如肾小管上皮细胞在水肿时对原尿中蛋白质重吸收减少,可出现一过性蛋白尿;在心肌细胞水肿时心肌收缩力下降;在脑神经细胞水肿时可出现意识障碍、昏迷以及颅内压升高等。

**2. 脂肪变性(fatty degeneration)** 中性脂肪蓄积于非脂肪细胞,称为脂肪变性,常发生于肝细胞、心肌细胞和肾小管上皮细胞等,与感染、缺氧、中毒、酗酒、糖尿病及肥胖等有关。肝细胞是脂肪代谢的重要场所,最常发生脂肪变性,其发生机制主要有:①载脂蛋白、脂蛋白合成减少;②中性脂肪合成过多;③脂肪酸氧化利用障碍。脂肪变性是可逆的,在一定限度内病因消除后可恢复正常。

脂肪变性初期,细胞质内的脂肪聚集为电镜可见的脂质小体,进而融合成光镜可见的脂滴,致使细胞肿大。肝细胞脂肪变性时,细胞质内出现大小不等的圆形脂滴,很大的脂滴可充满整个细胞而将胞核挤至一侧,状似脂肪细胞,重者细胞破裂融合成更大的脂囊,甚至游离于肝血窦进入血液。石蜡切片中因脂肪被有机溶剂溶解,脂滴呈空泡状(图 2-6)。用苏丹Ⅲ染色时,脂肪呈橘红色,可用于脂肪组织的鉴别诊断。脂肪变性的器官体积肿大,颜色变黄,被膜紧张可致疼痛。

脂肪变性在肝小叶内的分布与病因有一定关系。在慢性肝淤血时,肝小叶中央区缺氧较重,故首先发生脂肪变性。在有机磷中毒时,含毒血液首先流经肝小叶周边的肝细胞致小叶周边带肝细胞受累为著,故肝脂肪变性先出现在肝小叶周边部;在严重中毒和传染病时,脂肪变性则常累及全部肝细胞。

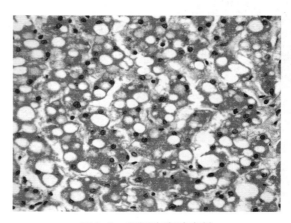

**图 2-6 肝细胞脂肪变性**

肝细胞胞质内见大小不等的空泡,部分肝细胞核偏向细胞一侧;HE 染色;×400。

肝脂肪变性一般不引起肝功能障碍,较弥漫者称为脂肪肝(fatty liver)(图 2-7),严重时可有肝功能障碍。脂肪肝最常见的原因是酗酒,其次是糖尿病、营养过剩和肥胖等。重度脂肪肝可发展为肝硬化、肝癌或继发肝坏死。

**3. 玻璃样变（hyaline degeneration）** 指细胞内或间质中出现毛玻璃状、半透明的蛋白质蓄积，又称透明变性。HE 染色呈红染、均质状。玻璃样变是一组形态上表现相似，但化学成分和发生机制各异的病变。

（1）**血管壁玻璃样变**：常发生于缓进型高血压病患者的脑、肾、脾及视网膜的细动脉（图 2-8），由于细动脉内皮细胞通透性增高，血浆白蛋白渗入内膜，还可有基膜代谢产物堆积，使细动脉壁增厚、变硬，管腔狭窄，又称细动脉硬化。其后果是：①外周阻力显著增加，血压持续升高；②受累脏器局部缺血；③细动脉壁弹性减弱，脆性增加，可破裂出血。脑的细动脉发生玻璃样变后，局部管壁扩张、膨出，可形成微小动脉瘤，更易破裂而发生脑出血。

（2）**细胞内玻璃样变**：为细胞质内出现均质、红染的圆形或类圆形小体。细胞内玻璃样变常见以下病理状态：在肾小球肾炎伴有大量蛋白尿时，近曲小管上皮细胞重吸收原尿中的蛋白质，在胞质内形成许多圆形小滴；在酒精性肝病时，肝细胞质中细胞中间丝前角蛋白变性，形成马洛里小体（Mallory body）；在慢性炎症时，局部浸润的浆细胞胞质粗面内质网中免疫球蛋白蓄积，形成拉塞尔小体（Russell body）。

（3）**结缔组织玻璃样变**：见于增生的结缔组织，

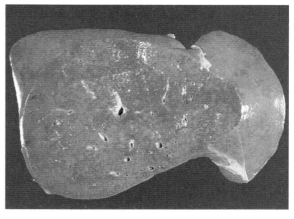

图 2-7　脂肪肝
肝体积增大，被膜饱满，颜色变黄。

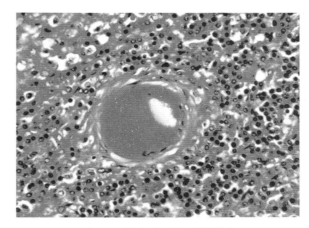

图 2-8　脾中央动脉玻璃样变
血管内膜见均质、红染的半透明物质，管壁增厚，管腔狭窄；HE 染色；×400。

为胶原纤维老化的表现。其特点是胶原蛋白交联、融合，使胶原纤维增粗、失去弹性。结缔组织玻璃样变常发生在瘢痕组织、动脉粥样硬化的纤维斑块、纤维性增厚的浆膜等上，外观灰白色、质韧、半透明。

**4. 病理性色素沉着** 指病理状态下某些色素沉积在细胞内外。外源性色素有炭尘、煤尘及文身色素等。内源性色素主要有以下几种：

（1）**胆红素（bilirubin）**：体内红细胞不断更新，衰老的红细胞被单核巨噬细胞系统的细胞吞噬，Hb 被分解为珠蛋白和血红素。血红素在酶的催化下转变成橙黄色、不含铁的胆红素，并经肝细胞代谢成为胆汁的有色成分。在病理状态下，胆红素代谢障碍致其在细胞或组织内增多导致组织淤胆，称为黄疸。

（2）**含铁血黄素（hemosiderin）**：是巨噬细胞吞噬、降解红细胞 Hb 所产生的铁蛋白微粒聚集体，系 $Fe^{3+}$ 与蛋白质结合而成。镜下呈棕黄色粗大的折光颗粒，普鲁士蓝染色呈蓝色。局部含铁血黄素沉着见于出血灶，全身含铁血黄素沉着见于溶血性贫血。此外，在左心衰竭等疾患导致慢性肺淤血时，红细胞漏出，在肺泡腔形成含有含铁血黄素的巨噬细胞，称为心衰细胞（heart failure cell）。

（3）**脂褐素（lipofuscin）**：是细胞自噬溶酶体内未被消化的细胞器碎片残体，呈黄褐色微细颗粒状，主要见于老年人和慢性消耗性疾病时萎缩的心肌细胞、肝细胞的胞质内，故有老年性色素或消耗性色素之称。

（4）**黑色素**（melanin）：是黑色素细胞胞质内的黑褐色颗粒,由酪氨酸氧化经左旋多巴聚合产生,促肾上腺皮质激素（ACTH）和促黑素细胞激素（MSH）对其生成有促进作用。黑色素还可聚集于皮肤和黏膜基底部细胞及真皮的巨噬细胞内。局部性黑色素增多见于色素痣和黑色素瘤。肾上腺皮质功能不全（艾迪生病,Addison disease）患者黑色素沉着在口唇、牙龈黏膜和全身皮肤。

**5. 病理性钙化**　在骨和牙齿以外的组织中有固体性钙盐沉积,称为病理性钙化（pathological calcification）。病理性钙化主要是磷酸钙和碳酸钙沉积在细胞内或间质中,呈蓝色颗粒状或片块状。外观为白色石灰样坚硬的颗粒或团块,有砂粒感。病理性钙化按其原因和机制可分为以下两种类型:

（1）**营养不良性钙化**：钙盐沉积在局部的变性、坏死组织或异物中,机体的钙磷代谢正常,见于结核病、脂肪坏死、血栓、动脉粥样硬化斑块（图2-9）、心瓣膜病变、瘢痕组织、死亡的寄生虫虫体和虫卵等。肺结核钙化灶X线片呈高密度阴影。

（2）**转移性钙化**：因全身钙磷代谢障碍,血钙升高,引起钙盐沉积在正常组织中。甲状旁腺功能亢进、骨肿瘤破坏骨组织、慢性肾衰竭、维生素D摄入过多等均可引起转移性钙化。钙盐常常沉积在血管壁以及肾小管、胃黏膜、肺泡隔等部位。

变性除以上常见类型外,还有黏液样变和淀粉样变两种较少见的类型:

黏液样变（mucoid degeneration）是指细胞间质中黏多糖（如透明质酸）和蛋白质的蓄积。HE染色

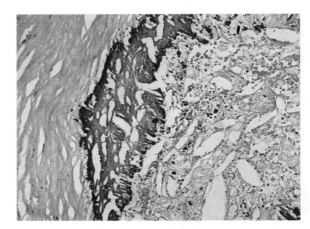

**图2-9　动脉壁营养不良性钙化**
动脉粥样硬化继发钙化,血管壁见蓝色颗粒状
钙盐沉积;HE染色;×100。

特点是在疏松的间质内,呈星芒状的纤维细胞散在于灰蓝色的黏液基质中。黏液样变常见于动脉粥样硬化斑块、风湿病灶和间叶组织肿瘤等,还见于甲状腺功能减退所形成的黏液性水肿。

淀粉样变（amyloidosis）是指细胞间质中出现淀粉样蛋白质-黏多糖复合物沉积,HE染色特点为淡红色均质状物,并显示淀粉样呈色反应:刚果红染色为橘红色,遇碘则为棕褐色,再加稀硫酸便呈蓝色。淀粉样蛋白成分来自免疫球蛋白轻链、肽类激素、降钙素前体蛋白和血清淀粉样蛋白A等。淀粉样变有局部性和全身性两类。

**（二）坏死**

以溶酶性变化为特点的体内局部组织中的细胞死亡,称为坏死（necrosis）。坏死可因致病因素强烈而直接导致,但大都是由可逆性损伤发展而来的,其基本表现是细胞肿胀、细胞器崩解和蛋白质变性。坏死细胞自身溶酶体酶引起的"自溶",周围浸润的中性粒细胞释放的溶酶体酶引起的"异溶",共同促进坏死细胞解体。坏死的细胞代谢停止,功能丧失,并出现一系列形态变化。

**1. 坏死的基本病变**　细胞核的变化是细胞坏死的重要标志,有三种形态:①核固缩（pyknosis）,细胞核染色质凝集,核缩小;②核碎裂（karyorrhexis）,核膜破裂,染色质崩解为小碎片;③核溶解（karyolysis）,细胞内pH降低,激活DNA酶,在酶的作用下DNA及核蛋白分解,仅见核的轮廓,在1~2天内核将完全消失（图2-10）。

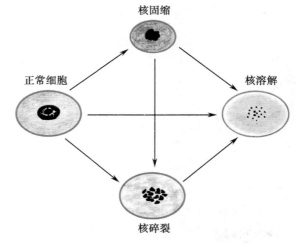

**图2-10　坏死时细胞核的变化**

坏死细胞的胞质发生凝固或溶解。间质的坏死发生较晚,在各种酶的作用下,基质崩解,胶原纤维断裂或液化。最后坏死的细胞和崩解的基质融合成模糊的无结构的红染物质。

细胞坏死2小时后才能看到电镜下的变化,10小时以上才能出现光镜下的改变。坏死时细胞膜通透性增加,细胞内某些酶会释放入血,使血中酶活性增高,在坏死初发时即可检出血浆中这些蛋白质(酶)含量的变化,比超微结构的变化还要早,并随病情变化而波动,可作为临床诊治某些疾病的观察指标。例如胰腺坏死时血浆淀粉酶升高,肝细胞坏死时血谷丙转氨酶、谷草转氨酶升高,心肌梗死后血乳酸脱氢酶、谷草转氨酶和肌酸激酶升高。

组织坏死后苍白浑浊,失去弹性,温度较低,摸不到血管搏动,切割无新鲜血液流出,失去痛觉、触觉及运动功能(如肠管蠕动),临床上称为失活组织,应予及时切除。

**2. 坏死的类型** 通常分为凝固性坏死、液化性坏死和纤维蛋白样坏死三个基本类型及干酪样坏死、脂肪坏死和坏疽等特殊类型。

(1)**凝固性坏死**(coagulative necrosis):组织、细胞坏死后,蛋白质凝固且酶的分解作用较弱时,坏死组织凝固,呈灰黄、干燥、质实的状态(图2-11)。凝固性坏死常见于心、肾、脾等实质器官,多由缺血(梗死)和细菌毒素而引起。其特点是坏死区的细胞结构消失,但仍可见组织结构残影。坏死区周围可见充血、出血带和炎症细胞浸润带,与健康组织分界较清楚。

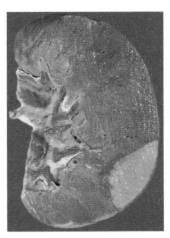

图2-11 肾凝固性坏死

坏死灶呈灰黄色,切面呈三角状,尖端朝向肾门,与健康组织分界清楚。

(2)**液化性坏死**(liquefactive necrosis):由于坏死组织中可凝固的蛋白质少,或"自溶"和"异溶"明显,或组织富含水分和磷脂,易发生溶解而呈液化状态。例如脑组织坏死时,坏死区由质软到液化,又称为"脑软化";化脓性炎症的脓肿形成等。此外,心肌细胞、肝细胞等细胞水肿加剧所引起的溶解性坏死(lytic necrosis)亦称为液化性坏死。

(3)**纤维蛋白样坏死**(fibrinoid necrosis):是发生在间质胶原纤维和小血管壁的一种坏死,病变部位的组织结构消失,变为境界不甚清晰的细丝状、颗粒状或小条状的无结构物质,具有折光性,因其染色性质类似纤维蛋白(HE染色呈红色)而得名。纤维蛋白样坏死常见于急性风湿病、系统性红斑狼疮等变态反应性疾病,还见于急进型高血压的小动脉、新月体性肾小球肾炎的肾小球等。

(4)**干酪样坏死**(caseous necrosis):是一种坏死彻底的特殊类型的凝固性坏死,主要见于结核病。因坏死灶中含脂质较多,外观微黄,质软细腻,似干奶酪而得名(图2-12)。其特点是坏死组织在HE染色时为无结构的红染颗粒状物质,不见原有的组织结构形态。

(5)**脂肪坏死**(fat necrosis):是一种特殊类型的液化性坏死,有酶解性和外伤性两种。急性出血坏死性胰腺炎时,不仅因胰蛋白酶外溢引起胰腺自身的液化性坏死,还由于胰脂肪酶外溢,分解胰腺周围和大网膜等处的脂肪组织,释出的脂肪酸与钙离子结合,形成灰白色硬结状的钙皂。乳房等处的外伤导致脂肪细胞破裂,游离的脂滴被巨噬细胞吞噬,形成异物性肉芽肿,局部可触摸到硬结状肿块。

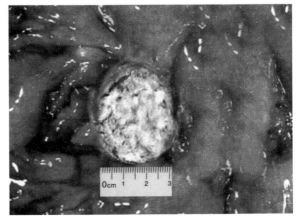

图2-12 干酪样坏死

坏死组织呈淡黄色干奶酪样物。

患者,男,51岁,5天前右大腿被钢筋刺入深部,未行清创术,伤口很快出现红、肿、热、痛;第2天伤口周围肿胀、疼痛加剧,体温39℃,在当地卫生院接受了抗生素治疗;第3天肿胀蔓延至膝关节,与正常组织分界不清,伤口附近渐呈黑色,触之有捻发感,高热不退,被转到县医院继续接受抗生素治疗;第4天伤口的黑色范围扩大,有恶臭,血压70/40mmHg,抗感染、抗休克、行右下肢截肢术,转危为安。

**问题:**

1. 该患者可能患了何种疾病? 依据是什么?
2. 如何解释该患者的临床表现?

（6）**坏疽**（gangrene）:指大块组织坏死继发腐败菌感染,兼有凝固性坏死和液化性坏死的特点。坏疽发生于四肢和与外界相通的内脏。腐败菌分解坏死组织产生 $H_2S$,与红细胞 Hb 的 $Fe^{2+}$ 结合,形成硫化亚铁,使坏死组织呈黑色;同时产生吲哚、粪臭素等而有臭味。坏疽分为干性坏疽、湿性坏疽、气性坏疽三种类型（表2-1,图2-13）。气性坏疽因厌氧菌分解坏死组织产生气泡,触摸局部有捻发感。

表 2-1　三种类型坏疽的区别

| 区别项目 | 干性坏疽 | 湿性坏疽 | 气性坏疽 |
| --- | --- | --- | --- |
| 发生部位 | 四肢末端,多见于足 | 肺、肠、阑尾、子宫、胆囊等内脏器官 | 肌肉丰厚部位 |
| 原因条件 | 血栓闭塞性脉管炎、糖尿病、四肢动脉粥样硬化及冻伤等,动脉阻塞而静脉回流通畅,腐败菌感染轻 | 动脉阻塞,同时有静脉回流受阻,坏死组织不易蒸发致含水多,腐败菌感染重 | 深达肌肉的开放性创伤,产气荚膜杆菌等厌氧菌感染 |
| 形态特点 | 坏死组织干燥、皱缩,黑褐色,与周围正常组织分界清楚,臭味轻 | 坏死组织肿胀明显,呈蓝绿色或污黑色,与健康组织分界不清,恶臭,发展快 | 是湿性坏疽的特殊类型,坏死组织肿胀、含气泡而呈蜂窝状,触之有捻发感,污秽,奇臭,发展迅速 |
| 临床病情 | 感染中毒症状轻 | 感染中毒症状明显,可危及生命 | 可发生中毒性休克,常危及生命 |

**3. 坏死的结局**

（1）**溶解、吸收**:坏死细胞的产物会引起局部的急性炎症反应。较小坏死灶可通过"自溶"和"异溶"将坏死组织分解液化,由淋巴管或血管吸收;不能吸收的碎片,则由巨噬细胞吞噬清除。然后由周围正常细胞增生(再生)而修复。如果坏死液化的范围较大时,会形成充满液体的囊腔（cyst）。

（2）**分离、排出**:较大的坏死灶不易完全被溶解、吸收时,由于周围的炎症反应,仅在坏死灶边缘发生溶解、吸收,使坏死组织与健康组织分离。皮肤、黏膜的坏死组织被分离,可形成组织缺损,浅者称为糜烂（erosion）,深者称为溃疡（ulcer）;组织坏死后形成的只开口于皮肤、黏膜表面的深在性盲管,称为窦道（sinus）;连接两个内脏器官或从内脏器官通向体表的具有两端开口的通道样缺损,称为瘘管（fistula）;肾、肺等内脏的坏死组织液化后,可破入支气管或输尿管等自然管道排出,局部残留的空腔,称为空洞（cavity）。

（3）**机化和包裹**:由肉芽组织取代坏死组织、血栓、炎性渗出物以

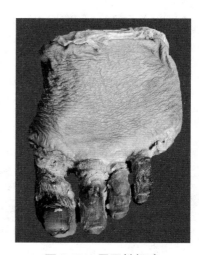

图 2-13　足干性坏疽
坏死的足趾呈黑色,表面干燥、皱缩,边界清楚。

及其他异物的过程称为机化（organization）。当坏死组织不能被完全溶解、吸收或分离、排出时，肉芽组织从周围一边长入，一边溶解、吸收坏死组织，并完全取而代之。肉芽组织逐渐成熟为纤维组织及瘢痕组织。若坏死灶太大或肉芽组织难以长入，如干酪样坏死，肉芽组织则在坏死灶的周围增生，形成纤维组织将坏死灶包绕，称为包裹（encapsulation）。

（4）**钙化**：坏死组织的后期可继发营养不良性钙化。

ER 2-5
坏死的结局

（三）**凋亡**

凋亡（apoptosis）是机体内单个细胞的程序性死亡，是由体内外因素触发细胞的死亡程序而导致的细胞主动性死亡方式，在形态和生化特征上都有别于坏死（表2-2）。凋亡既见于生理状态，又见于病理状态。凋亡同细胞增殖、分化一样是细胞的主要功能活动之一，受高度有序的基因调控和细胞因子的影响。在生命过程中，凋亡对胚胎发育、个体形成以及器官细胞的平衡稳定等具有重要作用。人类疾病如肿瘤、自身免疫性疾病、心血管疾病、神经系统疾病、病毒性疾病等均与凋亡密切相关。

凋亡细胞的质膜（细胞膜和细胞器膜）不破裂，不引发死亡细胞的自溶，也不引起炎症反应。凋亡的形态特点是细胞固缩，胞质致密，核染色质边聚，之后细胞核裂解，胞质生出芽突并脱落，形成有膜包被的凋亡小体。

表 2-2　凋亡与坏死的比较

| 比较项目 | 凋亡 | 坏死 |
| --- | --- | --- |
| 发生机制 | 基因调控的程序性细胞死亡，主动进行（自杀性） | 细胞意外死亡，被动进行（他杀性） |
| 发生原因 | 生理性或轻微病理性刺激因子可诱发，如生长因子缺乏 | 病理性刺激因子诱导发生，如感染、缺氧、中毒 |
| 死亡范围 | 散在的单个细胞 | 多为大片细胞 |
| 形态特征 | 细胞固缩，核染色质边聚，胞质生芽，形成凋亡小体 | 核固缩、核碎裂、核溶解 |
| 周围反应 | 不引发炎症反应和修复再生，凋亡小体可被吞噬细胞吞噬 | 引发周围炎症反应和修复再生 |

**知识拓展**

## 细胞老化

细胞老化是细胞随生物体年龄增长而发生的退行性变化，是生物个体老化的基础。它具有普遍性、进行性、内因性和有害性等特点，造成细胞代谢、适应和代偿等多种功能低下，进而导致老年病的发生，同时机体其他疾病的患病率和死亡率也逐渐增加。它是由遗传因素决定的。细胞染色体末端有个叫端粒的特殊结构，通常细胞每分裂一次，端粒将缩短50~200个核苷酸，直至细胞衰老不再分裂。端粒酶为一种能使已缩短的端粒再延长的反转录酶。端粒酶可在成体干细胞、免疫细胞和正在发育的胚胎细胞中正常表达，其他已分化的细胞中无端粒酶活性。在增殖旺盛的癌细胞中，端粒酶表现出明显活性，这给以控制端粒酶活性为靶点的肿瘤治疗带来了新的希望。

## 第三节　损伤的修复

损伤造成机体局部细胞和组织丧失，由邻近的成体干细胞分裂增生，对所形成的缺损进行修补恢复的过程，称为修复（repair）。修复的过程有两种形式：①由同种细胞来完成修复，称为再生

（regeneration）或再生性修复，可完全恢复原组织的结构和功能，则为完全性再生；②由纤维结缔组织来完成修复，称为纤维性修复。在多数情况下，多种组织损伤同时发生，因此，两种形式的修复常同时存在。另外，炎症反应始终伴随着组织损伤和修复的过程，否则修复将难以进行。

ER 2-6
类器官

# 一、再生

再生分为生理性再生和病理性再生。在生理过程中，有些细胞、组织不断老化、凋亡，由新生的同种细胞不断补充，以保持细胞、组织原有的结构与功能，称为生理性再生。例如，表皮的角化细胞经常脱落和补充；消化道黏膜上皮约 2 天就更新一遍；血细胞有各自的平均寿命，需要不断地从淋巴造血组织输出新生的细胞进行补充；子宫内膜周期性脱落并加以恢复。病理性再生是指在病理状态下，细胞、组织损伤后发生的再生。

## （一）各种细胞的再生能力

机体各种类型的细胞及其构成的组织具有不同的再生潜能。这是由于不同类型的细胞，其细胞周期的时程长短不同，在单位时间内进入细胞周期进行分裂增殖的细胞数量也不同所致。一般来说，幼稚细胞比成熟细胞再生能力强，功能简单的细胞比功能复杂的细胞再生能力强，平时易受损伤的细胞和在生理状态下经常更新的细胞再生能力强。按再生能力的强弱，可将机体的细胞分为三类：

**1. 不稳定细胞（labile cells）** 又称持续分裂细胞（continuously dividing cell），是一类再生能力相当强的细胞。这类细胞在生理情况下不断地进行着更新，包括被覆上皮细胞（除外内皮细胞）、间皮细胞、淋巴造血细胞等。这类细胞中存在着活跃的成体干细胞，干细胞在每次分裂后，一个子代继续保持干细胞的特性，另一个子代细胞则分化为相应的成熟细胞。

**2. 稳定细胞（stable cells）** 又称静止细胞（quiescent cell），这类细胞在生理情况下一般较稳定，一旦受到刺激或损伤后，则表现出较强的再生能力。属于这类细胞的有各种腺体和腺样器官实质细胞（肝细胞、肾小管上皮细胞、肺泡上皮细胞）、间充质干细胞及其分化衍生细胞（成纤维细胞、内皮细胞、骨细胞等）。例如，肝脏在被切除 70% 后，仍可迅速再生。另外，平滑肌细胞和软骨细胞虽然也属于此类细胞，但一般情况下再生能力很弱，难以实现再生性修复。

**3. 永久性细胞（permanent cells）** 又称非分裂细胞（nondividing cell），这类细胞无再生能力，神经细胞、心肌细胞和骨骼肌细胞就属于这类细胞。神经细胞一旦遭受损伤则永久性缺失，但不包括神经纤维。脑组织小软化灶可由胶质细胞增生来修复，形成胶质瘢痕。心肌细胞和骨骼肌细胞损伤后则由肉芽组织增生来修复，即纤维性修复，形成纤维瘢痕（瘢痕组织）。

## （二）各种组织的再生过程

**1. 被覆上皮再生** 表皮和各种管腔的被覆上皮损伤后，数小时即开始由损伤边缘的成体干细胞分裂增生来完成再生。

**2. 腺上皮再生** 若腺体基膜未被破坏，可由残存的成体干细胞分裂实现完全再生；如果腺体基膜被破坏则为纤维性修复。肝细胞再生取决于肝小叶网状支架的完整性，若网状支架完整，再生的肝细胞可沿支架延伸而获得完全性再生，否则再生的肝细胞会形成结构紊乱的肝细胞团，逐渐发展成肝硬化。

**3. 血管再生** 毛细血管的再生主要以生芽的方式进行，受损处的内皮细胞分裂增生形成突起的幼芽，向前移动形成实心的细胞条索，在血流的冲击下出现管腔，形成新生的毛细血管，并相互吻合构成毛细血管网（图 2-14）。增生的内皮细胞逐渐分化成熟，并分泌Ⅳ型胶原蛋白和纤维连接蛋白等形成基膜。因新生毛细血管内皮细胞间隙较大，基膜不完整，故通透性较高。为适应功能的需要，新生毛细血管可进一步改建，形成小动脉或小静脉，其管壁平滑肌等成分则由血管外的间充质干细胞分化而来。毛细血管常常与成纤维细胞相伴再生。

大血管离断后需手术进行吻合,断端两侧内皮细胞分裂增生恢复原来的内膜结构,离断的平滑肌层由肉芽组织增生连接,形成纤维性修复。

**4. 纤维组织再生**　由成纤维细胞分裂增生而实现。成纤维细胞主要由间充质干细胞分化而来,也可能由纤维细胞转变而来。当成纤维细胞停止分裂后,开始合成并分泌前胶原蛋白和基质,在细胞周围的间质中形成胶原纤维,并逐渐成熟为纤维细胞。

**5. 神经纤维再生**　神经纤维离断后,若与其相连的神经细胞仍然存活,则可完全再生。首先,受损神经纤维的髓鞘及轴突崩解,

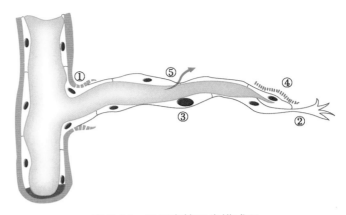

图 2-14　毛细血管再生模式图
① 基膜溶解;② 细胞移动;③ 细胞增生;④ 细胞管腔形成、成熟及生长抑制;⑤ 细胞间通透性较高。

然后由两端的神经鞘细胞增生,将断端连接。近端轴突沿神经鞘以每天约 1mm 的速度逐渐向远端延伸,最后达到末梢,同时神经鞘细胞产生髓磷脂将轴索包绕形成髓鞘。这个过程常需数月或更长时间才能完成。

若离断的神经纤维断端之间超过 2.5cm,或两断端间有其他组织阻隔,或失去断端,再生的神经轴突不能达到远端,则与增生的纤维组织混杂卷曲成团,成为创伤性神经瘤,会引起顽固性疼痛。

**(三) 影响再生的分子机制**

细胞再生不但取决于受损伤细胞本身的再生能力,还受到许多细胞因子和其他因素的调控。机体内存在着促进和抑制细胞再生的两种机制,两者的动态消长直接影响组织的再生。

**1. 生长因子**　血小板源性生长因子(PDGF)能引起成纤维细胞增生及单核细胞增生和游走,并能促进胶质细胞增生;成纤维细胞生长因子(FGF)几乎可刺激所有间叶细胞增生,但主要作用于内皮细胞;表皮生长因子(EGF)对上皮细胞、成纤维细胞、胶质细胞都有促进增生的作用;转化生长因子(TGF)与 EGF 有相同作用,还可促进纤维化的发生;血管内皮生长因子(VEGF)对肿瘤血管的形成有促进作用,也可促进正常胚胎的发育、创伤愈合及慢性炎症时的血管增生。此外,生长因子还包括白细胞介素-1(IL-1)及其他细胞因子。

**2. 抑素与接触抑制**　细胞能产生一种抑素而抑制本身的增生。例如,已分化的表皮细胞受损后,抑素分泌停止,基底细胞开始分裂增生,直到增生的细胞达到足够的数量或抑素达到足够的浓度为止。这时细胞停止增生,使细胞不致过度增生而堆积起来,这种现象称为生长的接触抑制。

**3. 细胞外基质的作用**　细胞外基质的主要成分有胶原蛋白、弹力蛋白、黏附性糖蛋白和整合素、基质细胞蛋白、蛋白多糖等,其主要作用是把细胞连接在一起,以支撑和维持组织的生理结构和功能,它们对细胞的形态、分化、增殖、铺展与迁徙均有明显影响。

---

**知识拓展**

## 干　细　胞

干细胞是一类具有高度自我更新和多向分化潜能的细胞,可分为胚胎干细胞和成体干细胞两类。胚胎干细胞是胚胎发育早期的囊胚中未分化的细胞,具有全向分化的能力,可以分化为体内所有类型的成熟细胞。成体干细胞存在于体内多种分化成熟的组织之中,如骨髓干细胞、表皮干细胞、肝脏干细胞及神经干细胞等,这些细胞不但可以向自身组织进行分化,还具有横向分化(转型性分化)为其他类型成熟细胞的能力。

## 二、纤维性修复

各种疾病或创伤引起的组织缺损,在不能通过同种细胞实现再生性修复时,则由肉芽组织增生填补,之后肉芽组织成熟为以胶原纤维为主的瘢痕组织,便完成了纤维性修复。

### (一)肉芽组织

**1. 肉芽组织的成分及形态** 肉芽组织(granulation tissue)由增生的成纤维细胞、新生的薄壁毛细血管构成,伴有炎症细胞浸润。肉芽组织因外观鲜红色、颗粒状、柔软湿润、触之易出血,形似鲜嫩的肉芽而得名。它是一种幼稚的纤维结缔组织。毛细血管的作用主要是为成纤维细胞增生及其合成胶原蛋白和基质供给养料,其次是向局部输送抗体、补体和炎症细胞等抗感染成分。

毛细血管多垂直于创面生长,并在近表面处互相吻合形成弓状突起。一些成纤维细胞的胞质内含有细肌丝,兼有类似平滑肌细胞的收缩功能,称为肌成纤维细胞(myofibroblast)。成纤维细胞产生基质和胶原纤维。此外,肉芽组织间质中还伴有大量渗出液和种类、数量不等的炎症细胞(图 2-15),起着"清理废墟"、协助修复的作用。浸润的炎症细胞常以巨噬细胞为主,也有多少不等的中性粒细胞、淋巴细胞和浆细胞等。肉芽组织无神经末梢,故无痛觉、触觉。

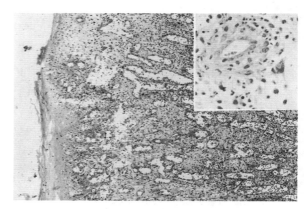

**图 2-15　肉芽组织**
新生毛细血管向创面垂直生长;HE 染色;×100。
右上角放大图示新生毛细血管和成纤维细胞;×400。

由于局部感染未能有效控制和供血不足等原因,会形成不良肉芽组织,表现为生长迟缓,苍白水肿或色暗有脓苔,触之不易出血。需要将其及时手术清除,以利于新生。

**2. 肉芽组织的功能** 肉芽组织在损伤修复过程中的重要功能是:①抗感染、保护创面;②填补伤口及其他组织缺损;③机化或包裹坏死组织、血栓、炎性渗出物及其他异物。

**3. 肉芽组织的结局** 肉芽组织在组织损伤后 2~3 天内开始生长,在体表自创口底部向表面、在坏死和血栓等从周边向中心生长推进,填补缺损或机化异物。1~2 周后,肉芽组织按其生长的顺序逐渐改建,表现为成纤维细胞产生胶原纤维后变为纤维细胞,间质内水分逐渐被吸收并减少,炎症细胞减少并逐渐消失,多数毛细血管闭塞、消失,少数毛细血管可改建为小动脉和小静脉。至此,肉芽组织成熟、老化为纤维结缔组织,即瘢痕组织。以上肉芽组织改建为纤维结缔组织的过程,是组织器官病变中最常见的纤维化过程。

### (二)瘢痕组织

瘢痕组织(scar tissue)是指肉芽组织经改建成熟、老化所形成的纤维结缔组织,由大量平行或交错分布的胶原纤维束组成,常发生玻璃样变。瘢痕组织内纤维细胞稀少,血管少见。外观苍白或灰白色、质硬韧、半透明、缺乏弹性。

**1. 瘢痕组织对机体有利的一面**

(1)长期填补缺损并连接组织,保持组织器官相对完整。

(2)因含大量胶原纤维,其抗拉力虽不及皮肤,但比肉芽组织要强得多,使组织器官保持坚固性。

**2. 瘢痕组织对机体不利的一面**

(1)瘢痕膨出:由于瘢痕组织缺乏弹性,若局部承受过大的压力,可使瘢痕组织向外膨出,如腹壁瘢痕可形成腹壁疝,心肌梗死机化后的瘢痕可形成室壁瘤。瘢痕膨出在胶原纤维形成不足时更易发生。

（2）**瘢痕收缩**：可能与水分丧失或含有肌成纤维细胞有关。关节附近的瘢痕可引起关节挛缩、活动受限。胃肠道、泌尿道等腔道器官的瘢痕可导致腔道狭窄，如十二指肠溃疡瘢痕可致幽门梗阻。

（3）**纤维性粘连（瘢痕性粘连）**：胸、腹腔内的器官之间或器官与体腔壁之间，当炎性渗出物被机化后发生的纤维性粘连，会不同程度地影响器官的功能，如肠梗阻。

（4）**器官硬化**：器官内广泛病变可导致广泛纤维化，发展为器官硬化，如肝硬化、肺硬化、心瓣膜病等。

（5）**瘢痕增生过度**：瘢痕突出于皮肤表面，又称肥大性瘢痕。如果瘢痕既向表面突出，又向周围不规则地延伸，则称为瘢痕疙瘩。具有这种现象者，可称瘢痕体质。

## 三、创伤愈合

创伤愈合（wound healing）是指机体遭受外力作用，组织离断或缺损后的修复过程，涉及各种组织再生、肉芽组织增生及瘢痕形成的复杂组合。

### （一）皮肤创伤愈合

**1.创伤愈合的基本过程**　以皮肤手术切口为例，愈合的基本过程如下：

（1）**伤口早期变化**：伤口局部有不同程度的组织坏死和血管断裂出血，很快出现炎症反应，发生充血、液体渗出和炎症细胞浸润，局部表现为红肿。伤口处的血液和渗出的纤维蛋白凝固、结痂，有填充和保护伤口的作用。

（2）**伤口收缩**：第2~3天开始，伤口边缘的皮肤和皮下组织向中心移动，使伤口缩小，其意义在于缩小创面，由增生的肌成纤维细胞牵拉作用引起，至第14天左右停止。

（3）**肉芽组织增生和瘢痕形成**：第3天前后肉芽组织开始生长，逐渐填平伤口，第5~6天起，成纤维细胞开始产生胶原纤维，其后1周是胶原纤维形成的高峰，然后缓慢下来。随着胶原纤维不断增多，瘢痕开始形成，在伤后1个月左右瘢痕完全形成。

（4）**表皮及其他组织再生**：在24小时内，伤口边缘的基底层细胞（成体干细胞）开始增生，在结痂下面向伤口中心迁移，并分化成为鳞状上皮，覆盖于肉芽组织的表面。由于接触抑制，使增生的上皮恰如其分。若伤口直径过大（一般认为超过20cm），再生的表皮则很难将伤口完全覆盖，往往需要植皮。毛囊、汗腺及皮脂腺等皮肤附属器损伤后多为纤维性修复。肌腱断裂后由纤维组织修复，但通过功能锻炼而不断改建可达到完全再生。

**2.创伤的愈合类型**

（1）**一期愈合**：皮肤无菌手术的切口愈合，是典型的一期愈合。表皮再生在24~48小时内便可将伤口覆盖，肉芽组织在第3天从伤口边缘长入并很快填满伤口，在第5~7天出现胶原纤维连接，达到临床愈合，可以拆除手术缝线，数月后形成一条白色线状瘢痕。

（2）**二期愈合**：与一期愈合相比有很大的不同（表2-3，图2-16）。

表2-3　一期愈合与二期愈合的比较

| 比较项目 | 一期愈合 | 二期愈合 |
| --- | --- | --- |
| 伤口状态 | 缺损小，无感染 | 缺损大，或伴有感染 |
| 创缘情况 | 可缝合，创缘整齐、对合紧密 | 不能缝合，创缘无法整齐对合、哆开 |
| 炎症反应 | 轻，再生与炎症反应同步 | 重，待感染控制、坏死清除后，开始再生 |
| 再生顺序 | 先上皮覆盖，再肉芽组织生长 | 先肉芽组织填平伤口，再上皮覆盖 |
| 愈合特点 | 愈合时间短，瘢痕小 | 愈合时间长，瘢痕大 |

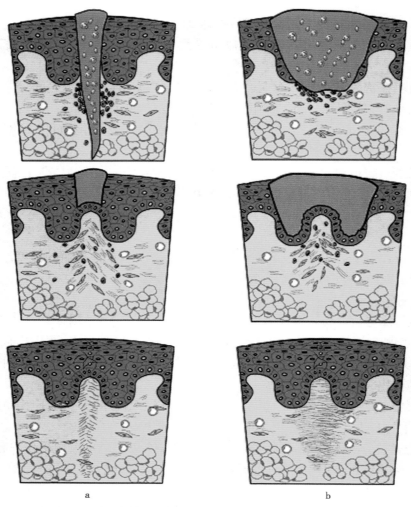

图 2-16　创伤一期愈合（a）和二期愈合（b）模式图

一期愈合伤口缺损少，创缘整齐，形成瘢痕小；二期愈合伤口缺损大，

创缘无法整齐对合，形成瘢痕大。

## （二）骨折愈合

骨骼完整性或连续性的中断称为骨折（bone fracture），分为外伤性骨折和病理性骨折。骨的再生能力很强，复位良好的单纯性外伤性骨折，数月内可恢复正常的结构和功能，并完全愈合。骨折愈合大致可分为以下四个阶段（图 2-17）：

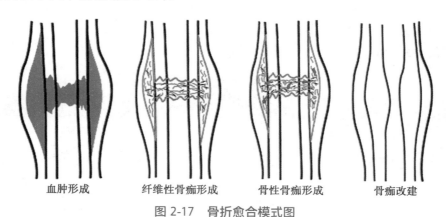

| 血肿形成 | 纤维性骨痂形成 | 骨性骨痂形成 | 骨痂改建 |

图 2-17　骨折愈合模式图

骨折断端及周围血肿形成；血肿机化，纤维性骨痂形成；类骨组织钙盐沉着及软骨化骨，

骨性骨痂形成；骨痂改建过程中板层骨形成，皮质骨和骨髓腔的正常关系恢复。

1. **血肿形成** 由于骨组织和骨髓血管丰富，骨折时血管断裂常有大量出血而形成血肿，填充在骨折的断端及其周围，数小时后血肿发生凝固。同时出现炎症反应，局部红肿。

2. **纤维性骨痂形成** 在骨折后2~3天，肉芽组织开始增生并机化血肿，继而发生纤维化，形成纤维性骨痂。这种连接并不牢固。纤维性骨痂中含有来自断端骨膜的骨祖细胞以及由间充质干细胞分化而来的骨祖细胞。此过程需2~3周。

3. **骨性骨痂形成** 纤维性骨痂中的骨祖细胞变成骨母细胞，后者分化为成骨细胞和成软骨细胞，并分别形成类骨组织和软骨组织。类骨组织由钙盐沉积形成编织骨，软骨组织也经软骨化骨的过程演变为骨组织，至此形成骨性骨痂，将骨折的断端牢固地连接在一起。但编织骨的骨小梁排列紊乱，仍达不到正常功能的需要。此阶段需4~8周。

4. **骨痂改建** 为适应骨的力学需要，通过锻炼骨性骨痂进一步改建为成熟的板层骨，皮质骨和骨髓腔的正常关系以及骨小梁正常的排列结构重新恢复。改建过程是通过破骨细胞与成骨细胞的协同作用完成的。

### （三）影响再生修复的因素

创伤愈合的修复方式取决于损伤的程度、组织的再生能力、伤口坏死组织的多少、有无感染和异物等因素。因此，应以缩小创面、防止再损伤、预防和控制感染以及促进组织再生为治疗原则。影响再生修复的因素包括全身因素和局部因素。

1. **全身因素**

(1) **年龄**：儿童和青少年骨折愈合较快。老年人则愈合较慢，这可能与老年人的血管硬化、血液供应减少有关。

(2) **营养**：蛋白质、维生素C、钙、磷、锌等在组织的再生过程中起着重要的作用，当这些物质缺乏时，肉芽组织及胶原纤维形成不良，愈合迟缓。因此，给较大手术后患者补充必要的营养，有利于手术后创伤的愈合。

(3) **免疫功能**：免疫系统可参与伤口的炎症反应，防止伤口感染，合成细胞因子和生长因子促进伤口愈合和组织修复，在伤口愈合过程中发挥重要作用。

2. **局部因素**

(1) **感染与异物**：局部感染会严重影响再生修复。许多细菌产生毒素和酶，可直接造成组织坏死，溶解胶原纤维和基质，加重局部组织损伤，妨碍愈合；在伤口感染时渗出物较多，伤口张力增加，可使已经开始愈合或已缝合的伤口裂开；坏死组织及其他异物也会妨碍愈合，导致感染或加重感染。这些情况，必然是二期愈合。临床上对于创面较大、已被细菌污染但尚未发生明显感染的伤口，施行清创术以清除坏死组织、细菌和异物，并在确保没有感染的情况下缝合伤口，促进伤口加快愈合。

(2) **局部血液循环**：既保证组织再生所需的氧和营养，又对坏死组织的吸收、感染的控制起着重要作用。因此，局部血液循环障碍会影响愈合，如动脉粥样硬化或静脉曲张等病变处的伤口愈合迟缓。

(3) **神经支配**：对组织再生有很大影响。麻风病引起的皮肤溃疡不易愈合，是神经损伤导致局部神经性营养不良的缘故。自主神经损伤，使局部血流量减少，会严重影响组织再生。

(4) **电离辐射**：可破坏细胞，损伤小血管，抑制组织再生，因而阻碍创伤愈合。

---

### 本章小结

适应介于正常与损伤之间，其形态变化有四种。萎缩与肥大相反；肥大与增生相近，均使组织器官体积增大，究其发生取决于细胞的分裂潜能；增生与化生相似，同为成体干细胞的生长（分裂）

和分化,增生向同种细胞分化,而化生则向同源转型性分化。化生仅为病理性,鳞化、肠化生与癌变密切相关。

损伤有变性和细胞死亡两类。细胞的变性可逆,主要发生于实质器官。细胞水肿出现早,重者气球样变见于病毒性肝炎;脂肪变性以肝最常见,弥漫性者称为脂肪肝;玻璃样变发生于细动脉壁、细胞内和结缔组织;病理性色素沉着见于多种病变,其中红细胞的代谢产物胆红素、心衰细胞中的含铁血黄素较重要。较常见的色素沉着还有黑色素及萎缩的心肌细胞和肝细胞中的脂褐素。营养不良性钙化发生在已有病变之上,转移性钙化发生于机体钙磷代谢异常的前提下。

坏死细胞释放酶,检测血浆能及早发现;核固缩、核碎裂、核溶解是坏死的重要标志。凝固性坏死以原形凝固和仍见组织轮廓为特点,以心、肾、脾梗死为代表;液化性坏死渐进溶解成液体,多见于脓肿和脑软化;纤维蛋白样坏死主要见于风湿类疾病和恶性高血压的细小动脉;干酪样坏死也凝固,坏死彻底,见于结核病;脂肪坏死属液化,胰脂肪酶分解腹腔脂肪成钙皂,外伤性者成硬结;干、湿性坏疽呈黑色、有恶臭,气性坏疽除呈黑色、有恶臭外,还有气体产生。坏死组织会发炎,溶解、吸收,分离、排出,机化和包裹、钙化是坏死的结局。缺损形成的囊腔、糜烂、溃疡、窦道、瘘管、空洞要分清。凋亡不发炎,在生理、病理情况下均可见。

修复有再生性和纤维性两种方式。按再生潜能将机体细胞分为不稳定、稳定、永久性三类细胞,神经、心肌、骨骼肌细胞无再生能力,但神经纤维可再生;肉芽组织具有抗感染并保护创面、填补伤口和缺损、机化或包裹三大功能,在损伤的修复中无处不在,以纤维化、瘢痕组织为结局;创伤愈合有一期和二期两种独立类型;骨折愈合以骨祖细胞为关键,经历四期过程达完全再生。

## 病例讨论

死者,男,67 岁,既往有高血压病病史 25 年。尸检见左、右冠状动脉粥样硬化,且以左支为重,左心室壁厚 1.5cm,有苍白色病灶。镜下,大片心肌细胞核溶解消失,胞质均质、红染,病灶周围部分心肌细胞体积增大、染色变深,部分心肌细胞体积缩小、核周有褐色颗粒样物。心肌间质中脂肪组织丰富,由心外膜伸入至心肌细胞间。脾小体中央动脉和肾入球小动脉管壁增厚、均质、红染,管腔狭窄。

病例讨论

(刘 硕)

## 思考题

1. 简述增生与肥大的关系。哪些形态变化有代偿作用?
2. 肝细胞、心肌细胞、胰腺坏死后何种血清酶活性水平发生变化?
3. 适应性反应与肿瘤发生有何联系?

练习题

# 第三章 | 局部血液循环障碍

教学课件

思维导图

## 学习目标

1. 掌握充血、淤血、血栓形成、栓塞、栓子、梗死的概念;淤血的病理变化及对机体的影响;血栓形成的条件、血栓的类型和结局;梗死的类型及病理变化。

2. 熟悉淤血的原因;栓子的类型及运行途径;栓塞的类型及对机体的影响;梗死的原因。

3. 了解血栓形成的过程与机制;血栓对机体的影响。

4. 能够阐述局部血液循环障碍时重要器官的病理变化,能够解释血栓形成、栓塞及梗死的关系;具有识别充血、淤血、血栓形成、栓塞和梗死病变的能力。

5. 通过相应知识的学习,树立以患者为中心的理念,理解患者、关爱患者、服务患者。

血液循环障碍分为全身性和局部性,二者可相互共存,互为因果。在临床上,有时虽为全身性血液循环障碍,却可在局部出现明显病理改变,如右心衰竭可引起肝淤血,左心衰竭可引起肺淤血。有时局部血液循环障碍也可引起全身表现,如冠状动脉局部阻塞造成心肌梗死,可引起心功能不全,继而导致全身血液循环障碍。局部血液循环障碍可表现为局部组织血液含量的异常(充血、贫血)、血液性状和血管内容物的异常(血栓形成、栓塞、梗死)、血管壁通透性和完整性的异常(水肿和出血),本章主要阐述前两者。

## 第一节　充血与淤血

充血(hyperemia)和淤血(congestion)都是指机体局部组织或器官的血管内血液含量增多的状态。

## 一、充血

因动脉血量流入过多,引起局部组织或器官的血管内血液含量增多的状态,称为充血,又称动脉性充血或主动性充血。

### (一)原因与类型

各种原因通过神经-体液调节机制,使血管舒张神经兴奋性升高或血管收缩神经兴奋性降低,引起细动脉扩张,血流加快,局部血液灌流量增多而发生充血。常见的类型有:

**1. 生理性充血**　是为了适应组织和器官的生理需要或者代谢增强而发生的充血。例如妊娠时的子宫充血,进食后的胃肠道充血,运动时的骨骼肌充血,情绪激动时的头面部、颈部充血。

**2. 病理性充血**　发生于三种情况:

(1)**炎症性充血**:为炎症早期的细动脉扩张、血流加速所致。

(2)**减压后充血**:局部组织或器官长期受压,如绷带包扎的肢体或大量胸、腹腔积液压迫内脏器官后,组织内的血管张力降低,若突然解除压力(如快速一次性大量抽出腹腔积液),受压组织内的细动脉发生反射性扩张,造成局部充血,严重时可引起有效循环血量骤减,患者血压下降,导致脑供血不足而突发晕厥。

（3）**侧支性充血**：当局部组织缺血、缺氧，代谢产物堆积，刺激动脉舒张的神经兴奋，引起缺血组织周围的动脉吻合支扩张充血，从而快速建立局部的动脉侧支循环，发挥代偿作用。治疗心肌梗死与脑梗死等疾病时，临床应用血管扩张剂可在一定程度上通过此途径改善血液循环。

### （二）病理变化与后果

充血组织或器官的小动脉和毛细血管扩张，充满血液。局部颜色鲜红，温度升高。镜下可见细动脉及毛细血管扩张，充满血液成分。

充血是短暂的动脉血管反应，原因消除后，局部血量恢复正常，通常对机体无不良反应。但是，在高血压、动脉硬化、脑血管畸形等疾病的基础上，如因情绪激动等引起脑动脉充血，可导致脑血管破裂、出血。

ER 3-3

淤血与出血

## 二、淤血

由于静脉血液回流受阻，引起局部组织、器官的血管内含血量增多的状态，称为淤血，又称静脉性充血或被动性充血。

### （一）原因

**1. 静脉堵塞** 如静脉血栓形成、静脉炎引起的静脉管壁增厚进而导致管腔狭窄等。

**2. 静脉受压** 肠套叠、肠扭转、嵌顿疝时压迫肠系膜静脉，肿瘤、炎性肿块及绷带包扎过紧等，均可压迫局部静脉。

**3. 静脉血液坠积** 如长时间站立或坐位的下肢静脉血液坠积而发生淤血；久病卧床患者的肺部贴近床面的一侧容易发生淤血。

**4. 心力衰竭** 左心衰竭时，由于肺静脉回流受阻，导致肺淤血；右心衰竭则引起体循环淤血。

### （二）病理变化

淤血部位的静脉及毛细血管扩张，管腔内血液淤积，常伴有组织水肿和出血。淤血的组织、器官肿大，被膜紧张可致疼痛。由于淤血部位的血液灌流量减少，脱氧 Hb 增多，局部呈青紫色，如发生在皮肤、黏膜称为发绀（cyanosis）。

### （三）后果

淤血的后果取决于淤血发生的速度、程度、部位、持续时间及侧支循环状况等因素。短期的淤血后果不大，长期淤血的后果主要有：①组织水肿和体腔积液；②漏出性出血；③实质细胞萎缩、变性、坏死；④间质纤维组织增生；⑤侧支循环形成。

### （四）重要器官淤血

**1. 慢性肺淤血** 常见于慢性左心衰竭，尤其是慢性风湿性心瓣膜病引起的左心衰竭。淤血的肺脏体积增大，重量增加，呈紫红色。肺水肿时质地较实，切面及支气管内可有暗红色血性液体或淡红色泡沫状液体流出。由于肺静脉淤血，镜下可见肺的细小静脉和肺泡隔毛细血管高度扩张淤血，可有少量液体和红细胞漏出到肺泡腔。若肺泡腔内漏出的红细胞被巨噬细胞吞噬，其 Hb 在巨噬细胞内转变为含铁血黄素颗粒，这种含有含铁血黄素颗粒的巨噬细胞称为心衰细胞（heart failure cell）（图 3-1）。

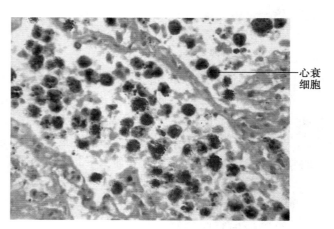

图 3-1　**慢性肺淤血**

肺泡腔内可见大量心衰细胞，肺泡隔纤维组织增生；
HE 染色；×400。

患者出现心悸、气促、乏力等缺氧症状，可引起缺氧性肺动脉高压。左心衰竭加重时，大量液体及红细胞弥漫性漏出到肺泡腔，形成肺水肿。患者呼吸困难，不能平卧，甚至端坐呼吸，发绀，咳粉红色泡沫痰，听诊双肺布满湿啰音。

长期慢性肺淤血可引起肺泡隔纤维组织增生和网状纤维胶原化，使肺质地变硬，并有含铁血黄素的沉积，称为肺褐色硬化（brown induration）。

## 慢性心力衰竭的临床表现

慢性左心衰竭主要表现为肺循环淤血和心输出量降低所致的临床综合征，主要症状为呼吸困难，由起初的劳力性呼吸困难，发展为端坐呼吸，有时出现夜间阵发性呼吸困难，同时咳嗽、咳痰和咯血，运动耐量降低，尿量降低等症状。

慢性右心衰竭主要表现为体循环淤血为主的综合征，主要症状为胃肠道淤血引起的食欲缺乏、腹胀、恶心和呕吐等，同时有水肿、颈静脉怒张、肝大等体征。

**2. 慢性肝淤血**　常见于慢性右心衰竭，尤其是慢性肺源性心脏病引起的右心衰竭。肝脏切面呈红（淤血区）黄（脂肪变性区）相间的网络状花纹，似槟榔的切面，故有"槟榔肝"之称（图3-2）。早期慢性肝淤血镜下可见肝小叶中央静脉及其周围的肝血窦高度扩张淤血，导致肝细胞因缺氧和受压而发生萎缩，甚至消失，周边区的肝细胞也因缺氧发生脂肪变性（图3-3）。

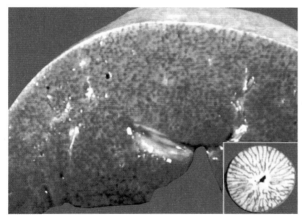

图 3-2　槟榔肝
肝脏的切面出现红（淤血区）黄（脂肪变性区）
相间的条纹，似槟榔的切面（见右下角插图）。

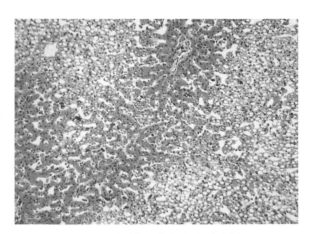

图 3-3　慢性肝淤血和脂肪变性
镜下见肝小叶中央肝血窦高度扩张淤血，肝细胞脂肪
变性，胞质出现小的脂肪空泡；HE 染色；×100。

晚期慢性肝淤血可引起肝内纤维组织增生及网状纤维胶原化，使肝质地变硬，称为淤血性肝硬化（congestive liver cirrhosis），又称心源性肝硬化。

患者，女，45岁，劳累后心悸、气短、咳嗽6年，呼吸困难、下肢水肿半年，20多年前经常出现咽痛及游走性疼痛。患者近日心悸、呼吸困难、咳嗽加重、咳泡沫样痰、浮肿加重、不能平卧。
体格检查：口唇发绀，心尖部可闻及湿啰音。经抗心衰治疗无效，患者死亡。
　　**问题**：患者出现咳嗽、咳泡沫样痰的病理基础是什么？

# 第二节　血栓形成

在活体心血管内血液发生凝固或有形成分凝集,形成固体质块的过程,称为血栓形成(thrombosis)。所形成的固体质块称为血栓(thrombus)。与血凝块不同的是,血栓是在血液流动的状态下形成于血液循环系统之内。

在正常情况下,血液在循环系统内不发生凝固或凝集,这是因为血液的凝血功能与抗凝血功能保持动态平衡的结果。如果在某些促凝血因素的作用下,打破了这种动态平衡,血液即可在心血管内凝固或凝集,发生血栓形成。

## 一、血栓形成的条件与机制

血液在心血管内流动的状态下,受到一定条件的作用,血小板就会发生黏附、凝集成团或者促发凝血反应导致血液凝固。血栓形成有三个条件:

### (一)心血管内皮细胞损伤

内皮细胞具有一系列的防止血液在心血管内凝固的功能。风湿性或感染性心内膜炎、动脉或静脉内膜炎、动脉粥样硬化和心肌梗死等疾病以及同部位多次静脉注射和手术损伤血管,均可引起内膜损伤,发生内皮细胞变性、坏死及脱落,内皮下胶原纤维暴露。胶原纤维暴露对激活血小板和凝血因子Ⅻ至关重要,可触发内源性凝血系统。同时,损伤的内皮细胞释放组织因子,激活凝血因子Ⅶ,启动外源性凝血系统。

在触发凝血的过程中,起核心作用的是血小板活化,表现为三项连续反应:

(1)**黏附反应**:内皮在损伤时,释出血管性血友病因子,以介导血小板与内皮下胶原纤维的黏附。

(2)**释放反应**:黏附后,血小板被激活,释放 α 颗粒(含纤维蛋白原、纤维连接蛋白、血小板因子4 等)和 δ 颗粒(含丰富的腺苷二磷酸、$Ca^{2+}$、组胺、5-羟色胺等),其中腺苷二磷酸(ADP)是促使血小板互相黏集的强有力介质。

(3)**黏集反应**:在 ADP 和血小板活化时生成的血栓素 $A_2$（$TXA_2$）的作用下,血流中的血小板不断地黏集,又不断地释放 ADP 和 $TXA_2$（具有强大的促黏集性）,使更多的血小板彼此黏集,形成血小板黏集堆。

初始的血小板黏集堆是可逆的,随着 $TXA_2$ 的大量生成,血小板黏集堆进一步增大,特别是内源性和外源性凝血途径的激活,其产物凝血酶和纤维蛋白与血小板表面的受体结合,变成持久性血小板融合团块,成为血栓形成的起始点。

### (二)血流状态的改变

在正常流速和流向的血液内,红细胞和白细胞在血流的中轴(轴流),其外是血小板,最外围是一层血浆带(边流),以阻止血小板接触内膜。当血流缓慢、停滞或产生漩涡时,轴流与边流被打乱。首先,血小板得以进入边流,使其黏附于内膜的概率增大;其次,血流缓慢引起内膜缺氧,导致内皮细胞损伤脱落,暴露出内皮下的胶原纤维,触发内源性和外源性凝血途径;最后,在血流缓慢时,被激活的凝血因子可在局部达到较高的浓度,促发凝血反应。

血栓多发于静脉,尤以下肢深静脉血栓最多见。下肢深静脉和盆腔静脉的血栓常发生于心力衰竭、久病卧床、术后卧床的患者,或长时间坐卧不活动的孕妇。静脉血栓多发的原因有:①静脉血流缓慢,甚至可出现短暂的停滞;②有静脉瓣,静脉瓣处的血流不但缓慢,而且呈漩涡状,因而静脉血栓形成往往以瓣膜为起始点;③静脉壁较薄,容易受压;④血流通过毛细血管到达静脉后,血液的黏性有所增加,这些因素都有利于血栓形成。

心脏和动脉的血流速度快,不易形成血栓,但在血流较慢和出现漩涡时,如二尖瓣狭窄时左心房血流缓慢并出现漩涡,室壁瘤和动脉瘤内的血流呈漩涡状流动,易并发血栓形成。

### （三）血液凝固性增高

在严重创伤、大手术或分娩后发生严重失血时，由于血液中补充了大量幼稚血小板，其黏性较大，容易相互黏集；同时纤维蛋白原、凝血酶原以及凝血因子Ⅵ、凝血因子Ⅶ等的产生也相应增多，均使血液的凝固性增高，可促发全身多发性血栓形成。在大面积烧伤时，由于血浆大量丢失，血液浓缩、黏稠度增加，有利于血栓形成。某些肿瘤（如肺癌、肾癌及前列腺癌等）以及胎盘早剥的患者，可出现大量组织因子入血，激活外源性凝血系统，导致血栓形成。血小板增多以及黏性增加还可见于妊娠高血压综合征、高脂血症、冠状动脉粥样硬化、吸烟和肥胖症等。

ER 3-4

血栓形成

需要强调的是，在血栓形成的过程中，往往是三个条件综合作用的结果，常以其中某一条件为主。一般而言，心血管内膜损伤是血栓形成最重要和最常见的原因，也是血栓形成的首要条件；血流缓慢及涡流则是静脉血栓形成的必要条件；血液凝固性增高则为共同条件。例如手术后髂静脉血栓形成，除因卧床使血流缓慢外，手术创伤和出血致血液凝固性增高也是促发血栓形成非常重要的条件。

---

**知识拓展**

## 血管支架

血管支架多是金属材质或者高分子材料做成的一种管状支架。在管腔球囊扩张的基础上，在病变段置入内支架以达到支撑狭窄闭塞段血管，减少血管弹性回缩及再塑性，保持管腔血流通畅的目的。根据作用位置不同可分为冠脉支架、脑血管支架、肾动脉支架、大动脉支架、外周支架和静脉支架等。血管支架有球囊式支架、裸金属支架、覆膜支架、药物涂层支架等。

---

## 二、血栓形成的过程与血栓的形态

心腔、动脉和静脉的血栓形成，其过程都是从血小板黏附于内膜下裸露的胶原纤维开始的。当持久性血小板融合团块形成之后，血栓的继续发展以及血栓的形态、组成和大小均取决于血栓发生的部位和局部血流速度等因素。血栓依其形态特点可分为以下类型：

### （一）白色血栓

白色血栓（white thrombus）主要是由于心血管内膜损伤，血小板黏附于受损的内膜处，并继续黏集，使血小板融合团块逐渐增大而形成（图3-4）。白色血栓主要由血小板夹杂少量纤维蛋白构

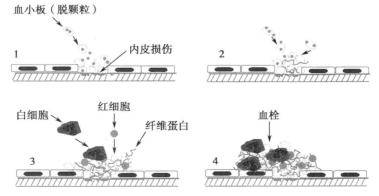

图 3-4 血栓形成过程示意图

1.血管内皮损伤，内皮下的胶原纤维暴露，血小板黏附于胶原纤维；2.血小板释放 ADP 等活性物质，进一步促进血小板变形和凝集；3.损伤的内皮和凝集的血小板释放多种促凝物质，引发血凝过程；4.导致血栓形成。

成，也称血小板血栓，多见于血流较快的心瓣膜、心腔和动脉。静脉的白色血栓并不独立存在，而是构成静脉延续性血栓的头部，外观呈灰白色小结节或粟粒状，与管壁黏着紧密，不易脱落。

#### （二）混合血栓

随着白色血栓的形成，一方面在血栓局部被激活的凝血因子浓度逐渐增高；另一方面在血栓的下游形成涡流，新的血小板融合团块连续不断地形成，并向血管中央和下游延伸成分枝状，酷似珊瑚，称为血小板梁。梁的周边有许多中性粒细胞黏附，梁与梁之间有纤维蛋白网可网罗红细胞而形成小凝血块。这种由血小板梁（外观白色）和梁间的小凝血块（外观红色）层层交错构成的层状血栓称为混合血栓（mixed thrombus），成为静脉延续性血栓的体部（图 3-5）。混合血栓与管壁黏着比较紧密。

混合血栓还多见于二尖瓣狭窄时左心房内的球形血栓，动脉瘤和室壁瘤内的附壁血栓。

#### （三）红色血栓

混合血栓逐渐增大阻塞血管腔，造成血流停滞，下游血液即刻发生凝固，形成暗红色凝血块，称为红色血栓（red thrombus），构成静脉延续性血栓的尾部。红色血栓与管壁黏着不牢靠，而且随着时间的推移，血栓的水分被吸收，变得干燥、易碎，容易脱落（可连同混合血栓）。

以上三种类型的血栓，其形成过程是连续的，典型的全过程见于静脉血栓形成。

#### （四）透明血栓

透明血栓（hyaline thrombus）是一种发生于微循环血管内的血栓，主要由纤维蛋白构成，可称纤维蛋白性血栓。由于体积小，只能通过显微镜才能观察到，又称微血栓。因其呈淡粉色、半透明状，故称透明血栓，见于弥散性血管内凝血（DIC）。

除上述血栓类型外，根据血栓是否阻塞管腔，还可将血栓分为阻塞性血栓（occlusive thrombus）、附壁血栓（mural thrombus）和赘生物（vegetation）。引起管腔完全阻塞的血栓称为阻塞性血栓，多发生于静脉和中、小动脉；发生于心腔或者动脉的血栓紧紧地附着在心房（室）壁或动脉管壁上，未完全阻塞管腔，称为附壁血栓；感染性和风湿性心内膜炎时在心瓣膜上形成的血栓称为赘生物。

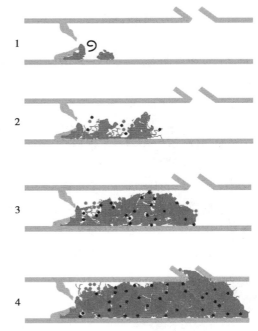

图 3-5　静脉内血栓形成示意图
1. 血管内膜粗糙，血小板沉积，局部形成涡流；
2. 血小板积聚增多形成小梁，小梁周围有白细胞黏附；3. 小梁间形成纤维蛋白网，网眼中充满红细胞；4. 血管完全阻塞，血流停滞，形成凝血块。

### 三、血栓的结局

血栓的结局与血栓的大小、发生部位等密切相关。

1. **溶解、吸收**　血栓形成后，由于纤维蛋白溶解系统以及血栓内白细胞崩解后释出蛋白水解酶的作用，血栓发生溶解，变成细小的颗粒，被血流冲走或被吞噬细胞吞噬，小血栓可完全被溶解、吸收。

2. **软化、脱落**　较大的血栓，部分被溶解，质地变软，在血流的冲击下整个血栓或血栓的一部分脱落，进入血流，形成血栓栓子。

3. **机化、再通**　心血管腔内形成的血栓，在血栓附着处，肉芽组织长入并逐渐将其取代的过程称为血栓机化。完全机化的血栓不再脱落。同时由于血栓的水分被吸收，发生血栓收缩，使血栓内或血栓与血管壁之间出现裂隙，新生的血管内皮细胞长入并衬覆于裂隙表面而形成新的管腔，虽然狭窄迂曲，但血液得以重新流过，此为再通。

**4. 钙化** 血栓未能被溶解、吸收或完全机化时,钙盐会在血栓内沉积,使血栓部分或全部钙化,形成坚硬的质块,称为静脉石或动脉石。

病例导学

患者,男,35 岁,体胖,既往健康。患者 3 个月前发生交通意外,左股骨干骨折,住院后经复位、石膏固定,行骨牵引,骨折愈合良好。患者在拆除石膏当日,自己下床去厕所,走至门口,突发呼吸困难,面部发绀,随即晕倒、抽搐、心跳、呼吸停止,抢救无效,死亡。

**问题**:患者的死亡原因和发病机制是什么? 如何预防和避免此类事件的发生?

## 四、血栓对机体的影响

血栓形成对破裂的血管起止血作用,这是对机体有利的一面。但大多数情况下,血栓形成对机体是不利的,其危害的严重程度取决于其阻塞管腔的程度、阻塞血管的大小、阻塞部位、阻塞发生的速度以及侧支循环建立等情况。

**1. 阻塞血管** 动脉与静脉情况不同。

(1)动脉血栓形成:附壁血栓引起局部组织、器官慢性缺血,发生细胞萎缩和变性。阻塞性血栓未建立有效的侧支循环时,引起组织、器官缺血性坏死(梗死)。例如冠状动脉粥样硬化继发血栓形成引起心肌梗死;脑动脉粥样硬化继发血栓形成引起脑梗死;血栓闭塞性脉管炎或糖尿病下肢动脉粥样硬化继发血栓形成引起患肢梗死,又继发腐败菌感染会发生下肢坏疽。

(2)静脉血栓形成:若不能建立有效的侧支循环,则引起局部淤血、水肿、出血,甚至坏死。肢体浅表静脉血栓形成,如大隐静脉曲张血栓形成,由于有足够的深静脉侧支代偿,一般不引起严重后果。

**2. 栓塞** 血栓形成后可因下床活动,或者在血栓软化、碎裂的过程中,血栓整体或部分脱落,形成血栓栓子,随血流运行至他处,引起相应口径血管的阻塞,引起栓塞。下肢深部静脉形成的血栓和心脏附壁血栓、心瓣膜上的赘生物(风湿性心内膜炎除外)最容易脱落成为血栓栓子。如果栓子内含有细菌,可引起栓塞部位的败血性梗死或栓塞性脓肿。

**3. 心瓣膜变形** 风湿性心内膜炎时心瓣膜上反复形成赘生物,反复机化后会引起瓣膜增厚、变硬、短缩、粘连,形成慢性心瓣膜病。感染性心内膜炎亦可因赘生物机化而导致心瓣膜变形。

**4. 出血** DIC 时微循环内广泛性微血栓形成,使凝血因子和血小板耗竭,造成血液低凝状态,引起全身广泛性出血。

知识拓展

### 血栓的预防——抗血小板聚集

血栓形成的核心是血小板聚集,因此,国内外都把长期服用具有抗血小板聚集作用的药物放在了预防血栓形成的重要位置。其中首选药物就是已应用多年的阿司匹林,它通过抑制血小板的环加氧酶-1 途径,使 $TXA_2$ 合成减少,发挥了抑制血小板聚集的作用,而且性价比高。大量临床研究证明,每天服用 75~150mg 阿司匹林可以有效预防多数血栓性疾病。对于高危患者,阿司匹林可以减少 25% 动脉血栓的形成,对于深静脉血栓形成的高危患者,配合弹力袜等机械性措施也能起到较好的预防作用。临床上常用的抗血小板聚集药物还有氯吡格雷、西洛他唑等。

# 第三节 栓 塞

栓塞（embolism）是指循环血液中出现不溶于血液的异常物质，随血流运行阻塞心、血管的现象。引起栓塞的异常物质称为栓子（embolus）。栓子的类型有固体、液体和气体之分，其中最常见的是血栓栓子，其他有脂肪、羊水、空气、肿瘤细胞、细菌、寄生虫及其虫卵等栓子。

## 一、栓子运行的途径

栓子运行的途径一般与血流方向一致（图 3-6），但也有例外情况。

**1. 来自左心和体循环动脉系统的栓子** 栓子沿体循环运行，由较大动脉至较小动脉，最终栓塞于口径与其相当的动脉分支，常栓塞于脑、脾、肾、下肢和肠系膜等处。

**2. 来自右心和体循环静脉系统的栓子** 栓子沿血流方向常在肺动脉主干或其分支造成栓塞。但某些体积小、具有一定弹性的栓子，如脂肪栓子、肿瘤细胞栓子、细菌栓子等，可以通过肺泡隔毛细血管进入左心及体循环动脉系统，进而引起全身细小动脉分支的栓塞。

**3. 来自门静脉系统的栓子** 由肠系膜上、下静脉和胃左、右静脉等门静脉属支来源的栓子，经门静脉进入肝脏，引起门静脉分支的栓塞。

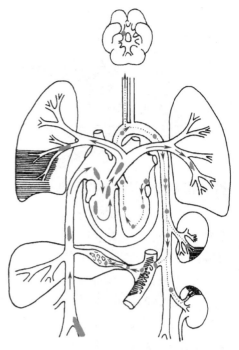

图 3-6 栓子运行途径与栓塞部位示意图
1. 血管内的红色小体示意栓子；2. 箭头示意栓子的运行方向；3. 器官内的线条区示意梗死区。

以上是栓子运行的主要三条途径，此外，还有交叉性栓塞和逆行性栓塞。前者见于先天性房（室）间隔缺损；后者见于腹压增加时，下肢静脉的栓子可逆血流方向运行。

ER 3-5
栓塞

## 二、栓塞的类型与对机体的影响

栓子的种类不同，引起栓塞的类型就不同，对机体的影响也不同。

### （一）血栓栓塞

血栓形成后，血栓部分或者整体脱落所引起的栓塞，称为血栓栓塞（thromboembolism）。血栓栓塞是栓塞最常见的原因。由于血栓栓子的来源、大小、数目和栓塞的部位不同，对机体的影响亦不尽相同。

**1. 肺动脉栓塞** 引起肺动脉栓塞的血栓栓子 95% 来自下肢深静脉，特别是腘静脉、股静脉、髂静脉，其余来自盆腔静脉或右心。栓塞的后果取决于栓子的大小、数量和原有肺循环的状态。①如果栓子较小，且栓塞肺动脉少数的小分支，一般不产生严重后果，因为肺具有双重血液循环，此时，相应的肺组织可以通过支气管动脉得到血液供应；②如果栓塞前已有严重的肺淤血，肺循环的压力增高，与支气管动脉之间的侧支循环难以有效建立，则可引起肺出血性梗死；③来自下肢深静脉的血栓栓子往往体积较大，常栓塞于肺动脉主干或大的分支；或者虽然血栓栓子体积较小，但是数量较多，造成广泛肺动脉分支栓塞，患者表现为呼吸困难、胸闷、胸痛，严重者可发生低血压、休克甚至猝死，称为肺血栓栓塞症（pulmonary thromboembolism，PTE）。

## 静脉血栓栓塞

深静脉血栓形成（deep venous thrombosis，DVT）和肺血栓栓塞症之间存在因果关系，目前已将二者作为统一的疾病，称为静脉血栓栓塞（venous thromboembolism，VTE），这是住院患者"意外"致死的主要原因之一，必须重视预防。外科大手术、创伤、烧伤、恶性肿瘤、长期卧床、内科危重症患者以及口服避孕药者、某些孕妇、长时间乘飞机者等都是深静脉血栓形成的危险人群。

**2. 体循环动脉栓塞**　血栓栓子大都来自左心，如感染性心内膜炎时心瓣膜上的赘生物、二尖瓣狭窄时左心房附壁血栓、心肌梗死区心内膜的附壁血栓；也可来自大动脉，如动脉粥样硬化溃疡面或动脉瘤内的附壁血栓。这些血栓脱落后形成的血栓栓子随动脉血流运行至相应口径的动脉分支，引起栓塞。栓塞的部位以脑、肾、脾、肠和下肢较常见。栓塞的后果亦视栓子的大小、栓塞的部位以及局部侧支循环建立的情况而异。仅栓塞动脉的小分支，又能及时建立有效的侧支循环，可不造成严重后果。若栓塞动脉的较大分支，且不能建立有效的侧支循环，局部可发生梗死。例如栓塞在脑的动脉分支，可引起脑梗死，后果严重。

### （二）脂肪栓塞

血流中出现脂肪滴并阻塞血管称为脂肪栓塞（fat embolism）。脂肪栓塞常见于长骨粉碎性骨折，其次是严重脂肪组织挫伤和脂肪肝挤压伤，脂肪细胞破裂，形成游离的脂滴，从破裂的静脉入血，经右心进入肺动脉分支，引起肺小动脉和毛细血管栓塞。直径小于 $20\mu m$ 的脂肪滴可以通过肺泡隔毛细血管或肺内动、静脉短路进入体循环动脉系统，引起脑、肾、皮肤和眼结膜等处的脂肪栓塞。

脂肪栓塞的后果因脂滴的多少而异。少量脂滴可由巨噬细胞吞噬或被血液中的脂酶分解清除，对机体影响较小。但大量的脂滴进入肺循环，导致肺部血管广泛栓塞，并引起反射性肺动脉和冠状动脉痉挛，可发生猝死。

### （三）羊水栓塞

羊水栓塞（amniotic fluid embolism）是围产期尤其是分娩过程中的一种少见但却十分严重的并发症。在胎盘早剥，又有羊膜破裂，同时胎头阻塞产道口时，由于子宫强烈收缩，羊水被挤入破裂的子宫静脉窦，随血流进入母体的体循环静脉系统，经下腔静脉、右心到达肺动脉，引起肺动脉分支和毛细血管栓塞。少量羊水成分可以通过肺泡隔毛细血管到达左心，引起体循环动脉系统小血管栓塞。

羊水栓塞发病急，病情危重。产妇常在分娩过程中或分娩后突发呼吸困难、发绀、休克、抽搐、昏迷，死亡率较高。其发生机制可能与羊水中的某些成分使产妇发生过敏性休克和 DIC 等有关。羊水栓塞的证据是在患者的血液中查见羊水成分，或在尸检时在肺动脉小分支和肺泡隔毛细血管中见到羊水成分，如角化的鳞状上皮、胎毛、胎脂和胎粪等。

### （四）气体栓塞

大量气体进入血流，或原已溶解于血液中的气体迅速游离出来，形成气泡并阻塞心血管腔，称为气体栓塞（gas embolism）。

**1. 空气栓塞**　多因静脉破裂，空气通过破裂口进入血流所致。空气栓塞可见于手术或创伤引起的锁骨下静脉、颈静脉和胸腔内大静脉的损伤，当吸气时胸腔负压增高，这些大静脉亦呈负压，空气通过破裂口迅速进入静脉；还可见于分娩、人工流产及胎盘早剥时，由于子宫收缩，子宫腔内压力升高可将空气压入破裂的子宫静脉窦；此外，偶见于血液透析操作失误。少量空气进入血液，可溶解于血液,不引起严重后果。大量空气(>100ml)快速进入血液,随血流进入右心室,由于心室搏动,气体与血液在右心室内被撞击成大量的血气泡,使右心室内的血液呈泡沫状,阻碍静脉血液回流,造成严重循环障碍。患者突发胸闷、呼吸困难、重度发绀,烦躁、昏迷,严重者可发生猝死。

**2. 氮气栓塞**　当人从高气压环境急速进入常气压或低气压环境时,原已溶解于血液中的气体(主要是氮气)迅速游离出来并形成气泡,所引起的气体栓塞称为氮气栓塞,又称减压病(decompression sickness)。氮气栓塞主要见于潜水员从深海迅速浮出水面或飞行员在机舱未密封的情况下从地面快速升空时。若短期内大量气泡阻塞微血管,尤其是阻塞冠状动脉的微血管,可引起猝死。

### (五)其他栓塞

细菌、真菌团入血,不仅引起栓塞,而且造成感染扩散;结肠血吸虫病的成虫及虫卵经门静脉栓塞于肝,引起肝脏病变;恶性肿瘤细胞常侵入局部静脉,形成肿瘤细胞栓子,随血流而发生肿瘤细胞栓塞,造成恶性肿瘤的血行转移。

## 第四节　梗　死

机体的器官或组织由于血液供应阻断,导致缺氧而发生坏死,称为梗死(infarction)。通常由动脉阻塞引起,静脉阻塞引起者极少。

# 一、梗死形成的原因与条件

凡能造成动脉供血阻断(原因)且不能建立有效侧支循环(条件)时均可引起梗死。

### (一)梗死形成的原因

**1. 血栓形成**　动脉血栓形成是引起梗死最常见的原因,主要见于冠状动脉和脑动脉粥样硬化继发血栓形成,分别引起心肌梗死和脑梗死。

**2. 动脉栓塞**　主要是血栓栓塞,引起肺、脑、肾、脾、肠和下肢的梗死。其他栓塞引起的梗死很少见。

**3. 动脉受压**　当动脉受到机械性压迫或肿块压迫时,动脉管腔闭塞,导致局部组织缺血而发生梗死。例如肠扭转、肠套叠和嵌顿疝时肠系膜静脉和动脉先后受到压迫而引起肠梗死;卵巢囊腺瘤蒂扭转时静脉和动脉先后受压,引起肿瘤梗死。

**4. 动脉痉挛**　单纯动脉痉挛引起的梗死十分罕见。但在动脉已有病变的基础上,如冠状动脉、脑动脉粥样硬化,在情绪激动、过度劳累等诱因的强烈刺激下,可引起病变动脉持续痉挛,导致血流阻断而发生心肌梗死或脑梗死。

### (二)梗死形成的条件

动脉血流阻断是否引起梗死,主要取决于以下条件:

**1. 侧支循环情况**　多数器官的动脉都有或多或少的吻合支以互相连通,当某一支动脉阻塞后,能够尽快建立有效的侧支循环,不至于引起梗死。尤其是肺和肝,具有双重血液供应,有着丰富的吻合支,在一般情况下不易发生梗死;但在原有肺淤血的基础上,发生肺动脉栓塞则常导致肺梗死;肝梗死则非常罕见。有些器官动脉吻合支较少,如脑、肾、脾,一旦这些器官发生动脉阻塞,则不易建立有效的侧支循环,容易导致梗死。

**2. 血液和心血管的功能状态**　血液携氧量减少,心输出量减少,组织或器官的有效循环血量不足等,都会促成梗死发生。

**3. 组织器官对缺氧的耐受性**　机体不同的组织、细胞对缺氧的耐受性不同。神经细胞对缺氧的耐受性最低(3~4分钟),其次是心肌细胞(20~30分钟),一旦血流阻断容易发生梗死。纤维结缔组织和骨骼肌对缺氧的耐受性较强,一般不易发生梗死。

## 二、梗死的类型与病理变化

根据梗死灶内含血量的多少,可将梗死分为贫血性梗死(anemic infarct)和出血性梗死(hemorrhagic infarct)。

### (一)贫血性梗死

贫血性梗死多发生于组织致密、侧支循环不丰富的实质器官,如心、肾、脾等。由于组织致密以及阻塞远端的动脉压力降低,故梗死区很少有出血,呈灰白色或灰黄色,与正常组织的分界处有充血、出血带。

由于血管分布不同,不同器官的梗死灶形状各异:①脾、肾等器官的动脉从脾门、肾门进入,呈树枝状逐级分支,其梗死灶呈锥形,尖端朝向血管阻塞部位(器官的门),底部靠近器官的表面(图3-7,图3-8);②冠状动脉的分布不规则,故心肌梗死灶为地图形。心、肾、脾的贫血性梗死为凝固性坏死,镜下,组织坏死但轮廓尚存,梗死灶边缘有明显的炎症反应带。

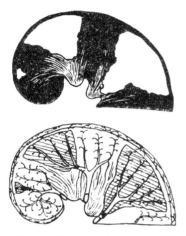

图3-7 肾动脉分支栓塞及贫血性梗死示意图

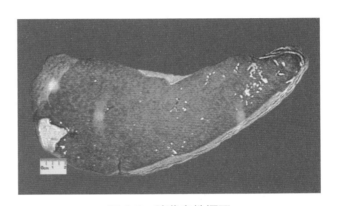

图3-8 脾贫血性梗死
切面可见一三角形梗死区。

另外,脑梗死通常为贫血性梗死。梗死灶的脑组织变软,液化后可形成囊腔。后期,梗死灶周围有较多的星形细胞及胶质纤维增生,小梗死灶可逐渐形成胶质瘢痕加以修复,较大梗死灶则由增生的星形细胞及胶质纤维构成囊壁,囊腔可长期存留。

### (二)出血性梗死

出血性梗死的特点是梗死灶内有明显的出血。出血性梗死的形成,除血流阻断这一基本原因外,还与严重淤血、侧支循环丰富以及组织疏松等条件有关,常见于肺、肠。

**1. 肺出血性梗死** 肺有双重血液供应,一般不易引起梗死。当已有肺淤血时,肺静脉压和毛细血管压升高,此时发生肺动脉分支栓塞,由于支气管动脉的血压难以克服局部血管原已升高的内压,不能建立有效的侧支循环,进而引起肺梗死。而且由于淤血和组织疏松以及梗死后血管壁损伤,导致梗死灶弥散性出血。肺梗死以肺下叶多见,梗死灶亦为锥形,尖端朝向肺门,底部靠近胸膜面。胸膜可有纤维蛋白渗出。肺梗死亦属凝固性坏死,梗死灶呈暗红色,质地变实(图3-9)。镜下,坏死的肺组织仍见肺泡壁的结

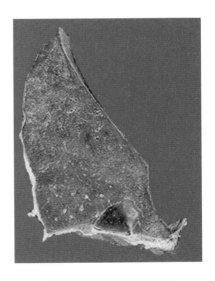

图3-9 肺出血性梗死
肺组织下部见一楔形梗死灶,
灶内肺组织出血、坏死。

构轮廓,肺泡腔充满大量红细胞。临床表现为胸痛、咳嗽、痰中带血或咯血,可闻及胸膜摩擦音,可有发热、外周血白细胞升高。

**2. 肠出血性梗死**　发生于肠扭转、肠套叠和嵌顿疝以及肠系膜动脉栓塞。肠出血性梗死多发生于小肠,肠梗死灶呈节段性,肠壁因淤血、水肿、出血而增厚,呈紫红色(图 3-10)。肠出血性梗死的临床表现为腹部绞痛、腹胀、呕吐以及发热、外周血白细胞升高等,需要及时手术切除梗死肠管,否则危及生命。

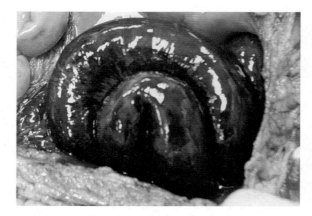

**图 3-10　肠出血性梗死**
梗死的肠壁呈紫红色。

## 三、梗死对机体的影响与结局

梗死对机体的影响取决于梗死发生的器官和梗死灶的大小。

**1. 心肌梗死**　常病情危重,可并发心力衰竭、心源性休克和心律失常,死亡率较高。患者突发持续性压榨样胸痛,可有放射痛,有心电图异常和心肌酶升高。

> **知识拓展**
>
> ### 心肌梗死的临床表现
>
> 　　心肌梗死最先出现的症状是疼痛,多发生于清晨,无诱因,程度较重,持续时间较长,可达数小时或更长,休息或含服硝酸甘油片不能缓解,患者常烦躁不安,出汗、恐惧或有濒死感。部分患者的疼痛部位在上腹部,部分患者的疼痛可放射至下颌、颈部、背部上方。同时伴有发热、心动过速等全身症状,疼痛剧烈时伴有频繁的恶心、呕吐和上腹胀痛。同时伴有心律失常,主要以室性心律失常为主。疼痛时常伴血压下降,甚至进一步发展为心力衰竭。

**2. 脑梗死**　视梗死灶的大小和梗死部位而出现相应的临床表现,轻者可偏瘫,重者可昏迷,甚至死亡。

**3. 肺梗死**　若梗死灶较小则无严重影响,患者可有胸痛及咯血。较大区域梗死可发生呼吸困难,有肺实变体征,重者可引起死亡。梗死区易继发感染。

ER 3-6

梗死

**4. 肠梗死**　早期由于肠组织缺血,肠壁肌肉发生痉挛性收缩,出现腹部绞痛;该段肠壁梗死后,肠蠕动消失,引起腹胀;可并发肠穿孔而引起弥散性腹膜炎和气腹征。由于坏死的肠管丧失屏障功能,肠腔内的细菌及其毒素入血,易发生感染性休克而危及生命。

**5. 肾梗死**　具有很强的代偿功能,一般对肾功能影响不大,可出现肾区疼痛,肾区叩击痛,可有血尿。

**6. 脾梗死**　一般不会对机体产生明显影响,可有左上腹疼痛,因梗死区的被膜常有纤维蛋白渗出,深呼吸时可有刺痛感。

小梗死灶可通过机化形成瘢痕;大梗死灶不能完全机化时,可发生包裹和钙化。

充血是动脉的主动扩张,有炎症性、减压后和侧支性充血。淤血是静脉的被动扩张,由于静脉堵塞、受压、血液坠积和心衰等原因所致。淤血后可产生水肿、出血、实质萎缩、纤维组织增生和侧支形成等不同的变化。慢性左心衰竭可引起肺淤血,发生肺水肿,典型病变特点为镜下可见心衰细胞,久之肺呈褐色、硬化;慢性右心衰竭可引起体静脉淤血,主要发生慢性肝淤血,病变特点为大体呈"槟榔肝",久之发生淤血性肝硬化。

血栓形成的关键是血小板聚集,类型有白色、混合、红色血栓,另有 DIC 可形成微血栓。所需条件有三个:心血管内膜损伤为首要,血流状态改变为必要,血液凝固性增高为共有。血栓形成可造成阻塞、栓塞、瓣膜变形及出血等不利影响。血栓栓子是最常见的栓子,少见脂肪、羊水、空气及其他栓子。栓子的三条主要运行途径与血流方向一致;下肢深静脉血栓形成较常见,发生肺血栓栓塞症很凶险;左心的血栓栓子常栓塞于脑、肾、脾、肠和下肢。动脉的血栓形成、栓塞、压迫和痉挛等因素可造成器官梗死。贫血性梗死常见于心、脑、肾、脾和下肢,而出血性梗死主要见肺、肠。

## 病例讨论

患者,女,44 岁,患风湿病史 30 余年,15 年前被诊断为"风湿性心脏病,二尖瓣狭窄",5 年前被诊断为"心力衰竭"。患者近日呼吸困难加重,下肢凹陷性水肿明显。患者今晨起床后突然发生右侧肢体偏瘫和感觉障碍。查体:心脏浊音界扩大,心音强弱不等,心律快慢不一,心率 132 次/min,心尖区闻及舒张期隆隆样杂音,双侧背部闻及水泡音。颈静脉怒张,肝脏右锁骨中线肋下 4cm、质较硬。患者在入夜后,端坐呼吸,出冷汗,咳粉红色泡沫痰。

病例讨论

(张 忠)

## 思考题

1. 在本章节,有哪些病理改变可能引起患者猝死?

2. 根据栓子的运行途径,分析肺癌、肝癌、胃癌发生血行转移的可能靶器官。

3. 根据血栓形成的条件和机制,对于大手术后或长期卧床的患者,如何预防血栓形成?

练习题

# 第四章 ｜ 炎　症

教学课件

思维导图

## 学习目标

1. 掌握炎症的概念和基本病理变化;炎症介质的概念和主要作用;炎症细胞的种类和主要功能;急性炎症的类型和病理变化;一般慢性炎症的病理变化特点;肉芽肿性炎的概念、病因和病变特点。

2. 熟悉炎症的局部与全身表现;渗出液与漏出液的区别;炎性息肉、炎性假瘤的概念;炎症的结局。

3. 了解炎症的原因;炎症的血流动力学变化、血管通透性增高的机制;白细胞的渗出过程;吞噬细胞的吞噬过程。

4. 能够结合所学病理知识解析炎症的临床表现及相关实验室检查结果;具备识别炎症细胞和初步判断炎症类型的能力。

5. 认知炎症发生、发展的复杂多变,领悟医者养成严谨、细致、求真等职业态度的重要意义。

炎症是一种十分常见而又重要的基本病理过程。当各种内源性或外源性损伤因子作用于机体,造成细胞、组织和器官的损伤时,机体局部和全身会发生一系列复杂的反应,包括局限或消灭损伤因子,清除和吸收坏死组织和细胞,修复损伤等,这种复杂的以防御为主的反应称为炎症反应。如果没有炎症反应,机体将不能控制感染和修复损伤,不能长期在充满致病因子的自然环境中生存。但是,在一定情况下炎症对机体也可引起不同程度的危害。

## 第一节　炎症概述

生物个体在受到内源性或外源性损伤因子作用时会发生一系列复杂的保护性反射或反应。炎症则是动物进化到具备了血管系统时才具有的复杂而完善的保护性反应。损伤因子包括任何能引起组织、细胞损伤的因素。炎症的基本病理变化是变质、渗出和增生,局部表现为红、肿、热、痛和功能障碍,全身反应有发热、血沉加快、外周血白细胞数目改变等。

### 一、炎症的概念与原因

炎症(inflammation)是指具有血管系统的活体组织对各种损伤因子刺激所发生的一种以防御为主要目的的病理过程。炎症的中心环节是血管反应,主要特征是液体渗出和白细胞渗出。在炎症过程中,一方面致炎因子可直接或间接损伤机体的组织、细胞;另一方面通过一系列血管反应、液体渗出和白细胞渗出,发挥稀释、中和、杀伤和包围致炎因子的作用,同时由实质细胞和间质细胞增生使受损伤的组织得以修复。因此,炎症是损伤与抗损伤的斗争过程,其本质是防御反应。但是,在机体防御功能异常的情况下,炎症本身又可造成细胞和组织的损伤以及其他危害。例如,机体对肝炎病毒发生强烈的免疫反应,可导致肝细胞的广泛坏死而危及生命;大叶性肺炎时,肺泡内大量纤维蛋白性渗出物会影响通气和换气功能。

致炎因子种类繁多,可归纳为以下几类:

**1. 生物性因子**　是炎症最常见的原因,包括细菌、病毒、真菌、立克次体、支原体、螺旋体和寄生虫等。由生物病原体引起的炎症又称感染(infection)。

**2. 物理性因子**　高温、低温、机械性损伤、放射线和紫外线等,可从外部直接对机体造成损伤。

**3. 化学性因子**　包括外源性和内源性化学物质。外源性化学物质包括强酸、强碱、松节油、芥子气等;内源性化学物质包括坏死组织的分解产物及某些病理条件下堆积于体内的代谢产物,如尿素等。此外,某些药物和生物制剂的不当使用也可引起炎症。

**4. 免疫反应**　当机体免疫反应异常时,可引起不适当或过度的免疫反应,造成组织损伤,引发炎症反应,如超敏反应引起的过敏性鼻炎、肾小球肾炎,自身免疫性损伤引起的系统性红斑狼疮、类风湿关节炎等疾病。

**5. 坏死组织**　任何原因引起的组织坏死都是潜在的致炎因子。例如在缺血引起的新鲜梗死灶边缘出现的炎症细胞浸润带和充血、出血带都是炎症的表现。

**6. 异物**　手术缝线、硅胶或者破碎物质的残片等残留在机体组织内可导致炎症。

---

**知识拓展**

## 菌群失调

菌群失调是指机体某部位正常菌群中各菌种间的比例发生较大幅度变化而超出正常范围的状态,由此产生的病症称为菌群失调症或菌群交替症。菌群失调时,多引起二重感染或重叠感染,即在原发感染的治疗中发生了另一种新致病菌的感染。菌群失调的发生多见于长期大量应用广谱抗生素。临床上长期大量应用广谱抗生素后,大多数敏感菌和正常菌群被抑制或杀灭,但耐药菌则获得生存优势而大量繁殖致病。例如耐药金黄色葡萄球菌引起腹泻、败血症,对抗生素不敏感的假丝酵母菌可引起鹅口疮、阴道炎、肠道和肛门感染。

---

## 二、炎症的基本病理变化

炎症的基本病理变化为变质(alteration)、渗出(exudation)和增生。三者既可按一定的先后顺序发生、发展,又可相互重叠,或以某种病变为主,也可相互转化,构成复杂的炎症反应过程。通常炎症早期以变质或渗出为主,后期以增生为主。变质是损伤性过程,而渗出和增生则是抗损伤和修复过程。

**(一)变质**

炎症局部组织发生的变性和坏死称为变质。变质可发生于实质细胞,也可发生于细胞间质。实质细胞常出现的变质包括细胞水肿、脂肪变性、凝固性坏死和液化性坏死等。间质细胞常出现的变质包括黏液样变性和纤维蛋白样坏死等。变质主要由致炎因子的直接作用所致,也可由炎症局部血液循环障碍和炎症介质的间接作用所引起。因此,变质的病变程度取决于致炎因子的性质、强度和机体的反应状态。

**(二)渗出**

炎症局部组织血管内的液体、蛋白质和细胞成分通过血管壁进入组织间隙、体腔、体表和黏膜表面的过程,称为渗出。渗出的液体、蛋白质和细胞成分称为渗出液或渗出物。渗出是炎症最具特征性的改变,也是急性炎症的重要特征。渗出液聚集在组织间隙称为炎性水肿,聚集于体腔则称为炎性积液。通常情况下,渗出液在局部发挥着重要的防御作用。然而,渗出液过多有压迫和阻塞作用,可影响器官功能。

渗出的白细胞参与炎症反应,即为炎症细胞(图 4-1)。白细胞渗出是炎症反应过程中最具意义的细胞事件。

（三）增生

在致炎因子的作用下,炎症局部的实质细胞和间质细胞均可发生增生。实质细胞的增生如慢性肝炎时的肝细胞增生;间质细胞的增生包括内皮细胞、成纤维细胞和巨噬细胞的增生。实质细胞和间质细胞的增生是相应生长因子刺激的结果。炎症增生具有限制炎症扩散和修复损伤的积极作用,但也可以产生对机体不利的影响。

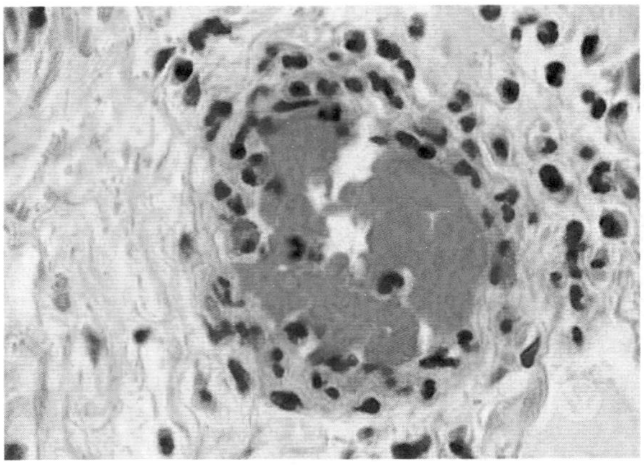

图 4-1　炎症细胞渗出
炎症细胞从血管壁渗出参与炎症反应;HE 染色;×400。

肺水肿　　　心包积液

## 三、炎症的局部表现与全身反应

### （一）炎症的局部表现

炎症的局部表现包括红、肿、热、痛和功能障碍,尤其在急性炎症更为突出。红和热是血管扩张、动脉性充血、血流加快和代谢增强所致;肿胀则主要是由于局部血管通透性增高,液体和细胞成分渗出所致;疼痛是由于渗出物的压迫和炎症介质作用于感觉神经末梢所致;在此基础上可进一步引起局部器官的功能障碍。例如肺炎可引起换气功能障碍,关节炎可引起关节活动受限等。

### （二）炎症的全身反应

当局部炎症较为严重,特别是感染性炎症的病原体在体内蔓延扩散时,常出现明显的全身性反应,如发热、外周血白细胞数目改变、心率加快、血压升高、寒战和厌食等。

**1. 发热**　引起发热的化学物质称为致热原,分为外源性和内源性两类。细菌内毒素、病毒等是重要的外源性致热原。内源性致热原主要是白细胞的释放产物(细胞因子)。外源性致热原不直接致热,而是通过激活白细胞释放内源性致热原而引起发热。激活白细胞释放的白细胞介素-1(IL-1)和肿瘤坏死因子(TNF)等,是介导炎症急性期全身反应的重要细胞因子。IL-1 和 TNF 作用于下丘脑的体温调节中枢,诱导产生前列腺素 E(PGE)而引起发热。

**2. 外周血白细胞增多**　是炎症重要而常见的全身反应。特别是细菌感染所引起的炎症,白细胞计数可达 $15 \times 10^9/L \sim 20 \times 10^9/L$;若达到 $40 \times 10^9/L \sim 100 \times 10^9/L$,则称为类白血病反应。白细胞数增加主要是由于 IL-1 和 TNF 促进了白细胞从骨髓储存库释放。严重感染时,相对不成熟的杆状核中性粒细胞提前释放入血,其所占比例增加(≥5%),称为核左移。如果持续感染,还能促进集落刺激因子的产生,引起骨髓造血前体细胞的增殖。多数细菌感染引起中性粒细胞增多;寄生虫感染和过敏反应引起嗜酸性粒细胞增多;一些病毒感染选择性地引起单核巨噬细胞或淋巴细胞比例增加,如单核细胞增多症、腮腺炎和风疹等。但某些病毒、立克次体、原虫感染甚至极少数细菌(如伤寒杆菌)感染则表现为外周血白细胞计数减少。抵抗力显著降低者,易患严重感染,但外周血白细胞可不增多,甚至减少,提示预后不良。

严重的全身感染,特别是败血症,可引起全身血管扩张、血浆外渗、有效循环血量减少和心脏功能下降而发生休克。如果有凝血系统被激活可引起弥散性血管内凝血。

**3. 炎症标志物升高**　炎症标志物是指临床诊断中对炎症性疾病进行判断所使用的指标。常用的炎症标志物主要包括 C 反应蛋白、降钙素原、白细胞介素-6 等。

（1）C 反应蛋白（C-reactive protein，CRP）：是指在机体受到感染或组织损伤时血浆中一些急剧上升的蛋白质（急性蛋白）。在正常情况下血清中 CRP 含量极少，但是急性炎症时 CRP 在 6~8 小时开始升高，峰值比正常值高几百倍甚至上千倍，而疾病治愈后又很快消失。CRP 的升高幅度与炎症的程度呈正相关，临床上通常对 CRP 的动态变化进行监测，是目前临床上广泛应用的评估炎症的指标之一。病毒感染时 CRP 通常不增高，或仅有轻度增高。因此，当 CRP 明显增高时基本可以排除病毒感染。

（2）降钙素原（procalcitonin，PCT）：是一种机体对细菌感染的全身炎症反应的特异性指标。在正常生理状态下 PCT 只由甲状腺滤泡旁细胞合成，在血浆内含量较少。但在机体受到细菌内毒素刺激发生炎症时，PCT 可由甲状腺以外的组织大量产生，使血浆内 PCT 含量迅速升高。PCT 在体内稳定性好，对于细菌感染的早期诊断、判断感染严重程度和预后评估等有较高的临床价值。

（3）白细胞介素-6（interleukin-6，IL-6）：是一种多功能细胞因子，在外伤、应激反应、感染、肿瘤等情况下均可以升高。IL-6 比 CRP 升高更早、下降更快、幅度更大，IL-6 的升高与炎症的进展程度密切相关。因此，IL-6 不仅可用于炎症的早期诊断，还可用来评估预后，当 IL-6 过高时提示重症感染患者预后不良。

单纯凭借某个炎症标志物的变化而作出临床诊断有一定的局限性。对多种炎症标志物进行联合检测，同时结合患者的临床症状及其他检查结果进行综合分析，是目前最适当的诊断方案。

**4. 全身炎症反应综合征**（systemic inflammatory response syndrome，SIRS）　是指以细胞因子等炎症介质呈失控性释放为特征的全身失控性炎症反应，多继发于严重创伤、感染、组织坏死和再灌注损伤。

感染、创伤等导致 SIRS 的发展可分为三个阶段：

（1）**局部炎症反应阶段**：炎症介质在局部释放，炎症反应以局部为主。

（2）**有限的全身炎症反应阶段**：少量炎症介质进入循环，同时内源性炎症介质拮抗剂适量释放，全身内环境依然维持稳定。

（3）**全身炎症反应失控阶段**：大量炎症介质进入循环，刺激炎症介质瀑布样释放，而内源性炎症介质拮抗剂生成不足，产生自身破坏性反应，毛细血管内皮的完整性受到破坏，远隔器官也因此受到影响而出现功能障碍。

**病例导学**

患儿，男，13 岁，2 天前畏寒发热，腹痛、腹泻。腹泻开始为水样便，后呈黏液脓血便，次数明显增多，里急后重明显。查体：脱水貌，体温 38.5℃，心率 112 次/min，左下腹轻度压痛，无反跳痛，肠鸣音亢进。实验室检查：血白细胞计数 $12.3 \times 10^9$/L，中性粒细胞百分比 80%；便常规镜下见大量脓细胞和红细胞。

问题：

1. 该患儿的诊断可能是什么？

2. 如何解释该患儿的临床表现？

## 四、炎症的临床类型

根据炎症发生、发展经过和持续时间，临床将炎症大致分为超急性、急性、亚急性和慢性四个类型（表 4-1）。其中以急性炎症和慢性炎症最常见。

表 4-1　炎症的临床类型及特点

| 类型 | 病程 | 病变与临床 | 举例 |
|---|---|---|---|
| 超急性炎症 | 数小时至数天 | 变态反应性炎症,变质、渗出明显,暴发经过 | 器官移植的超急性排斥反应 |
| 急性炎症 | 数天到一个月 | 以变质、渗出为主,以中性粒细胞渗出为主,起病急,症状明显 | 急性喉炎<br>急性肝炎 |
| 亚急性炎症 | 介于急性炎症和慢性炎症之间 | 变质、渗出与增生均较明显,炎症细胞的渗出较复杂 | 亚急性重型肝炎<br>亚急性感染性心内膜炎<br>亚急性甲状腺炎 |
| 慢性炎症 | 数月至数年 | 以增生为主,以淋巴细胞、浆细胞及单核细胞渗出为主,临床症状相对较轻 | 慢性鼻炎<br>慢性肾炎 |

# 第二节　急性炎症

急性炎症(acute inflammation)是机体对致炎因子的快速反应,起病急、发展快、病程短,常为数天至数周,一般不超过一个月,是以液体或蛋白质成分渗出为主,或中性粒细胞渗出、浸润为特征的炎症过程。渗出过程主要包括血管改变、液体渗出和白细胞渗出。

## 一、急性炎症的病理学变化

急性炎症是最常见的临床类型,病理变化复杂多样。在急性炎症过程中,血流动力学改变、血管通透性增高(导致液体渗出)和白细胞渗出这三种变化非常明显,有利于抵抗病原体的白细胞和抗体、补体等被运输到炎症局部,从而发挥稀释、杀伤和包围致炎因子、清除和运走有害物质的作用,为炎症修复创造良好条件。

### (一)血流动力学改变

急性炎症过程中,在发生组织损伤后,很快按如下顺序发生血流动力学改变:

**1. 细动脉短暂收缩**　组织损伤时立即出现,仅持续几秒钟,由神经调节和化学介质引起。

**2. 血管扩张和血流加速**　动脉端的毛细血管括约肌舒张,毛细血管床开放,局部血流加快,血量增加,代谢增强。温度升高。炎症局部表现为红、肿、热。

**3. 血流速度减慢**　因为静脉端毛细血管和小静脉发生扩张,血流逐渐减慢,导致静脉性充血。随着小静脉和毛细血管的通透性增高,致使血浆渗出,小血管内红细胞聚集,血液黏稠度增加,血流阻力增大,血流速度减慢甚至发生淤滞。血流淤滞有利于白细胞靠近血管壁、黏附于血管内皮细胞表面并渗出到血管外(图 4-2)。

### (二)血管通透性增高

在炎症过程中,由于炎症充血使血管内流体静

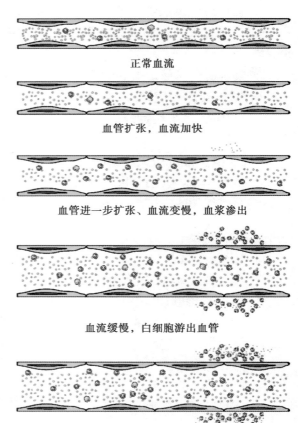

正常血流

血管扩张,血流加快

血管进一步扩张、血流变慢,血浆渗出

血流缓慢,白细胞游出血管

血流显著缓慢,白细胞游出增多,红细胞漏出

图 4-2　急性炎症时血流动力学变化模式图
炎症发生时细动脉短暂收缩后,血流加速,
血管扩张、通透性增高,血流速度减慢,
白细胞附壁游出,红细胞也可漏出。

压升高,继之血管通透性增高,富含蛋白质的液体渗出至血管外,使血浆胶体渗透压降低,而组织液胶体渗透压升高,进一步使大量液体成分渗出,其中的关键因素是血管通透性增高。

血管通透性增高是导致炎症局部液体和蛋白渗出血管的重要原因。微循环血管壁通透性的维持主要依赖于血管内皮细胞的完整性。在炎症过程中血管通透性增高与以下因素有关(图4-3):

1. **内皮细胞收缩** 内皮细胞在受到组胺、缓激肽、白细胞三烯等炎症介质的刺激后,迅速发生收缩,内皮细胞间出现 $0.5\sim1.0\mu m$ 的缝隙,导致血管通透性增高。此过程持续时间较短,通常发生于毛细血管后小静脉。

2. **内皮细胞损伤** 烧伤或化脓菌感染等严重损伤可直接损伤内皮细胞,使之坏死、脱落,这种损伤引起的血管通透性增高明显并且发生迅速,可持续数小时到数天,直至损伤血管形成血栓或内皮细胞再生修复为止。此外,白细胞黏附于内皮细胞被激活,释放具有毒性的氧代谢产物和蛋白水解酶,也可造成内皮细胞损伤和脱落。

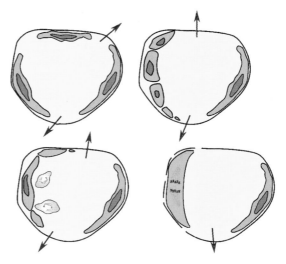

图 4-3 血管通透性增高的四种机制模式图

左上图示内皮细胞收缩,累及细静脉;右上图示直接损伤内皮细胞,累及全部微循环;左下图示白细胞介导的内皮细胞损伤,主要累及细静脉和毛细血管;右下图示新生毛细血管通透性高,主要累及毛细血管。

3. **内皮细胞穿胞作用增强** 在靠近内皮细胞连接处的胞质内,存在着由相互连接的囊泡所构成的囊泡体,其形成穿胞通道。富含蛋白质的液体通过穿胞通道穿越内皮细胞的现象称为穿胞作用,这是血管通透性增高的机制之一。血管内皮生长因子(VEGF)可引起内皮细胞穿胞通道数量增加及口径增大。

4. **新生毛细血管壁的高通透性** 在炎症修复过程中形成的新生毛细血管内皮细胞,分化尚不成熟,细胞连接不健全,加之 VEGF 等因子的作用,使新生毛细血管具有高通透性。

### (三) 液体渗出

急性炎症血管改变的结果是液体渗出。富含蛋白质的液体渗出主要经由局部细静脉及毛细血管。液体渗出在急性炎症过程中常表现得尤为突出。炎症的渗出液(exudate)与非炎症的漏出液(transudate)虽然都会引起水肿或体腔积液,但二者在发生机制和组成成分上有所不同。其关键的区别在于渗出液的产生是血管通透性增高的结果,而漏出液的产生是血浆超滤的结果,并无血管通透性明显增加。因此,临床上对于体腔积液患者,首先应当鉴别其是渗出液还是漏出液(表4-2),以便进一步明确诊断。

表 4-2 渗出液与漏出液的鉴别

| 鉴别项目 | 渗出液 | 漏出液 | 鉴别项目 | 渗出液 | 漏出液 |
|---|---|---|---|---|---|
| 原因 | 炎症 | 非炎症 | 细胞数 | $>500 \times 10^6/L$ | $<100 \times 10^6/L$ |
| 外观 | 浑浊 | 澄清 | 相对密度 | >1.018 | <1.018 |
| 凝固性 | 能自凝 | 不自凝 | Rivalta 试验[*] | 阳性 | 阴性 |
| 蛋白质含量 | >30g/L | <25g/L | | | |

注:[*] 黏蛋白定性试验,又称李凡他试验。

渗出液具有重要的防御作用:①稀释毒素及有害物质,以减轻对局部组织的损伤作用;②为炎症区域带来营养物质,运走有害物质;③渗出物含有抗体、补体,有利于消灭病原体;④渗出物中的纤维蛋白交织成网,不仅可限制病原体扩散,还有利于白细胞发挥表面吞噬作用;⑤渗出物内病原体和毒素随淋巴液被带至局部淋巴结,可刺激机体产生体液免疫和细胞免疫。

但是,渗出液过多也会产生压迫和阻塞等不利影响。例如,严重的喉头水肿可引起窒息;大量心包积液或胸腔积液可压迫心脏或肺;渗出液中的大量纤维蛋白如果吸收不良,则可发生机化和粘连,如心包粘连、胸膜粘连和肠粘连等。

### (四)白细胞渗出

白细胞渗出是炎症反应过程中最具意义的细胞事件。血液中的白细胞通过血管壁游出到血管外的过程,称为白细胞渗出,渗出的白细胞为炎症细胞。炎症细胞在血管外组织聚集的现象称为炎症细胞浸润(inflammatory cell infiltration)。

白细胞渗出的过程是复杂、连续的过程,包括白细胞边集、滚动、黏附、游出、趋化、吞噬等(图4-4)。白细胞的吞噬作用是炎症防御的主要环节。

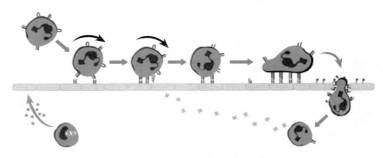

图 4-4　中性粒细胞的渗出过程
边集与黏附、游出、趋化。

**1. 白细胞的渗出过程**　炎症时,血流变得缓慢甚或停滞,白细胞得以进入边流,黏附于内皮细胞,以阿米巴样方式穿过内皮细胞间隙和基膜到达血管外,中性粒细胞游出得最快,淋巴细胞最慢。游出血管的白细胞沿浓度梯度向化学刺激物部位作定向移动的过程称为趋化作用(chemotaxis),这些化学刺激物则称为趋化因子。趋化因子可以是外源性的,也可以是内源性的。最常见的外源性趋化因子是细菌产物。内源性趋化因子包括补体成分[特别是补体成分5a(C5a)]、白细胞三烯[主要是白细胞三烯$B_4$($LTB_4$)]和细胞因子(主要是IL-8)等。不同的炎症细胞对趋化因子的反应不同,中性粒细胞对趋化因子的反应敏捷,单核细胞次之,淋巴细胞对趋化因子的反应则比较弱。

急性炎症或炎症早期,中性粒细胞首先到达炎症灶,48小时之后,单核细胞渗出。中性粒细胞的寿命短,多在24~48小时后死亡,而单核细胞的寿命可长达几周至几个月。白细胞渗出的种类与致炎因子有很大的关系,化脓菌感染以中性粒细胞渗出为主,病毒感染以淋巴细胞和单核细胞渗出为主,过敏反应和寄生虫感染则以嗜酸性粒细胞渗出为主。局部渗出白细胞的种类与外周血白细胞升高的种类通常是一致的。

**2. 白细胞的作用**　炎症局部聚集的白细胞能有效地杀伤病原体。白细胞在局部的作用主要有三方面,分别为吞噬作用、免疫作用和组织损伤作用。

(1)**吞噬作用**:指白细胞到达炎症灶吞噬、杀伤、降解病原体和组织碎片的过程。具有吞噬作用的白细胞称为吞噬细胞。吞噬作用是白细胞除了释放溶酶体酶之外的另一种杀伤病原体的途径。吞噬细胞主要有中性粒细胞和巨噬细胞。吞噬过程包括识别和黏着、吞噬、杀伤和降解三个阶段(图4-5,图4-6)。吞噬细胞表面的Fc段受体和C3b受体能识别被抗体和补体包被的病原体并与之结合,使病原体黏着在吞噬细胞表面;吞噬细胞伸出伪足,形成由吞噬细胞的细胞膜包围病原体的泡状小体,称为吞噬体(phagosome);吞噬体逐渐脱离细胞膜进入细胞内部,并与初级溶酶体融合,形成吞噬溶酶体(phagolysosome),溶酶体酶倾注于吞噬溶酶体内,病原体被杀伤、降解。

通过吞噬作用,大多数病原体被杀灭、降解,但是吞噬细胞对有些细菌(如结核分枝杆菌)是无效的,这些细菌被吞噬后能抵抗杀伤作用,处于静止状态而生存,一旦机体抵抗力降低,这些细菌又会繁殖,并可随吞噬细胞的游走而在体内播散。

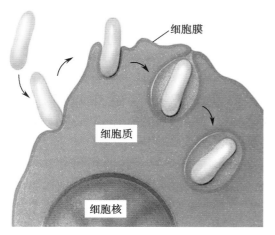

图 4-5　白细胞吞噬模式图

吞噬细胞识别、黏着、吞噬病原体，形成吞噬体。

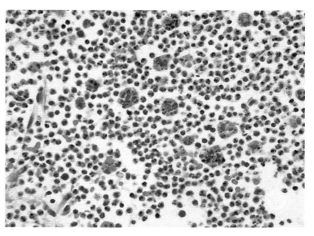

图 4-6　白细胞吞噬

吞噬细胞吞入病原体和降解产物；HE 染色；×400。

（2）**免疫作用**：在炎症反应过程中发挥免疫作用的白细胞主要有单核细胞（巨噬细胞）、淋巴细胞和浆细胞。抗原在进入机体后，先经单核（巨噬）细胞将其吞噬，再将抗原信息呈递给 T 淋巴细胞和 B 淋巴细胞，免疫活化的淋巴细胞分别产生淋巴因子或抗体，发挥杀伤病原体的作用。

（3）**组织损伤作用**：白细胞在激活、趋化和吞噬的过程中，不仅向吞噬溶酶体内释放产物，而且还将产物释放到细胞外间质中，这些产物包括溶酶体酶、活性氧自由基、前列腺素和白细胞三烯等，均具有强烈的介导血管内皮细胞和组织损伤的作用。此外，坏死、崩解的白细胞也能释放大量损伤性物质。白细胞介导的组织损伤在许多疾病中都能见到，如急性炎症中的肾小球肾炎、慢性炎症中的类风湿关节炎等。

**3. 炎症细胞的种类及功能**　炎症灶浸润的炎症细胞，除了来自血液的白细胞外（如中性粒细胞、单核细胞、嗜酸性粒细胞、淋巴细胞）外，还可来自组织内增生的细胞（如巨噬细胞、淋巴细胞、浆细胞）以及由巨噬细胞演化而来的不同形态的细胞。

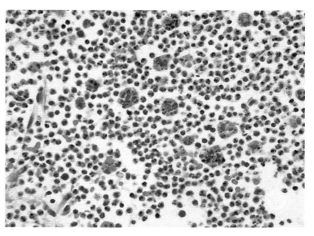

ER 4-5

炎症渗出

（1）**中性粒细胞**：具有活跃的运动能力和较强的吞噬能力，是机体清除和杀灭病原体的主要炎症细胞，常见于急性炎症及炎症早期，可吞噬多种化脓菌、坏死组织碎片和抗原-抗体复合物。中性粒细胞完成吞噬作用后很快死亡，死亡崩解后释放出各种蛋白水解酶，能溶解坏死组织和纤维蛋白等渗出物。

（2）**单核巨噬细胞**：炎症灶的巨噬细胞大多数来自血液的单核细胞，也有一部分来自组织内，具有强大的吞噬能力，常出现在急性炎症的后期、慢性炎症、肉芽肿性炎（如结核病、伤寒）、病毒性感染等，能吞噬中性粒细胞所不能吞噬的病原体、异物和较大的组织碎片。

巨噬细胞可因吞噬了不同物质而演化为上皮样细胞（吞噬结核分枝杆菌、某些异物等）、泡沫细胞（吞噬脂类物质）、风湿细胞（吞噬黏液样变和纤维蛋白样坏死物质）、伤寒细胞（吞噬伤寒杆菌、细胞碎片、受损的淋巴细胞和红细胞）等；当遇到体积太大或难以吞噬的物质，巨噬细胞及上皮样细胞可通过细胞相互融合的方式，形成多核巨细胞（可达几十个甚至上百个核），如结核结节中的朗汉斯巨细胞和异物性肉芽肿中的异物巨细胞。

（3）**淋巴细胞和浆细胞**：淋巴细胞运动能力弱，无明显趋化性，也无吞噬能力。T 淋巴细胞受抗原刺激产生淋巴因子发挥细胞免疫作用。B 淋巴细胞受抗原刺激转化为浆细胞，产生、释放各种免疫球蛋白，起体液免疫作用。淋巴细胞和浆细胞常见于慢性炎症。淋巴细胞还见于病毒感染。

（4）**嗜酸性粒细胞**：运动能力弱，仅可吞噬抗原-抗体复合物，常见于寄生虫病和某些变态反应性疾病，后者如哮喘、过敏性鼻炎、药物过敏等。

**（5）嗜碱性粒细胞和肥大细胞**：两种细胞在形态和功能上有许多相似之处，胞质中均含有嗜碱性、异染性颗粒，当受到炎症刺激时，细胞脱颗粒，释放组胺、5-羟色胺和肝素，引起炎症反应。嗜碱性粒细胞和肥大细胞可见于变态反应性炎症。

### （五）炎症介质在炎症中的作用

ER 4-6

炎症介质

炎症的血管反应和白细胞反应是通过一系列化学因子的作用实现的。在炎症的过程中，介导和参与炎症反应过程的化学因子称为炎症介质（inflammatory mediator），包括内源性（来源于体液和细胞）和外源性（如细菌及其产物）两大类。炎症介质在急性炎症的发生、发展过程中具有极其重要的意义。

内源性炎症介质来自细胞和血浆。来自细胞的炎症介质以颗粒的形式储存于细胞内，在需要时释放出来，或在某些致炎因子的刺激下即刻合成并释放。来自细胞的炎症介质主要有组胺、5-羟色胺（5-HT）、前列腺素（PG）、白细胞三烯（LT）、溶酶体酶、细胞因子等。来自血浆的炎症介质以前体的形式存在，能被炎症反应中产生的某些水解酶激活，如缓激肽、补体成分、纤维蛋白多肽等。

炎症介质的主要作用是使血管扩张、血管通透性增高和趋化白细胞，引起炎症局部充血、液体渗出和白细胞渗出。有的可引起发热或疼痛，有的可造成组织损伤（表 4-3）。

表 4-3 　常见炎症介质及其主要作用

| 作用 | 炎症介质的种类 |
| --- | --- |
| 扩张血管 | 组胺、5-HT、缓激肽、$PGE_2$、$PGE_1$、$PGD_2$、$PGI_2$、NO |
| 血管通透性升高 | 组胺、5-HT、缓激肽、C3a、C5a、$LTC_4$、$LTD_4$、$LTE_4$、PAF、活性氧代谢产物、P 物质 |
| 趋化作用 | C5a、$LTB_4$、细菌产物、中性粒细胞阳离子蛋白、IL-8、TNF、IL-1 |
| 发热 | IL-1、IL-6、TNF、PG |
| 疼痛 | $PGE_2$、缓激肽 |
| 组织损伤 | 氧自由基、溶酶体酶、NO |

注：PAF（platelet activating factor）指血小板激活因子。

## 二、急性炎症的病理学类型

急性炎症的病理学类型包括变质性炎、渗出性炎和增生性炎，其中绝大多数为渗出性炎。

### （一）变质性炎

变质性炎是以细胞和组织的变性、坏死为主要病变的炎症。各种炎症均有不同程度的变质性改变，但在变质性炎时，变质性改变特别突出，而渗出和增生性改变相对较轻。变质性炎常见于肝、肾、心、脑等实质器官，如流行性乙型脑炎、白喉外毒素引起的中毒性心肌炎、急性病毒性肝炎等。

### （二）渗出性炎

炎症局部病变以渗出为主，而变质、增生相对较轻，称为渗出性炎。根据渗出物主要成分和病变特点的不同，一般将渗出性炎分为浆液性炎、纤维蛋白性炎、化脓性炎和出血性炎等类型。

**1. 浆液性炎（serous inflammation）**　以浆液渗出为主要病变的炎症，渗出物中主要成分为血清，含有 3%~5% 的蛋白质（主要为白蛋白），同时混有少量纤维蛋白及炎症细胞。浆液性炎常发生于疏松结缔组织、皮肤、黏膜、浆膜和滑膜等处。浆液性炎发生于疏松结缔组织时，局部充血、水肿明显，如蜂毒、蛇毒引起的局部炎性水肿；发生于表皮内及皮下可形成水疱，如皮肤烧烫伤；发生于浆膜和滑膜时则形成炎性积液，如渗出性结核性胸膜炎的胸腔积液，风湿性关节炎的关节腔积液（滑膜）；发生于黏膜时，渗出液渗出到表面，如感冒初期鼻黏膜排出大量浆液性分泌物，又称浆液性卡他性炎。

浆液性炎的病变一般较轻,易于消退。但浆液性渗出物过多也会产生不良影响,甚至后果严重。例如急性喉炎引起的喉头水肿,大量胸腔积液和心包积液可影响心、肺功能等。

**2. 纤维蛋白性炎(fibrinous inflammation)** 以渗出物中含有大量纤维蛋白为特征。渗出的纤维蛋白原在凝血酶的作用下变成纤维蛋白。HE染色呈红色的丝状、网状或凝聚成片状、条索状。交织的网隙中常混有中性粒细胞。纤维蛋白大量渗出说明血管壁损伤较重,通透性明显增高,多由某些细菌毒素(如肺炎球菌、痢疾杆菌、白喉杆菌的毒素)或某些内源性和外源性毒物(如尿毒症的尿素和汞)引起。

纤维蛋白性炎主要发生于黏膜、浆膜和肺组织。纤维蛋白性炎发生在黏膜者,渗出的纤维蛋白与坏死组织、中性粒细胞共同形成灰白色膜状物,称为假膜性炎,如白喉、细菌性痢疾。纤维蛋白性炎发生于浆膜者,多见于胸膜和心包膜,如纤维蛋白性心包炎,其心包腔有大量纤维蛋白渗出,由于心脏不停地搏动,使心包脏、壁两层渗出的纤维蛋白呈绒毛状,称为绒毛心(cor villosum),严重影响心脏功能,听诊时闻及心包摩擦音;纤维蛋白渗出性胸膜炎(图4-7)则闻及胸膜摩擦音。发生在肺的纤维蛋白性炎主要见于大叶性肺炎,病变肺叶的肺泡腔和支气管内充满以纤维蛋白为主的渗出物,不含气体,称为肺实变。

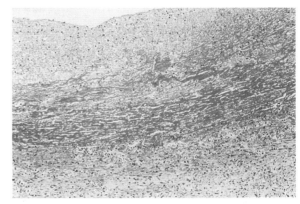

图 4-7　纤维蛋白渗出性胸膜炎
胸膜脏层表面覆盖大量纤维蛋白渗出物;HE染色;×100。

纤维蛋白性炎一般为急性过程,若为少量的纤维蛋白渗出物,可被中性粒细胞释放的蛋白水解酶分解,或被吞噬细胞搬运清除,病变组织修复。若纤维蛋白渗出过多,而中性粒细胞渗出过少,或组织内 α1-抗胰蛋白酶含量过多,则可致纤维蛋白被清除、吸收障碍,从而发生机化、粘连,甚至造成严重后果。例如胸膜的纤维性粘连,可以使胸膜腔闭塞;大叶性肺炎的大量纤维蛋白渗出物的机化,使肺发生肉质变(机化性肺炎)。

**3. 化脓性炎(purulent inflammation)** 是以中性粒细胞渗出为主,伴有不同程度的组织坏死和脓液形成的炎症。化脓性炎多由化脓菌(如葡萄球菌、链球菌、脑膜炎双球菌等)感染引起。脓性渗出物称为脓液(pus),是一种浑浊的凝乳状液体,呈灰黄色或黄绿色。脓液中的中性粒细胞大多数已变性、坏死,称为脓细胞。脓液中除含脓细胞外,还有细菌、坏死组织碎屑和少量浆液。由葡萄球菌引起的脓液较浓稠,由链球菌引起的脓液则较稀薄。根据化脓性炎发生的原因和部位不同,可将其分为以下三种类型:

(1)**脓肿(abscess)**:为器官或组织内的局限性化脓性炎症,其主要特点是局部组织发生液化性坏死,形成充满脓液的囊腔,称为脓(肿)腔。脓肿可发生在皮下或内脏,常由金黄色葡萄球菌引起,它能产生血浆凝固酶,使渗出的纤维蛋白原转变成纤维蛋白,使病变局限(图4-8)。同时细菌产生毒素造成局部组织坏死,大量中性粒细胞浸润并释放蛋白水解酶将坏死组织溶解液化,形成含有脓液的脓腔。较大而时间较久的慢性脓肿,其周边肉芽组织增生形成厚层脓肿壁。小脓肿可以被吸收而消散,较大的脓肿常需切开排脓或穿刺抽脓,而后由肉芽组织修复,形成瘢痕。

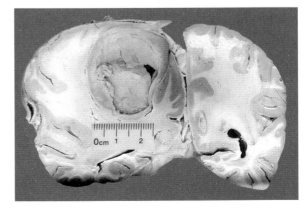

图 4-8　脑脓肿
脑实质内可见脓肿,腔内有脓液。

疖和痈是脓肿的特殊表现形式，好发于颈部、背部和腰部等毛囊及皮脂腺丰富的部位。疖（furuncle）是毛囊、皮脂腺及其周围组织的脓肿，疖的中央部分液化后，脓液可以破溃流出。痈（carbuncle）是多个疖的融合，在皮下脂肪、筋膜组织中形成许多相互沟通的脓腔，需及时切开排脓，局部才能修复。

（2）**蜂窝织炎**（cellulitis）：是疏松结缔组织发生的弥漫性化脓性炎（图4-9），常见于皮下组织、肌肉和阑尾。溶血性链球菌为其主要致病菌，既能分泌透明质酸酶，降解结缔组织中的透明质酸；又能分泌链激酶，溶解纤维蛋白。因此，细菌易于通过组织间隙扩散，病变不易被局限。蜂窝织炎表现为炎症病变组织内大量中性粒细胞弥漫性浸润，与周围组织界限不清。由于单纯蜂窝织炎一般不发生明显的组织坏死和溶解，痊愈后多不留痕迹。

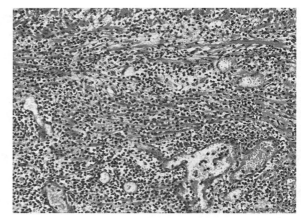

图4-9　蜂窝织炎性阑尾炎
大量中性粒细胞弥漫浸润于阑尾肌层；HE染色；×400。

（3）**表面化脓和积脓**（surface suppuration and empyema）：表面化脓是指发生在黏膜或浆膜表面的化脓性炎，其特征是脓性渗出物主要向黏膜或浆膜表面渗出，而黏膜下或浆膜下的病变较轻，因此又称脓性卡他。黏膜的化脓性炎如化脓性尿道炎、化脓性支气管炎等，渗出的脓液可通过尿道和支气管排出体外。当渗出的脓液蓄积在浆膜腔、输卵管或胆囊等部位时，称为积脓。

ER 4-7

化脓性炎

4. **出血性炎**（hemorrhagic inflammation）　是一种以出血为特征的渗出性炎。炎症病灶的血管损伤严重，红细胞大量漏出，致使渗出物中含有大量红细胞。出血性炎常见于流行性出血热、钩端螺旋体病和鼠疫等。

**（三）增生性炎**

炎症局部病变以增生为主，而变质、渗出较轻，称为增生性炎，主要见于慢性炎症。少数急性炎症是以细胞增生性改变为主。例如链球菌感染后的急性肾小球肾炎，其病变以肾小球的血管内皮细胞和系膜细胞增生为主；在伤寒时，病变以单核巨噬细胞增生为主。

以上急性渗出性炎症的类型既可单独发生，亦可合并存在，如结核性浆膜炎可为浆液性炎，也可为纤维蛋白性炎，又可为浆液纤维蛋白性炎；还可由一种转变为另一种，如感冒早期为浆液性炎，几天后可转变为化脓性炎。

---

**病例导学**

患者，男，29岁，1小时前因救火被烧伤。患者面部和胸背部皮肤有大片红斑，并形成大疱，疱壁薄伴剧痛；部分水疱破裂，不断溢出淡黄色液体；两前臂皮肤呈焦痂，微痛。体温38.2℃，脉搏92次/min，呼吸20次/min，血压94/70mmHg。白细胞计数12×10$^9$/L，中性粒细胞百分比80%。

患者入烧伤病房后经清创、抗休克治疗、暴露疗法治疗后，病情逐渐好转，伤口表面结痂。20天后患者两臂焦痂脱落，露出肉芽面，后经自体植皮而愈合。患者住院2个月后痊愈出院，胸背部遗留色素沉着和瘢痕。

问题：
1. 该患者的面部、胸背部皮肤发生了什么炎症？
2. 该患者为什么会有剧烈疼痛，水疱里的淡黄色液体是什么物质？

### 三、急性炎症的结局

大多数急性炎症经过适当治疗能够痊愈，少数迁延为慢性炎症，极少数可蔓延扩散到全身。不同的结局对机体的影响不同，医务工作者应耐心、细致、科学地分析炎症发展的过程，以求最佳的治疗效果。

#### （一）痊愈

在清除致炎因子后，如果炎性渗出物和坏死组织被溶解、吸收，通过周围同种细胞的再生，可以完全恢复原来的组织结构和功能，称为完全痊愈；如果组织坏死范围较大，则通过肉芽组织增生修复，称为不完全痊愈。

#### （二）迁延不愈或转为慢性

在机体抵抗力低下或治疗不彻底的情况下，致炎因子在短期内不能被清除，在机体内持续存在或反复作用，不断损伤组织造成炎症迁延不愈，使急性炎症转变成慢性炎症，病情可时轻时重，如急性肾盂肾炎转为慢性肾盂肾炎。

#### （三）蔓延播散

在机体抵抗力低下或病原体毒力强、数量多的情况下，病原体可不断繁殖，并沿组织间隙或脉管系统向周围和全身的组织和器官扩散。

**1. 局部蔓延**　炎症局部的病原体沿组织间隙或自然管道向周围组织和器官蔓延。例如急性膀胱炎可蔓延至输尿管和肾盂；肺结核时的结核分枝杆菌可沿组织间隙蔓延，也可沿支气管播散，在肺内其他部位形成新的结核病灶。

**2. 淋巴道播散**　病原体侵入局部淋巴管内，随淋巴液到达局部淋巴结，引起淋巴管炎和淋巴结炎。例如足趾的化脓性炎可引起下肢淋巴管炎（皮肤可见一条红线）和腹股沟淋巴结化脓性炎（淋巴结肿大、疼痛）。病原体可进一步通过淋巴路径入血，引起血行播散。

**3. 血行播散**　炎症灶中的病原体可直接或通过淋巴侵入血液循环，或其毒素、毒性产物也进入血液循环，引起菌血症、毒血症、败血症和脓毒败血症。

（1）**菌血症（bacteremia）**：细菌由炎症灶入血，全身无中毒症状，但从血液中可查到细菌，称为菌血症。一些感染性疾病的早期有菌血症，如大叶性肺炎和流行性脑脊髓膜炎等。在菌血症阶段，肝、脾、淋巴结的吞噬细胞可组成一道道防线，以清除细菌。

（2）**毒血症（toxemia）**：细菌的毒素或毒性产物入血称为毒血症。毒血症可出现寒战、高热等中毒症状，同时伴有有心、肝、肾等实质细胞的变性或坏死，严重时出现中毒性休克，但血培养查不到病原体。

（3）**败血症（septicemia）**：细菌由炎症灶入血后，大量繁殖并产生毒素，引起全身中毒症状和病理变化，称为败血症。败血症除有毒血症的临床表现外，还常出现皮肤和黏膜的多发性出血斑点以及脾脏和淋巴结肿大等。此时，血培养可查到致病菌。

（4）**脓毒败血症（septicopyemia）**：化脓菌所引起的败血症可进一步发展成为脓毒败血症。此时除有败血症的表现外，还可在全身一些脏器中出现多发性栓塞性脓肿或迁移性脓肿，造成严重的后果。在显微镜下，除见到典型的化脓性炎的特征外，病灶中央或毛细血管和小血管中常见到细菌菌落。

## 第三节　慢性炎症

慢性炎症（chronic inflammation）的病程长，可持续数月至数年，可由急性炎症迁延而来，也可隐匿发生而无急性炎症过程，或在急性炎症反复发作间存在。

慢性炎症发生于如下情况：①病原体（如结核分枝杆菌、梅毒螺旋体、某些真菌）很难清除、持续存在，常可激发免疫反应，特别是迟发性过敏反应，有时可表现为特异性肉芽肿性炎；②长期暴露于内源性或外源性毒性因子之下，如长期暴露于二氧化硅引发硅沉着病；③对自身组织产生免疫反应，如类风湿关节炎和系统性红斑狼疮等。

慢性炎症通常是以增生为主，根据病变特点，可分为一般慢性炎症和肉芽肿性炎。

## 一、一般慢性炎症

一般慢性炎症在临床十分常见，可由不同病因导致，病变程度各异，但病变形态基本相同，又称非特异性慢性炎症。病变特点包括：①炎症灶内主要以淋巴细胞、浆细胞和单核细胞浸润为主，反映了机体对损伤的持续反应；②组织被破坏，主要由炎症细胞的产物引起；③常有明显的成纤维细胞和血管内皮细胞增生，以及被覆上皮和腺上皮等实质细胞增生，以替代和修复损伤的组织；④有炎症活动现象，表现为血管改变、炎性水肿和中性粒细胞浸润，尤其在"急性发作期"更为明显。

一般慢性炎症在某些特定部位可以出现特殊的形态特征，表现为炎性息肉或炎性假瘤。炎性息肉（inflammatory polyp）是在慢性炎症刺激下，局部黏膜上皮、腺体和间质增生及向黏膜表面突起形成的炎性肿块。炎性息肉常见于鼻黏膜和子宫颈，基底部常形成蒂。镜下，黏膜上皮、腺体和间质增生，间质常呈明显炎性水肿伴慢性炎症细胞浸润。炎性假瘤（inflammatory pseudotumor）是指慢性炎症增生时形成的境界较清楚的肿瘤样团块，常发生于肺和眼眶，临床上需与肿瘤相鉴别。例如肺的炎性假瘤，主要由增生的纤维组织和肺泡上皮细胞构成，其重要的组织学特征为显著的各类慢性炎症细胞浸润、肺泡上皮和纤维组织增生及不同程度的纤维化。影像学检查可见其形态与肿瘤相似，故称为炎性假瘤。

## 二、肉芽肿性炎

肉芽肿性炎（granulomatous inflammation）是炎症局部出现以巨噬细胞增生为主，并形成境界清楚的结节状病灶为特征的慢性炎症。肉芽肿直径一般在 0.5~2mm，但是可以融合为较大的病灶。巨噬细胞衍生的细胞包括上皮样细胞和多核巨细胞。不同的病因可形成不同形态结构的肉芽肿，应根据肉芽肿的形态特点作出明确的疾病诊断，如见到结核肉芽肿即诊断为结核病。肉芽肿性炎大都为慢性炎症（故又称为慢性肉芽肿性炎），属于急性炎症者极少，如伤寒肉芽肿。如果肉芽肿形态不典型，确定病因还需要辅以特殊检查，如抗酸染色、细菌培养、血清学检查和聚合酶链反应（PCR）等。

慢性肉芽肿性炎的常见原因有：①病原体感染，如结核分枝杆菌、麻风杆菌、梅毒螺旋体、血吸虫等；②外源性或内源性异物，如手术缝线、石棉、滑石粉和尿酸盐以及脂类物质等；③原因不明，如结节病肉芽肿。

根据致炎因子的不同，可将慢性肉芽肿性炎分为感染性肉芽肿和异物性肉芽肿。①感染性肉芽肿：由病原体感染引起，常形成具有诊断价值的特殊形态的结节状病灶，如结核肉芽肿，是由结核分枝杆菌引起的慢性肉芽肿性炎，其病变特征为结核结节形成。②异物性肉芽肿：是由异物引起的慢性肉芽肿性炎，其病变特征是以异物为中心，围以数量不等的巨噬细胞、异物巨细胞、成纤维细胞和淋巴细胞等，形成结节状病灶。异物巨细胞的细胞核杂乱无章地分布于胞质内（图 4-10）。

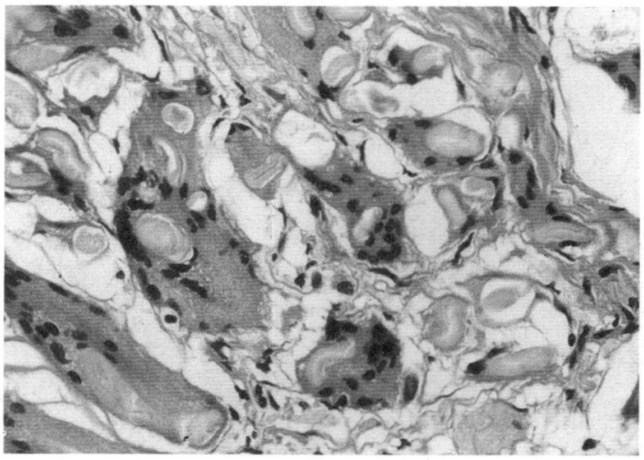

以结核结节为代表的感染性肉芽肿，其典型

图 4-10　异物性肉芽肿
异物性肉芽肿主要由异物巨细胞构成；HE 染色；×400。

的特点是中央常为干酪样坏死,周围有放射状排列的上皮样细胞,并见朗汉斯巨细胞(Langhans giant cell)掺杂其中,外围有较多的淋巴细胞浸润,还可见纤维结缔组织包绕。上皮样细胞体积较大,胞质丰富、界限不清,呈淡粉色,细胞核呈圆形或长圆形。朗汉斯巨细胞的细胞核排列比较规则,呈花环形或马蹄铁形排列于细胞质的周边。

朗汉斯巨细胞

## 本章小结

　　炎症是具有血管系统的活体组织对致炎因子所致的局部损伤发生的以防御为主的反应。最常见的致炎因子是生物性因子,由其引起的炎症通常称为感染。炎症介质是一组参与并诱导炎症发生和发展、具有生物活性的化学物质,可来自体液和细胞,具有扩张血管、增加血管壁通透性和白细胞趋化等作用。

　　炎症的基本病理变化包括变质、渗出和增生。变质是损伤过程,渗出和增生则是抗损伤和修复过程。渗出是炎症的特征性病变,具有重要的防御作用。

　　急性炎症中变质性炎和增生性炎相对少,渗出性炎最多见,分为浆液性炎、纤维蛋白性炎、化脓性炎和出血性炎。慢性炎症分为一般慢性炎症和肉芽肿性炎,肉芽肿性病变对疾病的诊断有重要价值。

　　炎症局部的临床表现有红、肿、热、痛、功能障碍。炎症的全身反应有发热、外周血白细胞计数变化、单核巨噬细胞增生、炎症标志物升高等。少数炎症可通过血液循环蔓延至全身,引起菌血症、毒血症、败血症、脓毒血症。

## 病例讨论

　　患者,男,20岁,转移性右下腹部疼痛24小时。患者入院前24小时突然出现上腹部及脐部附近持续性疼痛并阵发性加剧,曾服用"驱蛔虫药",服后症状未减。昨晚8时许患者的疼痛转到右下腹部,呕吐一次,呕吐物为清水。患者今晨排稀薄大便一次,有畏寒、发热,下午1时来院急诊。体温38.9℃,脉搏96次/min,呼吸25次/min,血压110/74mmHg。右下腹壁紧张,麦氏点压痛明显,反跳痛(+),白细胞计数$21×10^9$/L,中性粒细胞百分比90%。

病例讨论

(杜 江)

## 思考题

　　1. 论述渗出性炎症的病理学类型及病变特点。
　　2. 简述炎症液体渗出的防御作用。
　　3. 简述炎症局部的基本病变及特点。

练习题

# 第五章 | 肿 瘤

教学课件　　　思维导图

## 学习目标

1. 掌握肿瘤、癌前疾病（病变）、异型增生、原位癌及上皮内瘤变的概念；肿瘤的异型性与肿瘤的分化的概念及相互关系；肿瘤的生长、扩散和转移；良、恶性肿瘤的区别；癌与肉瘤的区别；肿瘤对机体的影响；肿瘤的命名原则。

2. 熟悉肿瘤的形态结构特点；常见肿瘤的类型、好发部位、形态特点和生物学特性。

3. 了解肿瘤的分级和分期；肿瘤发生、发展的基本理论，肿瘤发生的分子生物学基础。

4. 能够区分典型的良、恶性肿瘤，解释其病变特点及生物学行为；能够通过镜下观察，对典型良、恶性肿瘤作出初步病理诊断；能够解释各种肿瘤的常见临床表现。

5. 具备珍视生命、关爱患者的职业道德素养。

肿瘤（tumor，neoplasm）是一大类常见病、多发病。肿瘤根据其生物学特性和临床表现，可以分为良性肿瘤（benign tumor）和恶性肿瘤（malignant tumor）。癌症（cancer）即所有恶性肿瘤的统称，严重危害人类健康。

2024 年国家癌症中心依据 2022 年全国肿瘤登记处收集的资料，发布最新数据显示中国新增恶性肿瘤病例数 482.47 万例（世标发病率 201.61/10 万），死亡病例数 257.42 万例（世标死亡率 96.47/10 万）。发病率前五位的恶性肿瘤为肺癌、结直肠癌、甲状腺癌、肝癌、胃癌；死亡率前五位的恶性肿瘤为肺癌、肝癌、胃癌、结直肠癌、食管癌。

大力宣传肿瘤的防治，扩大肿瘤筛查的覆盖人群，规范肿瘤的临床诊治，做到早发现、早诊断和早治疗，从而降低恶性肿瘤的发病率和死亡率是十分必要的。

本章主要从病理学角度介绍肿瘤的概念、一般特点、生物学特点、病因学和发病机制等内容。

## 知识拓展

### 肿瘤的"三级"预防

恶性肿瘤的预防与控制是近几十年来医学领域的重点课题。目前把肿瘤的预防分为三级：一级预防是针对肿瘤病因的预防，旨在降低发病率；二级预防是针对早期发现、早期诊断和早期治疗的预防，旨在降低死亡率；三级预防是针对临床治疗、康复治疗和临终关怀的预防，旨在提高治疗率和生存质量。

## 第一节　肿瘤的概念

肿瘤是机体在各种致瘤因素作用下，局部组织的细胞在基因水平上失去对其生长的正常调控，

导致其异常增殖而形成的新生物,这种新生物常形成局部肿块。与肿瘤发生有关
的细胞增殖称为肿瘤性增殖,与机体在生理状态下及在炎症、损伤修复等病理状态
下的非肿瘤性增殖或反应性增殖存在本质的不同,下表为肿瘤性增殖与非肿瘤性
增殖的区别(表5-1)。

ER 5-3

肿瘤的特征

表 5-1 肿瘤性增殖与非肿瘤性增殖的区别

| 区别项目 | 肿瘤性增殖 | 非肿瘤性增殖 |
| --- | --- | --- |
| 增殖性质 | 单克隆性:过度增殖 | 多克隆性:炎症性、修复性、代偿性 |
| 分化程度 | 不同程度地失去分化成熟的能力 | 分化成熟,与正常组织相似 |
| 与机体协调 | 自主性,失去控制,不相协调 | 增殖受到控制,与机体协调 |
| 消除原因 | 消除原因后仍继续生长 | 消除原因后可停止生长 |

## 第二节　肿瘤的形态

在肿瘤的诊断过程中,病理学检查(包括大体形态和组织切片的检查)占有重要的地位,是肿瘤
诊断过程中关键的一步。

### 一、肿瘤的大体形态

在大体观察时,应注意肿瘤的形状、数目、大小、颜色、质地和包膜等。肿瘤的大体形态多种多
样,可在一定程度上反映肿瘤的良、
恶性。

1. **肿瘤的形状**　肿瘤的形状各异,
与其发生部位、组织来源、生长方式及
肿瘤的良、恶性有关。

(1)**皮肤、黏膜表面的肿瘤**:多呈息
肉状、乳头状、溃疡状和浸润性。

(2)**组织深部及实质器官内的肿
瘤**:多呈结节状、分叶状、囊状和浸润性
等(图5-1)。

2. **肿瘤的数目**　不同肿瘤的数目
是不同的,主要表现:①有些类型的肿

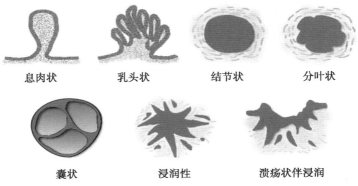

息肉状　　乳头状　　结节状　　分叶状

囊状　　浸润性　　溃疡状伴浸润

图 5-1 肿瘤的常见形态示意图
可见息肉状、乳头状、结节状、分叶状、囊状、浸润性、溃疡状伴浸润肿瘤。

瘤,如癌,单发的比较多;②有些类型的肿瘤常常表现为多发性,如结直肠的多发性家族性息肉病和
神经纤维瘤病等,患者可以同时有数十个甚至数百个肿瘤。多个肿瘤可发生于同一器官(如子宫多
发性平滑肌瘤),也可先后在不同器官发生不同性质的肿瘤(如多发原位癌)。

3. **肿瘤的大小**　一般说来,肿瘤的大小与肿瘤的性质(良、恶性)、生长时间和发生部位等有关。
生长于体表或大的体腔(如腹腔或盆腔)内的肿瘤,有时可长得较大;生长于密闭的狭小腔道内的肿
瘤,由于生长受限,体积通常较小。体积较大的肿瘤生长时间通常较长,生长缓慢,且大多为良性。
在某些类型的肿瘤(如胃肠道的间质肿瘤),体积也是预测肿瘤生物学行为的重要指标。恶性肿瘤
一般生长比较迅速,肿瘤体积越大,发生转移的机会也越大,因此恶性肿瘤的体积是肿瘤分期(早期
或晚期)的一项重要指标。

4. **肿瘤的颜色**　良性肿瘤的颜色通常与起源组织的颜色相近。例如,纤维瘤呈灰白色,脂肪瘤

呈黄色,血管瘤呈暗红色。恶性肿瘤切面色泽不均一,多呈灰白色或灰红色,血管丰富的肿瘤可呈暗红色;坏死区域可呈灰黄色。

**5. 肿瘤的质地** 肿瘤的质地主要与组织类型、实质与间质的比例等因素有关。例如,骨组织肿瘤质地坚硬,脂肪瘤质地较软,纤维瘤和平滑肌瘤质地较韧。瘤细胞丰富而间质少的肿瘤质地较软,反之则质地较硬。此外,继发玻璃样变、钙化或骨化的肿瘤质地变硬,而继发坏死、液化或囊性变者则质地变软。

**6. 肿瘤的包膜** 良性肿瘤常有完整的包膜,与周围组织分界清楚,手术时易于将其完整切除;而恶性肿瘤一般无包膜或包膜不完整,常与周围组织粘连,手术不易将其完整切除。

## 二、肿瘤的组织结构

肿瘤的组织结构可分为实质(parenchyma)和间质(stroma)两部分(图 5-2)。肿瘤的病理诊断主要是通过观察肿瘤的组织结构,尤其是肿瘤的实质来决定的。

**1. 实质** 是肿瘤细胞的总称,是肿瘤最具特征的部分,它决定了肿瘤的生物学特性以及各种肿瘤的特殊性。无论是排列方式还是功能(产生分泌物、色素等),肿瘤细胞往往不同程度地保留其来源细胞的特点。因此,通常根据肿瘤实质的特点来判断肿瘤的组织来源和分化表型,进行肿瘤的分类、命名和组织学诊断,并根据其分化程度和异型性大小来确定肿瘤的良、恶性及恶性肿瘤的恶性程度等。

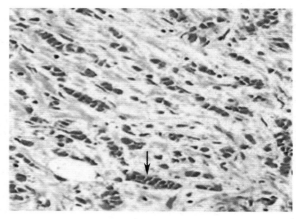

图 5-2　肿瘤的实质与间质

乳腺癌的实质和间质(箭头指示为实质);HE 染色;×400。

肿瘤的实质通常只有一种成分,但少数肿瘤可以含有两种甚至多种实质成分。例如乳腺纤维腺瘤含有纤维瘤细胞和腺瘤细胞两种实质成分,而畸胎瘤可含有两个以上胚层来源的多种实质成分。

**2. 肿瘤的间质** 肿瘤组织中实质以外的成分属于肿瘤的间质,包含结缔组织、血管、炎症细胞(淋巴细胞、浆细胞、巨噬细胞等)。结缔组织对肿瘤实质细胞起着支持作用,血管对肿瘤实质细胞起着营养的作用,炎症细胞具有一定的免疫防御作用,还可能与肿瘤的演进相关。

不同肿瘤的间质,只有量的不同,没有质的差别,是构成肿瘤的非特异性成分。

> **病例导学**
>
> 患者,男,71 岁,20 天前因出现轻微咳嗽、咳少量白痰且痰中带血丝而入院。胸部 CT 显示右肺上叶近支气管处有一个结节状突起,结节呈直径约 6.0cm 的厚壁空洞影,内侧壁较厚,洞壁欠光滑,周围大片密度增高影,边缘欠佳,纵隔未见肿大淋巴结。行 B 超引导下肿瘤穿刺活检术,术后病理结果为右肺非小细胞癌,伴坏死。随后,在患者全身麻醉下行右全肺根治性切除,加肺门淋巴结清扫,标本送病理检查。
>
> 问题:
> 1. 该患者的肺组织病理诊断是什么?
> 2. 如何从肿瘤的形状、数目、大小、颜色、质地和包膜等方面描述该患者肿瘤的大体形态?

## 第三节　肿瘤的分化与异型性

肿瘤的分化和异型性是区分良、恶性肿瘤及判断恶性肿瘤恶性程度的重要组织学依据,不同的分化程度和异型性决定了肿瘤预后的不同。

### 一、肿瘤的分化

胚胎学中的分化(differentiation)是指相同的原始细胞发育为形态与功能上截然不同的成熟细胞的过程,而肿瘤的分化是指肿瘤组织与其同来源的正常组织,在组织形态、功能代谢和细胞生长与增殖等方面的相似之处,相似的程度称为肿瘤的分化程度。两者相似性大,表明分化程度高(分化较成熟或分化好);两者相似性小,表明分化程度低(分化不成熟或分化差);两者缺乏相似之处者,则称为未分化(undifferentiation)。在现代病理学中,肿瘤细胞缺乏分化时称为间变(anaplasia),由分化极差的肿瘤细胞构成的恶性肿瘤称为间变性肿瘤,间变性肿瘤几乎都是高度恶性的肿瘤。

### 二、肿瘤的异型性

肿瘤细胞的形态和组织结构与相应的正常组织间有着不同的差异,称为肿瘤的异型性(atypia)。两者的差异越大,异型性越大;两者的差异越小,异型性越小。

肿瘤的异型性与肿瘤分化间的关系为:肿瘤异型性小,肿瘤分化程度高;反之,肿瘤异型性大,分化程度低。一般情况下恶性肿瘤的异型性显著。

**1.肿瘤组织结构的异型性**　是肿瘤组织在空间排列方式上(细胞极向、排列结构、与间质的关系等方面)与其起源正常组织的差异。

诊断良性肿瘤主要依赖于组织结构的异型性。例如,纤维瘤的瘤细胞与纤维细胞很相似,只是排列方式不同,呈编织状;腺瘤的腺体数目增多,腺体的大小及形态不尽相同。

恶性肿瘤的组织结构异型性大,与其起源组织差异明显,呈无序状态。例如,纤维肉瘤的瘤细胞多,排列紊乱,胶原纤维少;腺癌的癌细胞排列成大小不等、形状不规则的腺样结构,细胞极向消失、层次增多。分化程度低者,与起源组织的差异增大。例如低分化腺癌不形成腺样结构,排列成不规则的实性癌细胞巢。未分化者更是不见起源组织的踪迹,若不借助免疫标记则难以判断其组织起源。

**2.肿瘤细胞的异型性**　良性肿瘤分化好,细胞的异型性很小或不明显,如脂肪瘤的瘤细胞与脂肪细胞很相似。

恶性肿瘤分化差,细胞的异型性大(图 5-3),主要表现如下:

(1)**细胞的多形性**:恶性肿瘤细胞通常体积增大,而且大小不一、形态各异,可见体积显著增大的单核或多核瘤巨细胞。分化越差,瘤细胞的多形性越显著。但也有少数分化极差的肿瘤,瘤细胞反而表现为一致性,如肺小细胞癌,癌细胞小而一致,具有明显的胚胎幼稚性,是肺癌中恶性程度最高的类型。

(2)**细胞核的多形性**:恶性肿瘤细胞的核增大,核质比增大[正常 1:(4~6),恶性 1:1];核的大小、形态

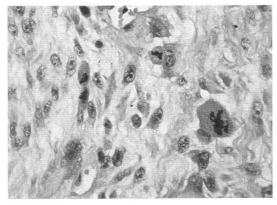

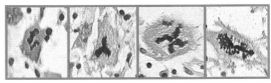

图 5-3　恶性肿瘤的细胞异型性及病理性核分裂象
上图:高度恶性肉瘤中显著的细胞异型性,肿瘤细胞核大、深染,核质比例增大,细胞大小形态差异显著,核分裂象多,可见瘤巨细胞和病理性核分裂象;下图:自左向右分别为不对称、3极、4极、顿挫型病理性核分裂象;HE 染色;×400。

很不一致,可出现双核、多核、巨核及奇异形核等;染色体多为非整倍体或多倍体;核仁增大、增多。更为重要的是常见核分裂象增多,还可出现不对称、多极和顿挫型等病理性核分裂象(图5-3)。病理性核分裂象多出现于恶性肿瘤,但并非所有恶性肿瘤都会出现。

(3)**细胞质的改变**:由于核蛋白体增加,常呈嗜碱性。

# 第四节 肿瘤的命名与分类

肿瘤的命名与分类是肿瘤病理诊断的重要内容。临床工作人员必须了解肿瘤病理诊断名称的含义并正确地使用,适当地给患者解释其含义,使他们对疾病有恰当的理解。

## 一、肿瘤的命名

肿瘤的种类繁多,命名较复杂,一般根据其起源组织的类型和良、恶性来命名。

### (一)良性肿瘤的命名

任何组织的良性肿瘤都称为瘤。命名方法是在组织或细胞的名称后面加"瘤",如腺瘤(adenoma)、平滑肌瘤、胶质细胞瘤等。有时还结合肿瘤的形态和功能特点加以命名,如乳头状瘤、息肉状腺瘤、浆液性囊腺瘤等。

### (二)恶性肿瘤的命名

恶性肿瘤一般可分为上皮组织源性和间叶组织源性两类。

**1. 上皮组织的恶性肿瘤** 统称为癌(carcinoma)。命名方法是在上皮组织的名称之后加"癌"。根据肿瘤表现出的上皮组织分化特点(起源组织的特点),可分为鳞状细胞癌(squamous cell carcinoma,简称"鳞癌")、腺癌(adenocarcinoma)、尿路上皮癌(urothelial carcinoma)等。还可结合形态特点命名,如卵巢黏液性囊腺癌。

**2. 间叶组织的恶性肿瘤** 统称为肉瘤(sarcoma)。间叶组织包括纤维、脂肪、肌肉、骨、软骨、血管和淋巴管等组织。命名方法是在间叶组织的名称之后加"肉瘤",如纤维肉瘤、脂肪肉瘤、平滑肌肉瘤、骨肉瘤等。

### (三)特殊命名

有少数肿瘤的命名已约定俗成,不完全遵循上述原则。

**1. 以"母细胞瘤"为后缀** 有些肿瘤的形态类似发育过程中的某些幼稚细胞或组织,称为"母细胞瘤",大都为恶性,如肾母细胞瘤(又称维尔姆斯瘤)、神经母细胞瘤、髓母细胞瘤、胶质母细胞瘤、视网膜母细胞瘤、肝母细胞瘤等;但也有良性的,如肌母细胞瘤、骨母细胞瘤、脂肪母细胞瘤。

**2. 以"瘤"或"病"为后缀的恶性肿瘤** 如精原细胞瘤、多发性骨髓瘤、白血病、蕈样霉菌病等。

**3. 以"恶性"为前缀的恶性肿瘤** 如恶性畸胎瘤、恶性脑膜瘤、恶性神经鞘瘤等。而淋巴瘤和黑色素瘤(图5-4)加"恶性"与否均可。

**4. 以"人名"命名的恶性肿瘤** 如霍奇金淋巴瘤、尤因肉瘤(Ewing sarcoma)、维尔姆斯瘤(Wilms tumor)等。

**5. 以"瘤病"为后缀的肿瘤** 表示肿瘤的多发性,如神经纤维瘤病、脂肪瘤病、血管瘤病等。

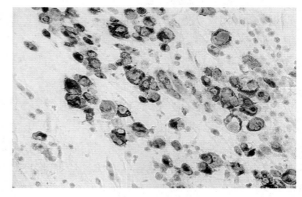

图 5-4 黑色素瘤的 HMB45 染色

免疫组织化学染色,显示肿瘤细胞呈 HMB45 染色阳性;×400;肿瘤细胞内的棕黄色颗粒为免疫组织化学染色的阳性反应产物。

### （四）转移瘤的命名

转移瘤命名的基本原则是转移部位＋转移性＋原发瘤名称。例如肝癌发生肺转移，称为肺转移性肝癌；乳腺癌转移到腋窝淋巴结形成的转移瘤，称为腋窝淋巴结转移性乳腺癌。

## 二、肿瘤的分类

不同类型的肿瘤具有不同的临床病理特点、治疗反应和预后。对肿瘤进行正确的组织类型诊断，是拟定治疗方案、判断预后的重要依据。根据肿瘤实质细胞的来源，将肿瘤主要分为上皮组织肿瘤、间叶组织肿瘤、淋巴造血组织肿瘤、神经组织肿瘤及其他。每一组织来源又根据分化程度和异型性分为良性和恶性（表 5-2）。WHO 对各器官系统的肿瘤还有更详细的分类，并根据研究进展不断加以修订，形成世界上广泛使用的 WHO 肿瘤分类。

---

**知识拓展**

### 肿瘤学部分 WHO 国际疾病分类

为便于统计和分析，WHO 将包括肿瘤在内的疾病进行分类和编码，即国际疾病分类。肿瘤学部分的编码构成如下：主代码由四位数字构成，主代码后用一个斜线和一个附加的数码代表肿瘤的生物学行为；附加数字不同，含义不同。/0 代表良性肿瘤；/1 代表交界性或生物学行为未定或不确定的肿瘤；/2 代表原位癌，包括某些部位的Ⅲ级上皮内瘤变以及某些部位的非浸润性肿瘤；/3 代表恶性肿瘤。例如，肝细胞肿瘤的主代码是 8170，肝细胞腺瘤的完整编码是8170/0，肝细胞癌的完整编码为 8170/3。

表 5-2　常见肿瘤的分类

| 组织类型 | 良性肿瘤 | 恶性肿瘤 | 组织类型 | 良性肿瘤 | 恶性肿瘤 |
|---|---|---|---|---|---|
| **上皮组织** | | | **神经组织和脑脊膜** | | |
| 鳞状细胞 | 鳞状细胞乳头状瘤 | 鳞状细胞癌 | 胶质细胞 | | 弥漫型星形细胞 |
| 基底细胞 | | 基底细胞癌 | | | 瘤、胶质母细胞瘤 |
| 腺上皮细胞 | 腺瘤 | 腺癌 | 神经细胞 | 神经节细胞瘤 | 神经母细胞瘤、髓 |
| 尿路上皮（变移细胞） | 尿路上皮乳头状瘤 | 尿路上皮癌 | | | 母细胞瘤 |
| **间叶组织** | | | 脑脊膜 | 脑膜瘤、脊膜瘤 | 恶性脑膜瘤 |
| 纤维组织 | 纤维瘤 | 纤维肉瘤 | 神经鞘细胞 | 神经鞘瘤 | 恶性外周神经鞘 |
| 脂肪 | 脂肪瘤 | 脂肪肉瘤 | | | 膜瘤 |
| 平滑肌 | 平滑肌瘤 | 平滑肌肉瘤 | **其他组织** | | |
| 横纹肌 | 横纹肌瘤 | 横纹肌肉瘤 | 黑色素细胞 | | 恶性黑色素瘤 |
| 血管 | 血管瘤 | 血管肉瘤 | 胎盘滋养叶细胞 | 葡萄胎 | 恶性葡萄胎、绒毛 |
| 淋巴管 | 淋巴管瘤 | 淋巴管肉瘤 | | | 膜上皮癌 |
| 骨和软骨 | 软骨瘤、骨软骨瘤 | 骨肉瘤、软骨肉瘤 | 生殖细胞 | | 精原细胞瘤、无性 |
| **淋巴造血组织** | | | | | 细胞瘤、胚胎性癌 |
| 淋巴细胞 | | 淋巴瘤 | 性腺或胚胎剩件中的全能细胞 | 成熟畸胎瘤 | 不成熟畸胎瘤 |
| 造血细胞 | | 白血病 | | | |

确定肿瘤的类型，除了依靠其临床表现、影像学和形态学特点外，还借助于检测肿瘤细胞表面或细胞内的一些特定的分子（表 5-3）。例如，通过免疫组织化学方法检测上皮细胞中的各种细胞角蛋白（cytokeratin，CK）、间叶细胞及其来源的肿瘤相对特异性标志波形蛋白（vimentin）、肌肉组织肿瘤表达的结蛋白（desmin）、淋巴细胞分化簇（cluster of differentiation，CD）抗原、黑色素瘤的 HMB45 等。Ki-67 等标记可以用来检测肿瘤细胞的增殖活性，有助于估计其生物学行为和预后。

表 5-3　肿瘤免疫组织化学常用的标志物

| 标记物 | 常见阳性表达细胞或肿瘤类型 |
| --- | --- |
| AFP（甲胎蛋白） | 胎肝组织、卵黄囊；肝细胞癌、卵黄囊瘤 |
| CD3 | T 淋巴细胞；T 淋巴细胞瘤 |
| CD15（Leu-M1） | 粒细胞；里-施（R-S）细胞（霍奇金淋巴瘤）、一些腺癌 |
| CD20 | B 淋巴细胞；B 淋巴细胞瘤 |
| CD30 | R-S 细胞（霍奇金淋巴瘤）、大细胞间变性淋巴瘤、胚胎瘤 |
| CD31 | 内皮细胞；血管肿瘤 |
| CD34 | 内皮细胞；血管肿瘤、胃肠间质肿瘤、孤立性纤维性肿瘤 |
| desmin（结蛋白） | 肌细胞；平滑肌瘤、平滑肌肉瘤、横纹肌肉瘤 |
| EMA（上皮细胞膜抗原） | 上皮细胞；癌、脑膜瘤 |
| GFAP（胶质原纤维酸性蛋白） | 胶质细胞；星形细胞瘤 |
| HMB45 | 黑色素瘤、血管平滑肌脂肪瘤、血管周上皮样细胞肿瘤（PEC 瘤） |
| Ki-67 | 增殖期细胞（细胞增殖活性标志） |
| PLAP（胎盘碱性磷酸酶） | 生殖细胞肿瘤 |
| PSA（前列腺特异性抗原） | 前列腺上皮细胞；前列腺腺癌 |
| S-100 | 神经组织、脂肪组织、朗格汉斯组织细胞；神经鞘瘤、脂肪组织肿瘤、黑色素瘤 |
| SMA（平滑肌肌动蛋白） | 平滑肌细胞、肌成纤维细胞；平滑肌肿瘤、肌成纤维细胞肿瘤 |
| synaptophysin（突触生长蛋白） | 神经元、神经内分泌细胞；神经元肿瘤、神经内分泌细胞肿瘤 |

## 第五节　肿瘤的生长与扩散

良、恶性肿瘤有着不同的生长方式，同时恶性肿瘤还可以局部浸润，甚至蔓延到其他部位，是导致患者死亡的重要原因。

### 一、肿瘤的生长

不同的肿瘤生长速度不同、生长方式不同，可根据其生长速度和生长方式初步判断肿瘤的良、恶性。

ER 5-4

肿瘤的生长与
扩散

#### （一）肿瘤的生长速度

肿瘤的生长速度因肿瘤细胞分化程度的不同而不同。一般来说，良性肿瘤分化好，生长缓慢，病程可达数年或数十年。如果近期肿瘤体积迅速增大，应考虑有恶变的可能。恶性肿瘤分化差，生长较快，短期内即可形成明显肿块。生长速度快是恶性肿瘤的生物学特性之一。

影响肿瘤生长速度的因素主要有以下几方面：

**1. 生长分数（growth fraction）**　指肿瘤细胞群体中处于增殖状态（S 期 +$G_2$ 期）的细胞所占的

比例。生长分数高则肿瘤生长速度快。

**2. 肿瘤细胞的生成与死亡比例** 大多数恶性肿瘤的细胞生成数目始终大于死亡数目,二者的平衡状态直接影响肿瘤的生长速度。

**3. 肿瘤血管生成(tumor angiogenesis)** 肿瘤形成的初始阶段尚无血管长入,其营养成分靠周围组织的弥散而获得,此阶段称为血管前期或无血管期。肿瘤直径达到1~2mm,若无新生血管长入,则不能继续生长。由于肿瘤细胞在缺氧诱导因子的作用下,产生许多血管生长因子,诱导宿主微血管内皮细胞出芽、迁移、增殖、成型,形成瘤内新生微血管。一旦血管生成,肿瘤的生长呈暴发性加速。

> **知识拓展**
>
> 肿瘤血管内介入治疗
>
> 血管介入治疗是在X线的导向下,将导管插到肿瘤供血动脉,将药物直接灌注到肿瘤供血动脉中,达到"毒死肿瘤"的目的,和/或利用栓塞剂将肿瘤供血血管填塞,从而达到切断肿瘤血液供应、"饿死肿瘤"的目的。肿瘤血管内介入治疗的优点为无需开刀、创伤小、疗效好,主要适用于失去手术机会的肝、肺、肾、盆腔、骨与软组织等恶性实体肿瘤。

**4. 肿瘤的演进和异质性** 恶性肿瘤在生长过程中变得越来越富有侵袭性(包括生长加快、浸润周围组织和远处转移)的现象称为肿瘤的演进(progression)。肿瘤的异质性(heterogeneity)是指由单克隆来源的肿瘤细胞在生长过程中形成的亚克隆在侵袭能力、生长速度、对激素的反应、对抗肿瘤药物和放疗药物的敏感性等方面的非均一性。

### (二)肿瘤的生长方式

肿瘤的生长方式有膨胀性、浸润性和外生性三种,与其良、恶性和生长部位有关。

**1. 膨胀性生长(expansive growth)** 是良性肿瘤的典型生长方式,主要见于实质器官肿瘤,其特点是肿块常呈结节状、球形,有完整包膜,与周围组织界限清楚(图5-5),触诊时肿块活动度良好,手术容易完整切除,不易复发。

**2. 浸润性生长(invasive growth)** 是恶性肿瘤的典型生长方式。肿瘤细胞如同树根扎入土壤般侵入并破坏周围组织,此种现象称为肿瘤浸润(图5-6)。浸润性生长的肿瘤特点是无包膜,大体呈火山口状、溃疡状或蟹足状,与周围组织界限不清,触诊时肿块固定或活动度小,手术不易彻底切除,切除后易复发。

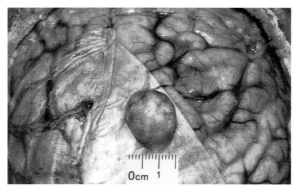

图5-5 良性肿瘤的膨胀性生长(脑膜瘤)
肿瘤呈球形,有蒂,有包膜,挤压周围正常脑组织形成压迹。

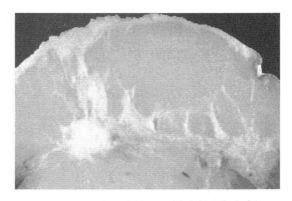

图5-6 恶性肿瘤的浸润性生长(乳腺癌)
乳腺浸润性导管癌,白色癌组织呈
树根状扎入周围脂肪组织。

**3. 外生性生长**（exophytic growth） 发生在体表、体腔或管道器官（如消化道、泌尿生殖道）腔面的良性和恶性肿瘤均可呈外生性生长，肿瘤可突向表面呈乳头状、息肉状、蕈状、菜花状等。但恶性肿瘤在向表面生长的同时，亦向底部浸润；还由于生长迅速，肿瘤组织因血液供应相对不足而发生坏死、脱落，形成底部不平、边缘隆起的恶性溃疡。管道器官的外生性肿瘤对周围组织器官的影响中，除恶性肿瘤的浸润破坏外，突出的影响是阻塞，如食管癌可表现为吞咽困难，结肠癌可表现为肠梗阻等。

## 二、肿瘤的扩散

恶性肿瘤通过局部浸润和转移两种方式进行扩散，这是其难以根治和导致患者死亡的最重要原因。

### （一）局部浸润

恶性肿瘤细胞沿着组织间隙、淋巴管、血管或神经束膜侵袭，破坏邻近的组织、器官并继续生长的过程，称为局部浸润或直接蔓延（direct spreading）。局部浸润使肿块扩大、蔓延，由于界限不清而增加了手术切除的难度，并为转移创造了条件。例如晚期子宫颈癌可向前、向后蔓延到膀胱和直肠。局部浸润是恶性肿瘤重要的生物学特性之一，其机制复杂（图 5-7），目前所知甚少，主要为癌细胞间的黏附力降低、癌细胞与基底膜的黏着增加、细胞外基质的降解、癌细胞迁移。

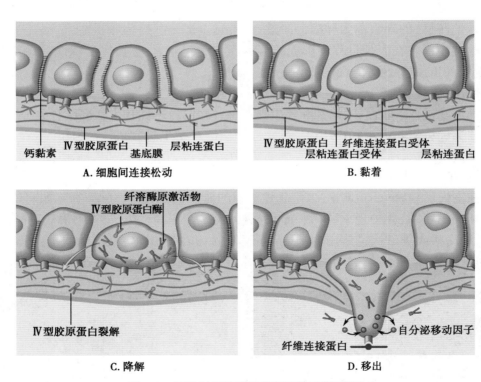

图 5-7　恶性肿瘤细胞局部浸润机制示意图
分为细胞连接松动、黏着、降解和移出四步。

### （二）转移

恶性肿瘤细胞从原发部位侵入淋巴管、血管和体腔，迁移到其他部位继续生长，形成与原发瘤同样类型的肿瘤，这个过程称为转移（metastasis）。所形成的肿瘤称为转移瘤。转移是恶性肿瘤最重要的生物学特性。恶性肿瘤通过以下三条途径发生转移：

**1. 淋巴道转移**（lymphatic metastasis） 是癌最常见的转移途径。癌细胞侵入淋巴管（图 5-8），随淋巴引流到达局部淋巴结,形成淋巴结转移癌。例如,发生于外上象限的乳腺癌常首先转移至同侧腋窝淋巴结;肺癌首先转移到肺门淋巴结。癌细胞先聚集于边缘窦,逐渐累及整个淋巴结,呈无痛性肿大,质地变硬,可推动。当区域内多个淋巴结受累以及癌细胞侵出被膜,可使相邻的受累淋巴结融合成不易推动的团块。局部淋巴结发生转移后,癌细胞可继续沿淋巴引流方向依次转移至下一站的淋巴结,最后可经胸导管或右淋巴导管进入血流,继发血行转移。

**2. 血行转移**( hematogenous metastasis ) 是肉瘤最常见的转移途径。瘤细胞侵入血管后,可随着血流到达远处的器官,继续生长,形成转移瘤(图5-9)。

血行转移的途径与栓子运行的途径基本相同。侵入体静脉的肿瘤细胞常在肺内形成转移瘤,如骨肉瘤的肺转移;肺癌或肺转移瘤的肿瘤细胞侵入肺静脉,经左心可到达全身各器官,常在骨、脑、肾、肾上腺等处形成转移瘤;侵入门静脉的肿瘤细胞首先发生肝转移,如胃肠道癌;侵入椎静脉丛的肿瘤细胞可引起脊椎及脑的转移,如前列腺癌可通过该途径转移到脊椎。然而,血行转移的发生并不是随机的,某些肿瘤的转移具有特殊的器官"亲和性"。例如,肺癌易转移到肾上腺和脑;前列腺癌、肾癌和甲状腺癌易转移到骨;乳腺癌常转移到肺、肝、骨和卵巢等。而软骨、脾、心肌和骨骼肌则很少发生转移瘤。产生这种现象的机制还不太清楚。据临床统计,血行转移的靶器官最常见的是肺,其次是肝,再次是骨。因此,对肺、肝、骨的影像学检查对于了解恶性肿瘤是否发生血行转移十分必要。转移瘤常为多发性、散在分布、边界较清楚的球形结节(图5-10)

**3. 种植性转移**( implantation metastasis ) 发生于体腔内器官的恶性肿瘤,浸润至器官表面的肿瘤细胞可以脱落,像播种一样种植在体腔其他器官的表面,形成转移瘤。例如,侵破外膜的胃癌,可种植到大网膜、腹膜和卵巢(图5-11)等处;肺癌可在胸膜腔形成广泛的种植性转移;脑部的恶性肿瘤亦可经脑脊液种植到脑表面的其他部位。种植性转移常伴有浆膜腔血性积液,抽取积液检查脱落细胞是诊断恶性肿瘤的重要方法之一。

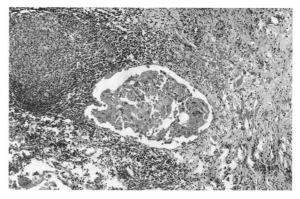

图 5-8 肿瘤的淋巴道转移

图示肺间质淋巴管内的瘤细胞团;HE 染色;×100。

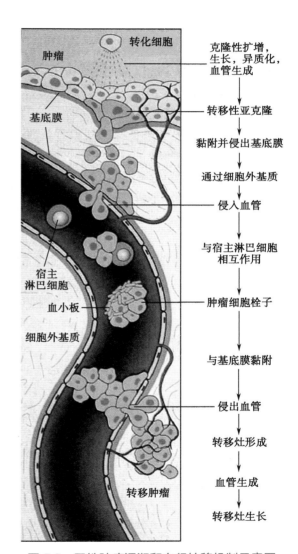

图 5-9 恶性肿瘤浸润和血行转移机制示意图

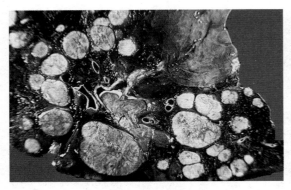

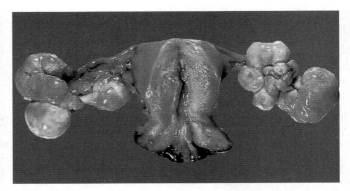

图 5-10　肺转移性肝癌

肝癌肺转移,右肺见多个散在分布的
灰白色球形结节,边界清楚。

图 5-11　卵巢转移性胃癌(卵巢克鲁肯贝格瘤)

大体标本中央为剖开的子宫,双侧的卵巢和输卵管肿大,有多
个黄白色的结节。该肿瘤发生于胃癌种植性转移至双侧卵巢。

### 三、肿瘤的分级与分期

肿瘤的分级与分期是两个密切相关的术语,主要用于恶性肿瘤,是临床制订治疗方案和评估预后的重要参考指标,其中肿瘤的分期更为重要。

#### (一)肿瘤的分级

恶性肿瘤的分级是病理学根据肿瘤的异型性(有时还根据核分裂象的数目),判定其恶性程度的指标。一般分为三级:Ⅰ级为高分化,恶性程度低;Ⅱ级为中等分化,中度恶性;Ⅲ级为低分化(包括未分化),恶性程度高。分级是临床确定治疗方案和判断预后的重要依据之一。

#### (二)肿瘤的分期

恶性肿瘤分期的主要原则是根据原发肿瘤的大小、侵袭深度和范围、局部和远处淋巴结有无转移,有无血源性或其他远处转移等来确定肿瘤的分期。肿瘤体积越大,浸润范围越宽,扩散程度越广,分期级别越高,患者的预后就越差。

国际上广泛采用 TNM(tumor,node,metastasis)分期系统。T 指原发瘤的大小,随着肿瘤体积的增加和浸润的范围扩大,依次用 $T_1$~$T_4$ 表示;N 指淋巴结转移情况,$N_0$ 表示无淋巴结转移,$N_1$~$N_3$ 表示淋巴结转移的程度和范围;M 指血行转移情况,$M_0$ 表示无血行转移,有血行转移者用 $M_1$、$M_2$ 表示程度。

## 第六节　肿瘤对机体的影响与良、恶性肿瘤的区别

肿瘤的性质、大小、发生部位、分级和分期的不同对机体的影响不同,其结局也不同。

### 一、肿瘤对机体的影响

#### (一)良性肿瘤对机体的影响

良性肿瘤由于分化较成熟,生长缓慢,无浸润和转移,一般对机体的影响较小。但因其发生部位或有继发性改变,有时也可引起较为严重的后果。

**1.局部压迫和阻塞**　是良性肿瘤对机体最主要的影响。例如突入肠腔的平滑肌瘤可引起肠梗阻,颅内良性肿瘤压迫脑组织、阻塞脑脊液循环系统而引起颅内压升高等。

**2.继发性改变**　良性肿瘤可发生继发性改变,对机体造成不同程度的影响。例如肠的乳头状腺瘤、膀胱的乳头状瘤和子宫黏膜下平滑肌瘤等,表面可发生溃疡、出血和感染。支气管壁的良性

肿瘤阻塞气道后引起分泌物潴留,可导致肺内感染。

**3. 产生激素或激素样物质**　内分泌腺的良性肿瘤可引起某种激素分泌过多而对全身产生影响。例如肾上腺皮质腺瘤可引起原发性醛固酮增多症或库欣(Cushing)综合征;胰岛细胞瘤可分泌过多的胰岛素,引起阵发性低血糖等。

### (二)恶性肿瘤对机体的影响

恶性肿瘤由于分化不成熟,生长快,发生浸润和转移,因而对机体影响严重。除引起局部压迫、阻塞症状和内分泌(包括弥散神经内分泌)系统恶性肿瘤的激素增多症状外,还可引起更为严重的后果。

**1. 继发性改变**　恶性肿瘤可继发出血、穿孔、感染及病理性骨折。出血常是警觉的信号,如鼻咽癌的涕血、肺癌的咯血、胃癌的便潜血、结直肠癌的便血、子宫颈癌的血性阴道分泌物、肾癌和膀胱癌的无痛性血尿等。肿瘤组织坏死可导致组织器官的穿孔和瘘管形成,如胃肠道癌的穿孔,食管癌的食管气管瘘等。肿瘤组织坏死还可继发感染,常有散发恶臭的渗出物。肿瘤产物或合并感染可引起发热。骨肿瘤或骨转移瘤可发生病理性骨折。

**2. 疼痛**　肿瘤可压迫、浸润局部神经而引起顽固性疼痛,使用强效止痛药物等麻醉类药物难以奏效。

**3. 恶病质**　在恶性肿瘤晚期,患者出现极度消瘦、乏力、严重贫血和全身衰竭的状态,称为恶病质(cachexia),常导致患者死亡。机制尚不清楚,可能是肿瘤不断生长夺取机体的营养,肿瘤产物的毒性作用,厌食和食物消化吸收障碍,及由于精神压力和疼痛而影响睡眠等多种因素所致。

**4. 副肿瘤综合征**　是指不能用原发瘤和转移瘤加以解释的一些病变和临床表现,由肿瘤的产物(如异位激素)或异常免疫反应等原因间接引起,可表现为内分泌、神经、消化、造血、骨关节、肾脏及皮肤等异常。较常见的是异位内分泌综合征,即一些非内分泌腺的肿瘤,如肺癌、肝癌等,也可以产生和分泌激素或激素样物质,如促肾上腺皮质激素、降钙素、生长激素、甲状旁腺激素等,引起内分泌症状。副肿瘤综合征可以是早期发现隐匿性肿瘤的线索,也可能意味着病情严重。

## 二、良性肿瘤与恶性肿瘤的区别

对于肿瘤患者,鉴别肿瘤的良、恶性是合理选择治疗方案的前提,对患者的预后至关重要(表 5-4)。

表 5-4　良性肿瘤与恶性肿瘤的区别

| 区别项目 | 良性肿瘤 | 恶性肿瘤 |
| --- | --- | --- |
| 分化程度 | 分化好,异型性小 | 分化差,异型性大 |
| 核分裂象 | 无或少,无病理性核分裂象 | 常见增多,可见病理性核分裂象 |
| 生长速度 | 缓慢 | 较快 |
| 生长方式 | 膨胀性、外生性 | 浸润性、外生性 |
| 大体形态 | 常有包膜,界限清楚,活动度好 | 常无包膜,界限不清,活动度差 |
| 继发改变 | 少见 | 常多见,如肿瘤出血、坏死、溃疡 |
| 转移 | 不转移 | 可转移 |
| 复发 | 不复发(或极少复发) | 易复发 |
| 对机体影响 | 较小,主要为局部压迫或阻塞 | 较大,如合并感染、器官衰竭、恶病质 |

需要注意，肿瘤虽有良、恶性之分，但两者之间并无截然界限，区别是相对的。例如血管瘤虽为良性，但无包膜，常呈浸润性生长；个别良性肿瘤如涎腺多形性腺瘤，可见数次复发；生长在颅内等要害部位的良性肿瘤也可危及生命。恶性肿瘤的恶性程度也各不相同，有的较早发生转移，如鼻咽癌；有的转移较晚，如子宫内膜癌；有的几乎不转移，如皮肤基底细胞癌。有些良性肿瘤可发生恶变，恶性肿瘤也并非一成不变。个别恶性肿瘤，如黑色素瘤可因机体免疫力增强等原因停止生长甚至完全消退；又如儿童神经母细胞瘤的瘤细胞有时能发育为成熟的神经细胞。此外，还有一些肿瘤，在生物学行为上介于良性与恶性之间，称为交界性肿瘤（borderline tumor），如膀胱乳头状瘤、卵巢交界性囊腺瘤等。

ER 5-6

肿瘤的
"液态活检"

## 第七节　癌前疾病（病变）、异型增生和原位癌

肿瘤的发生是经历多阶段的漫长过程。一些恶性肿瘤（特别是上皮性肿瘤）的发生需经历癌前疾病（病变）（precancerous diseases or lesions）阶段，可伴有不同程度的异型增生，进一步发展为原位癌（carcinoma in situ），然后发展为浸润癌（infiltrating carcinoma）。正确、及时地认识这些病变，对于肿瘤的早期发现有着重要的临床意义。

### 一、癌前疾病（病变）

某些疾病（病变）具有癌变的潜在危险，如果长期存在，患者发生相关癌症的风险较大。这些疾病（病变）称为癌前疾病（病变）。常见的癌前疾病（病变）与恶性肿瘤的关系如下：

1. 慢性子宫颈炎伴子宫颈糜烂（人乳头状瘤病毒，HPV）与子宫颈癌。
2. 子宫内膜增生症与子宫内膜腺癌。
3. 乳腺增生性纤维囊性变与乳腺癌。
4. 慢性溃疡性结肠炎与结直肠癌。
5. 慢性萎缩性胃炎伴肠上皮化生与胃癌，幽门螺杆菌与胃癌及胃黏膜相关（B 细胞）淋巴瘤。
6. 慢性病毒性肝炎（乙型肝炎、丙型肝炎）、肝硬化与肝细胞癌。
7. 皮肤慢性溃疡、口腔和外阴黏膜白斑、包茎与鳞癌；隐睾与精原细胞瘤等。

临床医生须正确认识和积极治疗这些癌前疾病（病变），预防患者发生相关癌症。应当指出，癌前疾病（病变）并不一定都会发展为癌，癌也并不都始于癌前疾病。

### 二、异型增生

以往异型增生和不典型增生作为同义词使用。不典型增生是指上皮细胞增生并有异型性，但还不足以诊断为癌。增生的上皮细胞排列紊乱，大小不一，核大、深染，核质比例增大，核分裂象增多，但一般不见病理性核分裂象。但是这种现象也可见于修复和炎症状况（即反应性增生），因此近年来学者建议，把具有明显细胞异型性和结构异型性的不典型增生称为异型增生。

根据异型性的大小和累及的范围，异型增生分为轻度、中度、重度三级。

### 三、原位癌

原位癌是指局限于上皮层内的癌，癌细胞尚未突破基膜向下浸润者，有时也称上皮内癌（intraepithelial carcinoma），常见于鳞状上皮或尿路上皮。癌细胞突破基膜浸润到黏膜下层、真皮或间质称为浸润癌。

目前临床上较常用上皮内瘤变（intraepithelial neoplasia，IN）的概念，来描述上皮组织从

异型增生到原位癌这一连续的过程。IN 也分为三级,其中Ⅰ级、Ⅱ级分别与轻度、中度异型增生相对应,而Ⅲ级则包括重度异型增生和原位癌(表 5-5),如子宫颈上皮内瘤变(cervical intraepithelial neoplasia,CIN)(图 5-12)、外阴上皮内瘤变(VIN)等。使用这一概念是因为重度异型增生都将发展为原位癌,而且二者在病理诊断上难以截然分开,其治疗原则也基本一致,所以没有必要将二者进行严格区分。

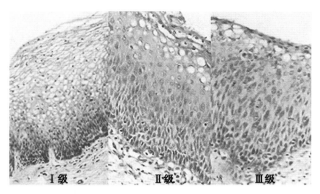

图 5-12　子宫颈上皮内瘤变(CIN)

HE 染色;×400。

表 5-5　异型增生、原位癌与上皮内瘤变的对应关系

| 病变类型 | 累及上皮层的下 1/3 | 累及上皮层的下 2/3 | 累及上皮层的 2/3 以上 | 累及上皮的全层 |
| --- | --- | --- | --- | --- |
| 异型增生和原位癌 | 轻度 | 中度 | 重度 | 原位癌 |
| 上皮内瘤变 | Ⅰ级 | Ⅱ级 | Ⅲ级 | Ⅲ级 |

近年来,临床上习惯对上皮内瘤变采用低级别和高级别两级法分类。轻度异型增生为低级别上皮内瘤变,中度、重度异型增生和原位癌属于高级别上皮内瘤变。

## 第八节　常见肿瘤举例

本节简单介绍一些较为常见肿瘤的病理学特点与临床特点,各器官系统的常见肿瘤详见本书各系统疾病章节。

### 一、上皮组织肿瘤

上皮组织肿瘤包括被覆上皮和腺上皮来源的肿瘤。上皮组织肿瘤较常见,人体的恶性肿瘤大部分是上皮组织的恶性肿瘤。

#### (一)良性上皮组织肿瘤

**1.乳头状瘤(papilloma)**　见于复层的被覆上皮,如鳞状上皮或变移上皮发生的良性肿瘤。肿瘤向表面呈外生性生长,形成乳头状突起,并可呈菜花状或绒毛状外观。肿瘤根部常有细蒂与正常组织相连。镜下,每一乳头表面覆盖增生的鳞状上皮或者变移上皮,乳头轴心由具有血管的分支状结缔组织间质构成(图 5-13)。鳞状上皮乳头状瘤临床常见于外阴、鼻腔、喉等处,多与 HPV 感染有关。

**2.腺瘤(adenoma)**　由腺上皮发生的良性肿瘤,多见于甲状腺、卵巢、乳腺、涎腺和肠黏膜等处,

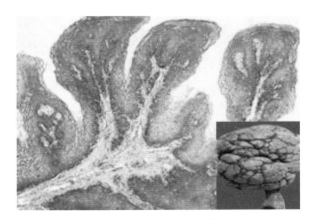

图 5-13　皮肤乳头状瘤

肿瘤呈乳头状外观,以蒂与皮肤相连(右下)。
镜下见乳头轴心为纤维结缔组织和血管,
被覆增生的鳞状上皮;HE 染色;×100。

多呈息肉状或结节状,常有包膜,分界清楚。根据腺瘤的组成成分或形态特点,又可将其分为囊腺瘤(常见于卵巢)、纤维腺瘤(见于女性乳腺)、息肉状腺瘤(发生于黏膜)和多形性腺瘤(发生于涎腺,特别是腮腺)等类型。

### （二）恶性上皮组织肿瘤

恶性上皮组织肿瘤多见于 40 岁以上的人群，癌是人类最常见的恶性肿瘤。癌的常见类型有以下几种：

1. **鳞状细胞癌** 常发生在身体原有鳞状上皮覆盖的部位，如皮肤、口腔、子宫颈、阴道、食管、喉等处；也可发生在有鳞状上皮化生的其他非鳞状上皮覆盖部位，如支气管、胆囊、肾盂等处。大体，常呈菜花状，可形成溃疡。镜下，癌细胞排列成巢状称为癌巢。高分化鳞癌的癌巢中央可出现层状的角化物，称为角化珠（keratin pearl）或癌珠（图 5-14），癌细胞间可

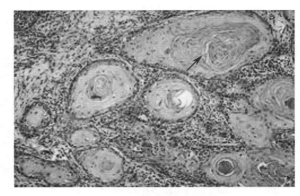

图 5-14 高分化鳞状细胞癌

红色箭头为癌巢；蓝色箭头为角化珠；HE 染色；×100。

见细胞间桥。低分化鳞癌无角化珠形成，甚至也无细胞间桥，细胞异型性明显并见较多核分裂象。

2. **基底细胞癌（basal cell carcinoma）** 由表皮基底细胞发生，多见于老年人面部如眼睑、颊及鼻翼等处。癌巢主要由浓染的基底细胞样癌细胞构成。此癌生长缓慢，表面常形成溃疡，并可浸润破坏深层组织，但几乎不发生转移，对放射治疗很敏感。

3. **尿路上皮癌** 来源于膀胱或肾盂等处的变移上皮，常为多发性，呈乳头状或菜花状，可溃破形成溃疡或广泛浸润深层组织。此癌的癌细胞似变移上皮，呈多层排列；按细胞异型性和浸润情况分为 I、II、III 级；易复发，特别是级别较高的肿瘤。

4. **腺癌** 是从腺上皮发生的恶性肿瘤。根据其形态结构和分化程度，可分为管状或乳头状腺癌和黏液癌。

（1）**管状或乳头状腺癌**：多见于胃、肠、甲状腺、胆囊、子宫体和卵巢等处。癌细胞形成大小不等、形状不一、排列不规则的腺样结构，细胞常排列成多层，核大小不一，核分裂象多见（图 5-15）。当腺癌伴有大量乳头状结构时称为乳头状癌；腺腔高度扩张呈囊状时称为囊腺癌；伴乳头状生长的囊腺癌称为乳头状囊腺癌。

（2）**黏液癌（mucinous carcinoma）**：常见于胃和大肠。癌组织呈灰白色、半透明如胶冻样，又称胶样癌（colloid carcinoma）。一种为黏液堆积在腺腔内，并可因腺体的崩解而形成黏液湖，当癌组织中的黏液成分超过 50% 时，称其为黏液腺癌；另一种为黏液聚积在癌细胞内，将核挤向一侧，使该细胞呈印戒状，则称为印戒细胞（signet-ring cell carcinoma），以印戒细胞为主的癌称为印戒细胞癌（图 5-16）。印戒细胞癌早期即可有广泛的浸润和转移，预后差。

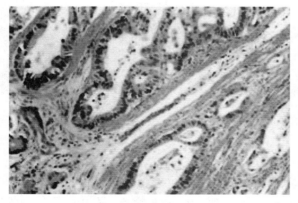

图 5-15 中分化管状腺癌

癌细胞形成腺管状结构，浸润生长，
癌细胞异型性明显；HE 染色；×200。

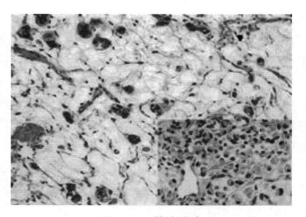

图 5-16 黏液腺癌

箭头所指为印戒细胞；HE 染色；×400。

## 二、间叶组织肿瘤

间叶组织肿瘤种类繁多,包括脂肪组织、血管和淋巴管、平滑肌、横纹肌、纤维组织、骨组织等的肿瘤。良性间叶组织肿瘤较常见,恶性间叶组织肿瘤少见。

### (一)良性间叶组织肿瘤

这类肿瘤分化程度高,其组织结构、细胞形态、质地和颜色等均与其起源的正常组织相似。肿瘤多呈膨胀性生长,生长缓慢,有包膜。良性间叶组织肿瘤的常见类型有:

**1. 纤维瘤(fibroma)** 常见于四肢和躯干的皮下,呈膨胀性生长,生长速度缓慢。大体呈结节状,有包膜,与周围组织分界清楚,质地韧硬,切面多为灰白色。镜下,瘤组织内的胶原纤维呈束状,呈编织状或旋涡状,纤维间有细长的纤维细胞。

**2. 脂肪瘤(lipoma)** 常见于背、肩、颈及四肢近端的皮下组织。大体呈扁圆形或分叶状,有包膜,质地柔软,切面色淡黄,有油腻感。肿瘤大小不一,常为单发性,亦可为多发性(脂肪瘤病,lipomatosis)。镜下与正常脂肪组织的主要区别在于有包膜和纤维间隔(图 5-17)。脂肪瘤极少恶变,手术易切除。

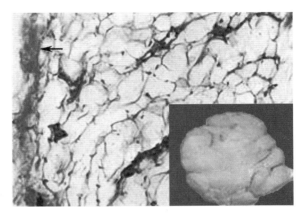

图 5-17 脂肪瘤
箭头所指为包膜(左上);HE 染色;×200。
大体呈分叶状、黄色、质软(右下)。

**3. 血管瘤(hemangioma)** 为先天性,常见于儿童的头面部皮肤。内脏血管瘤以肝脏最多见。血管瘤分为毛细血管瘤、海绵状血管瘤及混合型血管瘤等类型,以前两者为多。血管瘤无包膜,可呈浸润性生长,质软。在皮肤或黏膜可呈突起的鲜红斑块,或呈暗红、紫红色斑块。内脏血管瘤多呈结节状。毛细血管瘤主要由大量的毛细血管构成。海绵状血管瘤主要由扩张的血窦构成(图 5-18)。血管瘤一般随身体发育而长大,成年后即停止发展,较小者可自然消退。淋巴管瘤由扩张的淋巴管构成,内含淋巴液。

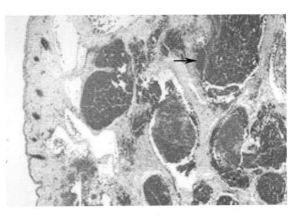

图 5-18 海绵状血管瘤
箭头所指为扩张的血窦;HE 染色;×100。

**4. 平滑肌瘤(leiomyoma)** 最多见于子宫,其次为胃肠道。瘤组织由形态比较一致的梭形平滑肌细胞构成。瘤细胞互相编织呈束状或呈栅栏状排列,核呈长杆状,两端钝圆。

**5. 软骨瘤(chondroma)** 自骨膜发生并向外突起者,称外生性软骨瘤。发生于手足短骨和四肢长骨等骨干的骨髓腔内者,称为内生性软骨瘤。软骨瘤切面呈淡蓝色或银白色,半透明,可有钙化或囊性变。瘤组织由成熟透明软骨组成,呈不规则分叶状。位于盆骨、胸骨、肋骨、四肢长骨或椎骨的软骨瘤易恶变,发生在指(趾)骨的软骨瘤极少恶变。

### (二)恶性间叶组织肿瘤

癌与肉瘤均为恶性肿瘤,二者有着明显的不同,肉瘤比癌少见,多发于青少年,具体见表 5-6。

常见的肉瘤有以下几种:

**1. 纤维肉瘤(fibrosarcoma)** 四肢皮下组织为多见。分化好的纤维肉瘤,瘤细胞多呈梭形,异型性小,与纤维瘤有些相似。分化差者异型性大,生长快,易发生血行转移,切除后易复发。

表 5-6　癌与肉瘤的区别

| 区别项目 | 癌 | 肉瘤 |
|---|---|---|
| 组织起源 | 上皮组织 | 间叶组织 |
| 发病率 | 很常见,多见于 40 岁以上 | 较少见,多见于青少年 |
| 大体特点 | 质较硬,色灰白,较干燥 | 质较软,色灰红,鱼肉状 |
| 镜下特点 | 癌细胞常排列成癌巢,实质与间质分界清楚 | 肉瘤细胞弥漫无序,实质与间质交织混杂,血管丰富 |
| 网状纤维 | 网状纤维只见于癌巢周围 | 网状纤维见于肉瘤细胞之间 |
| 转移途径 | 多经淋巴道转移 | 多经血行转移 |
| 相对预后 | 相对较好 | 相对较差 |

**2. 脂肪肉瘤(liposarcoma)**　是肉瘤中较常见的一种,多见于 40 岁以上的成年人,常发生在大腿及腹膜后等深部软组织。外观大多数呈结节状或分叶状,黄红色、有油腻感,有时可呈鱼肉状或黏液样。肿瘤细胞大小形态各异,可见分化差的星形、梭形、小圆形或呈明显异型性和多样性的脂肪母细胞,胞质内含有大小不等的脂肪空泡。

**3. 骨肉瘤(osteosarcoma)**　是骨最常见的恶性肿瘤,多见于青少年,好发于四肢长骨,尤其是股骨下端和胫骨上端。肿瘤位于长骨干骺端时,呈梭形膨大,侵犯破坏骨皮质,并可侵犯周围组织。肿瘤表面的骨外膜常被瘤组织掀起,上下两端可见骨皮质和掀起的骨外膜之间形成三角形隆起,其间堆积由骨外膜产生的新生骨,称为骨膜三角(图 5-19)。由于骨膜被掀起,在骨外膜和骨皮质之间可形成与骨表面垂直的放射状反应性新生骨小梁,在 X 线片上表现为日光放射状阴影。镜下,肉瘤组织由明显异型性的梭形或多边形肉瘤细胞组成,瘤细胞可直接形成肿瘤性骨样组织或骨组织,是病理诊断骨肉瘤最重要的组织学依据(图 5-20)。骨肉瘤呈高度恶性,生长迅速,常在发现时已有肺转移。

常见肿瘤举例

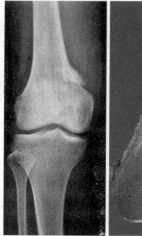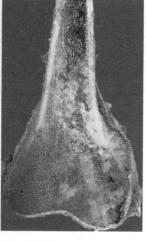

图 5-19　骨肉瘤

股骨下端骨肉瘤的影像学和大体表现:肿瘤破坏骨皮质并浸润周围软组织和骨髓腔;切面呈灰白色,鱼肉状伴出血、坏死。

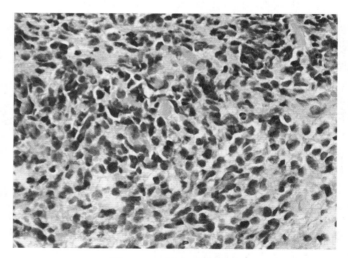

图 5-20　骨肉瘤(镜下)

肿瘤细胞异型性明显,有许多核分裂象(包括病理性核分裂象),可见肿瘤性骨质形成;HE 染色;×400。

### 三、淋巴造血组织肿瘤

淋巴造血系统由髓样组织和淋巴样组织构成。髓样组织主要包括骨髓和血液;淋巴样组织分为中枢淋巴样组织(包括骨髓和胸腺)和外周淋巴样组织(包括脾脏、淋巴结及广泛分布于消化道和呼吸道的结外弥散淋巴组织)。按 2017 年 WHO 关于淋巴造血组织肿瘤的分类,淋巴造血组织肿瘤以细胞来源为线索分为髓系肿瘤、淋巴组织肿瘤、组织细胞和树突状细胞肿瘤。下面简要介绍前两者的基本类型、病理特点、临床表现及预后。

#### (一)髓系肿瘤

髓系肿瘤是骨髓内具有多向分化潜能的造血干细胞克隆性增殖。骨髓中的多能干细胞可以向两个方向分化,一是向髓细胞方向克隆性增殖,形成粒细胞、单核细胞、红细胞和巨核细胞系别的肿瘤,统称为髓系肿瘤;二是向淋巴细胞方向克隆性增殖,形成淋巴组织肿瘤。因干细胞位于骨髓内,故髓系肿瘤多表现为白血病,且常有二级造血器官,如脾、肝和淋巴结的浸润和累及。

**1. 白血病的分类**　根据白血病的病程、细胞形态及临床表现等可分为四个基本类型:①急性髓细胞性白血病(acute myelogenous leukemia,AML),又称急性粒细胞白血病或急性非淋巴细胞白血病;②慢性髓细胞性白血病(chronic myelogenous leukemia,CML),又称慢性粒细胞性白血病;③急性淋巴母细胞白血病(acute lymphoblastic leukemia,ALL);④慢性淋巴细胞白血病(chronic lymphocytic leukemia,CLL)。

**2. 病理特点**　白血病的病理变化主要是白血病细胞的克隆性增殖、白血病细胞侵袭和破坏组织器官。其病变特点是:

(1)骨髓内白血病细胞弥漫性增殖,取代正常骨髓造血组织。

(2)外周血中有白细胞质和量的变化,并见大量原始细胞。

(3)淋巴结有不同程度的肿大,白血病细胞浸润破坏淋巴结结构。髓系白血病淋巴结肿大较轻或不明显,淋巴性白血病淋巴结肿大明显。

(4)脾脏一般轻度至中度肿大,CML 的脾大尤为显著,可达脐下,白血病细胞侵袭红髓及白髓。

(5)肝脏有不同程度的肿大,髓系白血病细胞主要沿肝血窦在肝小叶内浸润,淋巴性白血病细胞主要在门管区浸润。

(6)侵袭中枢神经系统,多数白血病患者有大脑、基底核、小脑和脊髓受累,主要侵袭白质。

另外,90% CML 患者的白血病细胞可见由 t(9;22)易位形成的费城染色体,是人类肿瘤中唯一恒定的异常染色体,为 CML 的标记染色体,具有诊断价值。骨髓造血干细胞移植是目前唯一能根治白血病的方法。

#### (二)淋巴组织肿瘤

淋巴组织肿瘤或称淋巴样肿瘤指来源于淋巴细胞及其前体细胞的恶性肿瘤,包括淋巴瘤、淋巴细胞白血病、毛细胞白血病和浆细胞肿瘤等。淋巴瘤(lymphoma)又称恶性淋巴瘤,分为霍奇金淋巴瘤(Hodgkin lymphoma,HL)和非霍奇金淋巴瘤(non-Hodgkin lymphoma,NHL)两大类。临床主要表现为淋巴结无痛性肿大,进一步发展出现发热、乏力、消瘦、贫血和局部压迫症状,常伴有肝大、脾大。

**1. 霍奇金淋巴瘤**　最常累及颈部淋巴结和锁骨上淋巴结,其次为腋下、纵隔和腹膜后淋巴结等。局部淋巴结无痛性、进行性肿大往往是首发症状,晚期可累及脾、肝、骨髓等处。霍奇金淋巴瘤多发于青年人,男性多于女性。霍奇金淋巴瘤的主要病理变化为病变的淋巴结肿大,早期触诊可活动,随着病程的进展,相邻的肿大淋巴结相互粘连、融合成大肿块,有时直径可达 10cm 以上,触之不动。霍奇金淋巴瘤的组织学特征是里-施细胞(R-S 细胞)及其变异的细胞,散布在以淋巴细胞为主的多种炎症细胞混合的背景中。典型的(诊断性)R-S 细胞为双核(镜影细胞)或多核的瘤巨细胞(图 5-21)。

**2. 非霍奇金淋巴瘤**　占所有淋巴瘤的 80%~90%,其中有 2/3 起源于 B 细胞,其次是 T 细胞,NK

细胞(自然杀伤细胞)和组织细胞很少见。非霍奇金淋巴瘤以 40~60 岁男性多见,常累及颈部、纵隔、腋窝等淋巴结,临床表现与霍奇金淋巴瘤相似。非霍奇金淋巴瘤的基本病变是:①淋巴结或结外组织的正常结构全部或部分被瘤细胞破坏或替代,可见分布均匀、新生的薄壁毛细血管;②瘤细胞为相对单一性,具有不同程度的异型性和病理性核分裂象;③肿瘤的基本组织结构呈滤泡性或弥漫性,后者预后较差。非霍奇金淋巴瘤是一组异质性肿瘤,瘤细胞起源自淋巴细胞分化过程的阶段不同,决定了瘤细胞的形态不同(大或小、有裂或无裂等)、免疫特征不同(CD3、CD20、CD56 等),瘤组织的组织

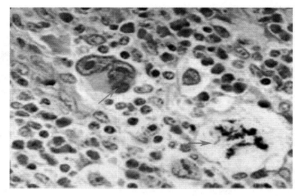

图 5-21　霍奇金淋巴瘤
蓝色箭头所指为 R-S 细胞;红色箭头所指为
病理性核分裂象;HE 染色;×400。

结构亦不同,其治疗效果及预后也有很大的差异。因此,非霍奇金淋巴瘤的病理组织学分型虽然复杂,但却是非常必要的。在某些类型的非霍奇金淋巴瘤,约 50% 患儿和约 20% 成年患者出现白血病样变化,即瘤细胞侵袭骨髓并进入外周血。

## 第九节　肿瘤的病因与发病机制

肿瘤的病因与发病机制一直是肿瘤研究的重点和难点。引起肿瘤发生的原因称为致瘤因子,习惯将引起恶性肿瘤的致瘤因子称为致癌物。大量的流行病学研究显示,肿瘤的发生是多种因素共同作用的结果,同时也是需要经历多阶段、多步骤的过程。

### 一、肿瘤的病因

肿瘤的病因十分复杂,总体上包含环境和遗传两方面因素,二者可以协同或序贯的方式共同作用,引起基因改变,导致肿瘤的发生。

（一）环境因素

**1. 化学致癌因素**　目前已被确认的化学致癌物达 1 000 多种,其中绝大多数是引起基因突变而致癌。化学致癌物可分为直接致癌物和间接致癌物。

（1）**直接致癌物**:较少见,不需要体内代谢活化就可以致癌的物质,但一般致癌作用较弱,需要时间长。直接致癌物主要为烷化剂与酰化剂类,如抗肿瘤药物中的环磷酰胺、氮芥、亚硝基脲等,当长期应用后可诱发第二种肿瘤,如可诱发髓细胞性白血病。某些金属元素也有直接致癌作用,如铬可致肺癌,镉可致前列腺癌,镍可致鼻咽癌和肺癌等。一些非金属元素和有机化合物也有致癌性,如苯可致白血病,砷可致皮肤癌,氯乙烯可致肝血管肉瘤等。

知识拓展

#### 化疗药物应用的原则

应在全面了解患者病情后,再进行化疗,主要原则如下:

1. 联合化疗　因为肿瘤具有异质性,即在同种组织中肿瘤细胞的细胞周期时相不同,对药物敏感性各异,单用一种药物很难完全杀灭,所以必须联合用药,提高疗效。

2. 多周期化疗　鉴于目前化疗药物的有效率,即使对于较小的肿瘤也需要多周期治疗,才能将肿瘤细胞减少到可治愈的数量级。

3. 合适的用药剂量、时间和顺序。

4. 合适的给药途径  化疗药物可通过静脉、口服和局部给药,各种方式有着不同的优、缺点,应根据治疗目的选择合适的给药途径。

5. 不同化疗方案的合理安排。

(2)**间接致癌物**:多见,需要在体内(主要是肝脏)进行代谢活化后才能致癌的物质。

1)多环芳烃类:致癌作用强的有 3,4-苯并芘、1,2,5,6-双苯并蒽等,广泛存在于烟草的烟雾和受污染的大气中,与肺癌等肿瘤的发生有关。熏烤的鱼、肉等食品中也含有 3,4-苯并芘等,与胃癌的发生有关。

2)芳香胺类与氨基偶氮染料:致癌的芳香胺类有乙萘胺、联苯胺等。氨基偶氮染料有奶油黄、猩红等,与肝癌、膀胱癌的发生有关。

3)亚硝胺类:特点是致癌性强、致癌谱广、能通过胎盘传给子代,可诱发食管癌、胃癌、肝癌、肺癌和鼻咽癌等。其前体物质如硝酸盐、亚硝酸盐在变质的食物中含量较高。亚硝酸盐还可作为肉和鱼类食品的保存剂与着色剂进入人体。

4)真菌毒素:目前已知有数十种真菌毒素具有致癌性,人们研究得最多的是黄曲霉素。黄曲霉素广泛地存在于受潮霉变的粮食作物中,以霉变的花生、谷类含量最多。其中黄曲霉素 $B_1$ 的致癌作用最强,比亚硝胺大 70 倍,主要诱发肝癌。

另外,一些本身无致癌作用的化学物质,能增加某些化学物质的致癌作用,称为促癌物,如巴豆油、激素、酚等。

化学致癌因素大多与环境污染和职业性接触有关。因此,治理环境污染和有效的职业防护对肿瘤的防治意义重大。

**2. 物理致癌因素**  主要是电离辐射和紫外线。电离辐射主要包括 X 线、$\gamma$ 射线和粒子辐射,通过损伤细胞染色体,激活原癌基因和灭活肿瘤抑制基因,而导致肿瘤的发生。在防护不当的情况下,长期接触 X 线和放射性元素,如镭、铀、氡、钴、锶、钍、钋等,可引起皮肤癌、白血病、肺癌和骨肉瘤等。长期受紫外线照射,可发生皮肤鳞癌、基底细胞癌和黑色素瘤。此外,热辐射、慢性刺激、创伤和异物等亦可能是促癌因素。慢性刺激如慢性皮肤溃疡、慢性子宫颈炎等与皮肤鳞癌、子宫颈癌有关;职业性吸入石棉纤维与胸膜间皮瘤有关;骨肉瘤、睾丸肿瘤和脑瘤等患者常有局部外伤史。

**3. 生物致癌因素**

(1)**病毒**:能引起人或动物肿瘤或体外能使细胞发生恶性转化的病毒称为肿瘤病毒,其中 2/3 是 RNA 病毒,1/3 为 DNA 病毒。它们常通过转导或插入突变机制,整合到宿主细胞 DNA 中,导致原癌基因(如 *c-ras*、*c-myc* 等)激活和异常表达,使细胞发生恶性转化而形成肿瘤。与人类肿瘤关系比较密切的病毒主要有乙型肝炎病毒(HBV)和丙型肝炎病毒 HCV 与肝癌、HPV 与子宫颈癌、EB 病毒与鼻咽癌和伯基特淋巴瘤的发生有关。

(2)**幽门螺杆菌**:幽门螺杆菌感染引起的慢性胃炎与胃癌和胃黏膜相关(B 细胞)淋巴瘤的发生有关。

(3)**寄生虫**:日本血吸虫病与结肠癌的发生有关;埃及血吸虫病与膀胱癌的发生有关;华支睾吸虫病与肝癌的发生有关。

**(二)内在因素**

**1. 遗传因素**  在大多数肿瘤的发生中,遗传因素的作用只表现为对致癌因素的易感性或倾向性,与遗传有关的乳腺癌、肺癌、胃癌、肝癌、前列腺癌等,患者一级亲属的发病率显著高于群体的发病率。直接遗传的只是少数肿瘤,如遗传性视网膜母细胞瘤、神经母细胞瘤、肾母细胞瘤等,这些疾病呈常染色体显性遗传。

**2. 免疫因素**　肿瘤细胞在免疫学上的突出特点,是出现某些在同类正常细胞中看不到的新的抗原标志。已发现的肿瘤抗原包括肿瘤特异性抗原和肿瘤相关抗原。前者为肿瘤细胞所独有,目前所知甚少;后者大多指胚胎性抗原,为胚胎组织与肿瘤组织所共有。这些抗原在胚胎期曾经产生,出生后渐趋消失,但在细胞癌变时又被重新合成,如患肝癌时甲胎蛋白(AFP)升高、患结肠癌时癌胚抗原(CEA)升高。

由于肿瘤抗原的存在,必然被机体免疫系统所识别,并产生特异性免疫反应,包括细胞免疫和体液免疫。细胞免疫是机体抗肿瘤免疫的主要方面,T淋巴细胞、K细胞、NK细胞和巨噬细胞对肿瘤细胞均具有杀伤作用。体液免疫主要是抗肿瘤抗体对肿瘤细胞的破坏效应。在正常情况下,机体依赖完整的免疫机制来有效地监视和排斥癌变细胞,因此大多数个体不发生肿瘤。若癌变细胞因某些原因逃避免疫监视和排斥,肿瘤的发生便不可避免。由此也不难理解免疫缺陷或大量使用免疫抑制剂者,其癌症患病率明显升高。

**3. 种族因素**　某些肿瘤的发生有明显的种族差异。例如白色人种易患乳腺癌和结直肠癌,肝癌比较少见。

**4. 性别和年龄因素**　除了小部分肿瘤如甲状腺癌、乳腺癌及胆囊癌好发于女性之外,大部分肿瘤均好发于男性,如肺癌在男性的发病率明显多于女性。这除了与激素水平有关外,主要还与接触致癌物质的机会有关。年龄对肿瘤也有一定的影响,如神经母细胞瘤、肾母细胞瘤、髓母细胞瘤等好发于儿童;骨肉瘤、横纹肌肉瘤好发于青年;而大部分癌则以老年人多见。

**5. 激素因素**　内分泌功能紊乱与某些肿瘤的发生、发展有一定关系。例如乳腺癌、子宫内膜癌等与雌激素过多有关,腺垂体激素可促进肿瘤的转移,肾上腺皮质激素可抑制某些造血系统肿瘤的生长与扩散。

环境因素和内在因素可共同作用,互相影响。

ER 5-8

原癌基因
激活途径

## 二、肿瘤的发病机制

肿瘤的发病机制是一个极其复杂的问题。近年来,随着分子生物学技术的发展,在原癌基因、肿瘤抑制基因、凋亡调节基因、DNA修复基因和端粒酶等分子水平上,对其发病机制的研究取得了一些进展。

正常细胞存在着原癌基因(protooncogene)和肿瘤抑制基因(tumor suppressor gene),它们对细胞的增殖和分化起着相应的正、负调控作用。如果这些基因发生改变,会引起肿瘤的发生。

### (一)原癌基因的激活

在正常情况下,原癌基因编码的蛋白质包括细胞生长因子、生长因子受体、信号转导蛋白以及核调节蛋白等,它们对正常细胞的生长与分化起着重要的正调控作用。在各种致癌因素的作用下,原癌基因可被激活为有致癌活性的癌基因(oncogene),如 *ras*、*myc*、*myb*、*sis*、*src* 等,它们可促进肿瘤的发生。

> **知识拓展**
>
> ### 分子靶向治疗
>
> 随着分子生物学技术的提高,临床上开始了针对细胞受体、关键基因和调控分子为靶点的治疗,该治疗称为分子靶向治疗。它具有治疗特异性强、效果显著、基本不损伤正常组织的优点。根据药物作用的靶点和性质,主要分为单克隆抗体和小分子化合物两类。

### (二)肿瘤抑制基因的失活

肿瘤抑制基因又称抑癌基因(antioncogene),是正常细胞生长、分化的负性调控基因,如 *Rb*、

*TP53、WT-1、NF-1、APC、DCC、p16* 等。在某些致癌因素的作用下，肿瘤抑制基因也可发生突变或缺失，或其表达的蛋白质与 DNA 肿瘤病毒蛋白相互作用而失活，使其抑癌功能丧失，导致细胞过度增殖和分化异常而发生恶性转化。

肿瘤的发生不是单个分子事件，细胞的完全恶性转化一般需要多个基因的改变，包括数个原癌基因的激活或抑癌基因的失活，以及凋亡调节基因和 DNA 修复基因等发生变化。通过对结直肠癌的深入研究，证实了肿瘤发生的多步骤过程（图 5-22）。一个细胞要积累这些基因改变，一般需要 15~20 年，故大多数癌症见于中老年。如果有遗传倾向，先天已有某种或某些基因的变化，不仅使罹患某种癌症的概率增加，还缩短了基因改变的积累过程而使发病年龄提前。

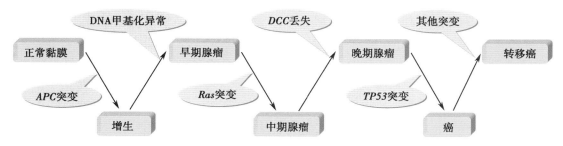

图 5-22　结直肠癌的多步骤发生模式

总之，致瘤因子引起原癌基因激活，或者抑癌基因失活，可能还有凋亡调节基因、DNA 修复基因以及其他调控基因发生改变，使细胞出现多克隆性增殖；进一步的基因改变发展为单克隆性增殖；继续演进，形成具有不同生物学特性的亚克隆，一些上皮来源的肿瘤细胞失去原有上皮组织细胞的特性，而向间质细胞转化，即具有上皮-间质转化特性，使细胞具有浸润和转移的能力，这是目前研究水平下所了解的肿瘤发生的基本模式（图 5-23）。

研究肿瘤的发生机制，不仅具有理论意义，还具有重要的临床价值。某些基因的改变已成为某些肿瘤诊断、治疗及预后判断的重要指标。对于肿瘤患者进行精准的基因筛查将成为肿瘤诊疗的重要内容之一。

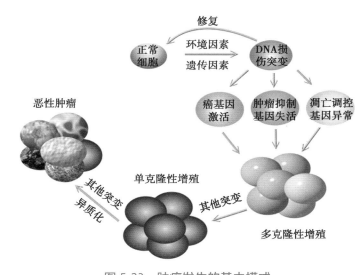

图 5-23　肿瘤发生的基本模式

## 本章小结

根据肿瘤的形状、数目、大小、颜色、质地和包膜等一般外观性状，可初步判断肿瘤的良、恶性质。肿瘤一般由实质和间质两部分组成，每一种肿瘤的性质和临床特点均由实质来决定。肿瘤的异型性和分化程度是判定肿瘤性质最重要的形态学依据，良性肿瘤异型性小，主要表现为组织结构异型性，分化程度好；恶性肿瘤异型性大，组织异型性和细胞异型性显著，分化程度差。肿瘤的命名十分复杂，一般原则是在组织起源后，良性肿瘤加后缀"瘤"，上皮来源的恶性肿瘤加后缀"癌"，间叶组织来源的恶性肿瘤加后缀"肉瘤"。肿瘤具有膨胀性（良性肿瘤为主）、浸润性（恶性肿瘤为主）与外生性的生长方式。恶性肿瘤生长迅速，可发生淋巴道转移（癌的主要转移方式）、血行转移（肉瘤的主要转移方式)和种植性转移。恶性肿瘤在生长的过程中具有演进与异质性。良性肿瘤对机体的影响小,主要表现为局部压迫和阻塞;恶性肿瘤对机体的影响大,表现为继发性出血、疼痛、发热、副肿瘤综合征等,晚期可出现恶病质。恶性肿瘤的分级与 TNM 分期可指导临床医生用药和判断预后。癌前病变(疾病)是很常见的良性病变,治疗不及时可发展为异型增生甚至原位癌。肿瘤的发生是遗传和环境因素共同作用的结果,因此控制好环境因素,可有助于降低肿瘤的发病率。

### 病例讨论

    患者,男,54 岁,吸烟20 余年,10 支/d;饮酒 30 余年,白酒 100g/d。患者在 10 年前被诊断为慢性萎缩性胃炎,5 个月前胃痛逐渐加重,口服抗酸药物后稍渐好转,3 个月前持续胃痛、胃胀、呕吐,入院治疗。入院后,血常规提示患者 Hb 80g/L,便常规提示便潜血(++)。体检发现患者锁骨上淋巴结肿大、变硬。胃镜检查,可见胃小弯近幽门处有 4cm×6cm 的溃疡,并钳取胃黏膜进行活检。病理提示,镜下可见大量腺样细胞巢,异型性明显,核分裂象多见。随后进一步对患者进行肺和腹部彩超检查。

病例讨论

(王旭光)

### 思考题

1. 简述肿瘤的异型性与分化程度及肿瘤良、恶性的关系。
2. 简述肿瘤的生长方式及其特点、临床意义。
3. 简述癌前病变、异型增生、原位癌、上皮内瘤变、浸润癌的关系。

练习题

# 第六章 | 水、电解质代谢紊乱

教学课件

思维导图

ER 6-1　　ER 6-2

## 学习目标

1. 掌握高渗性脱水和低渗性脱水的定义、特点及其对机体的影响；低钾血症和高钾血症的概念、原因及其对机体的影响；水肿的概念及发生机制。

2. 熟悉高渗性和低渗性脱水的原因；低钾血症和高钾血症的发生机制。

3. 了解水肿的特点及其对机体的影响。

4. 能够根据实验室检查结果和临床表现分析水、电解质代谢紊乱的类型。

5. 具备实事求是、精益求精的作风和严谨治学、追求卓越的精神。

水和电解质是机体内环境的重要组成成分，其动态平衡在生命活动中发挥着极其重要的作用。人体的新陈代谢是在体液环境中进行的。体液包括水和溶解于其中的溶质，广泛分布于细胞内外。分布于细胞内的液体称为细胞内液，其容量和成分与细胞的代谢和生理功能密切相关。分布在细胞周围的液体是组织间液，它与血浆共同构成细胞外液。细胞外液构成了人体的内环境，是沟通细胞之间与外界环境之间的媒介。体液中的主要溶质有钠、钾、钙、镁、磷等无机物和葡萄糖、尿素、蛋白质等有机物，其中无机盐、酸和碱等成分是以离子形式存在的，统称电解质。细胞外液的主要阳离子是 $Na^+$，血清 $Na^+$ 的正常值是 130~150mmol/L，血浆渗透压的正常值是 280~310mmol/L。细胞内液的主要阳离子是 $K^+$，血清 $K^+$ 的正常值是 3.5~5.5mmol/L。

水、电解质的正常代谢

ER 6-3

水、电解质代谢紊乱既可作为病因引起疾病的发生，又可作为基本病理过程存在于许多疾病的过程中，往往导致代谢及器官功能障碍，甚至危及生命。正确掌握水、电解质代谢紊乱的发生机制、演变规律和纠正措施，对疾病的防治至关重要。

## 病例导学

患儿，男，2 岁，在 7 月份的某天独自于汽车内睡着。3 小时后当家长发现时，患儿脸色发红、哭闹，随后出现抽搐和意识障碍。入院检查：体温 38.8℃，血压 110/65mmHg，脉搏 100 次/min，呼吸 25 次/min，皮肤、黏膜干燥，血清 $Na^+$ 156mmol/L。

**问题**：结合环境、季节、时间等因素，分析该患儿的水、电解质会出现什么改变？

## 第一节　水、钠代谢紊乱

水、钠代谢紊乱在临床上常同时或相继发生，关系密切。根据体液容量变化及分布变化，可分为低容量型紊乱（脱水）和高容量型紊乱（水中毒、水肿）。

# 一、脱水

脱水（dehydration）指体液容量明显减少。按细胞外液的渗透压不同分为高渗性脱水、低渗性脱水和等渗性脱水三种类型。

## （一）高渗性脱水

高渗性脱水（hypertonic dehydration）的主要特征是失水多于失钠，血清 $Na^+$ 浓度 >150mmol/L，血浆渗透压 >310mmol/L。

### 1. 原因与机制

（1）**单纯失水**：任何原因引起的过度通气都可使呼吸道黏膜的不感蒸发加强，以致大量失水（通过呼吸蒸发的水为纯水）。

（2）**低渗液的丢失**

1）胃肠道失水：呕吐和腹泻时可能丧失含钠量低的消化液。

2）经皮肤失水：汗为低渗液，大汗时每小时可丢失水分 800ml 左右；发热或甲状腺功能亢进时，通过皮肤的不感蒸发每天可失水数升。

3）经肾失水：中枢性尿崩症时因抗利尿激素（ADH）产生和释放不足，或肾性尿崩症时因远曲小管和集合管对 ADH 的反应缺乏，均导致肾脏排出大量水分，其中只含很少量的钠。

4）反复静脉内输注甘露醇、尿素、高渗葡萄糖等，可因肾小管液渗透压增高而引起渗透性利尿，排水多于排钠。

（3）**饮水不足**

1）水源断绝：如沙漠迷路。

2）不能饮水：如频繁呕吐、昏迷和极度衰弱的患者。

3）渴感障碍：如中枢神经系统损害、严重疾病或年老体弱的患者可因渴感丧失而造成摄水减少。

临床上，高渗性脱水的原因常是综合性的，如婴幼儿腹泻引起的高渗性脱水，除了丢失肠液、摄入水不足外，还与发热、出汗和呼吸增快等因素有关。

> **知识拓展**
>
> ## 尿 崩 症
>
> 尿崩症是由于 ADH 分泌不足（中枢性尿崩）或肾脏对 ADH 敏感性缺陷（肾性尿崩），导致肾小管水重吸收障碍的一组临床综合征。其临床特点为多尿、烦渴、低比重尿或低渗尿，24 小时尿量可多达 4~10L，极少超过 18L，尿的比重常在 1.005 以下。对持续烦渴、多饮、多尿及低比重尿者，应考虑尿崩症的可能。禁水加压素试验和血浆精氨酸加压素测定有利于本病的诊断。在尿崩症的诊断中，尤其要注意与精神因素引起的烦渴、多饮而造成的多尿、低比重尿相鉴别。

### 2. 对机体的影响

（1）**口渴**：因失水多于失钠，细胞外液渗透压增高，刺激口渴中枢（除外渴感障碍者），患者有口渴的感觉。

（2）**细胞脱水**：由于细胞外液渗透压增高，可使水分从渗透压相对较低的细胞内向细胞外转移而引起细胞脱水。因而高渗性脱水时，细胞内、外液都减少。

（3）**尿的变化**：①尿量少、比重高，细胞外液渗透压增高刺激下丘脑渗透压感受器而使 ADH 释放增多，肾重吸收水增多，导致尿量减少而比重增高（除外尿崩症）；②尿钠浓度先高后低，早期或轻症患者,由于血容量减少不明显,醛固酮分泌不增多,故尿中仍有钠排出,其浓度还可因水重吸收增多而增高;晚期和重症患者,可因血容量减少、醛固酮分泌增多而致尿钠含量减少。

（4）**中枢神经系统功能障碍**：由于细胞外液渗透压增高使脑细胞脱水引起嗜睡、抽搐、昏迷,甚至死亡。在脑体积因脱水而显著缩小时,硬脑膜与脑皮质之间的血管受到牵拉,可导致静脉破裂而出现局部脑出血或蛛网膜下腔出血。

（5）**脱水热**：在严重脱水特别是汗腺细胞脱水时,皮肤排汗减少,散热障碍,引起体温升高,称脱水热,常见于婴幼儿。

**3. 防治原则**　积极防治原发病,补充水分,不能口服者静脉给予 5%~10% 葡萄糖溶液。应当注意,高渗性脱水患者也有钠的丢失,还应补充一定量的含钠溶液,以免发生细胞外液低渗。

### （二）低渗性脱水

低渗性脱水（hypotonic dehydration）的主要特征是失钠多于失水,血清 $Na^+$ 浓度 <130mmol/L,血浆渗透压 <280mmol/L。

**1. 原因与机制**

（1）**大量消化液丢失而只补充水**：这是最常见的原因。大多是因呕吐、腹泻,导致大量含 $Na^+$ 消化液丢失;或因胃、肠吸引术丢失体液而只补充水分或输注葡萄糖溶液。

（2）**经皮肤失水只补充水**：①大汗后只补充水,汗虽为低渗液,但大量出汗也可伴有明显的钠丢失（每小时可丢失 30~40mmol）,若只补充水分则可造成细胞外液低渗;②大面积烧伤只补充水,大量体液丢失若只注重补水亦可发生低渗性脱水。

（3）**肾性失钠**：①水肿患者连续使用排钠性利尿剂,如噻嗪类、呋塞米及依他尼酸等;②急性肾衰竭多尿期;③艾迪生病,因为醛固酮分泌减少,肾小管对 $Na^+$ 重吸收减少。对上述经肾失钠的患者,如果只补充水分而忽略了补钠,就可能引起低渗性脱水。

**2. 对机体的影响**

（1）**无口渴**：体液低渗状态而使口渴中枢的兴奋性降低。

（2）**低血容量性休克**：低渗性脱水患者,细胞外液容量和血容量明显减少,导致心输出量降低、血压下降,易发生低血容量性休克。

（3）**尿变化**：①重者尿量减少：低渗性脱水的早期无明显尿量减少,严重的低渗性脱水患者尿量可明显减少;②尿钠浓度减少：由于细胞外液（尤其血容量）减少以及血 $Na^+$ 浓度降低,可导致醛固酮分泌增多,使肾小管对 $Na^+$ 重吸收增加,尿钠减少。

（4）**脱水征**：由于血容量减少、血液浓缩和血浆胶体渗透压增大,毛细血管有效滤过压降低,组织液生成减少,同时促使一部分组织间液向血管内转移,因此组织间液的减少比血浆的减少更明显。患者可出现皮肤弹性减退甚至丧失、眼窝凹陷、婴儿囟门凹陷和体重下降等脱水征。

（5）**中枢神经系统功能障碍**：由于细胞外液低渗,水分进入细胞内液增多,导致脑神经细胞水肿,严重者可出意识障碍、烦躁、昏迷以及颅内压增高等表现。

**3. 防治原则**　应针对病因和发病机制进行防治,主要包括：①积极防治原发病。②根据病情及时补充 NaCl 溶液,以恢复细胞外液的容量和渗透压,对轻度患者,一般给予生理盐水即可;对重症低渗性脱水可给予高渗盐水。③如患者发生休克,要按抗休克的处理方法积极抢救。

### （三）等渗性脱水

等渗性脱水（isotonic dehydration）的主要特征是水、钠成比例丢失,血清 $Na^+$ 浓度维持在 130~150mmol/L,血浆渗透压保持在 280~310mmol/L。

**1. 原因与机制**

（1）**大面积烧伤**：在烧伤时,创面血浆大量渗出引起等渗性体液丢失。

（2）**小肠液丢失**：从十二指肠到回盲部的所有小肠分泌液、胆汁和胰液中 $Na^+$ 浓度都在

120~140mmol/L。因此,小肠炎所致的腹泻、小肠瘘、小肠梗阻等可引起等渗体液的丢失。

（3）大量抽放胸腔积液（胸水）、腹腔积液（腹水）。

**2. 对机体的影响**　细胞外液容量减少而渗透压在正常范围,故细胞内、外液之间维持了水的平衡,细胞内液容量无明显变化。血容量减少可通过醛固酮和 ADH 的增多而使肾对钠、水的重吸收增加,因而细胞外液得到一定的补充,同时尿钠含量减少,尿比重增高。如血容量减少迅速而严重,患者也可发生休克。如不予及时处理,则可通过不感蒸发继续丧失水分而转变为高渗性脱水;如只补充水分而不补钠盐,又可转变为低渗性脱水。

**3. 防治原则**　防治原发病,输注渗透压偏低的氯化钠溶液。

临床上,区别三种类型的脱水对治疗效果具有决定性的意义（表 6-1）。

表 6-1　三种类型脱水的比较

| 比较项目 | 高渗性脱水 | 低渗性脱水 | 等渗性脱水 |
| --- | --- | --- | --- |
| 发病机制 | 水摄入不足或丢失过多 | 体液丢失而单纯补水 | 水和钠等比例丢失 |
| 特点 | 细胞外液高渗<br>细胞内、外液均丢失 | 细胞外液低渗<br>细胞外液丢失为主,细胞内液增多 | 细胞外液等渗 |
| 临床表现和影响 | 口渴、尿少、脱水热、脑细胞脱水 | 脱水体征、休克、脑细胞水肿 | 口渴、尿少、脱水体征、休克等症状均不明显 |
| 血清钠 | >150mmol/L | <130mmol/L | 130~150mmol/L |
| 血浆渗透压 | >310mmol/L | <280mmol/L | 280~310mmol/L |
| 尿钠 | 减少 | 减少 | 明显减少 |
| 治疗 | 补水为主,适当补钠 | 补生理盐水或 3% 氯化钠 | 补低渗氯化钠 |

**知识拓展**

**脱水热为何常见于婴幼儿**

　　婴幼儿发生脱水热常与以下因素有关:神经系统发育尚不成熟;体温调节中枢发育不完善;汗腺没有完全发育,机体主要靠物理对流散热,不能通过出汗液排出体内的热量。尤其在炎热的夏季、室内温度过高、婴幼儿被包裹严实的情况下,如果较长时间没有补充足够的水分更易发生脱水热。如果具备发生脱水热的外界因素,婴幼儿出现不明原因的发热,体温高达 40℃ 以上,烦躁不安、口唇干燥、尿少、面色发红等提示可能存在脱水热。预防和治疗脱水热要注意避免环境温度过热,注意补充水分,降低室内温度。

## 二、水肿

水肿（edema）是指过多液体在组织间隙或体腔中积聚。过多的液体积聚在体腔则称为积水或积液,如胸腔积液（胸水）、心包积液、腹腔积液（腹水）和脑积水等。按水肿波及的范围可分为全身性和局部性,全身性水肿按原因可分为肾性水肿、心源性水肿、肝性水肿和营养不良性水肿等;局部性水肿按原因可分为淤血性水肿、炎性水肿和淋巴性水肿等。

### （一）水肿的发病机制

正常人体的血浆与组织间液通过微血管壁不断地进行交换,维持着动态平衡,同时体内、外的液体也在进行交换并维持动态平衡。正是由于这两大平衡的存在,维持了机体体液总量和组织间液总量的相对恒定。如果这两个平衡失调,组织间液生成增多和/或水钠潴留,就会导致水肿的发生。

**1. 血管内、外液体交换平衡失调——组织液生成多于回流** 在正常情况下,组织间液和血浆之间的动态平衡主要受有效流体静压、有效胶体渗透压和淋巴回流三个因素的影响(图6-1)。上述任何因素失调,使组织液积聚过多,都可导致水肿发生。

(1)**毛细血管流体静压增高**:导致有效流体静压增大,引起组织液生成增多,超过淋巴回流的代偿能力时便可引起水肿。毛细血管流体静压增高的原因主要是静脉回流受阻,使静脉压增高。常见的病因有:①右心衰竭引起全身体循环静脉压升高,导致全身性水肿;②左心衰竭引起肺静脉压增高,主要导致肺水肿;③肝硬化致门静脉高压,导致腹腔器官血液回流受阻,引起腹水;④静脉堵塞或受压,如静脉血栓形成、肿瘤或外力压迫血管等都可阻碍静脉回流,引起局部水肿。

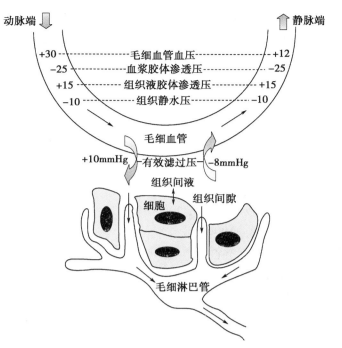

图 6-1 血管内、外液体交换示意图
→代表体液流动方向。

(2)**血浆胶体渗透压降低**:血浆胶体渗透压的大小主要取决于血浆白蛋白的含量,其含量减少时,血浆胶体渗透压下降,组织液生成增多,引起水肿。血浆白蛋白含量下降的常见病因有:①蛋白质摄入不足,见于禁食、胃肠消化吸收功能严重障碍的患者;②白蛋白合成减少,见于长期慢性肝病的患者,如肝硬化;③蛋白质丢失过多,如肾病综合征患者的大量蛋白质随尿排出;④蛋白质消耗过度,如恶性肿瘤、结核病等慢性消耗性疾病。

脱水征

(3)**微血管壁通透性增高**:微血管壁由血管内皮细胞、细胞连接及基膜构成。在正常情况下,水分、晶体分子及极少量小分子蛋白质可自由通过,所以血浆胶体渗透压远远大于组织液胶体渗透压。当微血管壁通透性增高时,血浆白蛋白滤出增多,会使血浆胶体渗透压降低而组织液胶体渗透压增高,从而使有效胶体渗透压降低,平均实际滤过压增大,引起组织液生成增多,发生水肿。常见的病因有:①炎症时产生的炎性介质,如组胺、5-羟色胺等可扩张毛细血管,使微血管壁通透性增高;②组织缺血、缺氧及再灌注时,产生的大量酸性物质、氧自由基等均可损伤微血管壁;③烧伤、毒性物质进入体内可直接损伤毛细血管壁。

(4)**淋巴回流受阻**:此时富含蛋白质的组织液积聚在组织间隙,这种水肿称为淋巴性水肿。如果水肿液长期不能被吸收,积聚的蛋白质可刺激周围纤维组织增生,导致组织肥厚。例如,丝虫病时阻塞淋巴管,引起阴囊、下肢等部位的水肿,称为象皮肿;恶性肿瘤细胞转移到淋巴结并阻塞淋巴管引起局部组织水肿;手术摘除淋巴结可致局部组织水肿等。淋巴性水肿为非凹陷性水肿。

> **知识拓展**
>
> ### 丝 虫 病
>
> 丝虫病由吸血昆虫传播。丝虫属线虫纲,丝虫目,盖头虫科,体细长如丝。丝虫寄生在淋巴组织、皮下组织或浆膜腔,急性期主要表现为淋巴管炎和淋巴结炎,慢性期则由于淋巴管阻塞引起淋巴水肿和象皮肿、睾丸鞘膜积液、乳糜尿等一系列症状和体征。

**2. 体内、外液体交换失衡——水钠潴留** 体内、外液体的交换平衡保持着体液容量的相对恒定,这主要依赖肾对钠、水排泄的调节。肾对钠、水的排泄取决于肾小球滤过率(GFR)和肾小管、集合管的重吸收功能,如果 GFR 减少和/或肾小管、集合管重吸收增多,导致球-管平衡失调,就会引起钠、水潴留和全身性水肿(图 6-2)。

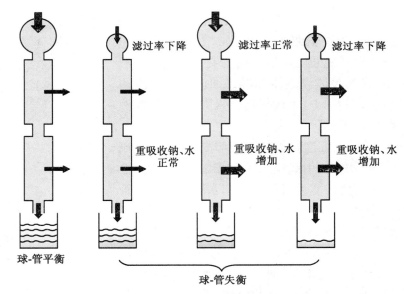

图 6-2 球-管失衡基本形式示意图

### (二) 水肿的特点

**1. 水肿液的性状** 组织间液是从血浆滤出的,含有血浆全部晶体成分。根据水肿液中所含蛋白质含量的多少可将水肿液分为漏出液和渗出液,后者蛋白质含量高,见于炎性水肿和淋巴性水肿。

关注水肿
关爱孕妇

**2. 水肿的皮肤特点** 皮下水肿是水肿的重要体征。水肿的皮肤特点主要有:皮肤肿胀、光亮、弹性差、皱纹变浅,用手指按压会出现凹陷,称凹陷性水肿或显性水肿。全身性水肿患者在出现凹陷性水肿之前已有组织间液增多,甚至可达原体重的 10%,这种情况称隐性水肿。隐性水肿阶段之所以没有出现皮肤凹陷是因为在组织间隙分布着凝胶网状物,其化学成分为透明质酸、胶原及黏多糖等,对液体有强大的吸附能力和膨胀性,只有当液体积聚超过凝胶网状物的吸附能力时,才形成游离的液体,游离液体在组织间隙有移动性,用手按压皮肤,游离液体从按压点向周围散开,形成凹陷。

水肿发生机制

**3. 全身性水肿的分布特点** 心源性水肿、肾性水肿和肝性水肿是最常见的三种全身性水肿,它们的首发水肿部位各不相同。

(1)**心源性水肿**:首先出现在低垂部位,如下肢,这是因为毛细血管的流体静压与重力有关,与心脏水平面垂直距离越远的部位毛细血管的流体静压越高。

(2)**肾性水肿**:最先出现在眼睑、面部,这是因为水肿液的积聚与组织结构的特点有关,组织结构疏松、伸展度大的组织容易积聚水肿液,因肾性水肿与重力无关,所以首先出现在眼睑和面部。

(3)**肝性水肿**:先出现腹水,肝硬化时主要由于增生的结缔组织压迫肝内静脉,导致门静脉回流受阻而引起腹水。后期由于肝细胞合成白蛋白显著减少以及醛固酮增多可发生全身水肿。

### (三) 水肿对机体的影响

**1. 水肿的有利效应** 水肿液能稀释毒素;阻碍有害物质入血;阻碍细菌扩散;有利于吞噬细胞游走。水肿是循环系统重要的"安全阀"。

**2. 水肿的不利影响**

(1)**细胞营养障碍**:组织间隙液体积聚增多加大了细胞与毛细血管之间的距离,导致细胞获得营养障碍。

(2)**水肿对器官组织功能的影响**:取决于水肿发生的部位、程度、速度。急性水肿引起的功能障碍比慢性水肿严重。若是与生命活动相关的重要器官水肿,则可造成更为严重的后果。例如脑水肿可引起颅内压增高,脑疝形成,影响脑干血管供血,造成患者的快速死亡;喉头水肿可引起窒息。

# 第二节 钾代谢紊乱

### 病例导学

患者,男,42 岁,在胃溃疡穿孔修补手术后持续胃肠减压。术后第 5 天患者出现乏力、精神萎靡、嗜睡、食欲减低、肠鸣音减弱、腱反射迟钝等表现。血清 $Na^+$ 135mmol/L,$Cl^-$ 104mmol/L,$K^+$ 2.6mmol/L。心电图示 II、aVF、$V_1$ 导联表现为 ST 段下降,aVF 导联 T 波双相,$V_3$ 导联出现 U 波。

**问题:**

1. 该患者水、电解质平衡紊乱的类型及诊断依据是什么?
2. 引起这些临床表现的原因和发生机制是什么?

钾是体内重要的阳离子之一,可参与细胞的新陈代谢、维持细胞静息电位、调节体液的渗透压和酸碱平衡。正常人体钾含量为 50~55mmol/kg,其中 90% 存在于细胞内液,1.4% 存在于细胞外液,血清钾浓度为 3.5~5.5mmol/L。在正常膳食中含有较丰富的钾,可满足人体需要。进入体内的 $K^+$,90% 经肾从尿中排出。肾排钾的特点是"多吃多排、少吃少排、不吃也排"。在疾病过程中,多种原因可引起钾平衡失调,导致钾代谢紊乱。钾代谢紊乱分为低钾血症和高钾血症。

## 一、低钾血症

血清钾浓度低于 3.5mmol/L 称为低钾血症(hypokalemia)。

### (一)原因与机制

**1. 钾摄入减少** 在正常饮食的情况下,一般不会发生低钾血症。消化道梗阻、昏迷、手术后较长时间禁食的患者,因不能进食引起钾摄入减少。

**2. 钾排出过多**

(1)**经胃肠道失钾**:是小儿失钾最主要的原因,常见于严重腹泻、呕吐等伴有大量消化液丢失的患者。腹泻时粪便中 $K^+$ 的浓度可达 30~50mmol/L。

(2)**经肾失钾**:是成人失钾最主要的原因,如呋塞米、噻嗪类等髓袢利尿剂的长期连续使用,远端肾小管性酸中毒,原发性和继发性醛固酮增多症。另外,碱中毒时肾小管上皮细胞排 $H^+$ 减少,故 $Na^+$-$K^+$ 交换加强,尿排钾增多。

(3)**经皮肤失钾**:在高温环境中进行重体力劳动时,大量出汗亦可导致钾的丢失。

**3. 细胞外钾向细胞内转移**

(1)**碱中毒**:细胞内 $H^+$ 移至细胞外起代偿作用,同时细胞外 $K^+$ 进入细胞内。

(2)**过量胰岛素**:用大剂量胰岛素治疗糖尿病酮症酸中毒时,血清钾随葡萄糖进入细胞内以合成糖原。

(3)**低钾性周期性麻痹**:发作时细胞外钾向细胞内转移,是一种家族性疾病。

### 知识拓展

#### 低钾性周期性麻痹

患者的发病特点是反复发作的骨骼肌麻痹伴血清钾降低。本病是常染色体显性遗传病,家族史明显,以男性多见。麻痹发生的时间不定,多见于睡眠和休息时。过食碳水化合物、受凉、精神紧张、外伤、感染等常为诱发因素。本病常反复发作,轻者仅为乏力,重者可诱发心力衰竭或呼吸障碍而致死。

### （二）对机体的影响

**1. 对骨骼肌的影响** 低钾血症时$[K^+]i/[K^+]e$（$[K^+]i$为细胞内钾浓度，$[K^+]e$为细胞外钾浓度）的比值增大，因而肌细胞静息电位负值增大。静息电位（Em）与阈电位（Et）的距离增大，细胞兴奋性降低，严重时不能兴奋，细胞处于超极化阻滞状态。临床上可出现肌肉无力，以下肢肌肉最为明显。继而可发生弛缓性麻痹，严重者可发生呼吸肌麻痹，这是低钾血症患者的主要死亡原因之一（图6-3）。

**2. 对心脏的影响**

（1）**对心肌电生理影响**：兴奋性增强，自律性增强，传导性降低，收缩性增强。

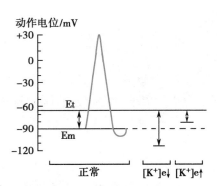

图 6-3 细胞外钾浓度与正常骨骼肌静息电位（Em）、阈电位（Et）的关系

（2）**心电图变化**：代表复极化2期的 ST 段压低；相当于复极化3期的 T 波低平和 U 波增高；相当于心室动作电位的 Q-T 间期延长；严重低钾时还可以见到 P 波增高、P-Q 间期延长、QRS 波群增宽（图6-4）。

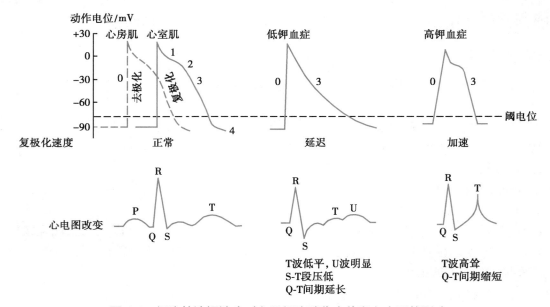

图 6-4 细胞外液钾浓度对心肌细胞动作电位和心电图的影响

**3. 对肾的影响** 主要表现为尿浓缩功能障碍而出现多尿和低比重尿，其发生机制在于：
（1）远曲小管和集合管对 ADH 的反应性不足。
（2）低钾血症时髓袢升支 NaCl 的重吸收不足，导致髓质渗透压梯度的形成发生障碍。

**4. 对胃肠的影响** 低钾可引起胃肠运动减弱，出现腹胀、肠鸣音减弱或消失，严重者可发生麻痹性肠梗阻。

**5. 对酸碱平衡的影响** 低钾血症可引起代谢性碱中毒，同时发生反常性酸性尿。

### （三）防治原则

**1. 防治原发病** 去除失钾的原因，如停用排钾利尿药等。

**2. 补钾** 对低钾血症较重者（血清钾低于 2.5~3.0mmol/L）或临床表现显著者应及时补钾。补钾最好口服，只有当情况危急或不能口服时才可静脉补钾。静脉补钾应掌握"见尿补钾"的原则，只有当每天尿量在 500ml 以上才考虑静脉补钾。

**3. 纠正水和其他电解质代谢紊乱。**

## 二、高钾血症

血清钾浓度高于 5.5mmol/L 称为高钾血症（hyperkalemia）。

ER 6-7

为什么酸中毒
引起高钾血症

### （一）原因与机制

**1. 钾潴留** 常见原因为：

（1）**钾输入过多**：主要见于医源性因素，如静脉补钾过多、过快或输入大量库存血等。医务工作者应避免此类问题的出现。

（2）**肾排钾减少**：这是引起高钾血症的最主要原因，常见于急性和慢性肾衰竭引起的肾排钾减少。另外，间质性肾炎患者、醛固酮缺乏、保钾利尿药（螺内酯、氨苯蝶啶）的大量使用也可导致肾排钾减少而引起高钾血症。

**2. 细胞内钾释出过多** 常见原因为：

（1）**酸中毒**：酸中毒时细胞外液的 $H^+$ 进入细胞内而细胞内的 $K^+$ 释出至细胞外。

（2）**缺氧**：缺氧时细胞内 ATP 生成不足，细胞膜上 $Na^+$-$K^+$ 泵运转发生障碍，$Na^+$ 潴留于细胞内，细胞外液中的 $K^+$ 则不易进入细胞。

（3）**溶血**：重度溶血如输血时血型不合，红细胞的破坏使大量 $K^+$ 进入血浆。

（4）**严重创伤**：特别是挤压综合征伴有肌肉组织的大量损伤，损伤的组织可释放出大量的 $K^+$。

### （二）对机体的影响

**1. 对心脏的影响** 常表现为：

（1）**对心肌电生理的影响**：轻度高钾血症（血清钾为 5.5~7mmol /L）时，心肌兴奋性增高；急性重度高钾血症（血清钾为 7~9mmol/L）时，心肌兴奋性降低、自律性降低、传导性降低、收缩性减弱，可引起心律失常，严重时可发生心脏传导阻滞或心室纤颤，是高钾血症最主要的死因。

（2）**心电图变化**：由于传导性降低，心房去极化的 P 波压低或消失；代表房室传导的 P-R 间期延长；相当于心室去极化的 R 波降低；相当于心室内传导的 QRS 波增宽；由于复极化 3 期钾外流加速，相当于复极化 3 期的 T 波高耸；相当于心室动作电位的 Q-T 间期轻度缩短。

**2. 对骨骼肌的影响** 轻度高钾血症时，细胞外液钾浓度的增高使 $[K^+]i$/$[K^+]e$ 的比值减小，静息期细胞内 $K^+$ 外流减少，因而静息电位负值减小，与阈电位的距离减小，引起兴奋所需的阈刺激也较小，即肌肉的兴奋性增高。临床上可出现肢体感觉异常、刺痛、肌肉震颤等症状。在严重高钾血症时，骨骼肌细胞的静息电位过小，导致快钠通道失活，细胞处于去极化阻滞状态而不能被兴奋，临床上可出现肌肉无力甚至麻痹，肌肉症状常先出现于四肢，然后向躯干发展，重者可波及呼吸肌。

**3. 对酸碱平衡的影响** 高钾血症可引起代谢性酸中毒，同时发生反常性碱性尿。

### （三）防治原则

**1. 防治原发疾病** 去除引起高钾血症的原因。

**2. 降低血钾** ①使钾向细胞内转移：将葡萄糖和胰岛素同时于静脉内注射，可使细胞外钾向细胞内转移；②使钾排出体外：阳离子交换树脂聚苯乙烯磺酸钠经口服或灌肠应用后，能在胃肠道内进行 $Na^+$-$K^+$ 交换而促进体内钾排出。对于严重高钾血症患者，可用腹膜透析或血液透析来移除体内过多的钾。

**3. 注射钙剂和钠盐** 拮抗高钾血症的心肌毒性作用。

**4. 其他** 纠正其他电解质代谢紊乱。

---

**本章小结**

........................................

脱水指体液容量明显减少，依据水、钠丢失后细胞外液渗透压的改变情况分为三型。高渗性脱水:失水多于失钠,血清钠高于正常,因细胞外高渗,使细胞内水向细胞外转移,故细胞外液减少不明显,因此循环血量减少的表现在严重时才出现。低渗性脱水:往往是大量体液丢失后只补水、未补钠造成的,失钠大于失水,血清钠低于正常,因细胞外低渗,细胞外液进一步向细胞内转移,使细胞外液及循环血量减少得非常明显,因此容易发生休克。等渗性脱水:水和钠成比例丧失,血清钠仍在正常范围,细胞外液的钠也可保持正常。

水肿是指过多液体在组织间隙或体腔中积聚。水肿的两大发病机制为血管内、外液体交换失衡和体内、外液体交换失衡。前者由于毛细血管流体静压升高、血浆胶体渗透压降低、微血管通透性增高和淋巴回流受阻而导致组织液生成大于回流,后者由于 GFR 降低和肾小管重吸收增多而导致水钠潴留。

钾平衡失调导致钾代谢紊乱,分为低钾血症和高钾血症。低钾血症的原因:钾摄入减少、钾排出过多和细胞外钾向细胞内转移。高钾血症的原因:钾潴留、细胞内钾释出过多。二者均对心脏产生严重影响,必须及时救治。低钾血症在静脉补钾时应特别注意"见尿补钾、滴速要慢"。

## 病例讨论

患儿,男,2 岁,腹泻 2 天入院。患儿每天排便 6~7 次,排水样便;呕吐 3 次,呕吐物为所食牛奶,不能进食;伴有口渴、尿少、腹胀。

体格检查:精神萎靡,体温 37℃,血压 86/50mmHg,皮肤弹性减退,两眼凹陷,前囟下陷,心跳快而弱,肺部无异常所见;腹胀,肠鸣音减弱,腹壁反射消失,膝反射迟钝,四肢发凉。

实验室检查:血清 $K^+$ 3.1mmol/L,$Na^+$ 140mmol/L。

ER 6-8
病例讨论

(段旭艳)

## 思考题

1. 比较三种类型脱水的特征、原因和机制。
2. 简述高钾血症和低钾血症对心肌细胞电生理的影响及其机制。

ER 6-9
练习题

# 第七章 | 酸碱平衡紊乱

ER 7-1
教学课件

ER 7-2
思维导图

**学习目标**

1. 掌握各种单纯型酸碱平衡紊乱的概念、代偿调节的特点、原因及对机体的影响。
2. 熟悉各种单纯型酸碱平衡紊乱主要血气分析的变化。
3. 了解混合型酸碱平衡紊乱的类型及特点。
4. 根据实验室检查结果和临床表现,综合运用所学知识初步判断酸碱平衡紊乱的类型。
5. 结合本章中的生活实例开展相应的健康知识宣传,逐渐培养服务大众的意识。

在生理情况下,机体通过处理(调节)酸碱物质的含量和比例,以维持体液 pH 相对稳定的过程称为酸碱平衡(acid-base balance)。机体对酸碱负荷具有很大的缓冲能力和调节能力。在某些病因的作用下,因酸碱负荷过度和/或调节机制障碍而导致体液的酸碱稳定性被破坏,称为酸碱平衡紊乱(acid-base disturbance)。正常成人体细胞外液的 pH 为 7.35~7.45,用动脉血表示,平均值为 7.40,是一个变动范围很窄的弱碱性环境。

## 第一节 酸碱平衡及其调节

在生命活动的过程中,体内不断生成大量的酸性或碱性代谢产物,同时又经常从体外摄入酸性或碱性物质,但通过体内的各种缓冲系统以及肺和肾的调节,正常人体内的 pH 总是相对稳定的。

### 一、体液酸碱物质的来源

凡能释放出 $H^+$ 的化学物质被称为酸(acid),如 $HCl$、$H_2CO_3$ 等。凡能接受 $H^+$ 的化学物质被称为碱(base),如 $OH^-$、$HCO_3^-$ 等。

**(一)酸性物质的来源**

**1. 固定酸(fixed acid)** 不能变成气体由肺呼出,而只能通过肾由尿排出的酸性物质称为固定酸。正常成人每天由固定酸释放出的 $H^+$ 为 50~100mmol,固定酸通过肾脏的排泄进行调节。体内的固定酸主要来源于糖、脂肪和蛋白质的分解代谢过程。例如糖酵解产生丙酮酸和乳酸;脂肪代谢产生 β-羟丁酸和乙酰乙酸;含硫氨基酸(甲硫氨酸、胱氨酸)代谢产生硫酸等。另外,机体摄入一些酸性食物或酸性药物,成为固定酸的另一来源。

**2. 挥发酸(volatile acid)** 碳酸可释出 $H^+$,也可分解产生气体 $CO_2$,经肺排出体外,所以将碳酸称为挥发酸。糖、脂肪和蛋白质在体内分解,经氧化生成大量的 $CO_2$ 和 $H_2O$,两者在碳酸酐酶(carbonic anhydrase,CA)的催化作用下生成 $H_2CO_3$。$H_2CO_3$ 可释出 $H^+$,这是机体在代谢过程中产生最多的酸性物质。成人在安静状态下每天可产生 300~400L 的 $CO_2$,则每天约产生 15mol 的 $H^+$,成为体内酸性物质的主要来源。运动和代谢率增加时,$CO_2$ 和 $H^+$ 的生成量也会增加。

## （二）碱性物质的来源

体液中的碱性物质主要来源于食物中的蔬菜、瓜果等，其中含有苹果酸盐、柠檬酸盐和草酸盐等有机酸盐，有机酸盐经体内代谢产生一些碱性盐。此外，氨基酸脱氨基也可产生碱性的氨等。

## 二、机体对酸碱平衡的调节

在正常生命活动中机体不断地摄取和生成酸性或碱性物质，但血液的 pH 仍维持在一个相对恒定的范围内，动脉血 pH 在 7.35~7.45，平均值为 7.40，这有赖于机体的缓冲系统、肺和肾对酸碱平衡的调节。

### （一）血液的缓冲作用

**1. 血液缓冲系统的组成**　血液中各缓冲系统的组成与分布见表 7-1。

表 7-1　血液中各缓冲系统的组成与分布

| 缓冲系统 | 缓冲系统的组成 | 占全血缓冲系统的比例 |
| --- | --- | --- |
| 碳酸氢盐 | $H_2CO_3 \rightleftharpoons HCO_3^- + H^+$ | 53%（血浆 35%，红细胞 18%） |
| $HbO_2$ 及 Hb | $HHbO_2 \rightleftharpoons HbO_2^- + H^+$<br>$HHb \rightleftharpoons Hb^- + H^+$ | 35% |
| 磷酸盐 | $H_2PO_4^- \rightleftharpoons HPO_4^{2-} + H^+$ | 5% |
| 血浆蛋白 | $HPr \rightleftharpoons Pr^- + H^+$ | 7% |

其中，碳酸氢盐缓冲系统占比最高，也最为重要，缓冲能力强，可以缓冲所有的固定酸，但不能缓冲挥发酸。

**2. 血液缓冲系统的作用**　通过接受 $H^+$ 或释放 $H^+$，将强酸或强碱转变成弱酸或弱碱，以减轻 pH 变动的程度。

### （二）肺的调节作用

肺通过改变 $CO_2$ 的排出量来调节血浆的碳酸浓度，从而维持 $NaHCO_3/H_2CO_3$ 的浓度比在 20/1，以保持血浆 pH 相对恒定。肺只对挥发酸进行调节。肺泡通气量是受延髓呼吸中枢控制的，呼吸中枢接受来自中枢化学感受器和外周化学感受器的刺激。$PaCO_2$ 升高或 pH 降低时，机体主要通过延髓中枢化学感受器感受刺激，反射性引起呼吸中枢兴奋，使呼吸加深、加快，增加 $CO_2$ 的排出量。但如果 $PaCO_2$ 进一步增加、超过 80mmHg 以上时，呼吸中枢反而受到抑制，产生 $CO_2$ 麻醉。

### （三）肾的调节作用

肾通过排泄固定酸以维持血浆 $NaHCO_3$ 的浓度，从而对酸碱平衡进行调节。其主要的作用机制是肾小管上皮细胞在不断分泌 $H^+$ 的同时，将肾小球滤过的 $NaHCO_3$ 重吸收入血，防止细胞外液 $NaHCO_3$ 的丢失。如仍不足以维持细胞外液 $NaHCO_3$ 的浓度，则通过磷酸盐的酸化和 $NH_4^+$ 生成新的 $NaHCO_3$，以补充机体的消耗，从而维持血液 $HCO_3^-$ 浓度的相对恒定。肾的调节作用强大，但发挥作用慢，因此只对慢性酸碱平衡紊乱有调节作用。肾通过调节血浆中 $HCO_3^-$ 的量，对代谢性和呼吸性酸碱平衡紊乱均可发挥作用。

### （四）细胞的调节作用

细胞对酸碱平衡的调节是通过细胞内、外的离子交换来实现的，如 $H^+$-$K^+$、$H^+$-$Na^+$、$Na^+$-$K^+$ 交换等。当细胞外液中的 $H^+$ 增加时，$H^+$ 可顺浓度梯度差弥散进入细胞内，细胞内 $K^+$ 则移出至细胞外以维持电中性，所以酸中毒时往往会伴有高血钾，碱中毒时会伴有低血钾，这是急性呼吸性酸、碱中毒时的主要代偿方式。

上述四方面的调节因素共同维持体内的酸碱平衡，但在作用时间和强度上有所不同。血液缓冲系统反应迅速，但缓冲作用不能持久；肺的调节作用效能最大，也很迅速，缓冲作用于 30 分钟达最高峰,但不能缓冲固定酸;细胞的缓冲能力较强,但3~4小时后才发挥作用;肾脏的调节作用效率高,但反应更慢,常在酸碱平衡紊乱发生后12~24小时才发挥作用,3~5天达高峰,作用持久,对排出固定酸及保留$HCO_3^-$有重要作用。

## 第二节 酸碱平衡紊乱的分类与检测指标

在病理情况下,体内酸性或碱性物质过多聚积,即发生酸碱平衡紊乱。细胞外液的pH主要取决于$[HCO_3^-]/[H_2CO_3]$的比值,$[HCO_3^-]$受体内代谢因素的影响,$[H_2CO_3]$受体内呼吸因素的影响。当$[HCO_3^-]/[H_2CO_3]$的比值为20/1时,pH为7.4。

### 一、酸碱平衡紊乱的分类

**1. 根据血液pH的高低分类** 血液pH升高为碱中毒,pH降低为酸中毒。

**2. 根据血浆$HCO_3^-$和$H_2CO_3$的含量变化分类** 血浆$HCO_3^-$的含量主要受代谢性因素的影响,由$HCO_3^-$浓度的原发性降低或增高引起的酸碱平衡紊乱称为代谢性酸中毒或代谢性碱中毒;而$H_2CO_3$的含量主要受呼吸性因素的影响,由$H_2CO_3$浓度的原发性增高或降低引起的酸碱平衡紊乱称为呼吸性酸中毒或呼吸性碱中毒。

**3. 根据发生酸碱平衡紊乱时pH是否正常分类** 血液pH在正常范围,称为代偿性酸或碱中毒;如果血液pH在异常范围,则称为失代偿性酸或碱中毒。

**4. 根据临床特点分类** 分为单纯型酸碱平衡紊乱和混合型酸碱平衡紊乱。

### 二、常用检测指标

**1. pH** 为$H^+$浓度的负对数值。正常值为7.35~7.45,平均值为7.40。血液pH的计算公式如下:

$$pH = pK_a + lg[HCO_3^-]/[H_2CO_3]$$

按照该公式,$pK_a$为常量(6.1),pH主要取决于血液中$[HCO_3^-]/[H_2CO_3]$的比值,即使两者的绝对值发生变化,只要比值维持在20:1,$lg[HCO_3^-]/[H_2CO_3]=1.3$,pH也可维持在正常范围。

pH降低为失代偿性酸中毒,pH升高为失代偿性碱中毒。pH在正常范围内,可有三种情况:①机体未发生任何酸碱紊乱;②代偿性酸碱平衡紊乱;③混合型酸碱平衡紊乱,相互抵消。

**2. 动脉血二氧化碳分压(PaCO$_2$)** 是指物理溶解于动脉血浆中的$CO_2$分子所产生的张力。正常范围为33~46mmHg,平均值为40mmHg。$PaCO_2$与肺泡通气量成反比,是反映呼吸性酸碱平衡紊乱的重要指标。原发性$PaCO_2$升高表示有$CO_2$潴留,见于呼吸性酸中毒;原发性$PaCO_2$降低表示肺通气过度,见于呼吸性碱中毒。由于机体的代偿调节,代谢性酸中毒时$PaCO_2$可继发性降低,代谢性碱中毒时$PaCO_2$可继发性升高。

**3. 标准碳酸氢盐和实际碳酸氢盐** 标准碳酸氢盐(standard bicarbonate,SB)是指全血在标准状态下(即温度为38℃,$PaCO_2$为40mmHg,血氧饱和度为100%)测得的血浆$HCO_3^-$含量。SB不受呼吸因素的影响,所以是判断代谢因素的指标。实际碳酸氢盐(actual bicarbonate,AB)是指隔绝空气的条件下,在实际体温、血氧饱和度、$PaCO_2$条件下测得的血浆$HCO_3^-$浓度,因而受呼吸和代谢两方面的影响。

正常人的SB等于AB,SB的正常范围为22~27mmol/L,平均值为24mmol/L。AB与SB都高表明有代谢性碱中毒,AB与SB都低表明有代谢性酸中毒。AB与SB的差值反映了呼吸性因素对酸碱平衡的影响。如果SB正常而AB>SB,说明有$CO_2$潴留,见于呼吸性酸中毒;如果SB正常而AB<SB,说明$CO_2$排出过多,见于呼吸性碱中毒。

**4. 缓冲碱(buffer base,BB)** 是指血液中一切具有缓冲作用的阴离子总和。全血缓冲碱包括

$HCO_3^-$、$HbO_2$、$Hb^-$、$Pr^-$等,正常范围为44~52mmol/L,平均值为48mmol/L。缓冲碱是反映代谢因素的指标。代谢性酸中毒时BB降低,代谢性碱中毒时BB增加。在慢性呼吸性酸碱平衡紊乱时,BB可代偿性升高或降低。

**5. 碱剩余(base excess, BE)** 是指在标准状态下(即温度为38℃、氧饱和度为100%、$PaCO_2$为40mmHg),将1L全血或血浆滴定到pH为7.40所需要的碱或酸的量(mmol/L)。BE的正常值为0mmol/L±3mmol/L。若用酸滴定使血液pH达到7.40,则表示被测血液碱过多,BE用正值表示;若用碱滴定使血液pH达到7.40,则表示被测血液酸过多,BE用负值表示。BE不受呼吸因素的影响,是反映代谢因素的指标,在代谢性酸中毒时,BE负值增大;在代谢性碱中毒时,BE正值增大。

**6. 阴离子间隙(anion gap, AG)** 是指血浆中未测定阴离子量(UA)与未测定阳离子量(UC)的差值,即AG=UA-UC。$Na^+$占血浆阳离子总量的90%,称为可测定阳离子。$HCO_3^-$和$Cl^-$占血浆阴离子总量的85%,称为可测定阴离子。正常血浆中阴离子与阳离子总量相当,均为151mmol/L,从而维持电荷平衡。

即$Na^++UC=HCO_3^-+Cl^-+UA$,$UA-UC=Na^+-(HCO_3^-+Cl^-)$,而$AG=UA-UC$,故$AG=Na^+-(HCO_3^-+Cl^-)=$140mmol/L-(24+104)mmol/L=12mmol/L,波动范围是12mmol/L±2mmol/L。

AG实质上是反映血浆中固定酸含量的指标,当$HPO_4^{2-}$、$SO_4^{2-}$和有机酸阴离子增加时,AG增大。因而AG可用于区分代谢性酸中毒的类型和诊断混合型酸碱平衡紊乱。

## 第三节 单纯型酸碱平衡紊乱

如患者只存在一种酸碱平衡紊乱,称为单纯型酸碱平衡紊乱(simple acid base disturbance)。单纯型酸碱平衡紊乱分为代谢性酸中毒、呼吸性酸中毒、代谢性碱中毒和呼吸性碱中毒四种类型。

### 一、代谢性酸中毒

代谢性酸中毒(metabolic acidosis)是指以细胞外液$H^+$增加和/或血浆中$HCO_3^-$原发性减少、pH呈降低趋势为特征的酸碱平衡紊乱。根据AG的变化将其分为AG增高型(血氯正常型)代谢性酸中毒和AG正常型(高血氯型)代谢性酸中毒。

**(一)原因与机制**

**1. AG增高型代谢性酸中毒** 其特点是血液中固定酸增加,AG增高,血浆$HCO_3^-$浓度减少,血氯含量正常。

**(1)固定酸产生过多:**①乳酸酸中毒:见于休克、心力衰竭和各种原因的缺氧等,因组织细胞缺氧,无氧酵解增加,乳酸增多,引起乳酸酸中毒;②酮症酸中毒:如糖尿病、严重饥饿及酒精中毒时,因糖的利用减少,脂肪分解加速,产生过多的酮体(其中β-羟丁酸和乙酰乙酸为酸性物质),血液中酮体含量增加引起的酮症酸中毒。

**(2)肾排泄固定酸减少:**在急性和慢性肾衰竭晚期,GFR降低到正常值的25%以下,机体在代谢过程中生成的$HPO_4^{2-}$、$SO_4^{2-}$等不能充分地由尿排出,使血中的固定酸增加。

**(3)固定酸摄入过多:**如水杨酸中毒。因大量摄入阿司匹林(乙酰水杨酸),经缓冲导致$HCO_3^-$浓度下降,水杨酸根潴留,可引起酸中毒。

**2. AG正常型代谢性酸中毒** 其特点是AG正常,血浆$HCO_3^-$浓度减少,血氯含量增加。

**(1)消化道丢失$HCO_3^-$:**胰液、肠液和胆汁中碳酸氢盐的含量均高于血浆,严重腹泻、小肠及胆道瘘、肠吸引术等均可引起$NaHCO_3$的大量丢失。

**(2)肾小管性酸中毒(renal tubular acidosis, RTA):**是一类肾小管排酸障碍性疾病,泌$H^+$减少和$HCO_3^-$重吸收减少,导致血浆$HCO_3^-$浓度降低。

（3）**高钾血症**：$K^+$ 进入细胞，$H^+$ 转移至细胞外，引起细胞外酸中毒。

### （二）机体的代偿调节

在代谢性酸中毒时，增多的 $H^+$ 可立即与血浆缓冲中的 $HCO_3^-$ 结合，生成的 $H_2CO_3$ 可由肺排出。肺的代偿性反应迅速，在数分钟内肺通气量明显增加，12~24 小时达到代偿高峰，排出增多的 $CO_2$，$PaCO_2$ 的代偿性降低。细胞外液中增多的 $H^+$ 与细胞内的 $K^+$ 交换，以到达细胞缓冲酸的作用，但血 $K^+$ 浓度增高，易导致高钾血症。肾代偿启动慢，3~5 天发挥最大效应，通过肾小管泌 $H^+$、泌 $NH_4^+$、重吸收 $HCO_3^-$ 和磷酸盐的酸化作用，发挥排酸保碱的代偿功能。

### （三）常用指标的变化趋势

常用指标的变化有血浆 pH 正常（代偿性）或下降（失代偿性）。其他指标的原发性变化有 SB 降低，AB 降低，BB 降低，BE 负值增大；继发性变化有 $PaCO_2$ 降低，AB<SB。

### （四）对机体的影响

急性代谢性酸中毒主要引起心血管系统、中枢神经系统功能障碍，而慢性代谢性酸中毒还可以导致骨骼改变等。

**1. 对心血管系统的影响**

（1）**心律失常**：酸中毒使细胞内 $K^+$ 外移，加之肾小管上皮细胞泌 $H^+$ 增加，而排 $K^+$ 减少，故血钾升高。高血钾可引起心律失常，严重时可发生心脏传导阻滞或心室纤颤。

（2）**心肌收缩力降低**：①$H^+$ 使心肌细胞能量代谢障碍，ATP 减少；②$H^+$ 可抑制心肌细胞的 $Ca^{2+}$ 内流；③$H^+$ 减少肌质网 $Ca^{2+}$ 的释放和竞争性抑制 $Ca^{2+}$ 与肌钙蛋白结合，使心肌收缩力减弱。

（3）**心血管系统对儿茶酚胺的反应性降低**：酸中毒可以使血管平滑肌对儿茶酚胺的反应性降低，引起血管扩张、血压下降。尤其是毛细血管前括约肌扩张，真毛细血管网大量开放，微循环淤血，回心血量减少，血压降低。

**2. 对中枢神经系统的影响**　$H^+$ 增多抑制生物氧化酶类的活性，使氧化磷酸化过程减弱，ATP 生成减少；酸中毒使脑内谷氨酸脱羧酶活性增高，抑制性神经递质 γ-氨基丁酸生成增多。因而患者表现为反应迟钝、嗜睡，严重者可出现昏迷。

**3. 对骨骼系统的影响**　慢性代谢性酸中毒（慢性肾衰竭）时，由于骨骼中的钙盐反复溶解释放，影响了骨骼的发育，小儿可引起延迟生长、肾性佝偻病，甚至纤维性骨炎；成人可引起骨软化症、骨质疏松等。

**4. 引起高钾血症**　由于细胞内外 $K^+$-$H^+$ 交换（$H^+$ 进入细胞，细胞内 $K^+$ 外移）和肾泌 $H^+$ 增加、泌 $K^+$ 减少，可导致高钾血症。

**5. 对呼吸系统的影响**　代谢性酸中毒时，血中 $H^+$ 浓度升高，呼吸中枢兴奋，呼吸加深、加快，严重时表现为库斯莫尔呼吸。

高钾性酸中毒时，由于肾小管上皮细胞缺乏 $H^+$，$H^+$-$Na^+$ 交换减弱，$K^+$-$Na^+$ 交换增强，尿液中排 $H^+$ 减少，尿呈碱性，称为反常性碱性尿。

---

**知识拓展**

## 纠正酸中毒与低钙血症

在脱水和酸中毒时，由于脱水使血液浓缩，且酸中毒时钙较多地脱离骨骼，血中游离钙较多，故低钙血症的表现多不明显。而当输液后血钙被稀释，酸中毒被纠正后，钙沉着于骨骼，血钙明显降低，离子钙减少。当血钙降低至 1.75mmol/L 以下时，即出现低钙血症，可有手足抽搐的表现。

### （五）防治原则

**1. 预防和治疗原发病**  如纠正水和电解质紊乱,恢复有效循环血量和改善肾功能。

**2. 碱性药物的应用**  轻症代谢性酸中毒患者可口服碳酸氢钠片,严重的代谢性酸中毒患者可给予一定量的碱性药物以对症治疗。碳酸氢钠因直接补充血浆缓冲碱,作用迅速,故为临床治疗所常用。

> **病例导学**
>
> 某糖尿病患者,实验室检查:血 pH 7.30,$PaCO_2$ 31mmHg,SB 16mmol/L,$Na^+$ 140mmol/L,$Cl^-$ 104mmol/L。
>
> **问题**:该患者酸碱平衡紊乱的类型是什么? 诊断依据有哪些?

## 二、呼吸性酸中毒

呼吸性酸中毒(respiratory acidosis)是指以血浆 $H_2CO_3$ 原发性升高,pH 呈降低趋势为特征的酸碱平衡紊乱。

### （一）原因与机制

**1. $CO_2$ 排出减少**  各种原因引起的肺通气功能障碍,导致体内 $CO_2$ 潴留是引起呼吸性酸中毒最主要的原因,主要见于:①呼吸中枢抑制,如颅脑损伤、脑炎等;②呼吸肌麻痹,如急性脊髓灰质炎、重症肌无力、重症低钾血症等;③呼吸道阻塞,如喉头痉挛或水肿、气管异物等;④胸廓和肺的顺应性降低,见于胸部创伤、气胸、肺炎、肺水肿、肺气肿等。

**2. $CO_2$ 吸入过多**  较少见,可见于通气不良的环境下,如坑道、山洞内等。

### （二）机体的代偿调节

呼吸性酸中毒发生的主要环节是肺通气功能障碍,故呼吸系统难以发挥代偿作用。急性呼吸性酸中毒时,机体主要的代偿方式为细胞内外离子交换和细胞内缓冲(图7-1),因作用有限,常表现为代偿不足或失代偿。①潴留的 $CO_2$ 弥散入红细胞,与 $H_2O$ 生成 $H_2CO_3$,进一步解离成 $H^+$ 和 $HCO_3^-$,$H^+$ 被 $Hb^-$ 所缓冲,$HCO_3^-$ 与血浆中 $Cl^-$ 交换释放入血,使血浆 $HCO_3^-$ 升高;②$CO_2$ 在血浆中转变成 $H_2CO_3$,使血浆 $HCO_3^-$ 浓

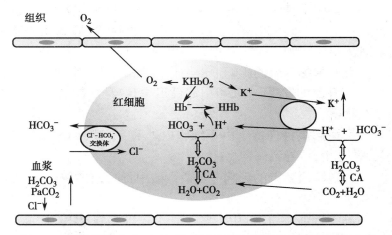

图 7-1  呼吸性酸中毒时 Hb 的缓冲作用和红细胞内外的离子交换

度升高,具有一定的代偿作用。慢性呼吸性酸中毒(一般指 $CO_2$ 潴留 24 小时以上)时,肾脏的代偿是其主要的代偿方式。$PaCO_2$ 升高和 $H^+$ 浓度增加可刺激肾小管上皮细胞碳酸酐酶和谷氨酰胺酶的活性,表现为泌 $H^+$、泌 $NH_4^+$ 和重吸收 $HCO_3^-$ 增加,$H^+$ 随尿排出,血浆 $HCO_3^-$ 浓度代偿性增加。

### （三）常用指标的变化趋势

呼吸性酸中毒时,$PaCO_2$ 升高,失代偿后 pH 降低,通过肾等代偿后代谢性指标 AB、SB、BB 均继发性增高,BE 正值增大,AB>SB。

### （四）对机体的影响

呼吸性酸中毒对心血管系统的影响与代谢性酸中毒相似,尤其是急性 $CO_2$ 潴留对中枢神经系

统的影响往往比代谢性酸中毒更为明显。早期表现为头痛、视物模糊、疲乏无力；进一步发展可出现精神错乱、震颤、谵妄或嗜睡等。当 $PaCO_2$ 达到 80mmHg 以上时，可发生"$CO_2$ 麻醉"，临床上又叫"肺性脑病"。

### （五）防治原则

**1. 治疗原发病** 改善肺通气，排除呼吸道异物，控制感染，解除支气管平滑肌痉挛，使用呼吸中枢兴奋药以及正确使用人工呼吸机等。

**2. 慎重补碱** 对 pH 明显降低的患者，可适当给予碱性药物。但呼吸性酸中毒时补碱更应慎重，因为 $HCO_3^-$ 与 $H^+$ 结合，生成的 $H_2CO_3$ 必须经肺排出体外。在通气功能障碍时，$CO_2$ 不能及时排出，甚至更高。故应在保证足够通气的前提可下可少量补碱。

**病例导学**

某肺源性心脏病患者，入院时呈昏睡状态，血气分析及电解质测定结果如下：pH 7.26，$PaCO_2$ 65.5mmHg，$HCO_3^-$ 37.8mmol/L，$Cl^-$ 92mmol/L，$Na^+$ 142mmol/L。

问题：

1. 该患者有何种酸碱平衡紊乱和电解质紊乱？

2. 该患者昏睡的机制是什么？

## 三、代谢性碱中毒

代谢性碱中毒（metabolic alkalosis）是指以细胞外液 $H^+$ 减少和/或血浆 $HCO_3^-$ 原发性增多、pH 呈升高趋势为特征的酸碱平衡紊乱。

### （一）原因与机制

#### 1. $H^+$ 丢失过多

**（1）经消化道丢失**：见于频繁呕吐或胃液引流。含丰富 HCl 的胃液大量丢失，引起低氯低钾性碱中毒。机制包括：①$H^+$ 丢失，使来自肠液和胰腺的 $HCO_3^-$ 得不到 $H^+$ 中和而被吸收入血，造成血浆 $HCO_3^-$ 浓度升高；②胃液中 $Cl^-$ 丢失，引起低氯性碱中毒；③胃液中 $K^+$ 丢失，可引起低钾性碱中毒；④胃液大量丢失引起有效循环血量减少，通过继发性醛固酮增多引起代谢性碱中毒。

**（2）经肾丢失**：①利尿剂的使用：如噻嗪类、呋塞米可以抑制肾髓袢升支对 $Cl^-$ 和 $Na^+$ 的重吸收，使到达远曲小管的 NaCl 含量升高，$H^+$-$Na^+$ 交换增强，促进远曲小管和集合管细胞泌 $H^+$、泌 $K^+$ 增加，

以增强对 $NaHCO_3$ 的重吸收,$Cl^-$ 则以氯化铵的形式随尿排出,引起低氯性碱中毒;②肾上腺皮质激素过多:原发性或继发性醛固酮增多,促使肾远曲小管和集合管对 $Na^+$ 和水重吸收,促进 $H^+$ 和 $K^+$ 分泌,使 $NaHCO_3$ 重吸收增加,导致低钾性代谢性碱中毒。

**2. 碱性物质摄入过多**　常为医源性,见于消化性溃疡病或酸中毒治疗,口服或输入过量 $NaHCO_3$ 可引起代谢性碱中毒。摄入的乳酸钠、乙酸钠、柠檬酸钠等有机酸盐,可在体内氧化产生碳酸氢钠。1L 库存血中所含的柠檬酸钠约可产生 $30mmol$ $HCO_3^-$,故大量输入库存血,尤其是在肾的排泄能力减退时,可引起代谢性碱中毒。

**3. 低钾性碱中毒**　在低钾血症时,细胞内 $K^+$ 外移以补充低血 $K^+$,细胞外液 $H^+$ 则进入细胞,导致细胞外碱中毒和细胞内酸中毒。同时,因肾小管上皮细胞缺钾,使 $K^+$-$Na^+$ 交换减弱,$H^+$-$Na^+$ 交换增强,$H^+$ 排出增多,$HCO_3^-$ 重吸收增多,造成低钾性碱中毒。

### (二)机体的代偿调节

$H^+$ 浓度降低,$OH^-$ 浓度升高,$OH^-$ 可被缓冲系统中的弱酸所缓冲。$H^+$ 浓度降低,呼吸中枢受抑制,呼吸变浅、变慢,肺泡通气量降低,$PaCO_2$ 代偿性升高,使 $NaHCO_3/H_2CO_3$ 的浓度比接近 20/1,使 pH 有所降低。呼吸的代偿性反应是较快的,在 24h 后即可达最大效应,但这种代偿也是有限度的,很少能达到完全的代偿。同时,细胞外液 $H^+$ 浓度降低,导致 $H^+$ 出细胞,$K^+$ 入细胞,使血 $K^+$ 浓度降低,故碱中毒常伴有低血钾。又因血浆 $H^+$ 降低和 pH 升高,抑制肾小管上皮细胞内碳酸酐酶与谷氨酰胺酶的活性,肾泌 $H^+$、泌 $NH_4^+$ 减少,重吸收 $HCO_3^-$ 减少,从而使血浆 $HCO_3^-$ 浓度降低,由于随尿排出的 $H^+$ 减少而 $HCO_3^-$ 增加,故尿液呈碱性。

### (三)常用指标的变化趋势

血 pH 正常或升高,分别为代偿性或失代偿性代谢性碱中毒。原发性的改变是 SB、AB、BB 均升高,AB>SB,BE 正值增加。$PaCO_2$ 继发性升高。

### (四)对机体的影响

轻度代谢性碱中毒患者除呼吸变浅、变慢,一般无明显症状,但严重代谢性碱中毒则可引起机体多种功能的代谢变化。

**1. 中枢神经系统兴奋**　在碱中毒时,因 pH 增高,谷氨酸脱羧酶的活性降低,而 γ-氨基丁酸转氨酶的活性增强,使 γ-氨基丁酸生成减少而分解增强,γ-氨基丁酸对中枢的抑制作用减弱。患者出现烦躁不安、精神错乱、谵妄、意识障碍等中枢神经系统兴奋的症状。

**2. Hb 氧离曲线左移**　血浆 pH 升高,Hb 氧离曲线左移,在相同氧分压下血氧饱和度增加,使 Hb 与 $O_2$ 的亲和力增强,Hb 结合的 $O_2$ 不易释放,造成组织供氧不足。

**3. 神经肌肉应激性增高**　在正常情况下,血钙是以游离钙与结合钙两种形式存在的,pH 可影响两者之间的相互转变。$Ca^{2+}$ 能稳定细胞膜电位,对神经肌肉细胞的应激性有抑制作用。在急性代谢性碱中毒时,血总钙量可无变化,但游离钙减少,使神经肌肉应激性增高,表现为面部和肢体肌肉抽动、腱反射亢进及手足搐搦等。但如果代谢性碱中毒患者同时伴有严重的低钾血症,可能掩盖碱中毒兴奋神经肌肉的影响,出现肌肉软弱无力、麻痹等症状。

**4. 低钾血症**　碱中毒引起低钾的机制:①细胞外液 $H^+$ 浓度降低,则 $H^+$ 出细胞,$K^+$ 入细胞,导致血钾降低;②肾小管上皮细胞内 $H^+$ 减少,则 $H^+$-$Na^+$ 交换减弱,而 $K^+$-$Na^+$ 交换增强,故肾排 $K^+$ 增加,导致低钾血症。

在低钾性碱中毒时,因肾小管上皮细胞缺 $K^+$,使 $K^+$-$Na^+$ 交换减少,$H^+$-$Na^+$ 交换增强,尿液中 $H^+$ 增多,尿呈酸性,称为反常性酸性尿。

### (五)防治原则

**1. 治疗原发病**　积极去除引起代谢性碱中毒的原因及代谢性碱中毒的维持因素。

**2. 输生理盐水**　生理盐水含 $Cl^-$ 量高于血浆,通过扩充血容量和补充 $Cl^-$ 使过多的 $HCO_3^-$ 从肾排泄,起到缓解代谢性碱中毒的作用,此为盐水反应性。但有的患者在给予生理盐水后不能缓解代谢性碱中毒,此为盐水抵抗性,此时需要使用碳酸酐酶抑制剂乙酰唑胺,抑制肾小管上皮细胞内碳酸酐酶的活性,因而减少 $H^+$ 的排泌和 $HCO_3^-$ 的重吸收,增加 $HCO_3^-$ 的排出。例如肾上腺皮质激素过多引起的碱中毒,需用抗醛固酮药物和补 $K^+$,去除代谢性碱中毒的维持因素。

**3. 给予含氯药物** 严重的代谢性碱中毒可给予弱酸性或酸性药物,如盐酸稀释液(0.1mmol/L HCl)静脉缓注。亦可给予 KCl、NaCl、盐酸赖氨酸和盐酸精氨酸等,通过补氯加速 $HCO_3^-$ 的排出。

**4. 纠正水、电解质紊乱** 虽然盐水可以恢复血浆的 $HCO_3^-$ 浓度和补充 $Cl^-$,但并不能改善缺钾的状态,故伴有重度缺钾的患者,应注意补充 $K^+$。对游离钙减少的患者也可补充 $CaCl_2$。

## 四、呼吸性碱中毒

呼吸性碱中毒(respiratory alkalosis)是指以血浆 $H_2CO_3$ 浓度原发性减少、pH 呈升高趋势为特征的酸碱平衡紊乱。

### (一)原因与机制

各种原因引起肺通气过度,均可导致 $CO_2$ 排出过多,引起呼吸性碱中毒。原因如低氧血症(肺水肿、肺炎等)、中枢神经系统疾病(脑血管病、脑炎、脑外伤及脑肿瘤等)或精神障碍(癔症等)、药物及化学物质(水杨酸、氨等)、机体代谢旺盛(高热、甲状腺功能亢进等)、刺激呼吸中枢、呼吸机使用不当造成通气量过大等。

### (二)机体的代偿调节

在呼吸性碱中毒时,虽然 $PaCO_2$ 降低对呼吸中枢有抑制作用,但只要刺激肺通气过度的原因持续存在,肺的代偿调节作用就不明显。细胞内外离子交换和细胞内缓冲是急性呼吸性碱中毒的主要代偿方式(图 7-2)。急性呼吸性碱中毒时,血浆 $H_2CO_3$ 迅速降低,使 $HCO_3^-$ 浓度相对升高,约在 10 分钟内,$H^+$ 从细胞内移出至细胞外并与 $HCO_3^-$ 结合形成 $H_2CO_3$,使血浆 $HCO_3^-$ 浓度有所

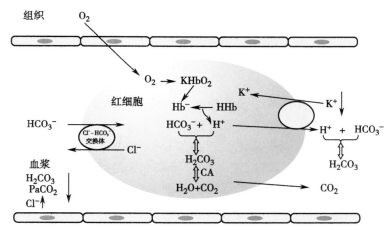

图 7-2 在呼吸性碱中毒时 Hb 的缓冲作用和红细胞内外的离子交换

下降,$H_2CO_3$ 浓度有所回升。此外,血浆 $HCO_3^-$ 进入红细胞,与红细胞内的 $H^+$ 生成 $H_2CO_3$,再以 $CO_2$ 的形式逸出红细胞,以提高 $PaCO_2$。在 $HCO_3^-$ 进入红细胞时,有等量的 $Cl^-$ 出红细胞进入血浆,故血 $Cl^-$ 浓度可增高,但上述代偿作用极为有限。急性呼吸性碱中毒时,肾来不及发挥代偿调节作用,而慢性呼吸性碱中毒时,肾充分发挥其调节能力,因而往往是代偿性的,表现为肾小管上皮细胞泌 $H^+$ 减少,泌 $NH_4^+$ 减少,重吸收 $HCO_3^-$ 减少,尿液呈碱性。

### (三)常用指标的变化趋势

$PaCO_2$ 原发性降低,pH 升高,AB<SB;由于肾代偿性排出 $HCO_3^-$,代谢性指标 AB、SB、BB 均继发性降低,BE 负值加大。

### (四)对机体的影响

呼吸性碱中毒对机体的影响与代谢性碱中毒相似,亦可引起感觉异常、意识障碍、抽搐、低钾血症及组织缺氧。但急性呼吸性碱中毒引起的中枢神经系统功能障碍往往比代谢性碱中毒更明显,这除与碱中毒对脑细胞的损伤有关外,还与脑血流量减少有关。$PaCO_2$ 降低可使脑血管收缩,脑血流量减少。

## （五）防治原则

首先应积极治疗原发病和去除引起通气过度的原因,大多数呼吸性碱中毒可自行缓解。对发病原因不易很快去除或者呼吸性碱中毒比较严重者,可用纸袋罩于患者口鼻,令其再吸入呼出的气体(含 $CO_2$ 较多),或让患者吸入含 5% $CO_2$ 的混合气体,以提高血浆 $H_2CO_3$ 的浓度。对精神性通气过度患者可用镇静剂。

下面对各种单纯型酸碱平衡紊乱常用酸碱指标的变化及离子变化进行总结(表7-2)。

表7-2　四种单纯型酸碱平衡紊乱的血浆酸碱指标和离子变化

| 类型 | pH | PaCO₂ | AB | SB | BB | BE | Cl⁻ | K⁺ |
|---|---|---|---|---|---|---|---|---|
| 代谢性酸中毒 | ↓或(-) | ↓ | ↓ | ↓ | ↓ | ↓ | ↑或(-) | ↑ |
| 呼吸性酸中毒 | | | | | | | | |
| 急性 | ↓ | ↑ | ↑或(-) | ↑或(-) | (-) | (-) | ↓ | ↑ |
| 慢性 | ↓或(-) | ↑ | ↑ | ↑ | ↑ | ↑ | ↓ | ↑ |
| 代谢性碱中毒 | ↑或(-) | ↑ | ↑ | ↑ | ↑ | ↑ | ↓ | ↓ |
| 呼吸性碱中毒 | | | | | | | | |
| 急性 | ↑ | ↓ | ↓或(-) | ↓或(-) | (-) | (-) | ↑ | ↓ |
| 慢性 | ↑或(-) | ↓ | ↓ | ↓ | ↓ | ↓ | ↑ | ↓ |

注:↑指升高;↓指降低;(-)指无变化。

# 第四节　混合型酸碱平衡紊乱

同一患者有两种或两种以上单纯型酸碱平衡紊乱并存,称为混合型酸碱平衡紊乱,可分为双重型酸碱平衡紊乱和三重型酸碱平衡紊乱。

双重型酸碱平衡紊乱可以有不同的组合形式,通常把两种酸中毒或两种碱中毒合并存在,其 pH 向同一方向移动的情况称为酸碱一致型或相加性酸碱平衡紊乱,如代谢性酸中毒合并呼吸性酸中毒。如果是一种酸中毒与一种碱中毒合并存在,其 pH 向相反的方向移动时,称为酸碱混合型或相消性酸碱平衡紊乱,如代谢性酸中毒合并呼吸性碱中毒。但在同一患者体内,呼吸性酸中毒和呼吸性碱中毒不会同时发生,即同时发生 $CO_2$ 过多又过少。因而不会出现四重混合型酸碱平衡紊乱。

三重型酸碱平衡紊乱有两种类型:呼吸性酸中毒合并 AG 增高型代谢性酸中毒和代谢性碱中毒;呼吸性碱中毒合并 AG 增高型代谢性酸中毒和代谢性碱中毒。

> **本章小结**

机体有一整套调节酸碱平衡的机制,使血液 pH 恒定在 7.35~7.45;依赖于血液内的缓冲体系、肺和肾等脏器的调节作用,使血液 pH 维持在正常范围。体内酸性或碱性物质过多,超出机体的调节能力,或者肺和肾功能障碍,均可使血浆中 $HCO_3^-$ 与 $H_2CO_3$ 的浓度及其比值的变化超出正常范围而导致酸碱平衡紊乱。

血液 pH<7.35 为酸中毒,pH>7.45 为碱中毒。因 $HCO_3^-$ 浓度主要受代谢因素的影响,所以根据 $HCO_3^-$ 浓度的原发性降低或增高,可分为代谢性酸中毒或碱中毒;因 $H_2CO_3$ 浓度主要受呼吸性因素的影响,所以根据 $H_2CO_3$ 浓度的原发性增高或降低,可分为呼吸性酸中毒或碱中毒。在单纯型酸中毒或者碱中毒时,由于机体的调节,虽然体内的 $HCO_3^-/H_2CO_3$ 值已经发生变化,但 pH 仍在正常范围之内,称为代偿性酸中毒或碱中毒。如果 pH 异常,则称为失代偿性酸中毒或碱中毒。

酸碱平衡紊乱主要分为四种单纯型：代谢性酸中毒根据 AG 值可分为 AG 增高型和 AG 正常型；呼吸性酸中毒按病程可分为急性和慢性；代谢性碱中毒根据给予生理盐水后能否缓解可分为盐水反应性和盐水抵抗性；呼吸性碱中毒按病程可分为急性和慢性。混合型酸碱平衡紊乱可分为双重型和三重型。

## 病例讨论

患者，男，41 岁，呕吐，不能进食、饮水 4 天。患者有胃溃疡，服用抗酸药治疗。体检：重病容。血压 100/60mmHg，心率 90 次/min，皮肤干燥、弹性差，腱反射减弱。心电图示 T 波低平，ST 段降低。

病例讨论

实验室检查：血 $Na^+$ 145mmol/L，$Cl^-$ 92mmol/L，$K^+$ 2.6mmol/L，$HCO_3^-$ 34mmol/L。诊断为幽门梗阻，并从患者的胃中抽出 3L 胃内容物。

（杨金霞）

## 思考题

1. 引起代谢性酸中毒和呼吸性酸中毒的病因分别有哪些？治疗原则有何不同？

2. 血钾浓度与酸碱失衡有何关系？血钾变化为始因时，尿 pH 如何？

3. 剧烈呕吐易引起何种酸碱平衡紊乱？分析其发生机制。

练习题

# 第八章 | 缺 氧

教学课件　　　思维导图

## 学习目标

1. 掌握缺氧的概念与原因;不同类型缺氧的血氧指标和皮肤、黏膜的变化及发病机制。
2. 熟悉缺氧对机体代谢功能的影响。
3. 了解氧疗及氧中毒的病理生理基础。
4. 能够根据血氧指标对患者的缺氧类型进行初步判断。
5. 在本章知识的学习过程中,培养体恤患者、关爱患者、服务患者的职业精神。

氧是生命活动的必需物质,正常成年人在静息状态下的需氧量约为250ml/min,在剧烈运动时可增加数倍,而体内贮存的氧仅有1 500ml左右。因此,一旦呼吸或心跳停止,人会在数分钟内因缺氧而死亡。

由于组织供氧不足或不能充分利用氧,引起机体机能、代谢和形态结构异常变化的病理过程,称为缺氧(hypoxia)。缺氧是造成细胞损伤的常见原因,也是临床上很多常见疾病的基本病理过程。

## 第一节　常用血氧指标

临床上常用血氧指标反映组织供氧和耗氧的状态,包括血氧分压、血氧容量、血氧含量和血氧饱和度。

1. **血氧分压($PO_2$)**　指物理溶解于血液中的氧所产生的张力。正常人的动脉血氧分压($PaO_2$)约为100mmHg,其高低主要取决于吸入气体的氧分压和外呼吸的功能状态;静脉血氧分压($PvO_2$)约为40mmHg,反映组织摄氧和利用氧的状态。

2. **血氧容量($CO_{2max}$)**　指在氧分压为150mmHg,二氧化碳分压为40mmHg,温度为38℃的条件下,体外100ml血液中血红蛋白(Hb)充分氧合后的最大携氧量,取决于Hb与氧结合的能力和含量。1g Hb可结合1.34ml氧,反映血液携带氧的能力。正常成人Hb为15g/dl,$CO_{2max}$为20ml/dl。

3. **血氧含量($CO_2$)**　指100ml血液的实际含氧量,包括Hb结合氧和物理溶解氧。正常物理溶解的氧量仅有0.3ml/dl,可忽略不计。血氧含量取决于血氧分压和血氧容量。正常动脉血氧含量($CaO_2$)约为19ml/dl,静脉血氧含量($CvO_2$)约为14ml/dl。动脉-静脉血氧含量差为5ml/dl,反映组织细胞的摄氧能力。

4. **血氧饱和度($SO_2$)**　指血液中结合氧的Hb占总Hb的百分比,$SO_2$=(血氧含量−溶解氧量)/血氧容量×100%。正常动脉血氧饱和度($SaO_2$)为95%~98%,静脉血氧饱和度($SvO_2$)为70%~75%。氧合血红蛋白解离曲线(氧离曲线)说明血氧饱和度主要取决于血氧分压(图8-1)。$P_{50}$是$SO_2$为50%时的血氧分压,反映Hb与氧的亲和力,正常值为26~27mmHg。当红细胞内2,3-二磷酸甘油酸(2,3-DPG)增多、酸中毒、$CO_2$增多及血温增高时,Hb与氧的亲和力降低,氧离曲线右移,$P_{50}$增大,释放氧增加;反之则左移,$P_{50}$减小。

根据上述指标可以判断机体供氧和用氧的状态。

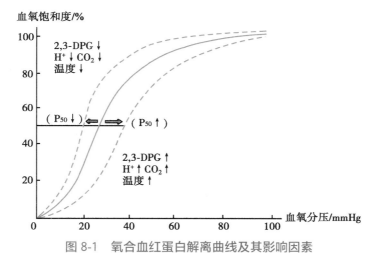

图 8-1　氧合血红蛋白解离曲线及其影响因素

$$组织的供氧量 = CaO_2 \times 组织血流量$$
$$组织耗氧量 = (CaO_2 - CvO_2) \times 组织血流量$$

## 第二节　缺氧的类型

氧在体内的代谢环节可概括为"肺摄取氧—血液携带氧—循环运输氧—组织利用氧",任何一个环节出现障碍均可引起缺氧。根据原因及血氧特点,缺氧可分可为四种类型。

> **病例导学**
>
> 　　患者,男,45 岁,平素身体健康,初次到达海拔 4 000m 的高原地带,感觉头晕、头痛、乏力、胸闷、心悸、呼吸困难。查体:体温 37.1℃,脉搏 110 次/min,呼吸 30 次/min,血压 120/85mmHg。精神状态差,口唇青紫。心、肺检查未见异常,$PaO_2$ 65mmHg。患者经吸氧、卧床休息后症状缓解,口唇青紫消失。
> 　　问题:该患者属于什么类型的缺氧? 依据是什么?

### 一、低张性缺氧

ER 8-3

缺氧的类型

低张性缺氧(hypotonic hypoxia)以 $PaO_2$ 降低,血氧含量减少为基本特征,又称乏氧性缺氧(hypoxic hypoxia)。

（一）原因与机制

**1. 吸入气氧分压过低**　多见于海拔 3 000m 以上的高原、高空或通气不良的矿井和坑道,由于吸入气氧分压降低,导致 $PaO_2$ 降低、$CaO_2$ 减少和 $SaO_2$ 降低。

**2. 外呼吸功能障碍**　肺通气功能障碍可引起肺泡气氧分压降低;肺换气功能障碍使经肺泡扩散到血液中的氧减少,导致 $PaO_2$ 降低和 $CaO_2$ 降低。

**3. 静脉血分流入动脉**　常见于右向左分流的先天性心脏病,如室间隔或房间隔缺损伴有肺动脉高压或狭窄,未经氧合的静脉血掺入左心的动脉血,导致 $PaO_2$ 和 $CaO_2$ 降低。

（二）血氧变化的特点

低张性缺氧发生的原因是进入血液的氧减少或者静脉血掺杂入动脉,特点包括:①$PaO_2$ 降低,$SaO_2$ 降低和 $CaO_2$ 减少,组织利用的氧量减少;②动脉-静脉血氧含量差减少;③慢性缺氧时,由于组织利用氧能力代偿性增强,则动脉-静脉血氧含量差也可变化不明显,血氧容量正常或因 Hb 的代偿性增加而增加。

在正常情况下,毛细血管中去氧血红蛋白的浓度约为 2.6g/dl。低张性缺氧时,血液中的去氧血红蛋白增多。当血液中去氧血红蛋白的浓度超过 5g/dl 时,皮肤、黏膜呈青紫色,称为发绀(cyanosis)。

---

**病例导学**

患儿,女,4 岁,腹泻 3 天伴头痛,被收治入院。患儿母亲曾给患儿用过碱式硝酸铋。查体:体温 37.6℃,脉搏 130 次/min,呼吸 30 次/min,血压 80/55mmHg。患儿精神状态差,皮肤深度发绀,有呼吸困难,心、肺检查未见异常,腹部弥漫性压痛,肠音亢进。吸氧后,患儿的呼吸逐渐平稳,但仍明显发绀,$PaO_2$ 100mmHg,在此刻患儿排出黑色稀便,经过进一步的血液分析才确定了"特异疗法",4 小时后发绀消失,患儿恢复正常。

问题:
1. 该患儿属于什么类型的缺氧?
2. 吸氧不能使发绀消失,说明什么?
3. "特异疗法"可能是什么?

---

## 二、血液性缺氧

血液性缺氧(hemic hypoxia)是由于 Hb 含量减少或性质发生改变,导致血液携带的氧减少,$CO_2$ 降低,或 Hb 结合的氧不易释出所引起的缺氧。由于此时物理溶解的氧量不变,$PaO_2$ 正常,故又称等张性缺氧(isotonic hypoxia)。

### (一)病因与机制

**1. 贫血** 严重贫血时 Hb 含量减少,血液携氧量降低,组织细胞供氧不足,称为贫血性缺氧。

**2. 一氧化碳中毒** 一氧化碳(carbon monoxide,CO)引起缺氧的机制:

(1)CO 与 Hb 的亲和力是氧的 210 倍,当吸入气中含 0.1% 的 CO 时,约 50% 的 Hb 与 CO 形成碳氧血红蛋白(HbCO)而失去携带氧的能力。

(2)当 CO 与 Hb 分子中的某个血红素结合后,将增强剩余血红素与 $O_2$ 的亲和力,使 Hb 结合的氧不易释放,氧离曲线左移。同时,CO 还可抑制红细胞内的糖酵解,使 2,3-DPG 生成减少,引起氧离曲线左移,使 Hb 中已结合的氧释放减少,进一步加重组织缺氧。

**3. 高铁血红蛋白血症** Hb 中的 $Fe^{2+}$ 在氧化剂的催化下被氧化成 $Fe^{3+}$,形成高铁血红蛋白,其 $Fe^{3+}$ 与羟基牢固结合而失去携带氧的能力。正常高铁血红蛋白含量仅占 Hb 总量的 1%~2%。因此,在机体出现较多氧化剂时,如食用大量含硝酸盐的腌菜或腐败的蔬菜后,硝酸盐在肠道被细菌还原为亚硝酸盐,亚硝酸盐可使大量 Hb 氧化成高铁血红蛋白而失去携带氧的能力;当 Hb 分子的四个 $Fe^{2+}$ 有一部分被氧化成 $Fe^{3+}$ 后,剩余的 $Fe^{2+}$ 与 $O_2$ 的亲和力增强(氧离曲线左移),所携带的氧不易解离,使组织缺氧。

**4. Hb 与氧的亲和力异常增高** 某些因素可增加 Hb 和氧的亲和力,使氧离曲线左移,氧不易释放,从而引起组织缺氧。例如在输入大量库存血时,血中 2,3-DPG 含量低,氧离曲线左移,Hb 释放氧减少,使组织缺氧。

### (二)血氧变化的特点

血液性缺氧是 Hb 量或质的改变所引起的,其血气变化特点:

(1)呼吸功能正常,故 $PaO_2$ 正常。

（2）贫血患者 Hb 含量降低，$SaO_2$ 正常，血氧容量降低，血氧含量减少；CO 中毒的患者，血液中 HbCO 增加，血氧容量和血氧含量均降低。但 CO 中毒时 Hb 总量并未减少，血液在体外用氧充分饱和后，Hb 结合的 CO 被 $O_2$ 取代，体外测得的 $SaO_2$ 是正常的。

（3）贫血患者尽管 $PaO_2$、$SaO_2$ 正常，但氧含量减少，使毛细血管床中的平均血氧分压降低，弥散到组织细胞的氧减少，动脉-静脉血氧含量差低于正常。

（4）CO 中毒和高铁血红蛋白血症时，由于动脉血氧含量和 $SaO_2$ 明显减少，但 Hb 与氧的亲和力增加，结合的氧不易释放，动脉-静脉血氧含量差低于正常。

严重贫血的患者皮肤、黏膜呈苍白色，不会出现发绀（去氧血红蛋白小于 5g/dl）。HbCO 颜色鲜红，故 CO 中毒的患者皮肤、黏膜呈现樱桃红色。高铁血红蛋白呈棕褐色，高铁血红蛋白血症患者的皮肤和黏膜呈咖啡色或类似发绀。因进食引起的高铁血红蛋白血症，皮肤和黏膜出现咖啡色或类似发绀的颜色又称为肠源性发绀（enterogenous cyanosis）。

## 三、循环性缺氧

循环性缺氧（circulatory hypoxia）是指循环障碍使组织供氧减少所引起的缺氧，又称为低动力性缺氧（hypokinetic hypoxia）。

### （一）病因与机制

**1. 组织缺血**　由于组织灌注量不足使组织供氧减少称为缺血性缺氧（ischemic hypoxia）。例如，休克和心力衰竭可引起全身组织供血不足；动脉血栓形成、动脉炎或动脉粥样硬化造成的动脉阻塞，可引起局部器官和组织供血不足。

**2. 组织淤血**　静脉血液回流障碍引起的组织缺氧称为淤血性缺氧（congestive hypoxia）。休克引起全身性毛细血管淤血，而静脉血栓形成或静脉炎引起局部组织淤血。

### （二）血氧变化的特点

单纯循环性缺氧，$PaO_2$、$CO_{2max}$、$CaO_2$ 和 $SaO_2$ 均正常。缺血或淤血造成的血流缓慢使血液流经毛细血管的时间延长，细胞从单位容量血液中摄取的氧量增多，造成 $CvO_2$ 降低，动脉-静脉血氧含量差增大。但由于供应组织的血液总量降低，弥散到组织细胞的总氧量仍不能满足细胞的需要而发生缺氧。

缺血性缺氧的患者，因供应组织的血量不足，皮肤可苍白。淤血性缺氧的患者，血液淤滞在毛细血管且去氧血红蛋白含量高，可出现发绀。

## 四、组织性缺氧

在正常情况下，细胞内 80%~90% 的氧在线粒体内参与氧化磷酸化反应，并产生能量；其余的氧在羟化酶和加氧酶等的催化下，参与细胞核、内质网和高尔基体的生物合成、物质降解和解毒反应。在组织供氧正常的情况下，因细胞不能有效地利用氧而导致的缺氧称为组织性缺氧（histogenous hypoxia）或氧利用障碍性缺氧（dysoxidative hypoxia）。

### （一）病因与机制

**1. 线粒体氧化磷酸化障碍**　任何原因引起细胞氧化磷酸化障碍都会导致组织细胞利用氧的能力降低。如 HCN、KCN、NaCN 和 $NH_4CN$ 等各种氰化物可经消化道、呼吸道或皮肤进入人体，分解出 $CN^-$，并可迅速与氧化型细胞色素氧化酶的 $Fe^{3+}$ 结合，生成氰化高铁细胞色素氧化酶，使呼吸链的电子传递无法进行，以致内呼吸中断，组织不能利用氧生成能量，称为组织中毒性缺氧（histotoxic hypoxia）。砷化物、硫化物、甲醛等药物也能抑制呼吸链的酶类而影响氧化磷酸化过程。

**2. 线粒体损伤**　细菌毒素、严重缺氧、钙超载、大剂量放射线照射和高压氧等均可引起线粒体功能障碍或结构损伤，引起细胞内呼吸障碍。

**3. 呼吸酶合成减少**　维生素 $B_1$ 是丙酮酸脱氢酶的辅酶成分，脚气病患者可因丙酮酸氧化脱羧障碍影响细胞的有氧氧化过程。维生素 $B_2$ 是黄素酶的辅酶成分,维生素 PP 是辅酶 I 和辅酶 II 的组成成分,均参与氧化还原反应。这些维生素严重缺乏可影响氧化磷酸化的过程。

## (二)血氧变化的特点

组织性缺氧时,$PaO_2$、$CaO_2$ 和 $SaO_2$ 均正常。由于细胞生物氧化过程受损,不能充分利用氧,故静脉血氧分压和血氧含量均高于正常,动脉-静脉血氧含量差减小。由于组织用氧障碍,毛细血管中氧合血红蛋白增多,故组织性缺氧患者肤色可呈鲜红色或玫瑰红色。

**知识拓展**

### 缺氧与发绀

发绀是缺氧的重要表现,但缺氧也可能不出现发绀。例如严重贫血引起的血液性缺氧,因 Hb 量少,缺氧时去氧血红蛋白很难达到 5g/dl,故不出现发绀;高血红蛋白血症者,去氧血红蛋白常高于 5g/dl,易出现发绀,但常无缺氧。又如 CO 中毒引起血液性缺氧,形成的 HbCO 呈樱桃红色也难见发绀。

临床上患者常出现混合性缺氧,如左心衰竭时出现肺循环淤血,由于肺功能障碍可引起乏氧性缺氧,又可因心输出量减少出现循环性缺氧。各型缺氧的血氧变化及皮肤、黏膜的改变特点见表 8-1。

表 8-1  各型缺氧的血氧变化及皮肤、黏膜的改变特点

| 缺氧类型 | $PaO_2$ | $SaO_2$ | $CaO_{2max}$ | $CaO_2$ | 动脉-静脉血氧含量差 | 皮肤、黏膜颜色 |
|---|---|---|---|---|---|---|
| 乏氧性缺氧 | ↓ | ↓ | N 或↑ | ↓ | ↓或 N | 发绀 |
| 血液性缺氧 | N | N | ↓ | ↓ | ↓ | 贫血:苍白 |
|  | N | ↓ | N | ↓ | ↓ | CO 中毒:樱桃红色 |
|  | N | ↓ | ↓ | ↓ | ↓ | 高铁血红蛋白血症:咖啡色 |
| 循环性缺氧 | N | N | N | N | ↑ | 苍白或发绀 |
| 组织性缺氧 | N | N | N | N | ↓ | 玫瑰红色或鲜红色 |

注:↓指降低;↑指升高;N 指正常。

# 第三节  缺氧对机体的影响

缺氧可引起机体一系列的功能和代谢变化,其结果主要取决于缺氧的原因、发生的速度、程度、持续时间以及机体的功能代谢状态。轻度缺氧以激发机体的代偿性反应为主,而重度缺氧则可造成机体的功能和代谢障碍。急性缺氧时机体往往来不及充分发挥代偿作用,以损伤表现为主;而慢性缺氧时,机体的代偿性反应和缺氧的损伤作用并存。

不同类型的缺氧所引起的变化既有共性,又各具特性。下面以低张性缺氧为例说明缺氧对机体的影响。

## 一、呼吸系统的变化

一般轻度缺氧早期呼吸系统的变化主要表现为增加 $PaO_2$ 和 $CaO_2$ 等保护性防御反应,而重度缺氧引起呼吸系统的变化,则表现为呼吸功能障碍加重。因此,根据呼吸系统变化对 $PaO_2$ 和 $CaO_2$ 等的作用,可将呼吸系统的变化分为代偿性反应和失代偿性反应。

### (一)代偿性反应

$PaO_2$ 低于 60mmHg 时可刺激颈动脉体和主动脉体的外周化学感受器,反射性地引起呼吸加深、

加快。呼吸运动增强是机体的代偿性反应,其意义在于:①增加肺泡通气量和肺泡气氧分压,从而增加 $PaO_2$ 和 $SaO_2$;②胸廓运动增强使胸腔负压增大,促进静脉回流,回心血量增多,使肺血流量和心输出量增加,增加血液对氧的摄取和运输,进而提高组织供氧量。

肺通气量的变化与低张性缺氧的持续时间和程度有关。肺泡气氧分压低于 60mmHg 时,肺通气量随肺泡氧分压的降低而明显增加。初到 4 000m 高原的人,肺泡气氧分压仅为 50mmHg 左右,在化学感受器的作用下,肺通气量立即增加,大约增加 65%。由于通气增强,$CO_2$ 也被大量呼出,出现急性呼吸性碱中毒,脑脊液 pH 增高,对呼吸中枢产生抑制,抵消了外周化学感受器兴奋呼吸的作用。数天后,肾脏开始发挥作用,代偿性地排出 $HCO_3^-$,脑脊液内 pH 逐渐恢复正常,此时缺氧兴奋呼吸的作用凸显,肺通气量明显增高,可增加至海平面的 5~7 倍。但长期缺氧可使外周化学感受器对缺氧的敏感性降低,肺通气量又回落,如久居高原者的肺通气量仅比海平面居民高 15%,这也具有一定的代偿意义。但因为肺通气量每增加 1L,呼吸肌耗氧增加 0.5ml,长期呼吸运动的增强增加了呼吸肌的耗氧量,从而可加剧机体氧的供求矛盾。因此,肺通气量的增加是对急性缺氧最重要的代偿性反应。

血液性缺氧、循环性缺氧和组织性缺氧的患者如果不合并 $PaO_2$ 降低,呼吸系统的代偿不明显。

### (二) 失代偿性反应

**1. 高原肺水肿**　少数人快速地登上 3 000m 以上的高原后,1~4 天内可发生高原肺水肿,表现为头痛、胸闷、咳嗽、呼吸困难、咳粉红色泡沫痰、皮肤和黏膜发绀等。寒冷、劳累、肺部感染、过量吸烟和饮酒、精神紧张等都可能诱发高原肺水肿。其发病机制可能与下列因素有关:①缺氧导致交感神经兴奋,使外周血管收缩,肺血流量增加,液体容易外漏;②缺氧性肺动脉收缩,肺动脉压增高,肺毛细血管静水压升高,血浆、蛋白和红细胞等易外漏而发生肺水肿;③缺氧导致肺泡毛细血管膜通透性增加,液体渗出增多;④缺氧时肺泡上皮主动转运和清除肺泡内液体的功能障碍。以上原因共同引起肺水肿。

**2. 中枢性呼吸衰竭**　严重的缺氧($PaO_2<30mmHg$)对呼吸中枢的直接抑制作用超过 $PaO_2$ 降低对外周化学感受器的兴奋作用,发生中枢性呼吸衰竭,表现为呼吸抑制、呼吸频率和节律不规则,出现周期性呼吸(潮式呼吸和间停呼吸)。

## 二、循环系统的变化

缺氧后循环系统功能增强,保证重要器官供氧的防御性保护反应即代偿性反应,反之为失代偿性反应。

ER 8-4

缺氧对机体的影响

### (一) 代偿性反应

**1. 心输出量增加**　低张性缺氧时心输出量增加,可提高组织的供氧量,对急性缺氧有一定的代偿意义。心输出量增加主要通过以下途径实现:①心率加快,$PaO_2$ 降低可兴奋外周化学感受器以及呼吸运动增强,刺激肺的牵张感受器等,反射性地兴奋交感神经;②心肌收缩力增强,$PaO_2$ 降低引起交感神经兴奋,儿茶酚胺释放增多,作用于心肌细胞 β-肾上腺素能受体,使心肌收缩力增强;③回心血量增多,心脏收缩活动增强和胸廓运动幅度增大,使回心血量和心输出量增加。

**2. 血流分布改变**　急性缺氧时,交感神经兴奋引起血管收缩,但由于不同组织器官血管受体的分布不同,不同组织对缺氧的反应性也不同,使不同部位的血管收缩程度不同,导致血液重新分布。皮肤、内脏、骨骼肌和肾脏血管 α-受体密度较高,血管收缩明显,血流减少;而心和脑的血管 α-受体密度较低,且主要受乳酸、腺苷和 $PGI_2$ 等代谢产物影响而出现血管扩张,血流量增多。血液的重新分布有利于保证生命重要器官氧的供应。

**3. 肺动脉收缩**　当肺泡气氧分压降低时,可引起肺小动脉收缩,称为缺氧性肺血管收缩(hypoxic pulmonary vasoconstriction,HPV)。HPV 的生理意义为缺氧肺组织血管收缩,减少肺血流,使血流转向通气充分的肺泡,有利于维持肺泡的通气与血流比例,提高 $PaO_2$。HPV 是机体对缺氧的一种代偿性反应,但过度的 HPV 是引起高原肺水肿的重要机制。急性缺氧引起的肺动脉收缩机制:①交感神经的作用。肺动脉 α-受体密度较高,交感神经兴奋时肺小动脉收缩。②体液因素作用。缺氧时肺血管内皮细胞、肺泡巨噬细胞、肥大细胞等产生多种血管活性物质,包括血管紧张素 II(Ang II)、内皮素(endothelin,ET)和血栓素 $A_2$($TXA_2$)等缩血管物质和 NO 和 $PGI_2$ 等扩血管物质。缺氧时,缩血管物质增多占优势,使肺小动脉收缩。③缺氧对肺动脉平滑肌的直接作用。缺氧使 $K^+$ 外流减少,$Ca^{2+}$ 内流增加,引起肺动脉收缩。

**4. 毛细血管增生**　长期缺氧可使机体多种组织细胞内缺氧诱导因子-1(hypoxia-inducible factor-1,HIF-1)增加,诱导细胞产生血管内皮生长因子(VEGF)增多,促使缺氧组织内毛细血管增生,密度增加,尤其是心、脑和骨骼肌的毛细血管增生明显。氧从血管内向组织细胞弥散的距离缩短,从而增加了对组织的供氧量。

### (二)失代偿性反应

**1. 肺动脉高压**　长期慢性缺氧使肺小动脉持续收缩,导致肺循环阻力增加。除上述缩血管物质增多和交感神经兴奋外,血管平滑肌细胞和成纤维细胞的肥大和增生,血管壁胶原纤维和弹性纤维增多,使动脉壁增厚变硬,顺应性降低,形成持久的缺氧性肺动脉高压,可增加右心室后负荷,导致右心肥大,发生右心衰竭。

**2. 心肌舒缩功能降低**　严重的缺氧可使心肌能量代谢障碍,心肌细胞变性、坏死和凋亡,引起心肌舒缩功能降低。

**3. 心律失常**　严重缺氧可引起窦性心动过缓、期前收缩,甚至发生心室纤颤。$PaO_2$ 过度降低可经颈动脉体反射性地兴奋迷走神经,导致窦性心动过缓。缺氧时细胞内 $K^+$ 减少,$Na^+$ 增多,使静息电位降低、心肌兴奋性和自律性增高、传导性减低,易发生异位心律和传导阻滞。

**4. 回心血量减少**　严重缺氧可直接抑制呼吸中枢,使胸廓运动减弱,回心血量减少。缺氧时细胞生成大量乳酸和腺苷等扩血管物质,使血液淤滞于外周血管。回心血量减少,降低心输出量,将进一步减少组织的供氧量。

## 三、血液系统的变化

血液系统的变化如有利于增加血氧容量和组织氧供则为代偿性反应,反之为失代偿性反应。

### (一)代偿性反应

**1. 红细胞和 Hb 增多**　慢性缺氧通过 HIF-1 促进促红细胞生成素(erythropoietin,EPO)合成和释放增多,导致红细胞生成增多。久居高原者的红细胞和 Hb 数量明显高于平原地区的居民,红细胞可达 $6 \times 10^{12}$/L,Hb 可达 210~280g/L。红细胞增多可升高血氧容量和动脉血氧含量,提高血液的携氧能力,增加组织供氧。

**2. 氧解离曲线右移**　2,3-DPG 是红细胞内糖酵解过程的中间产物,是一种不能透过红细胞膜的有机酸,它的增多可使红细胞内 pH 降低,通过波尔效应(Bohr effect)及 2,3-DPG 与去氧血红蛋白结合,使 Hb 与氧的亲和力降低,氧离曲线右移,增加向组织释放氧。缺氧时 2,3-DPG 增多是由于:①缺氧时氧合血红蛋白减少,去氧血红蛋白增多,后者可结合 2,3-DPG(图 8-2),因此,红细胞内游离的 2,3-DPG 减少,使糖酵解加强,2,3-DPG 的生成增多;②缺氧时过度通气所致呼吸性碱中毒以及去氧

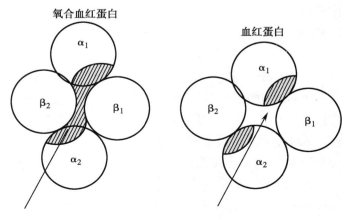

氧合血红蛋白　　　　　　　　血红蛋白

2,3-DPG 不能结合　　　　　2,3-DPG 结合的部位

图 8-2　2,3-DPG 与 Hb 分子中央结合的孔穴示意图

血红蛋白偏碱性,使 pH 升高,可使糖酵解增强,促使 2,3-DPG 合成增加和分解减少。

当 $PaO_2$ 在 80mmHg 以上时,因处于氧解离曲线的平坦部分,Hb 与氧的亲和力降低,有利于向组织供氧,具有代偿意义;但当 $PaO_2$ 降至 60mmHg 以下时,因处于氧解离曲线陡直部分,Hb 与氧的亲和力降低,则会影响肺泡毛细血管中血液和氧的结合,使 $SaO_2$ 下降,从而失去代偿意义。

**知识拓展**

### 波尔效应

1904 年丹麦科学家波尔(Bohr)发现 pH 或 $H^+$ 浓度和 $PCO_2$ 的变化对 Hb 结合氧的能力有影响:血液 pH 降低或 $PCO_2$ 升高,使 Hb 对 $O_2$ 的亲和力降低,在任意血氧分压下 Hb 氧饱和度均降低,氧解离曲线右移;反之,pH 升高或 $PCO_2$ 降低,则 Hb 对 $O_2$ 的亲和力增加,在任意血氧分压下 Hb 氧饱和度均增加,氧解离曲线左移。pH 对 Hb 氧亲和力的这种影响称为波尔效应。

### (二)失代偿性反应

血液中红细胞过度增加,引起血液黏稠度增高,血流阻力显著增加,心脏的后负荷增大,诱发心力衰竭。

## 四、中枢神经系统的变化

脑的重量仅为体重的 2%~3%,但脑的血流量约占心输出量的 15%,耗氧量占机体总耗氧量的 23%。脑的能量来源主要依靠葡萄糖有氧氧化,且脑内氧和葡萄糖的储备量很少,因此对缺氧极为敏感。急性缺氧时患者可出现头痛,情绪激动,思维力、记忆力、判断力降低或丧失以及运动不协调,严重者可出现抽搐,昏迷,甚至死亡。慢性缺氧时症状比较缓和,表现有注意力不集中、易疲劳、嗜睡及精神抑郁等症状。缺氧引起中枢神经系统功能障碍的主要原因是脑细胞水肿、坏死,脑间质水肿及颅内压升高。

## 第四节　氧疗与氧中毒

缺氧的治疗原则是病因治疗和纠正缺氧。针对引起缺氧的病因治疗是治疗缺氧的根本,如对各种肺损伤改善通气和换气功能,对中毒引起的缺氧及时解毒等。无论是什么原因引起的缺氧,都需要进行氧疗。

## 一、氧疗

吸氧是治疗缺氧的主要方法,对各种类型的缺氧均有一定疗效,以低张性缺氧氧疗效果最佳。吸氧能提高肺泡气氧分压,促进氧在肺中的弥散和交换,提高 $PaO_2$ 和血氧饱和度,增加 $CaO_2$。高原肺水肿患者吸入纯氧具有特殊的疗效,吸氧后数小时至数日,肺水肿症状可显著缓解,肺部体征随之消失。对由右至左分流的患者,因吸入的氧无法氧合流入左心的静脉,一般吸氧对改善缺氧的作用较小。

血液性缺氧、循环性缺氧和组织性缺氧的共同特点是 $PaO_2$ 和 $SaO_2$ 正常。吸入高浓度氧可以提高 $PaO_2$,主要是通过增加血液中物理溶解的氧量,从而改善组织供氧。对 CO 中毒的患者,$PaO_2$ 增高后,氧可与 CO 竞争与 Hb 结合,从而加速 CO 从 Hb 解离,有很好的疗效。

## 二、氧中毒

长时间吸入氧分压过高的气体可引起组织和细胞损害,称为氧中毒(oxygen intoxication)。氧中毒的发生主要取决于吸入气氧分压而不是氧浓度,在高气压环境以及长时间、高流量吸入纯氧时容易发生氧中毒。根据表现不同,氧中毒可分为肺型、脑型和眼型氧中毒。

### (一)肺型氧中毒

肺型氧中毒的主要临床特征是胸骨后疼痛、咳嗽、呼吸困难、肺活量降低、$PaO_2$降低。肺部有炎症细胞浸润、充血、水肿、出血及肺不张。一般发生于吸入1个大气压的氧8小时以后,故又称为慢性氧中毒。

### (二)脑型氧中毒

脑型氧中毒的主要临床特征是视觉和听觉障碍、恶心、抽搐、晕厥等神经症状,严重者可昏迷、死亡。在高压氧疗时,应注意区别脑型氧中毒和缺氧性脑病,前者患者抽搐时神志清楚,后者患者抽搐时神志昏迷。脑型氧中毒在吸入高压氧(2~3个大气压以上)短时间内发生,故又称为急性氧中毒。

### (三)眼型氧中毒

新生儿尤其是出生体重低的早产儿,长时间吸入高浓度氧可引起视网膜广泛的血管阻塞、成纤维组织浸润、晶体后纤维增生、视网膜萎缩,严重者可致盲。

### 本章小结

因组织供氧不足或用氧障碍,引起机体机能、代谢和形态结构异常变化的病理过程,称为缺氧。氧的获取和利用包括外呼吸、气体运输和内呼吸三个环节。各种原因使其中任一环节出现障碍都可能引起缺氧。临床上根据缺氧的原因和血氧指标变化的特点,将缺氧分为乏氧性、血液性、循环性和组织性四种类型。缺氧对机体的影响与其原因、发生速度、程度、持续时间以及机体耐受性有关。轻度缺氧仅出现代偿性反应,严重缺氧可导致组织代谢障碍甚至死亡。缺氧的防治原则包括病因学防治和氧疗。氧疗的效果因缺氧的原因、类型而不同。吸入气氧分压过高可引起细胞损害和器官功能障碍称为氧中毒,其发生机制与活性氧自由基有关。

### 病例讨论

患者,男,33岁,于当日清晨5时为煤炉添煤时,晕倒在室内,1小时后被发现,急诊入院。患者既往体健。查体:体温37℃,呼吸24次/min,脉搏110次/min,血压100/70mmHg。患者神志不清,口唇呈樱桃红色,其他未见异常。实验室检查:$PaO_2$ 95mmHg,Hb 150g/L,$CO_{2max}$正常,HbCO 30%。入院后立即抢救,不久后患者渐醒。

(周新文)

### 思考题

1. 简述缺氧的概念及分类。每种类型的缺氧各有什么血氧变化及皮肤、黏膜的改变?
2. 煤气中毒会引起什么类型的缺氧? 机制是什么?
3. 简述缺氧和发绀的关系。

# 第九章 | 发 热

ER 9-1 教学课件
ER 9-2 思维导图

**学习目标**

1. 掌握发热、内源性致热原的概念以及发热的发病机制。
2. 熟悉发热时机体的功能代谢变化。
3. 了解发热的意义和治疗原则。
4. 能够根据发热患者的实际情况,选择正确的处理方式;能够与患者或家属进行有效的人际沟通,实施人文关怀及健康指导。
5. 通过对发热这一常见临床表现的学习,增强面向基层、服务大众的责任感和使命感。

**病例导学**

患儿,男,3 岁,因发热、咽痛 2 天,伴惊厥半小时入院。查体:体温 41.3℃,心率 152 次/min,呼吸 36 次/min;面红,口唇干燥,咽部充血,双侧扁桃体肿大、有脓苔,两肺呼吸音粗。实验室检查:白细胞计数 17.3 × 10$^9$/L,中性粒细胞百分比 82%。入院后立即予物理降温、输液、抗生素治疗。3 小时后患者大量出汗,体温开始下降,5 天后痊愈出院。

问题:
1. 该患儿体温升高的原因和机制是什么?
2. 对该患儿应该采取怎样的治疗措施?

人具有相对恒定的体温,这对于机体内环境稳态的维持及正常的生命活动具有重要意义。机体具有完善的体温调节系统,使正常成人的体温能够维持在 37℃左右,昼夜间体温呈周期性波动,但幅度一般不超过 1℃,女性的平均体温比男性的平均体温略高 0.2℃。

## 第一节　发热概述

发热(fever)是由于致热原的作用使体温调定点(set point,SP)上移而引起的调节性体温升高,一般超过正常体温 0.5℃即称为发热。根据体温调定点学说,发热时体温调节功能正常,但由于调定点上移,体温在高水平上进行调节,故发热为主动性调节体温升高。

体温调节的高级中枢位于视前区-下丘脑前部(POAH),而延髓、脊髓等部位也对体温信息有一定程度的整合功能,被认为是体温调节的次级中枢。另外,大脑皮质也参与体温调节。体温调定点学说认为,体温调节围绕调定点调节体温,当体温偏离调定点时,体温控制系统可通过效应器的产热和散热将体温维持在调定点水平。调定点的上移可引起调节性体温升高。

发热时体温升高,但并不是所有的体温升高都属于发热。人体体温升高可以分为生理性和病理性两类。①生理性体温升高:如剧烈运动、女性月经前期、妊娠期及心理性应激等,此时体温升高不对机体产生危害,随着生理过程结束体温恢复正常;②病理性体温升高:包括两种情况,多数是调节性体温升高,即为发热;少数是因体温调节障碍(如体温调节中枢损伤)、散热障碍(如鱼鳞病、先天性汗腺缺乏、环境高温所致的中暑等)或产热异常(如甲状腺功能亢进),体温调节机构无法将体温控制在与调定点相适应的水平,其本质不同于发热,是被动性体温升高,称为过热(hyperthermia)。

---

**知识拓展**

### 中　暑

　　中暑是在湿度或温度较高、不通风的环境下,因体温调节功能紊乱或水、电解质丢失过多,引起的以中枢神经和/或心血管系统功能障碍为主要表现的急性疾病。中暑的主要表现为长时间暴露于高温环境后,出现头痛、头晕、眼花、耳鸣,多汗、口渴,一开始体温正常或略升高,症状加重后体温上升,可出现皮肤灼热、面色潮红或脱水症状。重度中暑包括热痉挛、热衰竭及热射病,患者出现神志模糊、谵妄、昏迷等症状,可合并心力衰竭、肾衰竭等。

---

　　发热是很多疾病共有的病理过程和临床表现。由于发热常出现于疾病的早期且容易被患者察觉,临床上常把发热视为疾病的重要信号。通常把伴有发热表现的疾病称为发热性疾病,大多数发热性疾病患者的体温升高与体内病变存在一定的依赖关系。因此,了解发热的特点对判断病情、诊断疾病、评估疗效和预后有重要参考意义。

## 第二节　发热的病因与发病机制

　　发热主要由发热激活物引起。发热的机制,目前以体温调定点学说来解释,发热的基本环节已基本明确。

### 一、发热的病因

#### (一)发热激活物

　　发热激活物(pyrogenic activator)是指能直接或间接激活产内源性致热原细胞,使之产生和释放内源性致热原(endogenous pyrogen,EP)的物质。发热激活物又称EP诱导物,包括外源性发热激活物和体内产生的发热激活物。

ER 9-3

内毒素

　　**1. 外源性发热激活物**　主要是各种病原微生物和寄生虫结构成分及其代谢产物等。

　　(1)**细菌及其毒素**:①革兰氏阳性细菌:此类细菌感染是最常见的发热原因,主要有葡萄球菌、链球菌、肺炎球菌等;②革兰氏阴性细菌:大肠埃希菌、伤寒杆菌、脑膜炎球菌等;③分枝杆菌:如结核分枝杆菌。

　　(2)**病毒**:常见的有流感病毒、麻疹病毒、腮腺炎病毒、风疹病毒等。

　　(3)**真菌**:如白假丝酵母菌感染所致的鹅口疮、肺炎、脑膜炎,新型隐球菌所致的慢性脑膜炎等均伴随发热。

　　(4)**螺旋体**:常见的有钩端螺旋体、回归热螺旋体和梅毒螺旋体等。

　　(5)**疟原虫**:人体感染疟原虫后,其潜隐子进入红细胞并发育成裂殖子,当红细胞破裂时,大量裂殖子和代谢产物(疟色素等)释放入血液,引起高热。人体感染疟原虫会引发疟疾,而疟疾的治疗已不再是难题。2015年10月,我国科学家屠呦呦因其在疟疾治疗研究中取得的卓越成就,获得了诺贝尔生理学或医学奖。

**2. 体内产物**　体内产生的发热激活物多数是非感染性因素,主要包括:①抗原-抗体复合物;②致热性类固醇;③致炎刺激物;④组织损伤和坏死。

### （二）内源性致热原

产内源性致热原细胞在发热激活物的作用下,产生和释放能引起体温升高的物质,称为内源性致热原。产内源性致热原细胞包括单核细胞、巨噬细胞、内皮细胞、淋巴细胞以及肿瘤细胞等,目前已明确的 EP 包括:

（1）**白细胞介素**-1（interleukin-1,IL-1）:早期发现的 EP 主要是 IL-1,IL-1 是在发热激活物的作用下,由单核细胞、巨噬细胞、肿瘤细胞等释放的多肽类物质。

（2）**肿瘤坏死因子**（tumor necrosis factor,TNF）:是重要的 EP 之一,与 IL-1 具有相似的生物活性和致热活性。葡萄球菌、链球菌、内毒素等可诱导巨噬细胞、淋巴细胞等分泌 TNF。

（3）**干扰素**（interferon,IFN）:是一种低分子量的抗病毒、抗肿瘤的糖蛋白,在病毒等因素的作用下,主要由单核细胞和淋巴细胞产生。

另外,IL-6、巨噬细胞炎症蛋白-1 也是 EP。IL-8 和内皮素也被认为与发热有关,但需进一步深入研究并加以证实。

EP 的产生和释放过程是一个复杂的调控过程,需要细胞信息传递和基因表达调控的参与。

## 二、发热的发病机制

通过体温调定点学说阐明发热的发病机制。

### （一）体温调节中枢

体温调节中枢位于视前区-下丘脑前部（POAH）,该区含有温度敏感神经元,主导体温的正向调节,为正调节中枢;而中杏仁核、腹中隔和弓状核等脑区则对发热时的体温产生负向调节,限制体温过度升高,为负调节中枢。体温调节还涉及中枢神经系统的其他多个部位,如大脑皮质、脑干等。正、负调节相互作用的结果决定体温调定点上移的水平以及发热的幅度和时程(图 9-1)。

### （二）致热信号传入中枢的途径

EP 是大分子蛋白质,一般不易透过血-脑屏障。目前认为 EP 进入脑内引起体温调定点上移的可能途径有:①EP 通过血-脑屏障转运入脑;②EP 通过终板血管器（OVLT）的有孔毛细血管入脑;③通过迷走神经传递致热信号入脑。

### （三）发热中枢调节介质

无论以何种方式入脑,EP 本身并不是直接引起体温调定点上移的物质。它可能首先作用于体温调节中枢,引起发热中枢体温调节介质的释放,继而引起体温调定点的改变。发热中枢体温调节介质可分为正调节介质和负调节介质两类。

**1. 正调节介质**　是一类介导体温调定点上移的物质,包括前列腺素 E（PGE）、$Na^+/Ca^{2+}$ 比值、环磷酸腺苷（cAMP）、促肾上腺皮质激素释放素（CRH）、一氧化氮等。在发热的过程中,正调节

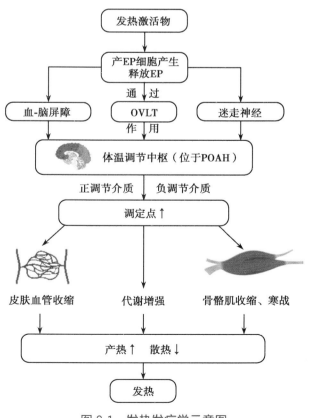

图 9-1　发热发病学示意图

介质水平升高。动物实验证明,在脑室中给予正调节介质可以引起实验动物体温升高,阻断或降低正调节介质则可以降低体温。

**2. 负调节介质** 是一类对抗体温升高或降低体温的物质,主要包括精氨酸加压素、促黑素细胞激素及膜联蛋白 A1 和 IL-10 等。负调节介质具有明显的发热抑制作用。正是由于这些介质的存在,使各种感染性疾病引起的发热极少超过 41℃。发热时体温升高被限定在一定范围的现象称为热限(febrile ceiling)。热限是机体的自我保护功能和自稳调节机制,对体温过度升高导致组织器官的损伤具有保护意义。

---

**病例导学**

患者,男,18 岁,长时间淋雨后受凉,头晕、呼吸急促、全身不适。患者自测体温 40℃,出现肌肉紧张性收缩、面色苍白、手脚冰凉的现象,自觉寒冷并加盖棉被,数小时后自觉酷热。

问题:

1. 该患者出现肌肉紧张性收缩、面色苍白、手脚冰凉、自觉寒冷的机制是什么?

2. 上述现象见于发热的哪个时相?

---

### (四)发热时体温调节与发热时相

当体温偏离调定点时,通过反馈系统把偏差信息输送到体温控制系统综合处理,然后对效应器发出调节信号(产热或散热),使身体的中心温度维持在与调定点相适应的水平。

发热时,来自体内外的发热激活物作用于产内源性致热原细胞,产生和释放 EP,作用于体温调节中枢,引起中枢正、负调节介质的释放,调定点上移。此时调定点高于中心温度,体温调节中枢出现产热调整,最终使体温升高到与调定点相适应的水平。在体温上升的同时,负调节介质限制调定点的继续上移和体温的过度上升。在发热持续一段时间后,随着激活物的控制或消失,EP 及发热中枢介质被清除或降解,调定点恢复到正常水平,体温调节中枢出现散热调整,体温也逐渐下降至正常。典型的发热过程可分为三个时相。

---

**知识拓展**

#### 温度感受器

2021 年诺贝尔生理学或医学奖颁给了戴维·朱利叶斯(David Julius)和阿尔登·帕塔普提安(Ardem Patapoutian),以表彰他们发现了"温度和触觉感受器"。温度感受器分为外周和中枢两类。外周温度感受器分布于全身皮肤、黏膜和腹腔内脏等部位;中枢温度感受器分布于脊髓、延髓、脑干网状结构和下丘脑等部位。温度感受器的作用是将感受到的温度刺激转变为相应的电信号,传入中枢进行整合。

---

**1. 体温上升期(寒战期)** 在发热的开始阶段,体温调定点上移,原来正常的体温变成了"冷刺激"。此时正调节占优势,体温调节中枢对"冷刺激"产生反应,出现皮肤血管收缩、血流减少(减少机体散热)、寒战及代谢增强(增加机体产热)等,使体温升高。寒战是骨骼肌不随意的节律性收缩,由于伸肌和屈肌同时收缩,肢体不发生伸屈运动,产热率比正常增加 4~5 倍。本期的热代谢特点是产热大于散热,体温上升。临床表现为畏寒、皮肤颜色苍白、寒战以及立毛肌收缩。

**2. 高温持续期(高峰期)** 当体温升高到与上移的调定点相适应时,体温调节中枢的"冷刺激"逐渐消失,寒战停止并出现散热。本期的热代谢特点为产热和散热在高水平上保持相对平衡。机体散热有所加强,皮肤血管由收缩转为扩张,血流增多,皮肤温度升高使水分随皮肤蒸发增多。患者临床表现为自觉酷热、皮肤潮红以及皮肤、口唇干燥。

**3. 体温下降期(退热期)** 在经历高温持续期后,调定点恢复到正常水平,此时体温与调定点相比是一个"热刺激",体温调节中枢对"热刺激"产生反应,发出增加散热(皮肤血管扩张)和减少产热的指令,使体温降低,恢复到与正常体温调定点相适应的水平。本期的热代谢特点是散热多于产热,体温下降。患者的汗腺分泌增加,可大量出汗,皮肤潮湿,严重者可导致脱水。

发热的原因和
发病机制

## 第三节 发热时代谢与功能的变化

除了原发病所引起的改变以外,发热时的体温升高、EP 的产生以及体温调节效应可引起一系列的代谢和功能变化。

### 一、物质代谢变化

体温每升高 1℃,基础代谢率提高 13%,糖、蛋白质和脂肪的消耗增多,同时也会出现水、电解质及维生素的代谢变化。

#### (一)营养物质的代谢变化

发热时糖的分解代谢加强,糖原储备减少,脂肪分解代谢也明显加强,加上发热患者的食欲下降,营养摄入不足,机体会动员脂肪储备。发热时蛋白质分解加强,尿氮比正常人增加 2~3 倍。发热时无氧酵解增加,乳酸生成增多,乳酸堆积是发热患者出现肌肉酸痛的原因之一。

#### (二)水、电解质及维生素的代谢变化

在体温上升期,发热患者由于肾血流量减少,尿量也明显减少,$Na^+$、$Cl^-$排出减少;而在体温下降期由于尿量恢复而大量排出,各种维生素的消耗也增多,在高温持续期时经由皮肤和呼吸道蒸发的水分增加及在体温下降期的出汗可导致水的大量丢失,严重者可引起脱水。因此,发热患者应及时补充水、电解质、维生素和其他营养物质。

### 二、功能代谢变化

功能代谢变化主要发生于中枢神经系统、循环系统、消化系统、呼吸系统和免疫系统等。

#### (一)中枢神经系统功能的变化

发热时会出现一系列中枢神经系统的表现,如头痛、头晕等,高热(40~41℃)时,还可出现烦躁、谵妄、幻觉等,与发热使中枢神经系统兴奋性增高有关。小儿(6 个月~4 岁)高热易引起全身或局部肌肉抽搐,即热惊厥,与小儿中枢神经系统尚未发育成熟有关。若持续高热,中枢神经系统可由兴奋转变为抑制,继而出现淡漠、嗜睡、昏迷等,可能与 IL-1 的作用有关。

#### (二)循环系统功能的变化

发热患者心率加快,体温每上升 1℃,心率约增加 18 次/min,儿童可增加得更快。发热时心率加快与血温对窦房结的刺激、交感神经兴奋和代谢增强等有关。心率加快在一定范围内可增加心输出量,加强组织细胞的血液供给,利于机体高代谢的需要,但同时也增加了心脏负荷,特别是发热激活物直接引起心肌损伤时,或心脏有潜在病变的人容易诱发心力衰竭,应特别注意。在体温上升期(寒战期),心率加快和外周血管的收缩可使血压轻度升高;在高温持续期和体温下降期外周血管舒张,血压可轻度下降。

#### (三)消化系统功能的变化

发热时消化液分泌减少,各种消化酶活性降低,产生食欲减退、口干、胃肠蠕动减慢、腹胀、便秘等临

床表现。其原因可能与交感神经兴奋、副交感神经抑制、水分蒸发以及致热因子如 IL-1 和 TNF 等有关。

### （四）呼吸系统功能的变化

发热时，血温增高及高代谢产生的酸性物质使呼吸中枢对 $CO_2$ 的敏感性增加，同时代谢加强，$CO_2$ 生成增多，可共同促使呼吸加深、加快，有利于热量从呼吸道散发。

### （五）免疫系统功能的变化

内源性致热原本身就是一些免疫因子，如 IL-1、TNF、IL-6、INF 等可刺激 T 淋巴细胞、B 淋巴细胞和自然杀伤细胞等免疫细胞增殖和活性增强，提高吞噬、杀菌和抗病毒能力。从总体上讲，发热可以提高机体的免疫功能，表现为一种防御作用；发热本身也可抑制细菌生长，如肺炎球菌、淋病奈瑟球菌和梅毒螺旋体等。但持续高热也可造成免疫系统功能下降，淋巴细胞和巨噬细胞等功能降低，杀菌和抗病毒能力减弱。

急性期反应是机体在细菌感染和组织损伤时所出现的一系列急性时相的反应。EP 在诱导发热的同时，也引起急性期反应，主要表现为一些蛋白质合成增多、血浆微量元素浓度改变、外周血白细胞计数增加及热休克蛋白表达增强等，是一种非特异性的整体防御反应。

## 第四节　发热的生物学意义与治疗原则

发热的生物学意义表现在防御功能和损伤两方面，既有有利的增强防御功能的一面，也有不利的加重损伤的一面。临床上根据引起发热的病因及发病机制，制订相应的治疗原则。

### 一、发热的生物学意义

发热的防御功能表现在提高机体的抗感染能力上，在一定程度上可抑制或杀灭肿瘤细胞。发热的损伤作用表现在组织细胞的高代谢加重器官负担，如心脏负荷增加，诱发心力衰竭；引起多器官组织细胞损伤；引起小儿惊厥导致脑损伤等。

### 二、治疗原则

首先要明确引起发热的病因，进行针对性的治疗。再根据发热患者的实际情况，选择正确的处理方式。

#### （一）病因治疗

对于发热激活物明确的发热，给予针对治疗，如针对细菌感染使用抗生素，可以达到清除发热激活物的效果，但应避免滥用抗生素。

#### （二）发热的处理

**1. 一般性发热**　即体温不过高的发热（<40℃），又不伴有其他严重疾病者，可不急于解热。特别是原因不明或存在潜在病灶的患者，除了发热以外，其他临床征象不明显（如传染病早期），若过早予以解热，会掩盖病情，降低机体本身的免疫防御能力，造成原发病灶扩散和延误诊断，加重病情和延误治疗。因此，对于一般发热的病例，主要应针对物质代谢和水、电解质代谢情况，补充足够的营养物质、维生素和水等。

**2. 应及时解热的情况**　在下列情况中，发热能够加重病情或促进疾病的发生、发展，甚至威胁生命，应及时解热。

（1）**高热（体温 >40℃）病例**：尤其是体温达到 41℃以上者，中枢神经细胞和心脏可能受到较大的影响。因而，对于高热病例，无论有无明显的原发病，都应尽早解热。尤其是小儿高热，容易诱发惊厥，更应及早预防。

（2）**心脏病患者**：发热时心率增快，心肌收缩力增强，心脏负荷增加，易诱发心力衰竭。因此，对于心脏病患者及有潜在心肌损害者须及早解热。

（3）**妊娠期女性**：妊娠早期女性如有发热有致畸胎的风险；妊娠中、晚期，循环血量增多，发热会进一步增加心脏的负荷，容易诱发心衰。

（4）**恶性肿瘤患者**：持续性发热、食欲较差会加重患者自身营养物质的消耗，导致病情进一步恶化。因此，恶性肿瘤患者发热时要及时解热。

## 三、常用的解热措施

### （一）药物解热

**1. 化学药物**　①水杨酸盐类：解热机制可能是阻断中枢体温调节介质的合成，如阿司匹林；②苯胺类：可抑制前列腺素的合成，如对乙酰氨基酚；③丙酸类：可抑制前列腺素的合成，如布洛芬；④甾体类解热药：如糖皮质激素，可抑制 EP 的合成和释放，抑制免疫反应和炎症反应。

**2. 中药**　清热解毒的中草药也有很好的间接解热作用，可适当选用。

### （二）物理降温

高热或病情危急的患者，可采用物理方法辅助降温。常用的方法有用冰帽或冰袋冷敷头部、在四肢大血管处用温水或酒精擦浴，但也要注意酒精擦浴可能会造成体温下降过快、皮肤过敏、酒精中毒等。

---

### 本章小结

病理性体温升高分为发热和过热。发热是指在致热原的作用下，体温调定点上移而引起的调节性体温升高（超过正常值 0.5℃）。过热是因体温调节障碍、散热障碍或产热异常，体温调节机构无法将体温控制在与调定点相适应的水平，其本质不同于发热，是被动性的体温升高。发热激活物作用于产致热原细胞，使其产生和释放 EP。EP 作用于下丘脑体温调节中枢，在中枢发热介质的介导下，使体温调定点上移，引起机体产热增加和散热减少，从而引起发热。发热时体温调节功能仍正常，但由于调定点上移，体温调节在高水平上进行。发热在临床上通常经历体温上升期、高温持续期和体温下降期三个时相。发热是多种疾病所共有的病理过程和临床表现，机体会出现一系列功能代谢变化。针对发热发病学的基本环节，应采取适当的解热措施。

---

### 病例讨论

患儿，男，15 个月，1 天前出现发热，咳嗽、无痰。查体：体温 39.5℃、脉搏 120 次/min、呼吸 30 次/min。患儿神志清楚，双颊部潮红、口唇干燥，咽部明显充血、双侧扁桃体 I 度肿大，双肺呼吸音粗，未闻及湿啰音。实验室检查：白细胞计数 $14.3 \times 10^9$/L，淋巴细胞百分比 18%，中性粒细胞百分比 81%。

病例讨论

（张　颖）

---

### 思考题

1. 简述发热与过热有何异同。
2. 论述发热的时相及每一时相的特点、临床表现。
3. 简述发热的治疗原则。

练习题

# 第十章 | 休 克

教学课件

思维导图

**学习目标**

1. 掌握休克的概念；休克代偿期的代偿意义；休克失代偿期对机体的影响。
2. 熟悉休克的病因、分类及发生机制；休克时各器官功能代谢的变化。
3. 了解休克的治疗原则。
4. 能够分析休克的症状和体征，初步具有判断休克分期和预后的能力。
5. 在认知休克的过程中，培养救死扶伤、医者仁心的优秀品质。

休克（shock）是临床常见的危重急症。目前认为，休克是多病因、多发病环节、多种体液因子参与，以微循环功能紊乱、组织细胞灌注不足为主要特征，并可能引起多器官功能障碍甚至衰竭等严重后果的复杂的全身调节紊乱性病理过程。事实上，休克自提出以来，其研究经历了症状描述、急性循环衰竭的认知、微循环学说的创立、细胞分子水平研究四个主要发展阶段。这一科学认知过程也在提示我们，科学研究需要坚持不懈、努力探索、守正创新。

对休克的认识
过程

**病例导学**

患者，男，34 岁，在进行建筑施工时不慎从 2 楼坠落，被急送医院。体检：面色苍白、脉搏细弱且快、四肢湿冷、右侧肢体有多处片状淤血和局部血肿。血压 65/40mmHg，呼吸 122 次/min，体温 36.9℃。

问题：

1. 该患者是否为休克？
2. 该患者属于哪种类型的休克？为哪一期？
3. 此期组织细胞的变化特点是什么？

## 第一节 休克的病因与分类

在临床上，很多疾病会引起休克，不同疾病导致休克的机制也不相同，可以按照病因和始动环节对休克进行分类。

### 一、休克的病因

引起休克的病因很多，常见的有：

**1. 失血和失液** 失血常见于外伤大出血、上消化道大出血、肝脾破裂致腹腔内出血及产后大出血等。在短时间内,当失血量超过机体总血量的 20%~25% 时,即可发生失血性休克(hemorrhagic shock)。失液见于剧烈呕吐、腹泻和大量出汗等原因引起的大量体液丢失。

**2. 创伤**　严重的创伤可因失血和疼痛等引起创伤性休克(traumatic shock)。

**3. 烧伤**　大面积烧伤时,可因血浆大量渗出而丢失引起烧伤性休克(burn shock),若合并感染可发展为败血症休克。

**4. 严重感染**　细菌、病毒和立克次体等病原微生物严重感染均可引起感染性休克(infectious shock),以革兰氏阴性细菌感染引起的休克最为常见,占感染性休克的 70%~80%。细菌内毒素在此型休克中具有重要作用,故又称为内毒素性休克(endotoxic shock)。重症感染性休克常伴有败血症,故又称为败血症休克。

**5. 心脏和大血管病变**　急性心肌炎、大面积急性心肌梗死、严重心律失常等心脏病变和肺栓塞、心脏压塞等影响静脉回流和心脏射血的病变均可引起心输出量急剧减少而发生休克,称为心源性休克。

**6. 过敏**　过敏体质的人在应用药物、血清制剂或疫苗等引发严重的 Ⅰ 型超敏反应时,肥大细胞释放大量的组胺和缓激肽,可引起小血管扩张和毛细血管壁通透性增高,致使有效循环血量不足而引起过敏性休克(anaphylactic shock)。

**7. 神经刺激**　剧烈的疼痛刺激、高位脊髓损伤和中枢镇静药物过量等可引起神经源性休克(neurogenic shock)。

## 二、休克的分类

引起休克的原因多而复杂,临床上常根据引起休克的病因和休克发生的始动环节将休克分为不同的类型。

### (一)按病因分类

这是目前临床常用的分类方法,分为失血和失液性休克、创伤性休克、烧伤性休克、感染性休克、心源性休克、过敏性休克和神经源性休克等。

### (二)按休克发生的始动环节分类

**1. 低血容量性休克(hypovolemic shock)**　是指血容量减少引起的休克。常见原因有失血、失液和烧伤。由于循环血量减少,血压下降,使重要器官和外周组织微循环的灌注压降低,灌流量减少。临床可见中心静脉压、心输出量和动脉血压降低,总外周阻力增高。

**2. 心源性休克(cardiogenic shock)**　是指急性心脏泵血功能障碍引起心输出量急剧减少,使有效循环血量不足而导致的休克。常见原因为心肌源性(如心肌梗死、心肌病和心律失常等),也可为非心肌源性(如急性心脏压塞、气胸和肺动脉高压等)。

**3. 血管源性休克(vasogenic shock)**　是指在血管活性物质的作用下,小血管扩张,血管床容积扩大,导致血液分布异常,大量血液淤滞在舒张的小血管内,使有效循环血量减少所引起的休克,如过敏性休克和神经源性休克。

## 第二节　休克的发病机制

休克的发生是多病因、多发病环节和多种体液因子参与的复杂的病理生理过程,以微循环变化和细胞分子损伤为主要发生机制。

## 一、微循环机制

以失血性休克为例,休克的发展过程根据微循环的变化大致可分为三个时期(图 10-1)。

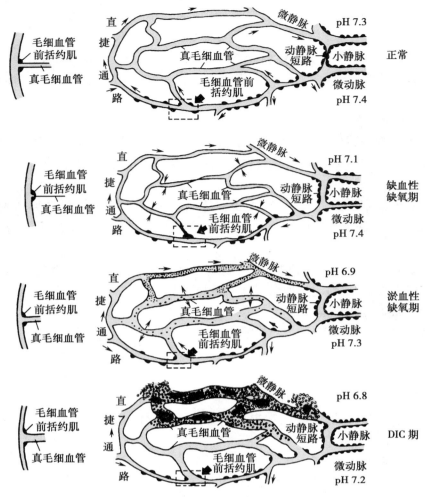

图 10-1　休克各期微循环变化示意图

### （一）微循环缺血期

微循环缺血期为休克早期,在临床上属于休克代偿期(compensatory stage of shock),主要的病理生理变化是组织缺血性缺氧和代偿作用。

**1. 发生机制**　当血容量急剧减少、疼痛等致休克病因作用于机体时,首先导致交感-肾上腺髓质系统兴奋,儿茶酚胺大量释放入血,使毛细血管前阻力增加,真毛细血管网关闭,血流量减少,血流速度减慢;交感-肾上腺髓质系统兴奋,刺激 β 受体,血液流经直捷通路或经开放的动静脉吻合支回流而直接进入微静脉。两方面共同作用致使微循环少灌少流,灌少于流,组织发生缺血性缺氧。微循环障碍学说称该期为缺血性缺氧期(ischemic anoxia phase)。

除儿茶酚胺外,休克时体内还可产生其他缩血管物质,如血管紧张素Ⅱ、抗利尿激素和血栓素A₂ 等。

ER 10-4

休克的
微循环特点

**2. 代偿意义**　上述的皮肤、内脏小血管明显收缩,使组织处于严重的缺血、缺氧状态,但对整体却有一定的抗损伤或代偿意义。

（1）**有利于维持动脉血压**:①在休克早期儿茶酚胺等缩血管物质大量释放时,微静脉、小静脉及肝脾血窦收缩,迅速而短暂地增加回心血量,起到了"自身输血"的作用;②由于微动脉、后微动脉、毛细血管前括约肌对儿茶酚胺敏感性高,使毛细血管前阻力高于后阻力,毛细血管流体静压降低,较多的组织间液进入毛细血管,使回心血量增加,起到"自身输液"的作用;③动静脉吻合支开放,使回心血量增加;④交感-肾上腺髓质系统兴奋,心率加快,心肌收缩力增强和外周血管阻力升高均有利于动脉血压的调节和维持。

（2）**有利于保证心、脑血液供应**:由于不同器官对儿茶酚胺的反应性不同,皮肤、腹腔内脏和肾脏血管的α受体密度高,对儿茶酚胺的敏感性高,因而收缩明显;而冠状动脉和脑血管无明显变化,使有限的血液资源得到重新分布,优先保证重要生命器官心、脑的血液供应(图10-2)。

3. **临床表现**　患者表现为面色苍白、四肢湿冷、脉搏细速和尿量减少。由于脑血流正常,患者神志清楚,因应激反应可出现烦躁不安(图10-3)。患者的血压可骤降(如大失血),也可略降,甚至因代偿作用可正常或轻度升高。脉压减小比血压下降更具有早期诊断意义。

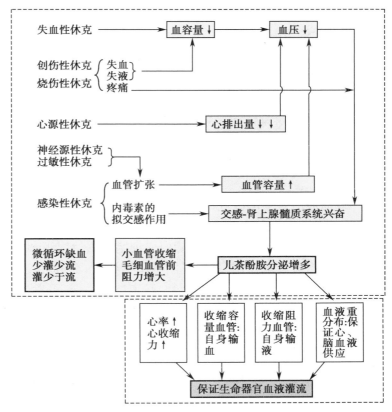

图 10-2　微循环缺血期的主要机制及其代偿意义

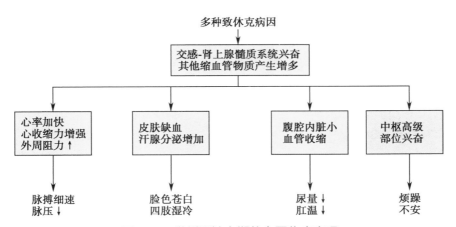

图 10-3　微循环缺血期的主要临床表现

此期是休克的可逆期,也是临床上实施抢救的最好时期,如能及时消除病因,积极治疗,恢复有效循环血量,休克很快能得到扭转,否则病情可发展至休克失代偿的微循环淤血期。

（二）**微循环淤血期**

微循环淤血期为休克中期、休克的可逆性失代偿期,也称休克进展期(progressive stage of shock),主要病理生理学变化是组织淤血性缺氧和失代偿。

1. **发生机制**　随着休克代偿期的进一步发展,内脏微血管的自律运动现象首先消失,微动脉、后微动脉、毛细血管前括约肌对儿茶酚胺的反应性明显降低而扩张,微静脉持续收缩,致使毛细血管前阻力小于后阻力,微循环多灌少流、灌大于流,毛细血管血液淤滞,组织细胞严重淤血性缺氧。微循环障碍学说称该期为淤血性缺氧期。同时,微血管壁通透性增高,血浆外渗,血流速度缓慢,组织缺氧加剧。

**2. 失代偿机制** 长时间缺血、缺氧引起的酸中毒和多种扩血管活性物质的释放是导致休克失代偿期的重要原因。

(1)**酸中毒**:缺氧导致细胞无氧酵解增强,乳酸堆积引起代谢性酸中毒,从而导致血管平滑肌对儿茶酚胺的反应性降低而扩张。

(2)**局部扩血管代谢产物的作用**:长时间缺血、缺氧,酸中毒刺激肥大细胞释放组胺增多,ATP分解腺苷堆积,激肽系统激活使激肽类物质产生增多等,可引起血管平滑肌舒张和毛细血管扩张。此外,细胞破坏时释出 $K^+$ 增多,$K^+$ 外流增加可使 $Ca^{2+}$ 通道抑制,$Ca^{2+}$ 内流减少,引起血管收缩性降低。

(3)**血液流变学的改变**:由于血流速度缓慢,大量血浆外渗,导致血液黏滞性增高等血液流变学的变化,造成血流受阻,毛细血管后阻力增加,进一步加重微循环障碍。黏滞并激活的白细胞可释放氧自由基和溶酶体酶,导致血管内皮细胞和其他组织细胞损伤。

(4)**内毒素等的作用**:革兰氏阴性菌感染,内毒素直接入血引起感染性休克;出血和创伤发生的非感染性休克引起胃肠道功能紊乱、肠道菌群失调,可发生肠源性内毒素血症。内毒素和其他毒素可通过激活巨噬细胞、NO 生成增多等途径引起血管扩张,导致持续性低血压。

**3. 失代偿的后果**

(1)**内脏毛细血管血流淤滞**:毛细血管流体静压升高以及组胺、激肽和前列腺素等的作用引起毛细血管壁通透性增高,组织液进入毛细血管的"自身输液"停止,促使血浆渗出到组织间隙。

(2)由于酸性代谢产物和溶酶体水解产物等的作用,血浆外渗导致血液浓缩。大量的毛细血管开放及血管床容量增加,回心血量减少,"自身输血"停止。

(3)回心血量减少和血压持续性下降使交感-肾上腺髓质系统更加兴奋,血液灌流量进一步下降,组织缺氧更加严重,形成恶性循环。由于血液浓缩,促使红细胞聚集,导致有效循环血量进一步减少。

**4. 临床表现** 患者的血压进行性下降,心搏无力、心音低钝,神志淡漠甚至昏迷,少尿甚至无尿,皮肤发绀或出现花斑(图 10-4)。

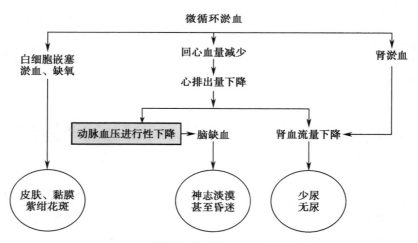

图 10-4 微循环淤血期的主要临床表现

此期仍处于"可逆性"阶段,只要得到及时正确的救治,患者可康复,否则病情将持续恶化进入休克难治期。

**(三)微循环衰竭期**

微循环衰竭期又称休克难治期(refractory stage of shock),是休克发展的晚期阶段,亦称休克晚期,主要病理生理学变化是微循环衰竭和弥散性血管内凝血(disseminated intravascular coagulation,

DIC）。

**1. 微循环衰竭** 微循环淤滞进一步加重，微血管对血管活性物质失去反应，呈麻痹性扩张状态。微循环血流停滞，处于不灌不流状态，组织严重缺氧。

**2. 合并 DIC** 由于血液进一步浓缩，血流速度缓慢，血液处于高凝状态；缺氧、酸中毒及内毒素损伤血管内皮细胞可激活内源性凝血系统；烧伤、创伤性休克等时，组织因子释放入血，加上内毒素的作用，激活外源性凝血系统；血小板活化因子、$TXA_2$ 等，可促进血小板聚集，加速 DIC 形成（图 10-5）。

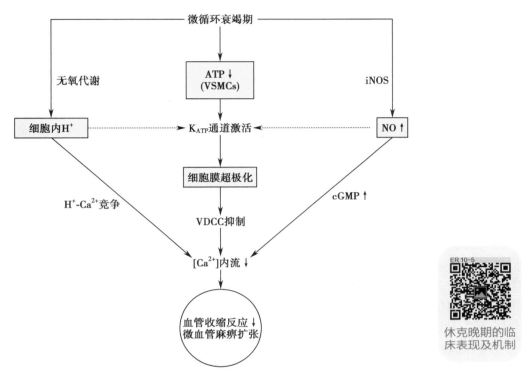

图 10-5　微循环衰竭期微血管麻痹性扩张的机制
注：VSMCs 指血管平滑肌细胞，iNOS 指诱导性一氧化氮合酶，
cGMP 指环磷酸鸟苷，VDCC 指电压依赖性钙通道。

ER 10-5

休克晚期的临床表现及机制

**3. 临床表现** 患者的血压进行性下降，且给予升压药亦难以恢复。患者脉搏细速，中心静脉压降低；由于白细胞嵌塞、血管内皮肿胀以及微血栓堵塞，即使大量输血、补液，血压回升后，有时仍不能恢复毛细血管血流，称为毛细血管无复流现象（no-reflow phenomenon），这也是休克难治的原因之一。由于组织严重淤血和并发 DIC，细胞变性甚至死亡，使心、脑、肾、肺和肠等重要器官发生功能障碍甚至衰竭。

休克的三期只概括了休克发展过程的一般规律（表 10-1），不同类型的休克由于病因不同也不是都依次经历上述三期的变化。例如过敏性休克多始于休克的微循环淤血期，一些重症感染性休克和严重烧伤性休克，可能很快就进入休克的微循环衰竭期。

表 10-1　休克各期的主要临床特点

| 临床特点 | 微循环缺血期 | 微循环淤血期 | 微循环衰竭期 |
|---|---|---|---|
| 皮肤、黏膜 | 面色苍白、四肢湿冷 | 发绀、花斑 | 瘀斑 |
| 血压 | 正常或降低，脉压变小 | 进行性下降 | 进行性下降 |
| 脉搏 | 细速 | 细弱 | 极弱 |
| 尿量 | 减少 | 少尿、无尿 | 无尿 |
| 神志 | 清楚，烦躁不安 | 淡漠、昏迷 | 模糊、昏迷 |

## 二、细胞分子机制

休克的原始动因可以直接损伤细胞,引起细胞的代谢、功能障碍和结构破坏。细胞损伤是器官功能障碍的基础。

### 1.细胞损伤

（1）**细胞膜损伤**:细胞膜是休克时最早发生损伤的部位。缺氧、ATP减少、高钾、酸中毒、溶酶体酶释放、自由基引起膜的脂质过氧化、炎症介质和细胞因子都会导致细胞膜的损伤,出现离子泵功能障碍,水、$Na^+$和$Ca^{2+}$内流,细胞内水肿和跨膜电位明显下降。

（2）**线粒体损伤**:在休克初期,线粒体ATP合成减少,细胞能量生成不足以致功能障碍。在休克后期,线粒体发生肿胀、致密结构和嵴消失等形态改变,钙盐沉积,最后崩解破坏。线粒体损伤后,能量物质进一步减少,导致细胞死亡。

（3）**溶酶体损伤**:在休克时,缺血、缺氧和酸中毒导致溶酶体肿胀、空泡形成并释放溶酶体酶。溶酶体酶的主要危害是水解蛋白质引起细胞自溶,溶酶体酶进入血液循环后损伤血管内皮细胞、消化基膜,可激活激肽系统与纤溶系统,并促进组胺等炎症介质的释放。因此,溶酶体酶的大量释放加重了休克时的微循环障碍,导致组织细胞损伤和多器官功能障碍,在休克发生、发展和病情恶化中起着重要作用（图10-6）。

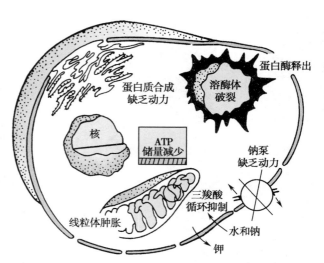

图10-6 休克时细胞损伤的示意图

（4）**细胞死亡**:在休克时细胞死亡是细胞损伤的最终结果。细胞死亡包括凋亡与坏死两种形式。细胞凋亡和坏死是休克时器官功能障碍或衰竭的病理基础。

### 2.细胞代谢障碍

（1）**物质代谢变化**:在休克时细胞内最早发生的代谢变化是从优先利用脂肪酸转向利用葡萄糖供能。代谢变化总的趋势为耗氧减少、糖酵解加强、脂肪和蛋白分解增加和合成减少,表现为一过性的高血糖和尿糖,血中游离脂肪酸和酮体增多,蛋白质分解增加,出现负氮平衡。

（2）**能量不足**:在休克时,由于ATP产生减少使细胞膜的$Na^+$-$K^+$泵转运失灵,$Na^+$进入细胞内,$K^+$则外逸,导致细胞水肿,血钾升高。

（3）**代谢性酸中毒**:由于组织的严重缺氧,无氧酵解增强,乳酸生成增多,超过了肝脏的代谢能力,造成代谢性酸中毒。再加上微循环障碍和肾功能损伤,酸性代谢产物不能被及时清除,也促进了酸中毒的发生。

# 第三节 休克时各主要器官系统功能的变化

在休克发生后,机体各主要器官系统的功能都会出现病理生理变化,一般来说,早期为代偿性变化,晚期逐渐演变为失代偿性变化。

### 1.肺功能的变化

在休克早期,由于组织细胞缺血、缺氧的刺激,呼吸增强,甚至通气过度,可引起低碳酸血症和呼吸性碱中毒。如果休克持续时间久,肺功能可出现障碍,轻者为急性肺损伤,重者可导致呼吸膜损伤,肺组织出现淤血、水肿、出血、局限性肺不张、血栓形成以及肺泡内透明膜形成等病理变化,称为急性呼吸窘迫综合征（acute respiratory distress syndrome,ARDS）或休克肺

（shock lung）。上述病理变化可导致严重的肺泡通气与血流比例失调和弥散障碍,临床上出现进行性低氧血症和呼吸困难,进而导致急性呼吸衰竭甚至死亡。

**2. 肾功能的变化**　在休克时肾脏最易最早受到损伤,各种类型的休克常伴有急性肾衰竭。在休克早期,交感-肾上腺髓质系统强烈兴奋,导致肾血管收缩,肾灌流量不足,GFR 降低,从而发生功能性肾衰竭。及时恢复有效循环血量,肾血流得以恢复,肾功能即可恢复。但若肾小管持续缺血、缺氧或由于毒素的作用而发生坏死,则会发生器质性肾衰竭,除严重少尿外,还有明显的氮质血症、高钾血症和酸中毒。由于肾小管上皮细胞坏死,重吸收功能障碍,尿液不能浓缩,尿渗透压和比重都较低。此时,即使肾血流恢复,也不能在较短的时间内恢复肾功能,要待上皮细胞再生修复后方能恢复。肾功能的严重障碍加重了内环境紊乱,使休克进一步恶化,甚至可因严重的急性肾衰竭而死亡。

**3. 心功能的变化**　除心源性休克外,在其他类型休克的早期,由于机体的代偿能够维持冠状动脉的血流量,心泵功能一般无明显变化。但是,随着休克过程的发展,将会出现不同程度的心泵功能障碍,甚至发生心力衰竭。其主要机制有:①动脉血压降低和心率加快导致心室舒张期缩短,使冠状动脉血流量减少,心肌供血不足;②心率加快和心肌收缩力加强,使心肌耗氧量增加,进一步加重了心肌缺氧;③休克时伴发的酸中毒和高钾血症可抑制心肌收缩功能;④心肌抑制因子使心肌收缩力减弱;⑤心肌内 DIC 导致心内膜下出血和局灶性坏死;⑥细菌毒素特别是内毒素通过内源性介质抑制心肌收缩。

**4. 脑功能障碍**　在休克早期,由于血液的重新分布和自身调节,保证了脑的血液供应,患者仅有应激引起的烦躁不安。随着休克的发展,血压进行性下降和 DIC 出现,脑组织出现严重的缺血、缺氧,患者表现为神志淡漠甚至昏迷。严重者可出现脑水肿和颅内压升高,甚至形成脑疝,导致死亡。

**5. 消化道和肝功能障碍**　在休克早期,胃肠道因血管痉挛而缺血、缺氧,继之发生淤血、微血栓形成和出血,使肠黏膜水肿,消化腺分泌减少,胃肠运动减弱,甚至黏膜糜烂形成应激性溃疡。肠黏膜屏障功能减弱,肠道内细菌毒素经肠黏膜被大量吸收入血,发生肠源性内毒素血症。

同时肝脏单核巨噬细胞系统功能降低,不能清除体内毒素,这也成为休克时肠源性内毒素血症的另一个重要原因。肝缺血、淤血以及肝内微血栓形成而发生肝功能障碍,血中大量乳酸不能被转化为葡萄糖或糖原而加重酸中毒。另因凝血因子合成减少也可出现凝血功能障碍。

**知识拓展**

## 休克肺

在休克晚期,患者的尿量、血压、脉搏平稳以后,常发生急性呼吸衰竭,表现为呼吸窘迫、发绀、进行性呼吸困难和低氧血症,称为休克肺。休克肺属急性呼吸窘迫综合征的范畴。休克肺的主要形态学特征是间质性肺水肿,局部肺不张,充血、出血,微血栓及肺泡内透明膜形成。休克肺的病理生理学变化特征是气体弥散障碍和通气-血流比值失调,动脉血氧分压降低,其发病的中心环节是急性弥漫性肺泡毛细血管膜损伤。休克肺约占休克死亡人数的30%。

**6. 多器官功能障碍综合征（ multiple organ dysfunction syndrome,MODS ）**　是指在严重创伤、感染和休克时,原本无器官功能障碍的患者同时或在短时间内相继出现两个或两个以上器官系统的功能障碍,以致机体内环境的稳定必须依靠临床干预才能维持的综合征。MODS 是休克难治和致死的重要原因。在各类休克中,感染性休克时多器官功能衰竭的发生率最高。MODS 的发病机制比较复杂,可能与多种病理因素有关,如全身炎症反应失控、促炎-抗炎介质平衡紊乱、器官微循环灌注障碍、高代谢状态和缺血再灌注损伤等。

# 第四节　休克的治疗原则

休克的防治应在去除病因的前提下采取综合措施,以支持生命器官的血液灌流、防治细胞损害和最大限度地保护各器官系统的功能。

## 一、病因学治疗

积极防治引起休克的原发病,去除休克的原始动因,如止血、镇痛、输血、输液、控制感染、防止和治疗败血症等。

[图：二维码 ER 10-6 心肺复苏术的操作流程与按压部位]

## 二、发病学治疗

在休克发病过程中的主要问题是有效循环血量相对或绝对减少、微血管的收缩或扩张、酸中毒以及组织缺氧,因此发病学治疗的中心环节是改善微循环,提高组织灌流量。

**1. 补充血容量**　各种原因引起的休克均不同程度地存在血容量绝对或相对不足。除心源性休克外,补充血容量是提高心输出量和改善组织灌流的根本措施,输液原则是"需多少,补多少"。特别是在低血容量性休克微循环淤血期,血浆外渗,补液量应大于失液量。补液要及时和尽早,充分扩充血容量。扩容时必须正确计算补液的总量,量需而入。如果输液过多、过快可能导致肺水肿。动态观察静脉充盈度、尿量、血压和脉搏等指标,有条件的可监测肺动脉楔压和中心静脉压,以指导输液。

**2. 纠正酸中毒**　在休克的过程中缺血、缺氧可导致代谢性酸中毒,酸中毒能抑制心肌收缩,破坏生物膜,引起高钾血症,促进 DIC 形成,并直接影响血管活性药的疗效,故必须及时纠正。

**3. 应用血管活性药**　选用血管活性药的目的是提高微循环血液灌流量,但应在纠正酸中毒的基础上使用。一般情况下,在休克早期宜选择性地舒张微血管,以缓解微血管因过度代偿而出现的强烈收缩。由于血管扩张药可使血压一过性降低,故必须在充分扩容的基础上使用。在休克后期可选用血管收缩药,特别是对肌性小静脉或微静脉起轻度选择性收缩作用,以防止容量血管过度扩张。对于特殊类型的休克,如过敏性休克和神经源性休克,使用血管收缩药是最佳选择。

**4. 防止细胞损伤**　对细胞功能的保护应予以足够重视。休克时细胞损伤有的是原发的,有的继发于微循环障碍。改善微循环是防止细胞损伤的措施之一。临床应用糖皮质激素治疗败血症及败血症休克有一定的疗效,可能与糖皮质激素抑制细胞因子的合成和表达,可防止细胞损伤有关。此外,还可用细胞膜稳定剂、能量合剂、自由基清除剂等保护细胞功能,亦可防止细胞损伤。

**5. 防止多器官功能障碍和衰竭**　应积极预防 DIC 和缺血再灌注损伤,必要时可使用细胞保护剂、小分子抗氧化剂和自由基清除剂。一旦发生 MODS,除采取一般的治疗措施外,还应针对不同器官的功能障碍采取不同的治疗措施。如出现急性心力衰竭,除减少和停止补液外,还应及时强心、利尿,并适当降低心脏的前、后负荷;如出现 ARDS,则进行人工辅助呼吸,正压给氧,改善呼吸功能;如发生急性肾衰竭,应及早利尿、透析,以防止发生多器官功能衰竭。

---

### 本章小结

休克是以组织微循环血液灌流严重障碍为特征的急性全身性病理生理过程。

休克的发生、发展过程分为三个阶段。在微循环缺血期,交感-肾上腺髓质系统兴奋,腹腔内脏和皮肤小血管收缩,组织缺血、缺氧,但机体可通过"自身输血""自身输液"等代偿,从而保证心、脑血液供应,增加回心血量,维持动脉血压;微循环淤血期的酸中毒使血管扩张、血液淤滞,回心血量和心输出量显著减少,机体处于越来越严重的低灌流状态;进一步发展到微循环衰竭期,极易发生 DIC 及多器官功能障碍综合征。并非所有的休克都会发生 DIC，但休克一旦出现 DIC 后病情必然更为严重，故为休克难治期。血压是休克患者病情的重要指标，但关键指标是微循环状态。临床上防治休克应在去除病因的前提下采取综合措施，以支持生命器官的血液灌流、防止细胞损伤和最大限度地保护各器官系统功能。防治休克的关键是改善微循环。

## 病例讨论

　　患者，男，65 岁，因交通事故受伤 1 小时后就诊。患者神志淡漠，X 线片示骨盆线形骨折，腹部有移动性浊音，腹腔穿刺抽出血性液体，血压 60/40mmHg，脉搏 140次/min。立即给患者快速输血，行剖腹探查见肝脏破裂，腹腔积血及血凝块共约2 500ml，实施肝修补术。术中患者血压一度为零，给予快速输液及输全血 2 000ml。术后输入 5% 碳酸氢钠溶液，给予静脉注射呋塞米等治疗，4 小时后血压回升到90/60mmHg，尿量开始增多，次日患者病情稳定。

病例讨论

　　试分析该患者发生休克的类型和机制。除输血、输液外为何给予碳酸氢钠？

（崔茂香）

## 思考题

1. 简述休克进展期微循环变化的特点及其机制。休克为什么常并发 DIC？
2. 在休克治疗中什么时候必须同时纠正酸中毒？为什么？

练习题

# 第十一章 ｜ 弥散性血管内凝血

教学课件

思维导图

**学习目标**

1. 掌握 DIC 的概念与发病机制;DIC 的分期与临床表现。
2. 熟悉 DIC 病因、诱发与促进因素及 DIC 的分型。
3. 了解 DIC 的防治原则。
4. 能够依据病史和检查指标对疾病作出分析,并解释其临床表现和注意事项;判断患者是否发生 DIC 并提出正确的防治原则。
5. 在 DIC 防治原则的学习和理解中,领悟养成正确职业态度、遵守职业道德规范的重要性。

弥散性血管内凝血( disseminated intravascular coagulation,DIC )是指在某些致病因素的作用下,大量促凝物质入血,凝血因子和血小板被激活,引起微血管内微血栓广泛形成,继发纤维蛋白溶解功能亢进的病理过程。临床表现为出血、休克、多器官功能障碍和微血管病性溶血性贫血等。

DIC 是临床常见的病理过程,发生率约占同期住院患者的 1/1 000,而死亡率高达 50%~60%。DIC 不同时期的发病机制和治疗原则不尽相同甚至完全相反,使得 DIC 患者的临床诊治变得复杂。

**病例导学**

患者,女,32 岁,孕 39 周余,下腹痛待产 4 小时入院。患者在妊娠 7 个月时被诊断为 "妊娠高血压综合征"。体格检查:体温 37.2℃,呼吸 22 次/min,心率 90 次/min,血压 160/100mmHg。患者用力分娩时感气促,产出一女婴后气促加重,呼吸 28 次/min,心悸明显,心率 125 次/min,产道大出血,出血量达 1 000ml 以上,血液不凝,血压 90/60mmHg。实验室检查:红细胞 $1.45 × 10^{12}$/L,血红蛋白 60g/L,白细胞 $11.0 × 10^9$/L,血小板 $50 × 10^9$/L。尿蛋白( ++ )、颗粒管型( + )。凝血酶原时间 24s,凝血酶时间 20s,纤维蛋白原定量 0.95g/L。3P 试验(血浆鱼精蛋白副凝试验)( +++ )、外周血红细胞碎片 >6%、D-二聚体实验( ++ )。注射部位有血肿、瘀斑。抽血检验:血中有羊水成分及胎盘组织。

**问题:**

1. 该患者出血的原因是什么?
2. 该患者发生了何种基本病理变化? 请解释其发生机制。

## 第一节　病因与发病机制

在正常情况下血液在循环系统内流动,当血管受损时局部可迅速形成血凝块,及时止血。在凝血系统被激活的同时,抗凝血系统和纤溶系统也被激活,三者相互平衡,以维持全身正常的血流状态(图 11-1)。

## 一、病因

临床上引起 DIC 发生的原因有很多(表 11-1),其中以感染性疾病、恶性肿瘤、产科意外、创伤及手术较为常见。在疾病进展过程中的一些病理变化也可作为触发因素诱导 DIC 的发生,如缺氧、酸中毒、抗原-抗体复合物形成等。

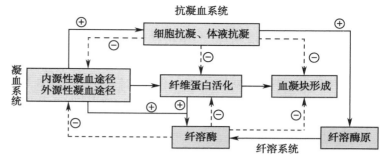

图 11-1　凝血系统、抗凝血系统、纤溶系统间动态平衡

注:"+"表示激活;"-"表示抑制。

表 11-1　DIC 的常见病因

| 类型 | 比例 | 常见病因 |
| --- | --- | --- |
| 感染性疾病 | 31%~43% | 细菌感染、败血症、流行性出血热、病毒性肝炎、病毒性心肌炎等 |
| 恶性肿瘤 | 24%~34% | 胰腺癌、结肠癌、食管癌、前列腺癌、肾癌、卵巢癌、子宫颈癌、白血病等 |
| 产科意外 | 4%~12% | 胎盘早剥、死胎、羊水栓塞、子宫破裂等 |
| 创伤及手术 | 1%~5% | 严重软组织创伤、挤压综合征、大面积烧伤及大手术等 |
| 医源性 DIC | 4%~8% | 药物、医疗操作、肿瘤治疗及输液等 |
| 其他 | 15% | 非感染性心内膜炎、呼吸衰竭、酮症酸中毒及 CO 中毒等 |

## 二、发病机制

DIC 的发病机制十分复杂,本质是凝血因子和血小板被激活、大量促凝物质入血、微血栓形成、最终并发出血,引起凝血、抗凝血、纤溶功能紊乱(图 11-2)。

**1. 血管内皮细胞损伤,启动内源性凝血系统**　细菌、内毒素、病毒、缺氧和酸中毒等均可损伤血管内皮细胞(vascular endothelial cell, VEC),暴露基膜胶原纤维,接触并激活无活性凝血因子Ⅻ为有活性的Ⅻa,启动内源性凝血系统。另外,凝血因子Ⅻ也可在激肽释放酶、纤溶酶或胰蛋白酶等的作用下被激活,反过来,Ⅻa 又可使激肽释放酶原转变为激肽释放酶,进一步活化凝血因子Ⅻ,加速内源性凝血过程。

**2. 组织因子释放,启动外源性凝血系统**　组织因子(tissue factor, TF)又称凝血因子Ⅲ或组织凝血活酶,在肺、脑、

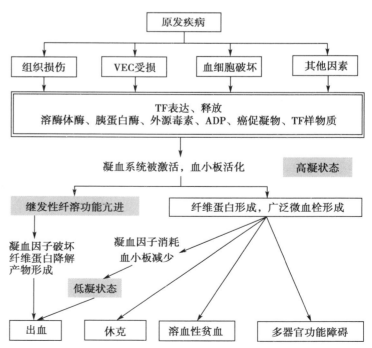

图 11-2　DIC 发生、发展的机制及对机体的影响

分为凝血酶原激活物形成、凝血酶形成、纤维蛋白形成三个阶段。

胎盘和前列腺等人体组织中含量较为丰富。严重创伤、大面积烧伤、外科大手术、恶性肿瘤时,损伤和坏死组织可释放 TF,结合血浆中的 $Ca^{2+}$ 和凝血因子Ⅶ,启动外源性凝血系统。

ER 11-3
DIC 发病机制

**3. 血细胞大量被破坏,血小板被激活** ①红细胞大量被破坏:异型输血、疟疾等引起红细胞大量被破坏时,释放大量的 ADP 和红细胞素促进凝血。②白细胞被破坏:内毒素、肿瘤坏死因子等可使中性粒细胞合成和释放大量的 TF,另外,急性早幼粒细胞白血病患者在化疗、放疗时白血病细胞大量被破坏,释放 TF 样物质。③血小板被激活:内毒素、免疫复合物、凝血酶等均可激活血小板,除直接聚集形成血小板血栓外,还可释放多种血小板因子[血小板因子 3(PF3)、血小板因子 4(PF4)]和促凝物质($TXA_2$、ADP 和 5-HT)。

**4. 其他促凝物质入血** 在羊水栓塞时,羊水中大量 TF 类物质可直接激活外源性凝血途径;细菌、内毒素、免疫复合物等大分子颗粒物质可激活凝血因子Ⅻ,启动内源性凝血途径;蜂毒、蛇毒及胰蛋白酶大量入血,可使凝血酶原转变为凝血酶,引发 DIC。

随着对 DIC 研究的进一步深入,目前认为,病因常通过多种机制引发 DIC,其中起关键作用的是外源性凝血途径。在严重创伤、败血症等引起 DIC 的过程中,全身炎症反应综合征引起的炎症介质、细胞因子风暴是主要原因。

## 第二节　诱发与促进因素

临床上,在 DIC 的发病中除了各种病因外,还有很多因素可以诱发 DIC,并对其进展速度和严重程度产生影响。

### 一、单核巨噬细胞系统功能受损

单核巨噬细胞系统(mononuclear phagocyte system,MPS)可吞噬、清除循环血液中的凝血酶、纤维蛋白原及内毒素等促凝物质。在该系统功能严重障碍或吞噬了大量坏死组织、细菌等造成功能耗竭被"封闭"时,易促发 DIC。例如全身性施瓦茨曼反应(Schwartzman reaction)时,注入小剂量内毒素"封闭"MPS 功能,再次注入内毒素则诱发 DIC。

### 二、肝功能严重障碍

在正常情况下肝可对肠道来源的毒物、药物和细菌、内毒素等进行处理;肝还可产生抗凝物质(如蛋白 C、抗凝血酶Ⅲ及纤溶酶原等);另外,肝还可合成凝血酶原、纤维蛋白原、凝血因子并灭活过多活化的凝血因子。肝功能严重障碍时,一方面可引起凝血、抗凝和纤溶功能失调;另一方面不能被及时降解的毒素、病毒和某些药物可激活凝血因子;此外,大量坏死的肝细胞释放 TF,促进 DIC 发生。

### 三、血液高凝状态

在某些生理或病理条件下,血液凝固性增高易诱发血栓形成。从妊娠第 3 周开始,孕妇血液中的血小板和某些凝血因子增多,抗凝物质及纤溶酶原激活物减少,使血液渐趋高凝状态,至妊娠末期达高峰,因此,胎盘早剥、羊水栓塞等产科意外易导致 DIC。酸中毒可损伤血管内皮细胞,使凝血因子的酶活性升高,肝素抗凝活性减弱,血小板聚集性增强,引发 DIC。

### 四、微循环障碍

局部微循环障碍可造成缺血、血液淤滞、血液黏稠度增高,启动凝血反应;另外,低灌流状态造成活化的凝血因子和纤溶产物清除不足,也可促发DIC。休克除引起全身性微循环障碍外,还可通过应激、免疫和炎症反应等进一步激活凝血。

## 五、其他因素

糖尿病患者,或临床上不恰当应用纤溶抑制剂等,导致纤溶系统活性过低而造成血液黏稠度增高。另外,应激反应、交感-肾上腺髓质系统强烈兴奋也可诱发DIC。

# 第三节　分期与分型

DIC的发生、发展是一个动态进展的过程,不同阶段的病理变化和凝血特点不同甚至相反,正确认识DIC的分期与分型有利于临床采取精准的诊疗措施。

## 一、分期

典型的DIC病程一般分为三期:高凝期、消耗性低凝期和继发纤溶亢进期(表11-2)。

表11-2　DIC分期及实验室检查

| 区别项目 | 高凝期 | 消耗性低凝期 | 继发纤溶亢进期 |
| --- | --- | --- | --- |
| 发生机制 | 促凝物质入血,凝血酶被广泛激活 | 凝血因子和血小板消耗,继发纤溶功能增强 | 激活纤溶酶原,生成大量纤维蛋白降解产物 |
| 临床特点 | 血液高凝,微血栓广泛形成 | 血液低凝,有出血倾向 | 有明显出血、休克和器官功能衰竭 |
| 实验室检查 | 血小板黏附性增加,凝血时间缩短 | 血小板计数、血浆纤维蛋白原定量减少,出血时间、凝血时间延长 | 凝血酶原时间延长(>25s),3P试验阳性、D-二聚体检测阳性 |

急性型DIC病情进展迅速,高凝期多不明显。即使典型的DIC发展过程,三个期间也可有部分重叠或交叉。

---

**知识拓展**

### D-二聚体

当机体发生凝血时,凝血酶使活化的纤维蛋白单体交联形成纤维蛋白多聚体,同时继发性激活纤溶系统。纤溶酶活化降解纤维蛋白形成碎片,称为纤维蛋白降解产物(fibrin degradation products,FDP)。其中两个交联的D片段称为D-二聚体,正常定量小于200μg/L。D-二聚体增高见于继发性纤维蛋白溶解功能亢进,是体内纤溶活性增强的重要分子标志物。

---

## 二、分型

DIC患者的病因和病情发展速度不同,临床表现也不尽相同。一般依据病情发展速度和机体代偿情况对DIC进行分型。

### (一)根据DIC发生、发展的速度分型

依据DIC的发生、发展速度可分为急性型、亚急性型和慢性型。

1. **急性型**　常见于各种严重感染、创伤、异型输血和羊水栓塞等,约占DIC患者的80%,多发生在数小时或1~2天内,主要表现为出血和休克,病情恶化迅速,分期不明显,实验室检查明显异常。

**2. 亚急性型**　常见于恶性肿瘤转移、死胎等。DIC 多在数天内逐渐形成,临床表现介于急性型和慢性型之间。

**3. 慢性型**　常见于结缔组织病、慢性溶血性贫血和恶性肿瘤等,病程长、发病缓慢,常以某脏器功能不全为主要临床表现,有时仅有实验室检查异常,尸检时才被证实。

ER 11-4

3P 试验

### (二) 根据机体的代偿情况分型

在 DIC 的发展过程中,凝血因子和血小板不断地被消耗,肝脏和骨髓则不断地代偿性生成凝血因子和血小板。依据机体的代偿情况可将 DIC 分为失代偿型、代偿型和过度代偿型。

**1. 失代偿型**　常见于急性型 DIC。患者体内的凝血因子和血小板消耗过多,机体来不及进行有效代偿。实验室检查可见纤维蛋白原含量降低、血小板计数减少。临床表现有明显的出血和休克。

**2. 代偿型**　常见于轻度或慢性型 DIC。患者体内的凝血因子和血小板的消耗与代偿性生成保持基本的动态平衡。实验室检查可见纤维蛋白含量和血小板计数正常,但凝血和纤溶功能检查(如凝血因子激活标志物、FDP 等)多为阳性。临床表现有轻度的出血和血栓形成征象,诊断相对困难。

**3. 过度代偿型**　见于慢性型 DIC 后期或急性型 DIC 恢复期。患者体内的凝血因子和血小板的代偿性生成超过消耗。实验室检查可见纤维蛋白原含量和血小板计数暂时性升高,患者的出血和栓塞症状逐步减轻或消失。

## 第四节　临床表现与防治原则

DIC 的临床表现多种多样,以弥散性微血栓形成和广泛性出血最为突出。DIC 的防治以治疗原发病为主。

### 一、临床表现

ER 11-5

DIC 皮下出血

DIC 的临床表现主要为出血、休克、多器官功能障碍和微血管病性溶血性贫血。

**1. 出血**　是 DIC 最常见也是最早的临床表现,70%~80% 的 DIC 患者在发病早期可出现多个部位的出血倾向,包括皮肤瘀斑、牙龈和鼻出血、呕血和黑便、咯血、血尿和阴道出血等。DIC 出血的机制:①凝血物质被大量消耗:微血栓广泛形成,凝血因子和血小板被大量消耗。②继发性纤溶功能亢进:纤溶酶在降解纤维蛋白的同时,水解凝血因子,使凝血物质进一步减少。③FDP 的形成:FDP 在阻止纤维蛋白单体聚合,拮抗凝血酶及抑制血小板聚集的同时,增加血管壁的通透性。对于 DIC 引起的出血,一般止血药物治疗无效。

**2. 休克**　严重创伤、烧伤或内毒素血症在引起 DIC 的同时常伴发休克,休克也可伴发 DIC,两者相互影响,互为因果。DIC 易引起休克的机制:①微血栓广泛形成,回心血量减少;②广泛出血引起血容量减少;③激肽系统和补体系统被激活,血管扩张、通透性增高,回心血量进一步减少;④心肌受损,收缩力减弱,心输出量下降。这些因素均能使有效循环血量减少,全身微循环障碍,促进休克的发生。

**3. 多器官功能障碍**　DIC 可导致受累器官出现缺血性功能障碍甚至坏死。严重者常同时或相继出现两种或两种以上器官功能障碍,形成多器官功能障碍综合征(MODS)。常见的受累器官有肾、肺、脑、心、胃肠和内分泌腺等,其中肾脏最易受累。肾内血栓可引起双侧肾皮质坏死,表现为少尿、蛋白尿、氮质血症;肺内栓塞可引起呼吸困难、肺出血;脑组织的多发局灶性坏死可引起谵妄、惊厥、嗜睡甚至昏迷。DIC 时,急性肾上腺皮质出血、坏死,肾上腺功能衰竭可导致沃-弗综合征(Waterhouse-Friderichsen syndrome);垂体受累坏死可引起希恩综合征(Sheehan syndrome)。

## 希恩综合征

希恩综合征是产后大出血引起失血性休克或 DIC 时,垂体前叶细胞缺血坏死,导致垂体前叶及支配的靶器官所分泌的激素减少,引起靶器官功能过早退化的一种综合征。希恩综合征占产后大出血及失血性休克患者的 25% 左右。其中,促性腺激素分泌减少的患者可表现为乳汁量少、闭经、第二性征减退等。

**4. 微血管病性溶血性贫血**　DIC 时微血管内纤维蛋白原激活形成纤维蛋白丝,并交联成细网状。流经的红细胞黏着或悬挂在纤维蛋白网上,随着血流的不断冲击,红细胞破裂引起微血管病性溶血性贫血(microangiopathic hemolytic anemia)(图 11-3),患者可出现发热、黄疸、血红蛋白尿、少尿及面色苍白、全身乏力等症状。患者外周血涂片中可见一些呈新月形、盔形、葫芦形、星形、多角形、小球形等形态特殊的红细胞碎片,称为裂红细胞(schistocyte)。外周血裂红细胞数 >2% 有助于 DIC 的诊断(图 11-4)。

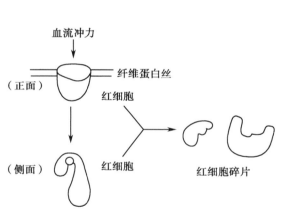

图 11-3　DIC 时红细胞碎片的形成机制图

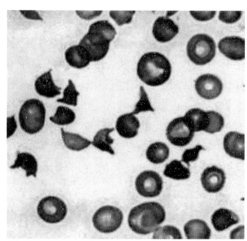

图 11-4　DIC 血涂片中的裂红细胞

## 二、防治原则

DIC 防治的病理生理基础是去除原发病,保护器官功能,纠正凝血、抗凝血、纤溶功能紊乱。

**1. 早期诊断和治疗**　早期诊断、早期治疗是提高 DIC 救治率的根本保证。

**2. 防治原发病**　积极治疗原发病、快速去除病因是防治 DIC、提高治愈率的重要措施。如有效控制感染、切除肿瘤、产程监护和保肝治疗等。

**3. 改善微循环**　临床常采取扩充血容量、解除血管痉挛和溶栓等疏通微循环,改善器官供血。

**4. 重建凝血、抗凝和纤溶动态平衡**　DIC 高凝期可用低分子肝素抗凝治疗;消耗性低凝血期和继发纤溶亢进期可选择支持性止血治疗,如输注血小板、冷沉淀(补充纤维蛋白原)或新鲜冰冻血浆等;继发纤溶亢进期需合理应用纤溶抑制剂。

DIC 是一种在致病因素作用下,大量促凝物质入血,凝血因子和血小板被激活,引起微血管内微血栓广泛形成,继发纤维蛋白溶解功能亢进的病理过程。病因常通过多种机制引发DIC,发病机制主要包括血管内皮细胞损伤,启动内源性凝血系统;组织因子释放,启动外源性凝血系统;血细胞大量被破坏,血小板被激活及大量促凝物质入血。DIC诱发和促进因素有单核巨噬细胞功能受损、肝功能严重障碍、血液高凝状态及微循环障碍等。

典型的DIC可分为高凝期、消耗性低凝期和继发纤溶亢进期。DIC的主要临床表现为出血、休克、多器官功能障碍和微血管病性溶血性贫血。出血是DIC最常见也是最早出现的临床症状,一般止血药物治疗无效。DIC与休克互为因果,相互影响。

## 病例讨论

患者,男,67岁,16年前上腹不适、疼痛及食欲缺乏;5年前症状加重,皮肤、巩膜黄染;半年来,患者进行性消瘦,乏力,皮肤、巩膜黄染加深,下肢水肿,偶有鼻和齿龈出血,常有便血。3天前,患者大便时晕倒,急诊入院。入院检查:面色苍白,四肢厥冷,烦躁不安,神志尚清,脉搏134次/min,血压90/60mmHg,经止血药及三腔气囊管压迫治疗后停止呕血,出血总量约为1200ml。经补液处理后患者的病情恶化,皮肤发凉、发绀,手背部皮肤出现花斑,神志淡漠,血压80/50mmHg,尿量减少。经去甲肾上腺素静脉缓慢滴注后患者的病情未见好转,血压60/40mmHg,呼吸困难加重,无尿,神志不清进而昏迷。患者皮肤、黏膜出现斑、片状出血。经吸氧、静脉滴注血管活性药及对症处理后,患者的血压仍进行性下降,最终因抢救无效死亡。

实验室检查:出、凝血时间延长,3P试验阳性,外周血涂片见裂红细胞。

尸体检查:皮肤及巩膜中度黄染,腹腔内有黄色澄清液体,约1500ml。肝脏体积减小,质硬,表面及切面满布均匀一致的绿豆大小结节。食管下段黏膜静脉丛和痔静脉丛明显曲张。心脏微血管、肺泡壁毛细血管和肾血管可见少量微血栓。

(张冬云)

## 思考题

1. 试述严重感染者易发生DIC的原因。
2. 试述休克与DIC之间的相互关系。

# 第十二章 | 心血管系统疾病

教学课件

思维导图

## 学习目标

1. 掌握动脉粥样硬化的基本病变；动脉粥样硬化引起心、脑、肾的病理变化及临床病理联系；高血压病的基本病变；高血压病引起脑、心、肾的病理变化及临床病理联系；风湿病的基本病变和风湿性心脏病的病理变化及临床病理联系；心瓣膜病的病因、主要类型、病理变化及临床病理联系；心功能不全的概念及其发病机制。

2. 熟悉动脉粥样硬化的病因和发病机制；心肌梗死的临床表现；高血压病的病因和发病机制；风湿病的病因和发病机制、风湿病心脏外病变；感染性心内膜炎的病因及临床病理联系；心功能不全的原因、诱因、代偿方式及意义，心功能不全时机体的主要功能、代谢变化。

3. 了解恶性高血压病的病变特点；心肌纤维化、心源性猝死的病因及临床表现；病毒性心肌炎的病变及临床病理联系；心功能不全的分类及防治原则。

4. 学会识别动脉粥样硬化、缓进型高血压及风湿病的主要病理变化；对心功能不全病例中出现的病理生理变化进行分析讨论。

5. 明晰心血管系统疾病对人类健康的危害，关爱患者的身心健康，勇担医者使命。

心血管系统疾病是对人类健康和生命构成极大威胁的一类疾病。在世界范围内心血管系统疾病的发病率和死亡率均居前列，不容忽视。

## 第一节 动脉粥样硬化

动脉粥样硬化（atherosclerosis，AS）主要累及大、中动脉，以动脉内膜脂质沉积和粥样斑块形成为特征，导致管壁增厚变硬、管腔狭窄，引起组织器官的缺血性病变。特别是心、脑的动脉粥样硬化，严重时常危及生命。动脉粥样硬化是人类患病率较高的疾病之一，是一种慢性动脉疾病，始发于儿童时期，通常在中年以后出现症状。

### 一、病因与发病机制

病因与发病机制目前尚不完全清楚。

**（一）发病因素**

已知有多种因素与 AS 发生关系密切，这些因素被视为危险因素。

**1. 可控性危险因素** 这些因素能够通过健康的生活方式和药物进行人为控制。

（1）**高脂血症**：血浆总胆固醇和/或甘油三酯升高是 AS 的最主要危险因素。血浆中的脂质是以脂蛋白的形式存在的。其中，低密度脂蛋白（LDL）和极低密度脂蛋白（VLDL）是促进 AS 发生的脂蛋白，尤其是氧化型 LDL（OX-LDL）是最重要的促发因子。这类"坏脂蛋白"会引起动脉内膜损伤，利于血浆脂蛋白渗入内膜，吸引血液单核细胞和动脉中膜平滑肌细胞（SMC）移入内膜、活化血小板等;而高密度脂蛋白(HDL)则是防止 AS 发生的脂蛋白,可通过胆固醇的逆向转运机制清除动脉壁的胆固醇,还具有抗氧化的作用,阻止 LDL 被氧化。可见,高脂血症与 AS 的发生极为密切,可谓"低(LDL)高危险、高(HDL)减风险",预防和治疗高脂血症对于防止 AS 的发生十分重要。

(2)**继发性高脂血症**:糖尿病、肾病综合征和甲状腺功能减退症等疾病均可导致继发性高脂血症。积极治疗这些疾病有助于预防 AS 的发生。

(3)**高血压**:高血压患者的 AS 发病率比正常人高约 4 倍,而且发病早、病变进展快;而 AS 所致的动脉壁变硬以及管腔变窄又可引起血压升高,二者互相影响,互相促进。因此,降压治疗能减少或减轻 AS 的发生、发展。

(4)**吸烟**:是冠心病的主要危险因素之一,而且是心肌梗死的独立危险因素。吸烟者的 AS 程度要比同龄不吸烟者严重得多,患病率和病变程度与吸烟量成正比。吸烟者年龄轻,吸烟对冠心病发病的影响大,并使心肌梗死的发病年龄大大提前,成为青年人心肌梗死的第一危险因素。吸烟易使血浆 LDL 氧化为 OX-LDL,尼古丁和 CO 入血会引起动脉内皮细胞损伤,共同促进 AS 的发生及发展。

(5)**一般危险因素**:①饮食:食入过多的动物脂肪(饱和脂肪酸)和高胆固醇食物(如动物内脏、蛋黄等)易使血脂升高,促进 AS 的发生;②肥胖:肥胖者易患高脂血症、高血压病和糖尿病,常引发AS;③行为:缺乏体力活动、心理负担重和工作压力大等均与 AS 的发生有关。

基于以上因素,人们认为多数人的 AS 是一种"不良生活习惯病"。因此,不吸烟、注意合理饮食、坚持适量运动、维持适宜体重、保持良好心态和舒缓工作压力能有效预防 AS 的发生。

**2. 不可控性危险因素**

(1)**遗传**:AS 的发生有家族聚集倾向,提示遗传因素是本病的危险因素。基因可影响脂质的摄取和代谢,从而导致高脂血症的发生,如家族性高胆固醇血症,由于 LDL 受体基因的突变而使功能缺陷,导致血浆 LDL 水平极度升高。

(2)**年龄**:AS 的发病率随年龄的增长而增加。

(3)**性别**:女性绝经前 AS 的发病率低于同龄男性,其 HDL 水平高于男性,LDL 水平低于男性,但绝经后这种差别消失。这可能与雌激素会影响血脂代谢,减少血浆胆固醇的量有关。

### (二)发病机制

关于 AS 的发病机制,曾提出多种学说,但任何一种学说都不能全面解释 AS 的发病机制。目前的基本认识概要如下:高血脂等许多危险因素均会造成动脉内皮细胞损伤,一方面,OX-LDL 等血脂渗入内膜;另一方面,OX-LDL 刺激内皮细胞和 SMC 分泌单核细胞趋化因子,引起血液单核细胞进入内膜,并与黏集在胶原上的血小板共同释放血小板源性生长因子(PDGF)、表皮生长因子(EGF)等生长因子,同时产生大量氧自由基,加速 OX-LDL 形成。单核细胞表面的清道夫受体结合并摄取 OX-LDL,成为巨噬细胞源性泡沫细胞,逐渐形成早期病变的脂纹。各种生长因子诱导 SMC增生并迁入内膜后,既能吞噬脂质成为平滑肌源性泡沫细胞,又能合成细胞外基质,参与纤维性斑块的形成。生长因子还诱导成纤维细胞和毛细血管增生。OX-LDL 还具有细胞毒作用,促使两种来源的泡沫细胞坏死、崩解,并与局部脂蛋白及其分解的脂质产物(如游离胆固醇)等共同构成粥糜样坏死物质,逐渐形成粥样斑块(图 12-1)。

在 AS 的发病中,动脉内皮损伤发生得最早,除以上危险因素外,还会受到病毒和细菌等毒性物质的攻击,因而免疫性 T 淋巴细胞、B 淋巴细胞也参与病变形成;血脂渗入内膜是个只有开始而没有结束的持续过程;血液单核细胞进入内膜是其始动环节;SMC 迁入内膜是其关键环节;白色血栓形成也参与其中。总之,AS 的发病是多种复杂因素相互作用的结果。

## 二、基本病理变化

动脉粥样硬化的病变发展缓慢、病程隐蔽、症状出现晚。根据病变的发展过程,其基本病理变

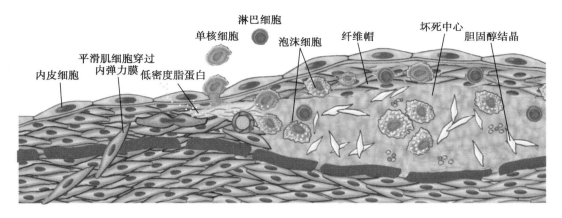

图 12-1　动脉粥样硬化发病机制模式图
单核细胞和平滑肌细胞迁入内膜及泡沫细胞形成。

化可大致分为以下几个阶段：

（一）脂纹

脂纹（fatty streak）是 AS 的早期病变。动脉内膜面可见黄色针头帽大小的斑点或长短不一、宽 1~2mm 的条纹，平坦或微隆起。病灶处内皮细胞下有大量胞质内含有脂质空泡的泡沫细胞聚集（图 12-2）。这种病变最早出现于儿童期，对机体无明显影响，病因去除后病变可以消退。

（二）纤维斑块

纤维斑块（fibrous plaque）是由脂纹进一步发展而来的。动脉内膜面可见散在不规则、表面隆起的斑块，初为淡黄色或灰黄色，以后因斑块表层胶原纤维增多及玻璃样变而呈瓷白色，状如凝固的蜡烛油（图 12-3）。斑块表层由大量胶原纤维、弹力纤维、蛋白聚糖及成纤维细胞和 SMC 形成纤维帽，胶原纤维可发生玻璃样变。纤维帽下方为多少不等的泡沫细胞、SMC、细胞外基质及淋巴细胞。

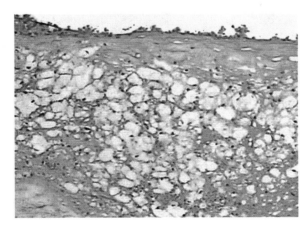

图 12-2　动脉粥样硬化
动脉内膜见大量泡沫细胞；HE 染色；×400。

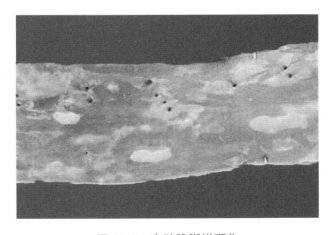

图 12-3　主动脉粥样硬化
内膜表面见散在隆起的淡黄色或瓷白色斑块。

（三）粥样斑块

粥样斑块（atheromatous plaque）是纤维斑块下方大量泡沫细胞和深层组织发生坏死、崩解，这些崩解物质与脂质混合而成为的粥糜样物质，是 AS 的典型病变。在动脉内膜面有明显隆起的灰黄色斑块。在玻璃样变的纤维帽深部可见大量坏死物质，其中含有大量胆固醇结晶（HE 切片上为针状裂隙），可有钙化。坏死物质底部及周边可见肉芽组织、少量泡沫细胞和淋巴细胞。粥样斑块处的动脉中膜因受压而萎缩变薄（图 12-4）。

### （四）继发性病变

继发性病变多发生于粥样斑块，也可发生于纤维斑块。

**1. 血栓形成**　斑块表面的内皮损伤或斑块溃疡使内皮下胶原纤维裸露，可继发血栓形成，导致动脉管腔阻塞，血流阻断，引起器官梗死。血栓可机化，也可脱落引起栓塞。

**2. 斑块内出血**　斑块边缘和底部有许多薄壁的新生血管，易破裂出血，或因纤维帽破裂，血液注入斑块内形成血肿，使斑块迅速增大，可导致管腔进一步狭窄甚至完全闭塞（图12-5）。

**3. 斑块破裂**　斑块表面的纤维帽破裂，粥样物质自裂口逸入血流，局部遗留斑块溃疡（粥瘤样溃疡）。进入血流的坏死物质和脂质形成胆固醇栓子，可引起栓塞。

**4. 斑块钙化**　在斑块纤维帽和崩解坏死病灶内可见钙盐沉积，致使管壁进一步变硬、变脆。

**5. 动脉瘤形成**　严重的粥样斑块底部的中膜可因受压而萎缩变薄和弹性下降，在血流压力的作用下，动脉壁局限性扩张、膨出，形成动脉瘤（aneurysm）（图12-6）。此外，血流可从斑块破裂溃疡处进入动脉中膜，致使中膜撕裂，形成夹层动脉瘤。

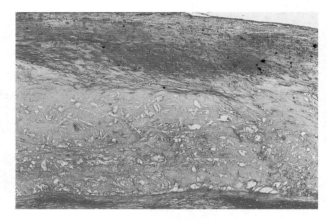

图12-4　动脉粥样硬化

表面为纤维帽，其下可见散在的泡沫细胞，深层为一些坏死物质、脂质和胆固醇结晶裂隙；HE染色；×200。

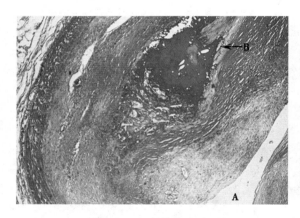

图12-5　斑块内出血

A. 血管腔；B. 出血（箭头示）；斑块内血管破裂，形成血肿，致管腔进一步狭窄；HE染色；×100。

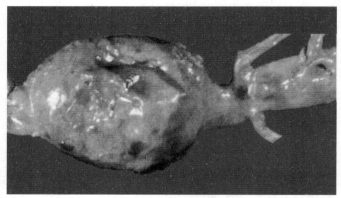

图12-6　腹主动脉瘤

腹主动脉壁局部向外明显扩张，膨出。

## 三、主要动脉的粥样硬化

AS主要发生在全身的大动脉、中动脉。

### （一）主动脉粥样硬化

主动脉粥样硬化好发于主动脉的后壁及其分支开口处，以腹主动脉病变最为严重，其次为胸主动脉、主动脉弓和升主动脉。由于主动脉管腔大，病变一般不引起血流阻塞，临床症状不明显。但病变严重者，因中膜萎缩及弹力板断裂，使管壁变得薄弱，可形成动脉瘤，动脉瘤破裂发生致命性大出血。若主动脉根部的夹层动脉瘤破裂，血液流入心包，可引起急性心脏压塞而猝死。

### （二）冠状动脉粥样硬化

冠状动脉粥样硬化（coronary atherosclerosis）是AS中对人类威胁最大的疾病，冠状动脉狭窄在 35~55 岁时发展较快,以左冠状动脉前降支最多见,其余依次为右主干、左主干或左旋支、后降支。病变呈节段性,粥样斑块多位于心肌侧,横切面上呈新月形,使管腔呈不同程度的狭窄。根据管腔狭窄的程度可分为 4 级:Ⅰ 级 ≤25%;Ⅱ 级 26%~50%;Ⅲ 级 51%~75%;Ⅳ 级 ≥76%(图 12-7)。粥样斑块的继发性病变可加重狭窄的程度。由冠状动脉粥样硬化导致心肌缺血、缺氧而引起的心脏病称为冠状动脉粥样硬化性心脏病(详见本章第二节)。

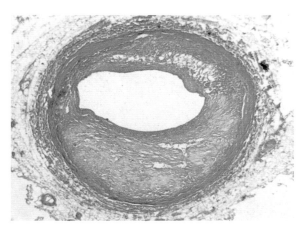

**图 12-7　冠状动脉粥样硬化**
内膜不规则增厚,粥样斑块形成,管腔狭窄程度Ⅲ级;
HE 染色;×200。

### (三) 颈动脉和脑动脉粥样硬化

颈动脉和脑动脉粥样硬化要比冠状动脉粥样硬化发生得晚,一般在 40 岁以后才出现。病变最常见于颈内动脉起始部、基底动脉、大脑中动脉和基底动脉环(图 12-8)。纤维斑块和粥样斑块常导致动脉管腔不同程度的狭窄。由于脑动脉管腔狭窄,脑组织长期慢性供血不足而发生脑萎缩,表现为脑皮质变薄,脑回变窄,脑沟变宽。患者记忆力减退,运算力减退,甚至精神失常。由于斑块处常继发血栓形成而导致管腔迅速阻塞,发生脑梗死(脑软化),可引起偏瘫、失语等,甚至死亡。脑动脉粥样硬化可继发小动脉瘤,患者血压突然升高时,可致小动脉瘤破裂而发生脑出血。

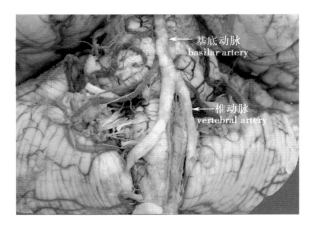

**图 12-8　脑动脉粥样硬化**
透过血管壁即可见血管内的动脉粥样硬化斑块。

### (四) 肾动脉粥样硬化

病变最常累及肾动脉开口处及主干近侧端,亦可累及叶间动脉和弓形动脉。斑块所致管腔狭窄,导致肾缺血,可引起肾性高血压;斑块继发血栓形成可致较大块肾梗死,梗死灶机化后形成较大凹陷性瘢痕,多量瘢痕可使肾脏缩小,称为动脉粥样硬化性固缩肾。

### (五) 四肢动脉粥样硬化

病变以下肢动脉为重,常发生在髂动脉、股动脉及胫动脉。当较大的动脉管腔狭窄时,可引起下肢供血不足,在行走中发生下肢疼痛,经休息后好转,即所谓“间歇性跛行”;当长期慢性缺血时,可引起肢体萎缩;当动脉管腔完全阻塞时,可导致足的干性坏疽。

## 第二节　冠状动脉粥样硬化性心脏病

因冠状动脉狭窄所致心肌缺血而引起的心脏病称为冠状动脉性心脏病(coronary artery heart disease,CHD),简称“冠心病”,也称为缺血性心脏病(ischemic heart disease,IHD)。冠状动脉粥样硬化引起者占其中的绝大多数,因此,习惯上把 CHD 视为冠状动脉粥样硬化性心脏病的同义词。男性多在 40 岁后出现临床症状,女性多在绝经前后开始出现临床症状,但近年来有年轻化的趋势。冠心病的基本类型有心绞痛、心肌梗死、心肌纤维化和冠状动脉性猝死。

## 一、心绞痛

心绞痛（angina pectoris）是指由于冠状动脉供血不足和/或心肌耗氧量骤增，导致心肌急性暂时性缺血、缺氧所引起的临床综合征。心绞痛主要表现为阵发性胸骨后或心前区疼痛，有憋闷或压迫感，可放射至左肩、左臂等，持续数分钟。心绞痛发作前可有明显诱因，如过度劳累、情绪激动、受寒、暴饮暴食等。心绞痛用硝酸甘油或稍休息后症状可缓解，但随着病变的加重药效逐渐不明显。心绞痛的发生是由于心肌缺血、缺氧造成心肌内酸性代谢产物或多肽类物质蓄积，刺激心内交感神经末梢，使信号经第1~第5胸交感神经节和脊髓段传入大脑，产生位置模糊的痛觉。

## 二、心肌梗死

心肌梗死（myocardial infarction，MI）是指冠状动脉供血急剧减少或中断，引起供血区持续缺血而导致的较大范围的心肌坏死。临床上常有剧烈而较持久的胸骨后疼痛，且用硝酸甘油或休息后症状不能缓解，常并发心律失常、休克或心力衰竭。心肌梗死多见于中老年人，近年青年人也时有发生心肌梗死。心肌梗死多在粥样斑块的基础上继发血栓形成或冠状动脉持续痉挛而发病。部分患者在冠状动脉粥样硬化的基础上，由于某些诱因如过度劳累、心动过速等，造成心肌供血相对不足而发病。通常冠状动脉走行于心肌表面心外膜下面的结缔组织中，如果某一段冠状动脉的位置出现异常、走行于心肌内，这一束心肌纤维就被称为心肌桥，心肌桥可能会导致一系列症状，甚至心肌梗死或猝死，但传统手段的检出率不足2.5%，漏诊率较高。我国学者经过不断探索、深入钻研，成功地发现了心肌桥血管腔内超声影像上的"半月现象"，使得心肌桥的检出率提高到95%以上。

### （一）病理学类型

MI最常见于左前降支供血区，即左室前壁、心尖部和室间隔前2/3，约占全部心肌梗死的50%；其次是右冠状动脉主干供血区，即左心室后壁、室间隔后1/3和右心室，约占25%；少数发生在左旋支供血区，即左心室侧壁。MI极少累及心房。根据梗死灶的范围和深度可将MI分为心内膜下梗死和透壁性梗死两种类型。

**1. 心内膜下梗死** 梗死灶位于心室壁内侧1/3的心肌，可累及肉柱和乳头肌，常为多发性、小灶状（0.5~1.5cm）坏死，严重者可累及整个左心室内膜下心肌，形成环状梗死。

**2. 透壁性梗死** 又称区域性梗死，是典型MI的类型。梗死部位与闭塞的冠状动脉供血区相一致，梗死灶较大，累及心室壁全层或近于全层。

### （二）病理变化

心肌梗死属于贫血性梗死，其形态变化是一个动态的演变过程。冠状动脉闭塞后20~30分钟，坏死的细胞开始自溶；1~2小时出现细胞核坏死改变，心肌间质充血、水肿，有大量炎症细胞浸润。一般在梗死后4~6小时逐渐显现大体的凝固性坏死改变，梗死灶为地图形，由灰白色渐呈土黄色，周围有充血、出血带；1周左右肉芽组织从周边向梗死灶长入；3周左右可完成机化，逐渐形成灰白色瘢痕组织（图12-9）。

### （三）临床病理联系

心肌梗死的典型症状是突然出现剧烈而持久的胸骨后疼痛，但有的患者可表现为上腹部疼痛，或左肩和左颈部疼痛，或背部疼痛等放射

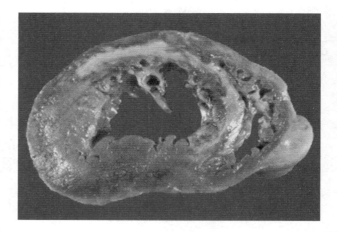

图12-9 心肌梗死
左心室前壁及室间隔前2/3的梗死区被灰白色瘢痕组织代替。

性疼痛为主的症状,易被误诊。心电图对 MI 既有诊断价值,又能指导是否适合溶栓治疗,还能够分析梗死灶定位,分为 ST 段抬高型和非 ST 段抬高型。梗死心肌的肌红蛋白从心肌细胞逸出入血,并经尿液排出,因此血液和尿中肌红蛋白增高。MI 发生后心肌细胞酶立刻释放入血,检测血清中的酶含量升高,其中肌酸磷酸激酶(CPK)同工酶 CPK-MB 和乳酸脱氢酶(LDH)同工酶 LDH1 对心肌梗死的诊断特异性较高。MI 急性期病情凶险,变化快,特别在发病的第 1 周,应对患者进行严密监护,患者应绝对卧床休息、稳定情绪,防止梗死灶扩大及并发症的发生。

### (四)并发症

**1. 心脏破裂** 是 MI 的严重并发症,多发生于梗死后 1~2 周。左室壁破裂,血液涌入心包腔造成急性心脏压塞而猝死;室间隔破裂,左室血液流入右室,导致急性右心功能不全。

**2. 室壁瘤(ventricular aneurysm)** 常见于 MI 的愈合期,也可见于急性期,多发生于左室前壁近心尖处,由于梗死心肌或机化的瘢痕组织在左室内压力的作用下,病变局部向外膨出而形成,易引起心功能不全和附壁血栓。

**3. 附壁血栓形成** 多见于左心室,由于 MI 时心内膜损伤,或室壁瘤处的血液形成涡流等原因,易在局部形成附壁血栓,血栓可发生机化,亦可脱落引起栓塞。

**4. 急性心包炎** 透壁性梗死后的 2~4 天,由于梗死累及心外膜,引起纤维蛋白性心包炎。临床可闻及心包摩擦音。

**5. 心力衰竭** 梗死灶波及二尖瓣乳头肌坏死,可导致二尖瓣关闭不全而发生急性左心衰竭。梗死灶心肌收缩力丧失,可引起左心衰竭、右心衰竭或全心衰竭。

**6. 心源性休克** 梗死灶的面积大于 40% 时,心肌收缩力极度减弱,心输出量骤减,可发生心源性休克。

**7. 心律失常** 梗死灶累及传导系统,或出现异常电兴奋,常出现各种心律失常,甚至室颤而导致心脏停搏。

## 三、心肌纤维化

心肌纤维化又称慢性缺血性心脏病(chronic ischemic heart disease),是由中、重度冠状动脉粥样硬化性狭窄,引起心肌长期慢性缺血,心肌收缩力减弱,进而引起心功能不全。多数患者曾发生过 MI 或做过冠状动脉搭桥术。病变心脏增大,心腔扩张,心壁厚度可正常。心室肌有广泛、多灶性瘢痕组织。

## 四、冠状动脉性猝死

冠状动脉性猝死(sudden coronary death)是心脏性猝死中最常见的一种,多见于 40~50 岁的成年人,可发生于某种诱因如饮酒、暴饮暴食、劳累、大量吸烟及剧烈运动后。患者突然晕倒、四肢抽搐、小便失禁,或突发呼吸困难、口吐白沫、意识不清,可立即死亡或在 1 小时至数小时后死亡,有的可在夜间睡眠中死亡。尸检时发现大多数患者冠状动脉有 III 级以上粥样硬化性狭窄,常并发血栓形成或斑块内出血。但少数病例冠状动脉粥样硬化程度较轻,可能与冠状动脉痉挛有关。

> **病例导学**
>
> 患者,男,52 岁,3 年前出现心前区疼痛,有压迫感,并放射至左肩、左臂,多于劳累、饭后发作,休息或服用硝酸酯制剂后缓解。患者 1 天前因情绪激动,突发胸骨后持续性疼痛,用硝酸甘油不缓解,并出现呼吸困难,不能平卧,咳粉红色泡沫痰。查体:心率 126 次/min,心律不齐,血压 76/42mmHg,口唇发绀,双肺布满水泡音,心前区闻及心包摩擦音。

问题：
1. 该患者的初步诊断可能是什么？依据是什么？
2. 还应做哪些检查以确定诊断？可能的检查结果会如何？

**知识拓展**

### 心肌梗死患者的胃肠道症状

约 1/3 心肌梗死的患者在发病早期伴有恶心、呕吐和上腹胀痛，这与迷走神经受坏死心肌刺激和心输出量降低导致组织灌注不足等有关；肠胀气也不少见；重症者可发生呃逆。对于心肌梗死患者建议做好心电监护，以便及时对症治疗。

## 第三节 高血压病

高血压（hypertension）是以体循环动脉压升高为主要临床表现的心血管综合征，成年人收缩压≥140mmHg 和/或舒张压≥90mmHg 可诊断为高血压。高血压分为原发性高血压（又称为特发性高血压）和继发性高血压（又称为症状性高血压）两大类。原发性高血压是一种原因未明的高血压，又称高血压病，占高血压患者的 90%~95%。继发性高血压是病因明确的高血压，当查出病因并有效去除或控制病因后，作为症状性高血压可被治愈或得到明显缓解。继发性高血压主要有肾性高血压、内分泌性高血压，还有其他如主动脉狭窄、睡眠呼吸暂停综合征引起的高血压和药物引起的高血压等，但这些比较少见。高血压病是我国最常见的心血管疾病之一。

高血压病是以细、小动脉硬化为基本病变的全身性慢性疾病，也是心脑血管病最主要的危险因素，多数症状隐匿，晚期引起脑卒中、心肌梗死、心力衰竭及慢性肾脏病等主要并发症，致残、致死率高，控制高血压是心脑血管病预防的切入点和关键措施。《中国高血压防治指南（2024 年修订版）》对高血压水平的定义和分级见表 12-1。

表 12-1 《中国高血压防治指南（2024 年修订版）》对高血压水平的定义和分级

| 分类 | 收缩压/mmHg | 舒张压/mmHg |
| --- | --- | --- |
| 高血压 | ≥140 和/或 | ≥90 |
| 1 级高血压（轻度） | 140~159 和/或 | 90~99 |
| 2 级高血压（中度） | 160~179 和/或 | 100~109 |
| 3 级高血压（重度） | ≥180 和/或 | ≥110 |
| 单纯收缩期高血压 | ≥140 和 | <90 |

## 一、病因与发病机制

病因与发病机制尚未完全清楚，目前认为是遗传因素和环境因素相互作用的结果。

### （一）发病因素

**1. 遗传因素** 高血压病具有明显的遗传倾向。高血压病被认为是一种多基因遗传病，某些基因的突变、缺失、重排和表达水平的差异，亦即多个"微效基因"联合缺陷是高血压病的发病基础。

**2. 环境因素**　多基因遗传仅是获得了遗传易感性,不足以引起高血压,必须有某些环境因素作用才能发病。膳食高盐和中度以上饮酒是已确定的与高血压发病密切相关的危险因素;强烈、反复、长时间的精神紧张、情绪激动和精神创伤,如愤怒、惊恐、焦虑、压抑、心理冲突等社会心理因素也是重要的发病因素;吸烟、肥胖和低镁、低铜、低锌饮食等也与高血压发生有关。

### （二）发病机制

高血压的血流动力学特征主要是总外周血管阻力相对或绝对增高。

**1. 交感神经活性亢进**　许多因素可使大脑皮层下神经中枢的功能发生紊乱,各种神经递质的浓度与活性异常,包括去甲肾上腺素、肾上腺素、多巴胺、神经肽 Y、5-羟色胺、抗利尿激素、脑啡肽、脑钠肽和经典的肾素-血管紧张素系统,导致交感神经系统活性亢进,血浆儿茶酚胺浓度升高,使阻力动脉(细小动脉)收缩增强。可针对性地应用镇静剂和 β-受体阻滞剂治疗。

**2. RAAS 激活**　在高血压发生和维持中均有肾素-血管紧张素-醛固酮系统(RAAS)的参与。血管紧张素-Ⅱ是 RAAS 的最重要成分,通过强力收缩小动脉,刺激肾上腺皮质球状带分泌醛固酮而扩大血容量,以及促进肾上腺髓质和交感神经末梢释放儿茶酚胺,均可显著升高血压。可针对性地应用血管紧张素转换酶抑制剂治疗。

**3. 钠敏感与水钠潴留**　钠可使阻力动脉收缩,但个体对钠盐的敏感性存在明显差异,由此可解释过多的钠盐仅使一部分人产生升压反应,称此为盐敏感性高血压。在高血压发病中有较多因素会引起肾性水钠潴留,如交感活性亢进使肾血管阻力增加,肾脏排钠激素(前列腺素、激肽酶、肾髓质素)分泌减少,或者肾外排钠激素(内源性类洋地黄物质、心房肽)分泌异常,或者潴钠激素(18-羟脱氧皮质酮、醛固酮)释放增多等。各种因素引起肾性水钠潴留,机体为避免心输出量增加使组织过度灌注,会通过阻力动脉收缩增强进行调整从而引起高血压。可针对性地应用利尿剂治疗。

**4. 阻力动脉重构**　在各种血管活性物质和生长因子以及血压升高等因素的共同参与下,阻力动脉会发生结构重建,主要特征有小动脉管壁增厚、壁腔比值增大、腔径减小、管壁僵硬度增加等,测定这些相关指标,有助于评估血管病变程度和降压治疗的效果。

## 二、类型与病理变化

高血压病可分为缓进型高血压和急进型高血压两种类型,病变主要累及全身细小动脉。

### （一）缓进型高血压

缓进型高血压(chronic hypertension)又称良性高血压(benign hypertension),约占高血压病的95%,一般起病隐匿,进展缓慢,病程长,多见于中老年人,按病变发展过程分三期:

**1. 动脉功能紊乱期**　高血压病早期,主要是间歇性全身细小动脉收缩,血压升高。临床上血压常有波动,血压升高后经过适当休息和治疗可恢复正常。患者可有间歇性头痛、头晕、失眠等症状。

**2. 细小动脉硬化期**　高血压病的基本病变是细动脉和小动脉硬化。

**(1) 细动脉玻璃样变性硬化**:是高血压病的主要病变特征,表现为全身细动脉(直径小于1mm)玻璃样变,致使管壁增厚、变硬,管腔狭窄,甚至闭塞。脑的细动脉(如豆纹动脉)、肾小球入球小动脉(图 12-10)及脾中央动脉等玻璃样变性硬化在尸检时较易见到。

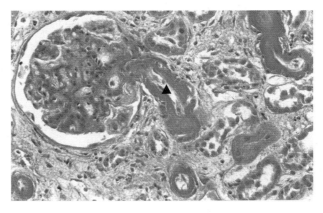

图 12-10　高血压病肾小球入球小动脉玻璃样变
▲肾小球入球小动脉管壁增厚、呈红色均质状,管腔狭窄;HE 染色;×200。

（2）**小动脉增生性硬化**：由于血压持续升高，使小动脉内膜胶原纤维及弹力纤维增生；中膜平滑肌细胞肥大、增生，细胞外基质增多，引起中膜增厚，致使小动脉管壁增厚、变硬，管腔狭窄。小动脉增生性硬化主要累及肌型动脉，如脑的小动脉、肾小叶间动脉、肾弓形动脉等，在尸检时较易见到。

高血压病患者常并发大中动脉粥样硬化，这并非高血压病本身的病变。

此期临床上高血压持续，休息后可减轻，但难以恢复到正常，多数需终身服用降压药。症状常有头痛、头晕、心悸、疲乏、健忘、注意力不集中等。

**3. 器官病变期**　高血压病的后期，由于细小动脉硬化加重，终将引起脑、心、肾等重要器官的病变，发生相应并发症而致残、致死。

（1）**脑**：脑出血、微梗死及高血压脑病是高血压病最重要的并发症。

1）脑出血：是高血压病最严重的致残并发症，也是最常见的死亡原因。脑出血最常发生于基底核、内囊，其次为大脑白质、脑桥和小脑。脑出血多见于内囊、基底节区域，因为供应该区域的豆纹动脉从大脑中动脉呈直角分支，且直径较细（0.5mm），承受压力较高，易发生破裂。出血区脑组织完全破坏，常形成血肿（图12-11）。

脑出血的原因，一是由于脑的细、小动脉硬化使血管壁变脆，当血压突然升高时，血管破裂；二是血管壁硬化导致弹性下降，可局部膨出形成微小动脉瘤，当血压突然升高时，微小动脉瘤破裂。脑出血的后果和表现因出血量和出血部位的不同而异，

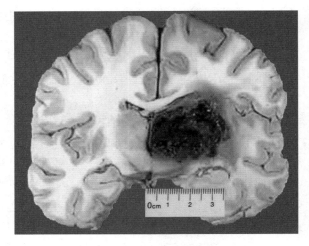

图 12-11　高血压病脑出血
内囊、基底节区脑组织被出血代替。

内囊出血可引起对侧"三偏"（偏瘫、偏身感觉障碍、偏盲），大量出血可破入侧脑室，患者转入昏迷；左侧脑出血常引起失语；脑桥出血可引起同侧面瘫和对侧偏瘫；延髓针尖大小的出血即可致死。脑出血可因血肿占位和脑水肿而引起颅内压升高，可并发脑疝形成。

2）微梗死：较常见，由于脑细小动脉硬化及持续痉挛，导致相应供血区域缺血而发生梗死，坏死组织溶解液化，形成质地疏松的筛网状病灶，通常为多发而微小的梗死灶，故称微梗死。坏死组织被吸收，由周围胶质细胞增生形成胶质瘢痕而修复。通常后果并不严重。

3）高血压脑病：少数患者由于脑的细小动脉硬化及痉挛，脑组织缺血，毛细血管通透性增高引起脑水肿和颅内压升高，导致以中枢神经系统功能障碍为主要表现的综合征，称为高血压脑病（hypertensive encephalopathy）。临床表现为血压显著升高，剧烈头痛、头晕、眼花、呕吐、抽搐甚至昏迷，无神经定位体征。经降压和降颅内压治疗多可恢复。

（2）**心脏**：由于血压持续升高，左室后负荷加重，左室心肌细胞代偿性肥大。心脏体积增大，重量可达400g以上（正常为250g左右），左室壁显著增厚可达1.5~2.0cm（正常为1.0cm），乳头肌和肉柱增粗，心腔不扩张，称向心性肥大。久之，肥大的心肌因毛细血管相对密度下降而供血不足，转为失代偿，心肌收缩力降低，出现左心腔扩张，发生左心衰竭。由于长期血压升高而引起的左心室代偿性肥厚和扩张称为高血压心脏病（hypertensive heart disease）。随着心衰加重，左心腔高度扩张，呈离心性肥大。

（3）**肾**：随着高血压病程迁延，患者必将发生肾脏病变。主要由于入球动脉硬化、狭窄，肾小球缺血，越来越多的肾小球逐渐发生萎缩、纤维化和玻璃样变，相应的肾小管也萎缩、消失。肾间质可有纤维组织增生和淋巴细胞浸润。纤维化的肾小球和间质纤维组织收缩，使肾表面微凹陷。部

分病变轻微的"健存"肾小球代偿性肥大，相应的肾小管也随之扩张，向肾表面微突起。萎缩与肥大的肾单位弥漫性交杂分布，致使双肾对称性缩小，重量减轻，质地变硬，表面呈均匀一致的细颗粒状，皮质萎缩变薄，皮髓质分界不清，形成原发性颗粒性固缩肾（primary granular atrophy of the kidney）（图 12-12），是高血压病肾脏病变的特征。早期，临床不出现明显症状，可有尿化验改变。晚期，大量肾单位萎缩、纤维化，逐渐发生慢性肾衰竭及尿毒症，称为高血压肾衰竭（hypertensive renal failure），需要持续性血液透析维持生命。

（4）视网膜：视网膜缺血、水肿、出血，甚至产生视网膜脱落引起失明。

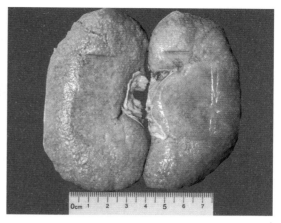

图 12-12　原发性颗粒性固缩肾
双侧肾对称性缩小，质地变硬，肾表面呈细颗粒状。

**病例导学**

　　患者，男，55 岁，在凌晨 4 时左右起床小便时，自觉右手、右脚软弱无力，跌倒，神志清醒，剧烈头痛、呕吐；在当日 6 时左右出现右手痉挛，约 15 分钟后右下肢也发生阵发性抽搐，很快昏迷，小便失禁。体检：鼾睡，压眶无反应，对光反射消失，血压 180/120mmHg，口角向左歪斜，右侧肢体阵发性痉挛，眼底视网膜可见出血斑。腰椎穿刺见脑脊液呈红色，压力高。经抢救治疗，患者仍昏迷，左侧瞳孔散大，呼吸深快不规则，于当日 18 时呼吸、心搏停止。

　　**问题：**

　　1. 该患者的可能患了何种疾病？

　　2. 该患者所患疾病的病变因果关系是怎样的？

　　3. 如何解释该患者主要的临床表现？

## （二）急进型高血压

　　急进型高血压（accelerated hypertension）又称为恶性高血压（malignant hypertension），少见，仅占高血压病的 5% 左右。多数发病即为急进型高血压，少数由缓进型高血压恶化而来。急进型高血压多见于青壮年，起病急，进展快，血压显著升高，常超过 230/130mmHg；常有持续性蛋白尿、血尿和管型尿。本病病程短，预后差，多数患者在 1 年内迅速发展成尿毒症而死亡，也可因脑出血或心力衰竭而死亡。急进型高血压的病变特点主要是细动脉纤维蛋白样坏死，其次是增生性小动脉硬化。病变可累及全身各器官，但主要累及肾和脑，以肾脏的病变最为严重。

ER 12-3

良性高血压病程分期及各期特点

**知识拓展**

### 高血压危象

　　高血压危象是指在原发性和继发性高血压发展的过程中，在某些诱因的作用下，周围小动脉发生暂时性强烈痉挛，引起血压急剧升高，病情急剧恶化以及由于高血压引起的心脏、脑、肾等主要靶器官功能严重受损的并发症，此外，若舒张压高于 140~150mmHg 和/或收缩压高于 220mmHg，无论有无症状，亦应视为高血压危象。典型症状：血压突然升高，舒张压高于

## 第四节 风 湿 病

风湿病（rheumatism）是一种与 A 组乙型溶血性链球菌感染有关的超敏反应性炎性疾病。病变主要累及全身结缔组织，形成具有诊断意义的风湿性肉芽肿为其特征。风湿病最常累及心脏和关节，其次为皮肤、皮下组织、脑和血管等，以心脏病变最为严重，危害最大。急性期称为风湿热，临床上常出现多发性关节炎、全心炎、皮下结节、环形红斑和小舞蹈症等，并伴有发热、外周血白细胞升高、血沉增快、血中抗链球菌溶血素"O"（ASO）滴度升高等表现。多次反复发作后，常造成轻重不等的心瓣膜器质性病变，最后形成慢性心瓣膜病。阴冷潮湿的环境与罹患风湿病有一定关系，初次发病多在 5~15 岁，出现心瓣膜病常在 20~40 岁。

### 一、病因与发病机制

风湿病的发生与咽部 A 组乙型溶血性链球菌感染有关。发病前 1~2 周患者常有咽峡炎、扁桃体炎等链球菌感染史，患者血中 ASO 升高，应用抗生素预防和治疗链球菌感染可减少风湿病的发生和复发。但风湿病为非化脓性炎症，并非链球菌直接感染所致。

风湿病的发病机制未完全明了，目前倾向于抗原抗体交叉反应学说，即链球菌细胞壁的 C 抗原（糖蛋白）刺激机体产生的抗体，与结缔组织（如心脏瓣膜及关节等）的糖蛋白之间存在交叉免疫反应，链球菌壁的 M 蛋白刺激机体产生的抗体可与心肌及血管平滑肌细胞的某些成分发生交叉反应，导致组织损伤。感染链球菌的人很多，但感染后发生风湿病者只有 1%~3%，说明机体抵抗力和反应性在发病中具有重要作用。

### 二、病理变化

（一）基本病变

根据病变的发展过程，病程大致可分为三期：

**1. 变质渗出期** 是风湿病的早期病变，病变部位结缔组织发生黏液样变和纤维蛋白样坏死，并有少量浆液渗出和炎症细胞浸润。此期持续约 1 个月。

**2. 肉芽肿期** 此期的特征性病变是形成风湿小体，风湿小体又称为阿绍夫小体（Aschoff body），对风湿病具有诊断意义。风湿小体是一种肉芽肿，多发生于心肌间质、心内膜下和皮下结缔组织。在纤维蛋白样坏死的基础上，出现巨噬细胞增生和聚集，吞噬纤维蛋白样坏死物质后演化为风湿细胞，又称阿绍夫细胞（Aschoff cell），这些细胞聚集形成风湿小体（图 12-13）。此期持续 2~3 个月。

**3. 瘢痕期** 风湿小体中的纤维蛋白样坏死物质逐渐被吸收，风湿细胞转变为成纤维细胞，风湿小体逐渐纤维化，最终形成梭形小瘢痕。此期持续 2~3 个月。

整个病变的自然经过为 4~6 个月，但由于反复发作，不同时期的病变常同时并存。发生在浆膜的风湿病变多表现为浆液性或浆液纤维蛋白性炎症。

（二）心脏病变

风湿病的主要危害性就在于累及心脏，引起风湿性心脏病。风湿病可累及心内膜、心肌和心外膜,分别称为风湿性心内膜炎、风湿性心肌炎和风湿性心外膜炎,如病变累及心脏全层,则称为风湿性全心炎。

**1. 风湿性心内膜炎(rheumatic endocarditis)**
病变主要累及心瓣膜,以二尖瓣受累最多见,其次为二尖瓣和主动脉瓣同时受累,三尖瓣和肺动脉瓣很少受累。此外,腱索和左心房内膜也可受累。在病变早期,瓣膜发生黏液样变性和纤维蛋白样坏死,浆液渗出和炎症细胞浸润,偶见风湿小体,导致瓣膜肿胀、增厚。病变瓣膜表面(特别是闭锁缘上)由于瓣膜关闭的机械碰撞,内皮细胞损伤,胶原纤维裸露,血小板及纤维蛋白在闭锁缘上聚积,形成单行排列、粟粒大小、灰白色的疣状赘生物,即白色血栓(图 12-14)。血栓附着牢固,不易脱落。在病变后期,赘生物机化,形成灰白色瘢痕。由于风湿病常反复发作,瘢痕形成越来越多,瓣膜增厚、变硬、缩短或瓣叶彼此粘连;腱索增粗、融合、缩短,造成心瓣膜变形,最终发展为慢性心瓣膜病。

**2. 风湿性心肌炎(rheumatic myocarditis)** 病变主要累及心肌间质的结缔组织,特征是在心肌间质小血管旁形成风湿小体,晚期形成梭形小瘢痕。风湿性心肌炎常见于左心室后壁、室间隔、左心房等处。病变较轻者,可无明显症状,如病变较重而广泛,可影响心肌收缩力,患者出现心率加快、第一心音低钝等。病变累及传导系统,可出现传导阻

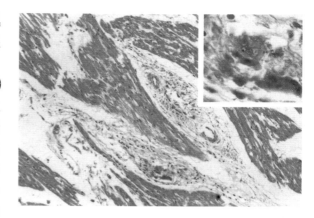

图 12-13 风湿性心肌炎
心肌间质血管旁可见风湿细胞聚集形成的风湿小体,间质水肿。风湿细胞核大,核膜清晰,染色体聚集于核中央(右上图);HE 染色;×200。

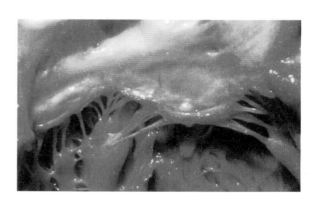

图 12-14 风湿性心内膜炎
二尖瓣闭锁缘可见细小赘生物。

滞。成人较少发生心力衰竭。儿童的严重病例渗出性病变特别明显者,心肌间质明显水肿,弥漫性炎症细胞浸润,可发生急性心力衰竭。

**3. 风湿性心外膜炎(rheumatic pericarditis)** 又称风湿性心包炎,病变为浆液或浆液纤维蛋白性炎症。心包腔有大量浆液渗出,形成心包积液,限制心脏舒张,表现为心脏压塞,叩诊心浊音界扩大,听诊心音遥远。当以纤维蛋白渗出为主时即为"绒毛心",可闻及心包摩擦音。恢复期多数患者渗出的浆液和纤维蛋白被吸收,少数由于纤维蛋白渗出较多,未被完全吸收而发生机化粘连,可形成缩窄性心包炎。

**(三)心脏外病变**

**1. 风湿性关节炎** 约 75% 的风湿热患者在疾病的早期出现风湿性关节炎,最常侵犯膝、踝、肩、肘等大关节,由于先后受累而呈游走性疼痛。关节局部出现红、肿、热、痛和功能障碍。关节腔内有浆液及纤维蛋白渗出。急性期后,渗出物易完全吸收,一般不留后遗症。

**2. 其他病变** 主要包括:①环形红斑,多见于躯干和四肢皮肤,出现环形或半环形淡红色斑,边缘红,中央色泽正常,1~2 天可自行消退;②皮下结节,多见于肘、腕、膝、踝关节附近伸侧皮下,结节圆形或椭圆形,单个或多个,直径为 0.5~2cm,质硬、移动、无压痛,持续数周后消退;③风湿性动脉炎,可发生于冠状动脉、肾动脉、肠系膜动脉、脑动脉及肺动脉等,急性期动脉壁发生纤维蛋白样坏死和炎症细胞浸润,可有风湿小体形成,后期动脉管壁纤维化而形成瘢痕,致使管腔狭窄,有时并发血栓形成;④风湿性脑病,多见于 5~12 岁儿童,女孩较多,主要病变为脑的风湿性动脉炎和皮质下

脑炎，主要累及大脑皮质、基底核、丘脑及小脑皮质，发生神经细胞变性、胶质细胞增生及胶质结节形成。当锥体外系受累时，患儿出现面部及肢体的不自主运动，称为小舞蹈症。

## 第五节　感染性心内膜炎

感染性心内膜炎（infective endocarditis）是由病原体直接侵袭心内膜，尤其是心瓣膜而引起的炎症性疾病。其特征性病变为心瓣膜表面形成含有病原体的赘生物，常伴有败血症和栓塞现象。引起感染性心内膜炎的病原体有细菌、病毒、真菌和立克次体等，但以细菌最多见。心瓣膜病、人工瓣膜以及应用免疫抑制剂等是感染性心内膜炎的主要诱因。感染性心内膜炎分为急性和亚急性两类，其中亚急性更多见。

### 一、急性感染性心内膜炎

急性感染性心内膜炎是一种化脓性炎症，常由致病力较强的化脓菌引起，以金黄色葡萄球菌最常见，其次是溶血性链球菌、肺炎球菌等。通常病原菌先在身体某部位发生感染，当机体抵抗力降低时，细菌入血引起败血症并侵犯心内膜。本病也可发生在心脏、尿路或其他感染灶进行手术之后。本病多发生在正常的心内膜上，常单独累及主动脉瓣或二尖瓣，也可发生在三尖瓣，引起急性化脓性炎，受累的瓣膜组织发生坏死、脱落形成溃疡，在溃疡处由血栓、脓性渗出物、坏死组织和大量细菌团混合形成体积较大、灰黄或浅绿色、质脆易脱落的疣状赘生物。脱落的赘生物为含菌的血栓栓子，可引起器官梗死和多发性小脓肿。严重者，瓣膜可发生破裂、穿孔或腱索断裂，引起急性瓣膜功能不全。本病起病急，病程短，病情重，患者多在数日或数周内死亡。由于抗生素的广泛使用，其死亡率已明显下降，但瓣膜赘生物机化、形成瘢痕，可导致慢性心瓣膜病。

### 二、亚急性感染性心内膜炎

亚急性感染性心内膜炎（subacute infective endocarditis）约75%由毒力较弱的甲型溶血性链球菌引起，少数由其他链球菌、肠球菌、真菌和立克次体等引起。病原体多从机体某处的感染灶（如扁桃体炎、牙周炎、骨髓炎等）侵入血流；也可因拔牙、心脏手术、导尿、腹腔或血液透析等医源性感染进入血流，引起败血症，并侵犯心内膜。

#### （一）病理变化

本病多数发生在已有病变的瓣膜上，如风湿性心瓣膜病、先天性心脏病、修补术后的瓣膜，形成大小不一、单个或多个、污秽灰黄的赘生物，特点是质脆易碎、容易脱落。严重者受累瓣膜可出现溃疡、穿孔。赘生物由血栓成分、细菌团、炎症细胞和坏死组织组成，底部有肉芽组织增生、淋巴细胞和单核细胞浸润。

#### （二）临床病理联系

本病起病较隐匿，病程较长，可迁延数月甚至1~2年。临床上除有心脏病的症状、体征外，还有长期发热、点状出血、栓塞症状、脾大及进行性贫血等表现。绝大多数患者可被治愈，少数病例可出现如下并发症：①瓣膜病变，本病对瓣膜的破坏严重，常使已有病变的瓣膜进一步损毁，若瓣膜穿孔或腱索断裂，则可引起急性瓣膜功能不全；②栓塞，赘生物脱落可发生动脉栓塞，引起相应部位的梗死；③超敏反应，由于病原菌引发的异常免疫反应可引起局灶性或弥漫性肾小球肾炎以及皮肤出现红色、微隆起、有压痛的小结节，称奥斯勒结节（Osler node）。

ER 12-4

感染性心内膜炎病变特征

## 第六节　心瓣膜病

心瓣膜病（valvular vitium of the heart）是指心瓣膜因后天性疾病或先天性发育异常造成的器质性病变，表现为瓣膜口狭窄和/或关闭不严，二者可单独发生，也可合并存在，是最常见的慢性心脏病之一。心瓣膜病主要由风湿性心内膜炎和亚急性感染性心内膜炎引起，少数亦可由主动脉粥样硬化、梅毒性主动脉炎或先天发育异常所致。心瓣膜病最常累及二尖瓣，其次为主动脉瓣，右心瓣膜少见。一个瓣膜上既有狭窄又有关闭不全称为瓣膜双病变，两个或两个以上瓣膜同时或先后受累则称为联合瓣膜病。心瓣膜病的主要危害是引起血流动力学紊乱，加重心脏负荷，最后导致心功能不全，引起全身性血液循环障碍。

瓣膜狭窄（valvular stenosis）是指瓣膜在开放时不能充分张开，使瓣膜口缩小，造成血流通过障碍。其主要病变是相邻瓣膜相互粘连，也可由瓣膜增厚、弹性减弱或瓣膜环硬化、缩窄等所致。

瓣膜关闭不全（valvular insufficiency）是指瓣膜在关闭时，不能完全闭合，致使关闭不严，造成部分血液发生反流。其主要病变是瓣膜短缩、卷曲，其次是腱索缩短、增粗和粘连，亦可由感染性心内膜炎造成的瓣膜破裂、穿孔所致。

### 一、二尖瓣狭窄

正常成人二尖瓣口开放时面积约为 $5cm^2$，二尖瓣狭窄（mitral stenosis）严重时瓣口面积可缩小至 $1\sim2cm^2$。病变早期瓣膜轻度增厚、瓣叶粘连呈隔膜状，后期瓣叶严重粘连、增厚，使瓣膜口缩小呈鱼口状（图 12-15）。二尖瓣狭窄可引起一系列血流动力学和心脏变化。

ER 12-5

二尖瓣狭窄时心脏的血流动力学变化

早期，由于二尖瓣口狭窄，舒张期左房流入左室的血流受阻，舒张末期仍有部分血液滞留于左房，加之肺静脉正常回流的血液，左房容量增多，引起左房代偿性扩张。左房加强收缩以克服狭窄瓣膜口的阻力把血液排入左室，引起左房代偿性肥大。久之失代偿，左房显著扩张，由于左房血液淤积，导致肺静脉回流受阻，引起肺淤血、肺水肿。同时由于缺氧导致肺小动脉痉挛，引起肺动脉高压。长期肺动脉高压，引起右室代偿性肥大，继而扩张。由于右室扩张，导致三尖瓣环扩大，发生三尖瓣相对关闭不全，收缩期右室部分血液反流至右房，右房容量负荷增加，引起右房扩张、肥大。此时，右室舒张期要接纳右房增量的血，右室容量负荷也增大，使得已经扩张的右室进一步加重扩张。当肥大和扩张超过代偿限度时，心肌收缩力减弱，发生失代偿，导致右心衰竭，引起体循环淤血。在这个过程中，左室由于长期纳血减少，可不同程度地缩小。在心尖区可闻及舒张期隆隆样杂音，这是由于心室舒张期左房血通过狭窄口排入左室时形成漩涡所致。由于肺淤血、肺水肿，患者常出现呼吸困难、发绀、咳嗽和咳粉红色泡沫痰等左心衰竭的症状。当发生右心衰竭时，由于体循环淤血，出现颈静脉怒张、肝大、下肢水肿以及浆膜腔积液（腹水、胸水）。X线片显示心脏呈"三大一小"的"梨形心"。

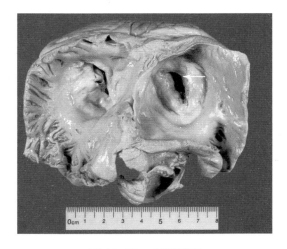

图 12-15　心瓣膜病
二尖瓣呈鱼口状狭窄，如箭头所示。

### 二、二尖瓣关闭不全

单独发生者较少，多与狭窄合并发生。在二尖瓣关闭不全（mitral insufficiency）时，在收缩期左室部分血液反流至左房,加之肺静脉正常回流的血液,使左房容量负荷增大,引起左房代偿性扩张、肥大。当心室舒张时,左房的增量血排入左室,左室前负荷增大,导致左室代偿性扩张、肥大(紧张源性扩张)。久之,左心失代偿,心腔扩张显著(肌源性扩张),发生左心衰竭,引起肺淤血、肺动脉高压、右室肥大及扩张、右房扩张及肥大。右心失代偿发生右心衰竭和体循环淤血。

在心室收缩期,由于左室血经病变二尖瓣反流至左房,在心尖区可闻及收缩期吹风样杂音。由于左房、左室、右室、右房均肥大、扩张,X线片显示呈"球形心"。

### 三、主动脉瓣狭窄

在主动脉瓣狭窄(aortic stenosis)时,在收缩期左室射血受阻,后负荷增大,左室向心性肥大。之后,左室代偿性扩张,由于二尖瓣环扩大,相对关闭不全,左室血反流至左房,引起左房扩张、肥大。左室舒张期前负荷增大,扩张加重,久之,左心失代偿而发生左心衰竭,相继引起肺淤血、肺动脉高压、右室肥大及扩张、右房扩张及肥大、右心衰竭及体循环淤血。

左室射出的血液流经狭窄的主动脉瓣口时,产生主动脉瓣区收缩期喷射状杂音。X线片显示左室显著肥厚并扩张,呈"靴形心"。严重狭窄者,心输出量明显减少,血压降低,冠状动脉供血不足,可出现心绞痛。

### 四、主动脉瓣关闭不全

在主动脉瓣关闭不全(aortic insufficiency)时,在舒张期主动脉血液部分反流至左室,左室前负荷增大,左室代偿性扩张、肥大,以扩张为主。由于左室扩张引起二尖瓣相对关闭不全,左室舒张期既接纳增量的左房血,又接纳主动脉反流的血,左室前负荷不堪重负,致使左室离心性肥大。继左室衰竭之后,依次引起左房扩张及肥大、肺淤血、肺动脉高压、右室肥大及扩张、右房扩张及肥大、右心衰竭和体循环淤血。由于舒张期主动脉部分血液反流,舒张压下降,脉压增大。在主动脉瓣区可闻及舒张期吹风样杂音。常出现颈动脉搏动增强、水冲脉、血管枪击音、毛细血管搏动等特殊体征。由于舒张压明显降低,冠状动脉供血不足,常出现心绞痛。

## 第七节　病毒性心肌炎

病毒性心肌炎(viral myocarditis)是由病毒感染引起的原发性心肌炎症。引起心肌炎的病毒很多,其中以柯萨奇病毒 B 组感染最为常见,埃可病毒、腺病毒、流感病毒、风疹病毒等引起的也较为多见。这些病毒可直接破坏心肌细胞,也可通过 T 细胞介导的免疫反应,在攻击杀伤病毒的同时造成心肌细胞损伤,引起心肌炎症。

### 一、病理变化

病变早期可见心肌细胞变性、坏死,间质内数量不等的淋巴细胞、巨噬细胞浸润(图 12-16)。严重者心肌细胞广泛坏死,弥漫性淋巴细胞、巨噬细胞浸润,称重症病毒性心肌炎。有时可累及传导系统。晚期有明显的心肌间质纤维化,伴代偿性心肌肥大及心腔扩张。

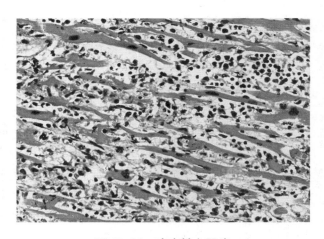

**图 12-16　病毒性心肌炎**
心肌间质大量淋巴细胞浸润,心肌细胞坏死;
HE 染色;×400。

## 二、临床病理联系

临床表现主要取决于心肌损伤的程度,轻者症状不明显,重者死亡率高。多数患者有心率加快(与体温不符)和心律失常,出现异位心律和传导阻滞。部分患者会有心悸、气促以及劳力性呼吸困难等心功能不全的表现。多数预后较好,病变严重者及婴幼儿可并发病毒性心包炎和重度心力衰竭等。病毒性心肌炎是 40 岁以下心脏性猝死的主要原因之一,尸检发现临床误诊、漏诊者不少,提示临床医生对于感冒样患者应仔细观察其心率、心律和心功能三个方面的变化。

> **知识拓展**
>
> ### 病毒性心肌炎的治疗、护理
>
> 对病毒性心肌炎无特异性治疗,治疗主要针对病毒感染和心肌炎症;应尽早卧床休息,减轻心脏负荷,进易消化和富含蛋白质的食物;当出现心源性休克、心力衰竭、心律失常时进行相应的对症治疗。病毒性心肌炎患者如早期诊断和治疗,多数预后良好;极少数患者死于严重心律失常、心力衰竭或心源性休克。由于目前尚无根治病毒感染的有效方法,以及个体反应性差异,少数患者可演变为扩张型心肌病。对已演变为扩张型心肌病的患者,要按扩张型心肌病进行规范化治疗。

## 第八节　心功能不全

心脏是维持血液循环的动力器官,心脏的节律性收缩和舒张推动血液在血管内循环流动。在正常情况下心脏有很大的储备能力,在剧烈活动时心输出量可增加到静息时的 5~6 倍。在各种致病因素的作用下,心脏的收缩或/和舒张功能发生障碍,使心输出量绝对或相对减少,以致不能满足机体组织代谢需要的病理生理过程称为心力衰竭(heart failure)。心功能不全(cardiac insufficiency)则包括心脏泵血功能下降但尚未出现临床表现的完全代偿阶段直至失代偿而出现明显临床表现的整个过程。可见心力衰竭是心功能不全的失代偿阶段,两者只是程度不同,临床上往往通用。

## 一、病因、诱因与分类

### (一)病因

引起心功能不全的原因很多,可归为两类:

**1. 原发性心肌舒缩功能障碍**　由心肌本身结构性和代谢性损伤所致。如心肌炎、心肌梗死和心肌病时,心肌细胞变性、坏死和心肌组织纤维化;冠状动脉粥样硬化、严重贫血、维生素 $B_1$ 缺乏时,心肌缺血性缺氧和能量代谢障碍,导致心肌舒缩功能降低。

**2. 心脏负荷过大**　因心脏前负荷(容量负荷)或后负荷(压力负荷)增加而不堪重负。①容量负荷过大:左心室容量负荷过大常见于主动脉瓣和二尖瓣关闭不全;右心室容量负荷过大常见于室间隔缺损、肺动脉瓣和三尖瓣关闭不全;甲状腺功能亢进、严重贫血等高动力循环状态以及过量过快输液时,左、右心室的前负荷均加重;②压力负荷过大:左心室压力负荷过大常见于高血压、主动脉瓣狭窄等;右心室压力负荷过大常见于肺动脉高压、肺动脉瓣狭窄等。

### (二)诱因

临床上约 90% 的心功能不全存在明显的诱发因素。常见的诱因有:

**1. 感染** 是心功能不全最常见的诱因,尤其是呼吸道感染。感染诱发心功能不全的机制有:①发热可通过交感神经兴奋性增强和代谢率增加,使心率加快、心肌耗氧量和心脏负荷增加;②病原微生物及其产物直接损伤心肌;③心率加快,缩短心脏舒张期,影响冠状动脉血液灌流量;④呼吸道感染时,可因气体交换障碍引起缺氧,导致肺小动脉痉挛、肺动脉压升高,加重右心的后负荷,还可因呼吸困难使机体耗氧量增加。

**2. 心律失常** 心率过快(>150 次/min)或过缓(<40 次/min)、频繁的期前收缩和严重的房室传导阻滞等,均可因心肌耗氧量增加、心室充盈障碍等导致心输出量减少,诱发心功能不全。

**3. 水、电解质和酸碱紊乱** 如高(低)钾血症、酸中毒等,可直接或间接抑制心肌舒缩功能,或引起心肌电生理异常而诱发心功能不全。

**4. 妊娠和分娩** 妊娠期血容量增多,加重心脏前负荷,同时由于血浆量的增加超过红细胞的增加,出现生理性贫血;分娩时宫缩阵痛、精神紧张及腹内压升高等因素均可促使静脉回流增加和外周血管阻力升高,加重心脏的前、后负荷和心肌耗氧量。

另外,劳累、情绪激动、贫血、气温骤变、过多或过快地输液、洋地黄中毒、创伤和手术等均可加重心脏负荷,或进一步使心肌缺血、缺氧而诱发心功能不全。

### (三) 分类

常用的心力衰竭分类方法有:

**1. 按发生部位分类** 分为左心衰竭、右心衰竭和全心衰竭。

**2. 按发生速度分类** 分为急性心力衰竭和慢性心力衰竭。

**3. 按严重程度分类** 分为轻度心力衰竭(心功能 I 级或 II 级)、中度心力衰竭(心功能 III 级)、重度心力衰竭(心功能 IV 级)。

**4. 按心输出量的高低分类** 主要有以下两种:①低排出量性心力衰竭,患者的心输出量低于正常群体的平均水平,常见于冠心病、高血压病、心瓣膜病和心肌炎等引起的心力衰竭。②高排出量性心力衰竭,常继发于甲状腺功能亢进症、严重贫血、维生素 $B_1$ 缺乏症和动静脉瘘等。这类心力衰竭发生时,心输出量虽较心力衰竭前有所降低,不能满足上述病因造成的机体高水平代谢的需求,但其绝对值仍高于或等于正常群体的平均水平,故称为高排出量性心力衰竭。

**5. 按收缩与舒张功能障碍分类** 有以下两种:①收缩性心力衰竭,临床标志是左心室射血分数减少,常见于冠心病和心肌病等。②舒张性心力衰竭,由于心室的松弛性和顺应性降低,需要充盈压高于正常水平才能充盈心室,常见于肥厚型心肌病、心脏压塞、缩窄性心包炎等。

## 二、机体的代偿性反应

心肌受损或心脏负荷过大时,并不一定立即发生心力衰竭,这是由于机体内存在一系列功能和形态结构的代偿活动。目前认为神经-体液调节机制激活是心功能不全时调节心内与心外代偿和适应的基本机制,同时也是导致心功能不全发生和发展的关键途径。

### (一) 神经-体液调节机制激活

在心肌损伤初期,患者循环血液或组织中的一些体液因子如去甲肾上腺素、血管紧张素 II、醛固酮和肿瘤坏死因子等含量增加或活性升高,不仅可以启动功能性代偿,还可以引起缓慢持久的结构性代偿。但是,神经-体液调节机制的持续失衡可逐渐显现其有害作用,成为加重心肌损伤的重要因素。

**1. 交感-肾上腺髓质系统激活** 在心功能不全时,心输出量减少可激活交感-肾上腺髓质系统,交感神经兴奋,血中儿茶酚胺浓度升高,使心肌收缩性增强、心率加快和心输出量增加,还可以使腹腔内脏的阻力血管收缩,有助于维持动脉血压,保证重要器官的血液灌流。但长期过度地激活交感神经,则会出现负面效应,成为心功能不全加重的重要因素。

**2. 肾素-血管紧张素-醛固酮系统（RAAS）激活**　心输出量减少可激活 RAAS。血管紧张素Ⅱ具有强大的缩血管作用，还可直接促进心肌肥大和非心肌细胞增殖，导致心室重塑。醛固酮除引起水钠潴留外，还可以作用于心肌间质的成纤维细胞，促进胶原纤维合成及心室重塑，成为促进心功能不全发展的体液因子。

此外，心功能不全还会激活心房钠尿肽（ANP）和肿瘤坏死因子（TNF）等炎症介质的释放，引起内皮素和一氧化氮等血管活性物质的改变，这些因素都不同程度地参与了心功能的代偿和失代偿过程。

## （二）心脏本身的代偿性反应

**1. 心率加快**　是一种快速代偿性反应，主要是由交感-肾上腺髓质系统兴奋、儿茶酚胺释放增加引起的。其发生机制是：①心输出量减少，对压力感受器的刺激减弱，使交感神经兴奋性增强，心率加快；②心输出量减少，使心室舒张末期的容积和压力增高，刺激右心房和腔静脉容量感受器，引起交感神经兴奋，心率加快；③缺氧可刺激化学感受器，反射性地引起心率加快。

心率加快在一定范围内可提高心输出量，对维持动脉血压和保证心、脑的血液灌流有积极的意义。但心率加快的代偿是有限度的，超过其代偿限度会产生负面效应。这是因为：①心率过快增加了心肌的耗能、耗氧；②心率过快（成人超过 180 次/min），心脏舒张期明显缩短，不仅影响冠状动脉的血液灌流，还可导致心室充盈量减少，使心输出量减少得更多，引起"氧债"。此时，心率过快不但失去代偿作用，反而会促进或加重心功能不全的发生及发展。

**2. 心肌收缩力增强**

**（1）调节性心肌收缩力增强**：心输出量减少时，由于交感-肾上腺髓质系统兴奋，儿茶酚胺增加，激活 β-肾上腺素能受体，增加胞质 cAMP 浓度，激活蛋白激酶，促进肌膜钙通道蛋白磷酸化，导致心肌兴奋后胞质 $Ca^{2+}$ 的浓度升高而发挥正性肌力作用。

**（2）心脏紧张源性扩张**：根据弗兰克-斯塔林机制，心肌收缩力和心输出量在一定范围内与心肌纤维的初长度或心室舒张末期容积成正比。心肌受损或负荷过大能激活神经-体液调节机制，引起容量血管收缩，增加回心血量，使心室舒张末期容积增大，心肌纤维初长度增加，心肌收缩力增强和心输出量增多。这种伴有心肌收缩力增强的心腔扩张称为紧张源性扩张，具有积极的代偿作用。若前负荷过大，舒张末期容积或压力过高，心肌纤维过度被拉长，当肌节长度超过 2.2μm 时，心肌的收缩力反而降低，这种不伴有心肌收缩力增强的心脏扩张称为肌源性扩张，已丧失代偿意义。

**3. 心室重塑（ventricular remodeling）**　是心室在长期容量和压力负荷增加的情况下，通过改变心室的结构、代谢和功能而发生的慢性代偿性反应，包括心肌肥大、细胞表型改变和非心肌细胞及细胞外基质的变化。

**（1）心肌肥大（myocardial hypertrophy）**：是指心肌细胞体积增大并伴有间质增生的心脏重量增加。它是心脏长期负荷过大而逐渐形成的一种慢性代偿机制，能够增加心肌的收缩力，还可以降低室壁张力，使心肌耗氧量减少。

心肌肥大主要表现为向心性肥大和离心性肥大两种形式。如果长期压力负荷过大，如高血压病，主动脉狭窄等，由于收缩期室壁张力持续增加引起心肌纤维中的肌节并联性增生，使肌纤维增粗，室壁增厚，心腔无明显扩大，称为向心性肥大；如果长期容量负荷过大，如二尖瓣或主动脉瓣关闭不全，可引起舒张期室壁张力持续增加，使心肌纤维中的肌节串联性增生，导致肌纤维长度增加，心腔明显扩大，称为离心性肥大。

如果病因持久存在，心肌就会过度肥大，可因微血管和线粒体数目相对不足，能量生成和利用障碍等因素使心功能由代偿转为失代偿。目前认为，代偿性肥大是一种不平衡的生长方式，这种不平衡的生长可分别表现在器官、组织、细胞、分子等不同水平上，成为心肌肥大转为功能降低而发生心功能不全的基础。

## 心肌肥大患者应注意些什么?

心脏疾病出现心肌肥大的患者应及时进行治疗,否则会由代偿逐步过渡到失代偿,诱发心衰。同时,在平时的生活中患者要注意控制好自己的心态,良好的心态有利于自身情绪的稳定,有利于降低心脏的负荷。除此之外,也要注意运动量的控制,进行过于激烈的运动会导致心脏负荷过大,从而引起心脏的供血不足,对身体具有一定的危害,甚至诱发心衰。

（2）**心肌细胞表型改变**:由于心肌合成蛋白质种类的改变,导致心肌细胞"质"的变化,如成年心肌细胞中处于静止状态的胎儿期基因(包括心房钠尿肽基因和β-肌球蛋白重链基因等)被激活,合成胎儿型蛋白质增加;或某些功能基因的表达被抑制,表现为同工型蛋白之间的转换。表型改变的心肌细胞可通过分泌细胞因子和局部激素的变化,使细胞器(如线粒体、肌质网、细胞膜和肌原蛋白等)在蛋白质水平上发生变化。

（3）**非心肌细胞及细胞外基质的变化**:不适当的非心肌细胞增殖及基质的重塑会降低心室壁的顺应性,还会影响心肌细胞之间的信息传递和舒缩的协调性,影响心肌细胞的血氧供应,导致心肌细胞凋亡和纤维化。

### （三）心脏以外的代偿性反应

心脏以外的各种代偿和适应机制如下:

**1. 血容量增加**　血容量增加是慢性心功能不全的主要代偿方式,是水钠潴留的结果。其机制为:

（1）**肾小球滤过率降低**:有效循环血量减少使交感-肾上腺髓质系统兴奋,肾血流量减少。同时RAAS被激活,血管紧张素Ⅱ增多,引起肾动脉强烈收缩,肾小球滤过率降低。

（2）**肾小管对钠、水的重吸收增多**:①交感神经兴奋或在血管紧张素Ⅱ的作用下,肾内血流重新分布,大量肾的血流从皮质肾单位转入近髓肾单位,使钠、水重吸收增加;②肾小球滤过分数(肾小球滤过率/肾血浆流量)增加,可导致肾小管周围毛细血管内压下降、胶体渗透压增高,使近曲小管对钠、水的重吸收增加;③RAAS被激活,醛固酮分泌增多,加上肝脏对ADH的灭活减少,促进远曲小管和集合管对钠、水重吸收增加;④抑制水、钠重吸收的激素减少,如利钠激素、$PGE_2$的合成和分泌减少。

一定范围的血容量增多可提高心输出量和组织灌流量,但长期过度的血容量增加可加重心脏负荷,使心输出量下降,加重心功能不全。

**2. 血流重新分布**　当心功能不全时,交感-肾上腺髓质系统兴奋,外周血管收缩明显,全身血流重新分布,以保证重要器官(心、脑)的血液供应,并防止血压下降,对急性或轻度心功能不全有重要的代偿意义。但是,其他器官长期供血不足可导致该器官功能减退。同时,外周血管长期收缩可引起心脏后负荷增大,心输出量减少。

**3. 红细胞增多**　当心功能不全时,体循环淤血及血流速度减慢、肺淤血和肺水肿等都可引起缺氧,刺激肾脏合成促红细胞生成素增多,促进骨髓造血,使血液中红细胞及血红蛋白增多,以提高血液携氧能力,改善组织缺氧。但红细胞过多可引起血液黏稠度增大,加重心脏后负荷。

**4. 组织利用氧的能力增强**　当心输出量持续降低时,对周围组织的供氧减少,组织细胞可通过自身功能、结构、代谢的调整来进行代偿。例如,线粒体的数量增多,呼吸酶的活性增强,使组织利用氧的能力增强。

综上所述,心功能不全时,在神经-体液调节机制的作用下,机体会动员心脏本身和心脏以外的多种机制进行代偿(图 12-17),这种代偿贯穿于心功能不全的全过程,决定着心功能不全是否发生以及发生的快慢和程度。

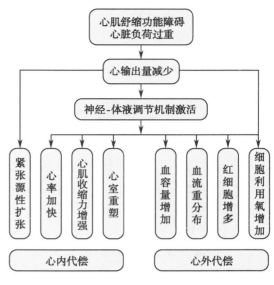

图 12-17　心功能不全时机体的代偿

## 三、发病机制

心功能不全的发病机制比较复杂,是多种机制共同作用的结果。不同原因引起的心力衰竭及其发展的不同阶段,其发病机制均有所不同,但心脏泵血功能障碍是引起心力衰竭的基本发病机制。

### (一)心肌收缩功能降低

心肌收缩功能降低是造成心脏泵血功能减退的主要原因,由心肌收缩相关蛋白改变、心肌能量代谢障碍和心肌兴奋-收缩耦联障碍分别或共同引起。

**1. 心肌收缩相关蛋白改变**　主要表现为:

(1)**心肌细胞数量减少**:当发生心肌损害时,可导致心肌细胞坏死或凋亡,使有效收缩的心肌细胞数量减少。

(2)**心肌结构紊乱**:主要指病理性心肌细胞肥大、细胞外基质过度纤维化等所造成的心脏的不均一性。

(3)**心室扩张**:心力衰竭时的心室扩张与代偿时的心腔扩大和心室肥厚不同,此时的心腔扩大伴随着室壁变薄,属于心力衰竭的表现。心室扩张可造成功能性的二尖瓣反流,导致心室收缩功能进一步降低。

**2. 心肌能量代谢障碍**　心肌收缩是一个主动的耗能过程,$Ca^{2+}$ 的转运和肌丝的滑行都需要 ATP。

(1)**能量生成障碍**:心肌活动所需的能量几乎全部来自有氧氧化。临床上引起心肌能量生成障碍最常见的原因是心肌缺血、缺氧(如冠心病、严重贫血和心肌过度肥大等),缺血、缺氧使能源物质氧化障碍,ATP 的产生迅速减少,可从多个方面影响心肌的收缩性。

(2)**能量储备减少**:心肌内的肌酸在磷酸肌酸激酶的催化下与 ATP 之间发生高能磷酸键转移生成磷酸肌酸而储存能量;肥大的心肌不仅产能减少,而且磷酸肌酸激酶同工酶发生转换,使磷酸肌酸激酶活性下降,储能形式的磷酸肌酸含量减少。

(3)**能量利用障碍**:心肌细胞内氧化磷酸化过程中所产生的 ATP 经肌球蛋白头部 $Ca^{2+}-Mg^{2+}-$ATP 酶的作用而水解,为心肌收缩提供能量;过度肥大的心肌肌球蛋白头部 $Ca^{2+}-Mg^{2+}-$ATP 酶的活性下降,利用 ATP 供能障碍。

**3. 心肌兴奋-收缩耦联障碍**　在心肌兴奋-收缩耦联过程中,$Ca^{2+}$ 发挥了关键性的中介作用。任何影响 $Ca^{2+}$ 转运和分布的因素都会影响心肌兴奋-收缩耦联,从而引起心力衰竭。

(1)**肌质网摄取、储存和释放**:供 $Ca^{2+}$ 障碍心肌收缩的 $Ca^{2+}$ 主要来自肌质网。在心力衰竭和过度肥大的心肌中,肌质网 $Ca^{2+}$ 释放蛋白的含量减少或活性降低,向胞质中释放的 $Ca^{2+}$ 减少;肌质网 $Ca^{2+}-$ATP 酶含量或活性降低导致心肌复极化时肌质网摄取、储存 $Ca^{2+}$ 减少,肌质网向胞质中释放供给心肌收缩的 $Ca^{2+}$ 不足,导致心肌收缩性下降。

(2)**胞质 $Ca^{2+}$ 内流障碍**:过度肥大的心肌细胞上 β-肾上腺素能受体密度相对减少,加上心肌内去甲肾上腺素含量下降,$Ca^{2+}$ 内流受阻;酸中毒时,$H^+$ 可降低 β-肾上腺素能受体对去甲肾上腺素的敏感性;在高钾血症时,$K^+$可竞争性阻止$Ca^{2+}$的内流,导致细胞内$Ca^{2+}$浓度降低。

（3）$Ca^{2+}$与肌钙蛋白结合障碍:$Ca^{2+}$与肌钙蛋白结合是心肌兴奋-收缩耦联的关键。当心肌细胞兴奋时,胞质内的$Ca^{2+}$浓度迅速升高,与肌钙蛋白结合,引起兴奋-收缩耦联。但在心肌缺血、缺氧合并酸中毒时,$H^+$与$Ca^{2+}$竞争性地与肌钙蛋白结合,使胞质内$Ca^2$无法与肌钙蛋白结合,心肌的兴奋-收缩耦联受阻,导致心肌收缩性减弱。

### （二）心室舒张功能异常

心脏的射血功能不仅取决于心脏的收缩性,还取决于心室的舒张功能和顺应性。临床上约有30%的心力衰竭与心室舒张功能异常有关。导致心室舒张功能异常的机制主要有:

**1. 钙离子复位延缓** 当心力衰竭时,由于ATP供应减少、肌质网或心肌细胞膜上$Ca^{2+}$-ATP酶泵活性降低,$Ca^{2+}$的复位(移至细胞外或被重新摄入肌质网)延缓,以致$Ca^{2+}$难以与肌钙蛋白解离,导致心肌舒张延缓和舒张不完全。

**2. 肌球-肌动蛋白复合体解离障碍** 当心力衰竭时,由于ATP不足或肌钙蛋白与$Ca^{2+}$的亲和力增加,$Ca^{2+}$难以脱离,使肌球-肌动蛋白复合体解离困难,影响心室的舒张和充盈。

**3. 心室舒张势能减少** 心室舒张的势能来自心室的收缩。在心室收缩末期由于心室几何结构的改变可产生一种促使心室复位的舒张势能。舒张势能减少常见于心肌肥大、室壁张力过大和心室内压过高(高血压、心肌病)等。

**4. 心室顺应性降低** 心室顺应性(ventricular compliance)是指心室在单位压力变化下所引起的容积改变(dv/dp)。心室顺应性降低常见于心肌肥大引起的室壁增厚,心肌的炎症、水肿、纤维化和间质增生等。

### （三）心脏各部分舒缩活动不协调

为保持心功能的稳定,心房、心室各区域,心房与心室之间的舒缩活动处于高度协调的工作状态。如果心房、心室舒缩活动的协调性被破坏,将因心泵功能紊乱而导致心输出量下降。最常见的原因是各种类型的心律失常。

总之,心力衰竭的发生、发展往往是多种机制共同作用的结果(图12-18)。

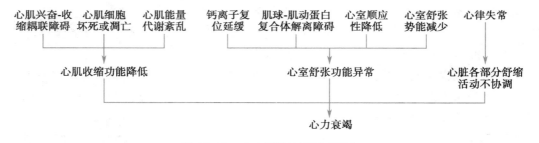

图12-18　心力衰竭的发生机制

## 四、临床表现

心功能不全的临床表现可归纳为低排出量综合征、肺循环淤血和体循环淤血(图12-19)。

### （一）低排出量综合征

心输出量减少在临床上表现为低排出量综合征。

**1. 心脏泵血功能降低** 心功能降低是心功能不全的根本变化,心力储备降低是各种心脏疾病导致心功能降低时最早出现的改变。心力储备反映心脏的代偿能力。

（1）**心输出量减少及心脏指数降低**:正常成人心输出量(cardiac output,CO)为3.5~5.5L/min,心脏指数(cardiac index,CI)为2.5~3.5L/(min·m²)。低排出量性或高排出量性心力衰竭时,CO和CI

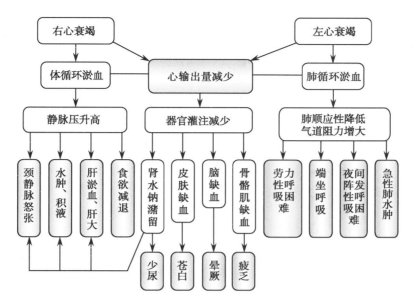

图 12-19　心功能不全的临床表现及机制

都有绝对或相对降低。多数患者 CO 低于 3.5L/min，CI 低于 2.2L/（min·m²）。

（2）**射血分数降低**：射血分数（ejection fraction，EF）是指搏出量占心室舒张末期容量的百分比，能反映心肌收缩能力的变化，其正常值为 0.56~0.78。心功能不全特别是急性心功能不全时，EF 降低。

（3）**心室充盈受损**：由于 EF 降低，心室射血后剩余血量增加和心肌舒张性能降低或心室充盈受限，心功能不全早期阶段即可有心室充盈压升高。通常以肺毛细血管楔压（pulmonary capillary wedge pressure，PCWP）及中心静脉压（central venous pressure，CVP）分别反映左心房压、左心室舒张末压及右心房压、右心室舒张末压。PCWP 正常值为 6~12mmHg，CVP 正常值为 5~12cmH₂O。

（4）**心率加快**：心悸是心功能不全最早和最明显的症状之一，这表明在心功能不全的早期，患者即有明显的心率加快，这与交感神经兴奋有关。随着心输出量的逐渐下降，心输出量的维持对心率的依赖程度也在增大。但心率过快可使心输出量转而降低，亦可造成心肌缺血、缺氧，加重心肌损害。

**2. 心输出量不足**　发生心输出量不足后，机体可出现一系列表现。

（1）**动脉血压的变化**：急性心功能不全时，因心输出量急剧减少，可使动脉血压下降，甚至发生心源性休克。慢性心功能不全时，机体通过外周小动脉收缩、心率加快以及血容量增多等代偿活动，可使动脉血压维持在正常水平，有利于心、脑的血液供应，但也加重了心脏负荷。

（2）**皮肤苍白或发绀**：由于心输出量不足加上交感神经兴奋，皮肤血管收缩，患者皮肤苍白、皮温降低和出冷汗等。严重时，患者肢端皮肤呈现斑片状或网状青紫，即发绀。如果患者同时有肺循环淤血，影响呼吸功能，使血中去氧血红蛋白不能充分氧合，会使发绀加重。

（3）**疲乏无力、失眠、嗜睡**：心力衰竭时，脑血流量下降，导致对缺氧十分敏感的中枢神经系统功能紊乱。

（4）**尿量减少**：心力衰竭时，由于心输出量下降，加上交感神经兴奋使肾动脉收缩，肾血流量减少，GFR 下降，肾小管重吸收功能增强，尿量减少。心功能改善时，尿量增加。

（5）**心源性休克**：轻度心功能不全时，由于代偿作用，虽然心输出量有所下降，但动脉血压仍可维持相对正常。急性、严重心功能不全（如急性心肌梗死、心肌炎等）时，由于心输出量急剧减少，动脉血压也随之下降，组织的灌流量显著减少，机体陷入休克状态。

ER 12-6

左心衰为什么
会产生呼吸
困难

### （二）肺循环淤血

左心衰竭时，可引起不同程度的肺循环淤血，主要表现为各种形式的呼吸困难（dyspnea）和肺水肿。呼吸困难是指患者主观感到呼吸费力或"喘不过气"，还可伴有呼吸肌用力，呼吸频率、幅度以及呼气与吸气时间比等各种临床表现的变化。

**1. 呼吸困难的机制**　呼吸困难的发生是肺淤血、肺水肿所致，其机制与以下因素有关：①肺淤血、肺水肿使肺顺应性降低，患者要吸入与正常同量的气体，呼吸肌需做更大的功或消耗更多的能量，故呼吸费力；②当肺毛细血管淤血、肺泡隔间质水肿时，可刺激肺毛细血管旁感受器（肺 J 感受器），经迷走神经传入中枢，反射性地引起呼吸运动增强，出现浅快呼吸；③肺淤血、肺水肿时，支气管黏膜充血、肿胀及气道内分泌物增多导致呼吸道阻力增加。

**2. 呼吸困难的表现形式**　由于肺淤血、肺水肿的严重程度不同，呼吸困难可有不同的表现形式。

（1）**劳力性呼吸困难**：轻度心功能不全患者仅在体力活动时出现呼吸困难，休息后消失，称为劳力性呼吸困难（exertional dyspnea）。其发生机制与活动时血液循环速度加快，回心血量增加及心率加快、耗氧量增加引起的肺淤血和缺氧加重有关。

（2）**端坐呼吸**：患者在静息时已出现呼吸困难，平卧时尤甚，故被迫采取端坐位或半卧位，以减轻呼吸困难的程度，称为端坐呼吸（orthopnea）。其发生机制为：①坐位可使身体上部血液部分地转移至腹腔脏器和下肢，以致回心血量减少，肺淤血减轻；②坐位使膈肌下降，胸腔容积增大，有利于呼吸，从而增加肺活量；③坐位时下肢水肿液吸收减少，使血容量减少，降低心脏前负荷，减轻肺淤血。

（3）**夜间阵发性呼吸困难**：为左心衰竭患者夜间突然发生的呼吸困难。患者夜间入睡后，因突感气闷而被惊醒，坐起咳嗽和喘息后有所缓解，称为夜间阵发性呼吸困难（paroxysmal nocturnal dyspnea），是左心衰竭造成严重肺淤血的典型表现。其发生机制可能是由于：①卧位使静脉回心血量增加，肺淤血加重；②卧位时膈肌上移，肺活量减小；③睡眠时迷走神经兴奋性增高，使支气管平滑肌收缩，口径缩小，气道阻力增大；④熟睡时中枢神经系统的敏感性降低，只有当肺淤血、肺水肿比较严重，PaO$_2$ 降到一定水平时，方能刺激呼吸中枢，使患者感到呼吸困难而惊醒。若患者在气促咳嗽的同时伴有哮鸣音，则称为心源性哮喘（cardiac asthma）。

重症急性左心衰竭时，由于肺毛细血管内压力升高，毛细血管壁通透性增大，血浆渗出到肺间质和肺泡腔而引起急性肺水肿。患者可出现发绀、气促、端坐呼吸、咳粉红色泡沫痰和双肺布满水泡音等表现。

### （三）体循环淤血

体循环淤血是右心衰竭的结果，主要表现为体循环静脉系统过度充盈，压力升高，相应器官淤血、水肿等。

**1. 静脉淤血和静脉压升高**　由于右心衰竭，静脉回流障碍，使体循环静脉系统有大量血液淤积，充盈过度。临床上表现为颈静脉怒张、臂-肺循环时间延长、肝颈静脉回流征阳性等。造成静脉淤血的主要原因是：①右心房压升高，静脉回流受阻；②水钠潴留、血容量增多。

**2. 水肿**　全身性水肿是全心衰竭，特别是右心衰竭的主要表现之一。严重时可发生浆膜腔积液，如腹水、胸水。水钠潴留和体循环静脉压升高是心源性水肿最主要的原因和机制（图 12-20）。

**3. 肝大及肝功能障碍**　由于右心房压升高和体循环静脉系统淤血，使肝静脉压升高，肝小叶中央静脉淤血，肝血窦扩张，导致肝大，有压痛。长时间右心衰竭可引起肝纤维化，最后造成淤血性肝硬化。由于肝细胞变性、坏死，患者可出现转氨酶增高和黄疸等。

**4. 胃肠功能变化**　因胃肠淤血、水肿而致消化、吸收、排空功能减退，表现为消化不良、食欲减退等，有时也可出现恶心、呕吐和腹泻等。

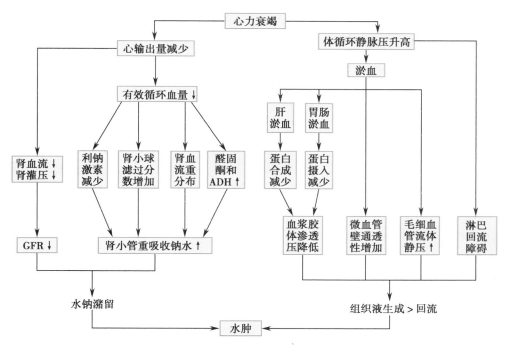

图 12-20　心源性水肿的发生机制

**病例导学**

　　患者,女,30 岁,患风湿性心脏病 10 余年,近 3 个月来出现心悸、气促,伴水肿、腹胀,不能平卧。查体:重病容,半坐卧位,颈静脉怒张,呼吸 36 次/min,两肺底可闻及湿啰音;心界向左右两侧扩大,心率 130 次/min,血压 110/80mmHg;心尖部可闻及杂音,肝右肋下 4cm,有压痛,腹部有移动性浊音,骶部及下肢明显凹陷性水肿。

　　**问题**:该患者发生了哪些病理生理变化? 其形成机制如何?

## 五、防治原则

　　为阻止和延缓心室重塑,防止心肌损害进一步加重,降低死亡率,提高运动耐量,改善生活质量,目前主要采取长期的修复性策略。

　　**1. 防治原发病和消除诱因**　主要方法:①防治原发性心脏疾病,如解除冠状动脉狭窄、控制高血压等;②消除诱因,如控制感染,避免过度紧张和劳累,合理补液,纠正水、电解质和酸碱平衡紊乱,限制钠盐摄入等。

　　**2. 调整神经-体液失衡及干预心室重塑**　调整神经-体液系统失衡并且阻断心室重塑是治疗心力衰竭的关键。临床上从心脏尚处于代偿期而无明显症状时,即开始给予血管紧张素转换酶抑制剂(angiotensin conversing enzyme inhibitor,ACEI)的干预治疗,该治疗可以明显改善心力衰竭的远期预后,降低死亡率。不能耐受 ACEI 者,可改用血管紧张素 Ⅱ 受体阻滞剂,如氯沙坦等。

　　**3. 改善心脏的舒缩功能**　从以下两方面着手:①改善心肌的收缩性,主要适用于因收缩性减弱而发生的心力衰竭,可选用适当的正性肌力药物如洋地黄类药物,非洋地黄类正性肌力药物如磷酸二酯酶抑制剂氨力农、三联吡啶酮、拟交感胺类药物等,提高心肌的收缩性,使心输出量增加;②改善心肌舒张的顺应性,主要适用于室壁顺应性降低和心室舒张不全所致的心力衰竭,可合理选用钙通道阻滞剂、β 受体阻滞剂、硝酸酯类等药物以改善心肌的舒张功能。

**4. 减轻心脏负荷**  主要方法如下：①降低心脏后负荷，选用合适的动脉血管扩张剂，如 ACEI、血管紧张素 II 受体拮抗剂、钙通道阻滞剂等。应用动脉血管扩张剂降低外周阻力，使平均动脉压适当降低，不仅可降低心肌耗氧量，而且可在每搏做功不变的情况下使搏出量增加。②调整心脏前负荷，对有水钠潴留的患者，应适当限制钠盐摄入，严格控制输液的量和速度；当前负荷过重时，可用静脉扩张剂（如硝酸甘油、硝苯地平）减少回心血量，使肺循环淤血减轻和心肌耗氧量降低，并可增加冠状动脉的血流量。还可应用利尿药、β 受体阻滞剂和 ACEI 等。

**5. 其他**  ①改善患者的缺氧状况：吸氧是临床上常用的治疗措施，尤其是对伴有呼吸困难者。②控制水肿及纠正水、电解质和酸碱紊乱：应用利尿药控制水肿并降低血容量；在心力衰竭时出现的水、电解质和酸碱平衡紊乱，可加重心力衰竭并妨碍其治疗效果，故应及时纠正。③防治感染：心力衰竭患者易合并肺感染，应积极防治。

## 本章小结

　　动脉粥样硬化的发生有高脂血症、高血压、继发性高脂血症、吸烟四大危险因素和饮食、肥胖、行为三个一般危险因素。除有明确的原发病危险因素外，多数人的 AS 是从少年开始、青年积累、中年发病的一种不良生活习惯病，主要以大、中动脉内膜脂质沉积（脂纹）、灶状纤维性增厚（纤维斑块）和粥样斑块形成为特征，逐渐引起动脉壁增厚变硬、管腔狭窄，常继发血栓形成、斑块内出血等导致动脉阻塞，引起心、脑、肾等器官缺血。冠心病是 AS 中威胁最大的疾病，四型中以心肌梗死为最致命的类型。脑 AS 以脑梗死最多见，其次是脑出血及局部性脑萎缩。

　　高血压病以成人收缩压 ≥140mmHg 或/和舒张压 ≥90mmHg 为诊断线、治疗起始线和控制标准线。基本病变是细动脉玻璃样变性硬化（特征）和小动脉增生性硬化，晚期常引起脑、心、肾等器官病变。脑的并发症以脑出血为最常见的死因，其次是多发性微梗死和以脑水肿为主的高血压脑病。

　　风湿病是一种超敏反应性疾病，病变累及全身结缔组织，以形成风湿性肉芽肿为特征，最常累及心脏，其次是关节等心脏外病变，以心脏病变危害最大，常造成心瓣膜器质性病变，瓣膜粘连造成瓣膜狭窄，瓣膜短缩和腱索缩短造成瓣膜关闭不全，引起心脏血流动力学改变。心室或心房容量负荷增大时先扩张、后肥大，压力负荷增大时先肥大、后扩张。

　　心力衰竭是在各种病因的作用下，心脏的舒缩功能发生障碍，使心输出量绝对或相对减少，以致不能满足机体组织代谢需要的病理生理过程。心功能不全与心力衰竭的本质相同，只是程度不同。心功能不全的原因包括原发心肌的舒缩障碍和心脏负荷过大。心功能不全早期机体主要通过神经-体液调节机制，动员心脏本身的储备功能（心率加快、心肌收缩力增强、心肌肥大）和心脏以外的代偿活动（血容量增加、红细胞增多、组织利用氧能力增强等），提高心输出量以满足机体的需要，使心功能在一定范围内处于代偿期。约 90% 患者在感染、心律失常、电解质及酸碱平衡紊乱、妊娠分娩等诱因作用下，加重心脏的负荷或心肌的损伤，超出机体的代偿而发展为心力衰竭。心力衰竭的临床表现主要有肺循环淤血引起的呼吸困难和急性肺水肿；体循环淤血引起静脉压增高、肝脏淤血及胃肠淤血、心源性水肿等；心输出量不足引起的动脉血压下降和各脏器缺血、缺氧的表现。

患者,男,47岁,2年前出现头痛、头晕,健忘等症状,血压 150/95mmHg,服用降压药后自觉上述症状缓解,2 天前出现剧烈头痛、视物模糊,呕吐、右侧面神经麻痹及左侧上、下肢瘫痪,急性病容、血压 140/90mmHg,双下肢浮肿,颈静脉怒张、尿蛋白(＋)。

病例讨论

(邓良超)

思考题

1. 简述风湿病的基本病理变化。
2. 有哪些病变或原因会造成左心室肥大？机制如何？
3. 比较二尖瓣狭窄与关闭不全的血流动力学变化、临床表现及 X 线片表现。
4. 左心衰竭时呼吸困难有几种表现形式？简述其机制。
5. 简述心肌舒缩性减弱引起心力衰竭的机制。

练习题

# 第十三章 | 呼吸系统疾病

教学课件

思维导图

## 学习目标

1. 掌握慢性支气管炎、肺气肿的概念及病理变化;大叶性、小叶性肺炎的病理变化、临床病理联系与并发症;病毒性肺炎的病理变化;慢性肺源性心脏病的概念及病理变化;肺癌的类型、早期肺癌的概念;呼吸衰竭的概念、病因与发生机制。

2. 熟悉各种慢性阻塞性肺疾病的基本病变;肺气肿的类型及对机体的影响;肺硅沉着病的概念及病理变化;呼吸衰竭的分类及机体功能代谢的变化。

3. 了解支气管哮喘的发病机制;支原体性肺炎的病理变化;肺硅沉着病的并发症;鼻咽癌的病理变化与临床病理联系;呼吸衰竭的防治原则。

4. 能够早期识别慢性阻塞性肺疾病,综合运用所学知识对相关人群进行健康教育,推动慢性阻塞性肺疾病的"早预防、早发现、早干预"。

5. 在学习的过程中,培养尊重、关心老年患者的意识。

呼吸系统由鼻、咽、喉、气管、支气管和肺组成,是机体与外界相通的门户,具有摄取氧和排出二氧化碳的功能。正常呼吸道黏液-纤毛排送系统与黏液中的溶菌酶、分泌性免疫球蛋白等免疫活性物质以及肺内巨噬细胞等共同构成强有力的自净和防御系统。当机体抵抗力和免疫功能下降,呼吸系统的自净和防御功能削弱时,外界的有害物质则进入呼吸系统引起疾病的发生。各种呼吸系统疾病严重时可引起外呼吸功能障碍或肺动脉高压,发生肺功能不全或心功能不全。

## 病例导学

呼吸内科同病房住着三位患者。60 岁的男患者,因早上起床后反复咳嗽、咳痰伴喘息入院,痰量多,痰液为白色黏痰;12 岁的男患者,因到油菜花地里春游发生咳嗽、喘息伴哮鸣音入院,痰量少,痰液为白色黏痰;80 岁的男患者,有 40 年的吸烟史,因咳嗽、咳大量脓痰及反复咯血入院,痰量较多,痰液为黄色脓痰。三人均被初步诊断为"慢性阻塞性肺疾病"收入院。

**问题:**

1. 这三位患者各属于慢性阻塞性肺疾病的哪种类型? 为什么?

2. 这三位患者咳痰的原因各是什么? 痰液性状为何各不相同?

## 第一节 慢性阻塞性肺疾病

慢性阻塞性肺疾病(chronic obstructive pulmonary disease,COPD)是一组以小气道与肺实质受到病理损害,引起以慢性不可逆性气道阻塞、呼气阻力增加和肺功能不全为共同特征的肺疾病总称。COPD主要包括慢性支气管炎、支气管哮喘、支气管扩张症及肺气肿等疾病。

## 一、慢性支气管炎

慢性支气管炎（chronic bronchitis）是气管、支气管黏膜及其周围组织的慢性非特异性炎症，是呼吸系统最常见的慢性疾病。慢性支气管炎可发生于任何年龄，老年人多见，冬春季节易发病。临床表现为反复发作的咳嗽、咳痰或伴喘息，每年持续约3个月，连续2年以上即可诊断为慢性支气管炎。晚期可并发阻塞性肺气肿和慢性肺源性心脏病。

**1.病因与发病机制** 慢性支气管炎常为多种因素长期综合作用所致，常见发病因素包括以下几种：

（1）**感染因素**：呼吸道病毒或细菌感染是导致慢性支气管炎发生和发展的重要原因。常见的病毒有流感病毒、副流感病毒、鼻病毒、腺病毒、呼吸道合胞病毒等。细菌感染常继发于病毒感染，常见的致病菌有肺炎球菌、流感嗜血杆菌和葡萄球菌等。

（2）**理化因素**：①长期吸烟，烟雾中的尼古丁、焦油等有害物质进入呼吸道，损伤支气管黏膜，通常吸烟者比不吸烟者的患病率高2~8倍；②空气污染，雾霾含有大量二氧化硫气体、刺激性烟雾和粉尘微粒等，过量吸入可使呼吸道的腺体分泌增加，肺泡巨噬细胞的吞噬功能降低，呼吸道的自净和免疫防御功能消退，导致慢性支气管炎的发生；③气候因素，气候骤变或寒冷空气可使支气管黏膜的血管收缩，黏液-纤毛排送系统和巨噬细胞的防御功能减弱，因此每当冬春寒冷季节，本病常复发或病情加重。

（3）**过敏因素**：部分患者发病与机体对花粉、烟草、粉尘等物质过敏有关。特别是喘息型患者常有过敏史，以脱敏为主的综合治疗效果较好，说明过敏与慢性支气管炎的发病有关。

（4）**其他**：机体的内部因素，如自主神经功能紊乱、内分泌功能变化等与慢性支气管炎的发生有关；如老年人的肾上腺皮质激素分泌减少可引起呼吸道黏膜萎缩，肺组织弹性降低，导致老年人的患病率高且预后差。

**2.病理变化** 慢性支气管炎是气道的一般慢性炎症，各级支气管均可受累。大体见支气管黏膜粗糙、充血、水肿，管腔内有黏液或脓性分泌物。镜下可见：

（1）**黏膜上皮损伤**：支气管黏膜上皮纤毛粘连、倒伏甚至脱失、上皮细胞变性、坏死、脱落，若炎症反复刺激，上皮进行再生修复时可发生鳞状上皮化生。

（2）**腺体增生肥大**：黏液腺肥大、增生，浆液腺转化为黏液腺，并伴黏膜上皮内杯状细胞大量增生，使黏液分泌亢进（图13-1）。若黏液过多不易咳出，可在小、细支气管内形成黏液栓阻塞气道。后期分泌亢进的细胞逐渐转向衰竭，腺泡萎缩、消失，气道内黏液分泌减少或无黏液。

（3）**支气管壁病变**：早期支气管管壁充血、水肿，淋巴细胞、浆细胞浸润；晚期管壁平滑肌束、弹性纤维及软骨可变性、萎缩、破坏，甚至发生纤维化、钙化和骨化，使管壁弹性降低，功能减退。

**3.临床病理联系** 慢性支气管炎时因杯状细胞和黏液腺肥大、增生，黏液分泌旺盛，刺激黏膜使患者出现咳嗽、咳痰，痰液多呈白色黏性泡沫状痰。若继发感染时，痰量增多，痰液转为黄色黏液脓性痰。同时支气管痉挛狭窄、黏液及渗出物阻塞，引起喘息，可闻及肺部干、湿啰音。后期由于炎性破坏使管壁弹性减弱，黏膜变薄，腺体萎缩、消失，分

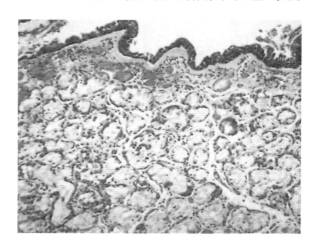

**图13-1 慢性支气管炎**
黏液腺肥大、增生，浆液腺黏液化；HE染色；×200。

泌黏液减少,患者可表现为无痰或少痰。呼气阻力增加可并发慢性阻塞性肺气肿、支气管扩张,进而发展成慢性肺源性心脏病,重者可危及生命。

## 二、支气管哮喘

支气管哮喘(bronchial asthma)是以支气管变态反应性炎症为主的慢性气道阻塞性疾病,简称"哮喘"。支气管哮喘以支气管的可逆性、发作性痉挛为特征,表现为反复发作性喘息、伴有哮鸣音的呼气性呼吸困难、胸闷和咳嗽等症状。儿童发病多于成人。

**1. 病因与发病机制** 哮喘与多基因遗传有密切关系。外界过敏原的刺激常是激发因素,如花粉、尘螨、动物毛屑、真菌、某些食品及药物等过敏原经呼吸道、消化道或其他途径进入体内,刺激 T 淋巴细胞增殖分化,释放白细胞介素(IL)、细胞因子等多种炎症介质,IL-4 可促进 B 淋巴细胞分化并产生 IgE,刺激肥大细胞活化。致敏的肥大细胞被 IgE 包被,并与抗原发生反应。IL-5 则促使嗜酸性粒细胞活化并与抗原发生反应。

**2. 病理变化** ①气道炎症:黏膜上皮局部坏死、脱落,杯状细胞肥大、增生,黏膜充血、水肿,嗜酸性粒细胞、淋巴细胞和浆细胞浸润。支气管腔内可见黏液栓,黏液栓中常出现由嗜酸性粒细胞崩解形成的尖棱状夏科-莱登结晶(Charcot-Leyden crystal)。②气道重塑:支气管基底膜增厚和玻璃样变性,管壁平滑肌增生、肥大,气道管壁增厚、管腔狭窄。

**3. 临床病理联系** 哮喘发作时,因细支气管痉挛和黏液栓阻塞,引起伴有哮鸣音的呼气性呼吸困难、咳嗽、胸闷等症状,多可自行或经治疗后缓解,发作间歇期可完全无症状。若哮喘长期反复发作,可导致慢性阻塞性肺气肿及慢性肺源性心脏病,有时可并发自发性气胸。偶有哮喘持续状态致死病例。

## 三、支气管扩张症

支气管扩张症(bronchiectasis)是小支气管因管壁结构破坏而持久性扩张的慢性炎症性疾病。扩张的支气管常因分泌物潴留继发化脓菌感染。临床表现为慢性咳嗽、大量脓痰及反复咯血等症状。

**1. 病因与发病机制**

**(1)支气管壁破坏**:如慢性支气管炎、麻疹和百日咳后的支气管肺炎或肺结核病时,反复感染和炎症损坏了支气管壁的平滑肌和弹力纤维。在吸气时,支气管壁容易扩张,而在呼气时,由于弹性降低,管壁无法充分回缩。此外,支气管周围肺组织的炎性纤维化以及咳嗽时管腔内压力的增加,也会促进支气管持久性扩张。

**(2)支气管阻塞**:肿瘤、异物或黏液栓等引起腔内阻塞,或管腔外肿大的淋巴结、肿瘤压迫,可使其远端肺不张和胸腔负压牵拉而致支气管扩张。

**(3)支气管发育异常**:支气管先天性发育障碍,管壁弹性纤维、平滑肌或软骨薄弱或缺失使管壁弹性降低,也可发生支气管扩张。

**2. 病理变化** 主要发生于Ⅲ、Ⅳ级支气管及细支气管,左肺下叶多见。病变的支气管呈管状或囊状扩张,可单发或多发(图 13-2)。管腔内含有黏液脓性渗出物,有时为血性渗出物。肺切面可见支气管呈囊状扩张,黏膜损伤及溃疡,杯状细胞和黏液腺增生,柱状上皮可发生鳞化;

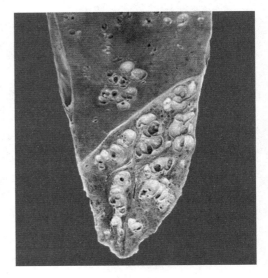

**图 13-2 支气管扩张症**
肺切面可见支气管呈囊状扩张。

管壁平滑肌、弹力纤维和软骨破坏、减少,甚至完全消失,管壁为纤维组织所取代,有淋巴细胞和浆细胞或有中性粒细胞浸润。周围肺组织有不同程度的萎陷、纤维化和肺气肿。

**3. 临床病理联系** 支气管长期扩张或合并感染,炎性渗出物和黏液分泌增多,患者频发咳嗽、咳大量脓痰,常因继发腐败菌感染而带臭味。尤其在患者体位改变时,贮积在扩张部位的痰液引流刺激支气管会引起剧烈阵咳。当损伤支气管壁血管时,可引起痰中带血或大量咯血,严重的大咯血可因血凝块阻塞呼吸道造成窒息而死亡。晚期严重时可并发肺脓肿、脓胸、脓气胸和慢性肺源性心脏病。

## 四、肺气肿

肺气肿(pulmonary emphysema)是指呼吸性细支气管、肺泡管、肺泡囊和肺泡这些末梢肺组织因过度充气而持久性扩张,并伴肺间隔破坏、肺组织弹性减弱、肺体积膨大、功能降低的一种病理状态。晚期可发展为慢性肺源性心脏病。

**1. 病因与发病机制** 肺气肿常继发于其他慢性肺疾病,如慢性支气管炎、支气管哮喘、肺尘埃沉着病等,也与吸烟、先天性 $\alpha_1$-抗胰蛋白酶缺乏、空气污染等多种因素密切相关。其主要发生机制如下:

(1)**阻塞性通气障碍**:细小支气管的阻塞性通气障碍是形成肺气肿的关键环节。例如慢性支气管炎时,纤维增生和炎症细胞浸润使管壁增厚、管腔狭窄,同时炎性渗出物及黏液栓导致管腔不完全阻塞,形成"活瓣"。吸气时,细支气管扩张,气道狭窄减轻,气体进入肺泡;呼气时,细支气管壁弹性回缩,合并黏液栓的阻塞,使气道狭窄加重,气体不能充分排出,久之导致末梢肺组织内残余气体过多而过度充气、膨胀,弹性减退甚至破裂。

(2)**细支气管壁与末梢肺组织的结构损伤**:炎症细胞释放弹性蛋白酶、基质金属蛋白酶和氧自由基,降解了细支气管壁和肺泡隔的弹性蛋白和胶原蛋白,使细支气管失去支撑而管腔塌陷,同时细支气管和末梢肺组织的弹性回缩力亦降低。此外,$\alpha_1$-抗胰蛋白酶是弹性蛋白酶的抑制物,先天性 $\alpha_1$-抗胰蛋白酶缺乏导致弹性蛋白酶失去抑制而相对增多,也使肺组织结构被破坏,肺泡回缩力减弱,从而引起肺气肿。临床资料表明,$\alpha_1$-抗胰蛋白酶缺乏者肺气肿的发病率较正常人高 15 倍。

**2. 病理变化** 根据病变部位、病变范围和病变性质不同,可将肺气肿分为以下类型:

(1)**肺泡性肺气肿**:病变发生于肺小叶内,常伴有小气道阻塞性通气障碍,故称为阻塞性肺气肿。按其发病部位和范围分为三型:①小叶中央型,病变特点是小叶中央区的呼吸性细支气管呈囊状扩张,肺泡管、肺泡囊变化不明显。此型最常见,多见于慢性支气管炎患者或多年吸烟者。②小叶周围型,肺泡管和肺泡囊扩张,呼吸性细支气管变化不明显。此型多不合并慢性阻塞性肺疾病。③全小叶型,整个小叶受累。重症者,气肿囊腔可融合成直径超过 2cm 的肺大疱,常位于胸膜下。此型多见于青壮年、先天性 $\alpha_1$-抗胰蛋白酶缺乏者。

病变肺显著增大,边缘圆钝,呈灰白色,肺组织柔软而弹性差,切面见扩大的肺泡囊腔,部分形成直径大于 2cm 的肺大疱(图 13-3 左图)。镜下,肺泡扩张,间隔变窄或断裂,相邻肺泡融合形成较大囊腔,肺泡隔毛细血管床减少,肺小动脉内膜呈纤维性增厚,管腔狭窄(图 13-3 右图)。

(2)**间质性肺气肿**:因细支气管或肺泡壁破裂,使空气进入肺间质所致。在肋骨骨折、胸壁穿透伤、哮喘或因剧烈咳喘使肺泡内压急骤升高时发生。气体在小叶间隔形成囊状小气泡,分布在肺表面胸膜下者,沿小叶间隔呈串珠状排列;气体也可沿支气管和血管周围组织间隙扩展至肺门、纵隔,甚至可达颈部、胸部皮下组织形成皮下气肿,触诊有捻发感。

**3. 临床病理联系** 本病进展缓慢,早期症状轻,后期肺泡表面积及毛细血管床减少,患者出现进行性加重的胸闷、气短、发绀、呼吸困难等症状。肺内残气量明显增多,肺过度膨胀,胸廓前后径加大,肋间隙增宽,横膈下降,形成特征性体征"桶状胸",叩诊呈过清音,听诊呼吸音减弱,X 线检查

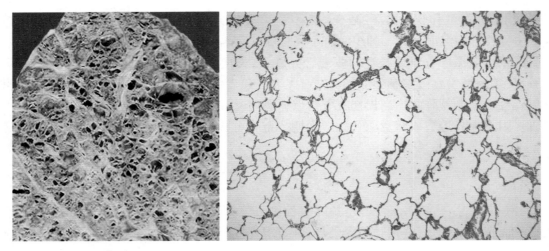

图 13-3 肺气肿

肺切面可见扩大的肺泡囊腔(左图)。部分肺泡隔断裂,相邻肺泡融合,

形成较大囊腔(右图);HE 染色;×100。

示两肺透明度增加。在靠近脏胸膜处有肺大疱形成者,在剧烈咳嗽或过度用力时,肺大疱破裂可引起自发性气胸。肺气肿晚期因肺泡间隔毛细血管床受压、数量进一步减少,肺循环阻力增加,肺动脉高压,可导致慢性肺源性心脏病,甚至出现右心衰竭、呼吸衰竭、肺性脑病等多种并发症。

# 第二节 肺 炎

肺炎(pneumonia)指发生在肺组织的急性渗出性炎症,是呼吸系统的常见病、多发病。它可以是原发的独立性疾病,也可以是其他疾病的并发症。肺炎按病变部位和范围可分为大叶性、小叶性和间质性肺炎;按病因可分为细菌性、病毒性、真菌性、支原体性和寄生虫性肺炎等;按炎症性质可分为浆液性、纤维蛋白性、化脓性、出血性、干酪性和肉芽肿性肺炎等。

## 一、大叶性肺炎

大叶性肺炎(lobar pneumonia)指以肺泡内纤维蛋白渗出为主要特征的急性炎症。病变始于局部肺泡,迅速蔓延至一个肺段甚至整个肺大叶,使肺大叶实变。临床表现为急骤起病、寒战、高热、咳嗽、咳铁锈色痰、胸痛和呼吸困难,同时伴有肺实变体征和白细胞增高等。典型病变病程为 5~10 天,青壮年男性多见,好发于冬春季节。

**1. 病因与发病机制** 引起大叶性肺炎的细菌种类繁多,最常见的致病菌为肺炎球菌,其中Ⅲ型毒力最强。另外,肺炎克雷伯菌、溶血性链球菌、流感嗜血杆菌、金黄色葡萄球菌等也可引起。

在正常情况下,肺炎球菌可少量存在于鼻咽部黏膜中,当机体在受寒、过度疲劳、醉酒、感冒、麻醉等诱因作用下,呼吸道防御功能减弱、抵抗力降低时,细菌经呼吸道侵入肺泡并迅速繁殖,引起肺组织的急性变态反应。细菌及炎性渗出物沿肺泡间孔或呼吸性细支气管迅速向周围肺组织蔓延,从而波及肺段或整个肺大叶,带菌渗出物经肺叶支气管播散,也可引起数个肺大叶病变。

**2. 病理变化与临床病理联系** 病变多见于左肺下叶,典型的病变发展过程大致可分为四期:

(1)**充血水肿期**:为发病第 1~2 天的变化。病变肺组织肿大,重量增加,呈暗红色。镜下,肺泡隔毛细血管扩张充血,肺泡腔内大量浆液渗出,其中有少量红细胞、中性粒细胞和巨噬细胞。

临床上患者出现寒战、高热、咳嗽、咳痰、外周血白细胞增高等表现。因肺泡腔有浆液渗出,肺部听诊可闻及湿啰音,痰细菌培养阳性,肺部 X 线检查见片状模糊阴影。

（2）**红色肝样变期**：一般为发病第3~4天的变化。病变肺叶肿大，因充血呈暗红色，质实如肝，肺表面可呈粗糙颗粒状，故称红色肝样变期。镜下，肺泡隔毛细血管仍扩张充血，肺泡腔内充满大量纤维蛋白、红细胞、少量中性粒细胞和巨噬细胞。相邻肺泡间渗出的纤维蛋白通过肺泡间孔连接成网，这种纤维蛋白网既利于限制细菌的扩散，又有利于中性粒细胞和巨噬细胞吞噬病原菌。但肺泡腔因渗出物过多而通气不足，肺泡气体交换障碍。

ER 13-3

大叶性肺炎红色肝样变期

临床上患者有持续高热、咳嗽、咳铁锈色痰、胸痛、呼吸困难、缺氧等症状。咳铁锈色痰是由于肺泡腔内渗出的红细胞被巨噬细胞吞噬、崩解后血红蛋白被分解，形成棕黄色含铁血黄素颗粒混入痰液中所致。炎症病变累及胸膜者，可出现胸痛，并随咳嗽或呼吸加重。若肺实变范围广使肺泡通气不足，而肺泡隔毛细血管扩张又使血流量增大，导致通气/血流比值下降，动脉血氧饱和度降低，患者会出现呼吸困难和发绀。查体时病变部呈典型实变体征：视诊患侧呼吸运动减弱，触诊语颤增强，叩诊呈浊音，听诊呼吸音减弱，可闻及异常支气管呼吸音，病变累及胸膜者还可闻及胸膜摩擦音。X线检查可见大片致密阴影。痰细菌培养阳性。

（3）**灰色肝样变期**：发病第5~6天进入此期。病变肺叶仍肿大，肺泡隔毛细血管大量受压闭塞，使病变肺组织血流减少而呈灰白色贫血状，质实如肝，故称灰色肝样变期。镜下，肺泡腔内渗出的纤维蛋白网更致密，相邻肺泡间的纤维蛋白网连接更明显，肺泡腔充满大量的中性粒细胞，红细胞多已溶解消失，肺泡隔毛细血管受压闭塞（图13-4）。此时因机体的特异性抗体已形成，渗出液中的细菌大多已被消灭，痰细菌培养多呈阴性。

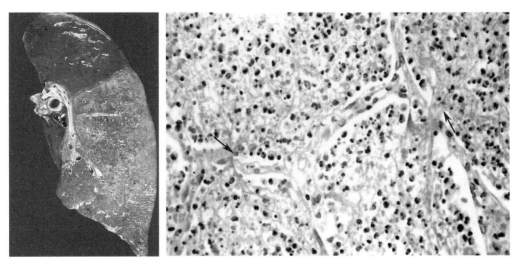

图13-4　大叶性肺炎灰色肝样变期

肺泡腔充满渗出的纤维蛋白、红细胞和中性粒细胞（右图）；HE染色；×400。

大体见病变肺叶肿胀，色灰黄，质实如肝（左图）。

此时，患者由咳铁锈色痰逐渐转变成咳黏液脓性痰，而发热、呼吸困难和缺氧等症状均有所减轻。原因是肺泡虽不能充气，但渗出的纤维蛋白压迫肺泡隔毛细血管使血流也显著减少，故缺氧症状有所缓解，呼吸困难减轻。肺实变体征、X线检查所示与红色肝样变期基本相同。

（4）**溶解消散期**：发病后1周左右病变进入此期。病变肺组织质地变软，通气恢复，实变病灶和颗粒样外观逐渐消失。镜下，肺泡腔内中性粒细胞已坏死溶解，纤维蛋白网也被中性粒细胞释放的蛋白溶解酶溶解液化，巨噬细胞明显增多，溶解的渗出物被巨噬细胞吞噬清除，经淋巴管吸收或被咳出。肺泡通气逐渐恢复，肺泡隔毛细血管也恢复正常。

临床表现为体温降至正常，毒血症和肺实变体征逐渐消失。由于炎性渗出物溶解液化，患者痰量可增多,咳黏液脓性痰,听诊可闻及湿啰音。X线检查可见病变部位阴影密度降低,透亮度增加。

上述大叶性肺炎各期病变的发展演变是一个动态的连续过程,相互之间并无绝对界限,不同阶段的病变可发生于同一肺叶的不同部位,只有未经及时治疗的病例才能见其典型经过。目前由于抗生素的广泛应用以及肺炎球菌的变异,使大叶性肺炎的病程缩短,上述四期典型病变已不多见,病变的范围也多局限于肺段,临床表现亦不典型。

**3. 并发症** 大叶性肺炎的并发症目前已不多见。对于机体免疫力低下的患者,由于中性粒细胞渗出过少,其释放的蛋白溶解酶不足,使肺泡内渗出的纤维蛋白不能完全被溶解、吸收,而由肉芽组织机化取代,使病变肺组织呈褐色肉样,称肺肉质变(图13-5),X线片下病变肺叶会遗留永久性片状阴影。若肺炎治疗不及时或病原菌毒力强,感染严重时也可发生肺脓肿、脓胸或脓气胸,甚至败血症或感染性休克。

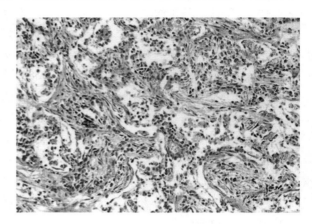

图 13-5 肺肉质变
肺泡腔内大量渗出物被肉芽组织机化;HE 染色;×400。

## 二、小叶性肺炎

小叶性肺炎(lobular pneumonia)又称支气管肺炎,是指以细支气管为中心,并向周围或末梢肺组织扩展,形成散在的以肺小叶为单位的急性化脓性炎。小叶性肺炎主要发生于小儿、老人、体弱多病或久病卧床者。患者有发热、咳嗽、咳痰、呼吸困难等症状,听诊肺部可闻及散在的湿性啰音。冬春寒冷季节的发病率增高。

**1. 病因与发病机制** 小叶性肺炎主要由致病力较弱的化脓菌引起,常为多种细菌混合感染。常见致病菌有葡萄球菌、链球菌、肺炎球菌、嗜血流感杆菌等,这些细菌多为上呼吸道的常驻菌群。当呼吸道急性传染病、昏迷、营养不良、恶病质、醉酒、全身麻醉或手术等因素存在时,人体的抵抗力和呼吸道防御功能都会降低,上述细菌很容易通过呼吸道或血液循环侵入细支气管及末梢肺组

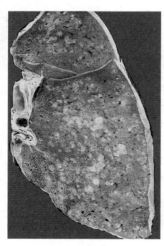
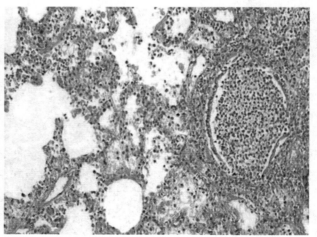

图 13-6 小叶性肺炎
大体见肺切面散在大小不一、形状不规则的灰黄色质实病灶(左图)。支气管及周围肺泡腔内充满渗出的中性粒细胞及脓细胞,部分支气管黏膜上皮坏死、脱落,部分肺泡出现代偿性肺气肿(右图);HE 染色;×200。

织,引起小叶性肺炎。因此,小叶性肺炎常为某些疾病的并发症,如好发于久病卧床者的坠积性肺炎,易发生于全身麻醉、昏迷患者、新生儿的吸入性肺炎,麻疹后肺炎。

大叶性肺炎与小叶性肺炎的区别

**2. 病理变化** 小叶性肺炎的病变特征是以细支气管为中心的肺组织化脓性炎症。大体,两肺下叶及背侧的表面或切面散在分布着灰黄色实变病灶,病灶直径多在 0.5~1cm(相当于肺小叶的范围),大小不等,形状不规则(图 13-6 左)。严重时病灶融合,形成融合性支气管肺炎,但一般不累及胸膜。镜下,细支气管黏膜充血、水肿,中性粒细胞弥漫浸润,黏膜上皮变性、坏死、脱落,管腔内充满中性粒细胞,脓细胞,坏死、崩解的黏膜上皮和浆液。其周围所属的肺组织充血、水肿,肺泡腔内充满中性粒细胞、脓细胞和脱落的肺泡上皮,有时可见少量红细胞和纤维蛋白,病灶周围的肺组织可伴有不同程度的充血、水肿和代偿性肺气肿(图 13-6 右)。

**3. 临床病理联系** 小叶性肺炎多为其他疾病的合并症,且起病隐匿,临床症状容易被原发病所掩盖。由于炎性渗出物刺激支气管黏膜,患者常有咳嗽、咳黏液脓痰等症状。因病灶小而分散,除融合性支气管肺炎外,肺实变体征不明显,听诊可闻及两肺散在湿啰音。X 线检查可见散在不规则小片状或斑点状模糊阴影。多数患者症状轻,经及时治疗,预后良好。但继发于其他疾病的老、幼、弱患者,可出现呼吸困难、缺氧及发绀,甚至惊厥、昏迷等严重症状,甚至并发支气管扩张、呼吸衰竭、心力衰竭、肺脓肿、脓胸、脓毒血症等疾病。

## 三、间质性肺炎

间质性肺炎(interstitial pneumonia)指发生于肺间质即肺泡隔、细支气管周围及小叶间隔等处的渗出性炎症,主要有病毒性肺炎(viral pneumonia)和支原体肺炎(mycoplasma pneumonia)。

**1. 病毒性肺炎** 由病毒感染上呼吸道向下蔓延所引起的间质性肺炎。引起肺炎的病毒主要有流感病毒、腺病毒、副流感病毒、呼吸道合胞病毒、巨细胞病毒、鼻病毒、冠状病毒及麻疹病毒等,其中以流感病毒最多见。病毒主要通过呼吸道传播,多发于冬春季节,可散发或暴发流行,患者多为儿童,成人相对少见。

(1)**病理变化**:为弥漫性间质性肺炎。病变肺叶充血、水肿、轻度增大。镜下,肺泡隔明显增宽,肺间质内血管扩张、充血,间质水肿,淋巴细胞、单核细胞浸润,肺泡腔内一般无渗出物或仅有少量浆液(图 13-7)。病变较重者可见支气管、细支气管上皮灶性坏死,肺泡腔内可见由巨噬细胞、浆液、纤维蛋白、红细胞等混合形成的渗出物,渗出物可浓缩形成一层红染的膜状物,贴附于肺泡腔面,称肺透明膜形成。病毒性肺炎最具诊断意义的病变是病毒包涵体。病毒包涵体常位于增生的上皮细胞和多核巨细胞的胞核或胞质内,呈嗜酸性或嗜碱性、圆形或椭圆形,其周围有一明显空晕。

(2)**临床病理联系**:除毒血症引起的发热、乏力等全身中毒症状外,主要表现为剧烈咳嗽、少痰、呼吸困难、发绀等症状。严重病例合并多种细菌或病毒混合感染时,可导致心、肺功能不全等后果。

**2. 支原体肺炎** 由肺炎支原体感染引起的急性间质性肺炎。肺炎支原体经飞沫由呼吸道吸入感染,儿童和青少年易感。

(1)**病理变化**:病变常先累及气道,发生气管炎、

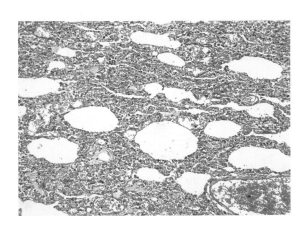

**图 13-7 间质性肺炎**

肺泡隔明显增宽,肺间质内血管扩张、充血,间质水肿,淋巴细胞、单核细胞浸润,肺泡腔渗出物很少;HE染色;×200。

支气管炎和细支气管炎。肺部病变多为节段性分布，主要表现为肺泡隔明显增宽，血管扩张、充血，间质水肿伴淋巴细胞、单核细胞和浆细胞浸润。肺泡腔内无渗出物或含有少量渗出物，并可发生灶性肺不张。

（2）**临床病理联系**：起病较缓，多有低热、咽痛、头痛、倦怠、肌肉酸痛等症状。最突出的表现是支气管和细支气管的急性炎症引起的阵发性剧咳，初为干咳，以后咳黏液痰。由于肺泡内渗出物较少，故很少有肺实变体征。支原体性肺炎预后良好。呼吸道分泌物中，肺炎支原体检测可呈阳性。

ER 13-5
严重急性呼吸综合征

---

**知识拓展**

### 间质性肺疾病

间质性肺疾病（interstitial lung disease，ILD）是以弥漫性肺泡隔和肺泡腔的炎症及肺间质广泛纤维化为主要病变特征的一组疾病的总称。目前，国际上将 ILD 分为四类：已知原因的 ILD、特发性间质性肺炎、肉芽肿性 ILD、其他罕见 ILD。其中，已知原因主要包括各种有机、无机粉尘的暴露；药物、放射线治疗，高浓度氧疗；结缔组织疾病、血管炎相关疾病等。不同的 ILD 临床表现不完全一样，多数隐匿起病，逐渐加重的劳力性呼吸困难是其最常见症状，通常伴有气促、干咳。常见体征有双下肺可闻及吸气末细小的干性爆裂音或湿啰音。X 线胸片显示肺弥漫性浸润性阴影。此病晚期可出现肺动脉高压和右心室肥厚，最终发展为呼吸衰竭或心力衰竭。

---

## 第三节　肺硅沉着病

肺硅沉着病（silicosis）是因长期吸入大量含游离二氧化硅（$SiO_2$）的粉尘微粒而引起，以硅结节形成和弥漫性肺间质纤维化为病变特征的一种职业病，简称硅肺。岩石和石英中均含有 $SiO_2$，长期从事采石、碎石、开矿、坑道作业，或在石英厂、玻璃厂、陶瓷厂和耐火材料厂等场所作业的工人，如不采取有效防护措施，常可引起硅肺。硅尘颗粒的致病性主要取决于硅尘的数量、大小和作用时间。直径小于 $5\mu m$（尤其是 $1\sim2\mu m$）的硅尘颗粒更易被吸入肺内，被肺巨噬细胞吞噬，引起溶酶体膜损伤或细胞崩解自溶，释放多种细胞因子及炎症介质，引起肺组织炎症反应，刺激成纤维细胞增生和胶原纤维沉积，导致硅结节形成和肺纤维化。

硅肺的基本病变是硅结节形成和弥漫性肺组织纤维化。硅结节呈圆形或椭圆形，直径 $2\sim5mm$，境界清楚，色灰白，质硬，触之有沙砾感。其形成过程可分三个阶段：①细胞性结节，由吞噬了硅尘的巨噬细胞局灶性聚集而成；②纤维性结节，由成纤维细胞、纤维细胞和胶原纤维构成同心圆状排列的结节；③玻璃样结节，纤维性结节中央胶原纤维发生玻璃样变性，呈均质、红染的旋涡状结构，其间可见硬化的小血管管壁增厚、管腔狭窄（图 13-8）。相邻的硅结节可融合成较大的结节或团块。周围肺组织弥漫性纤维增生、纤维化和玻

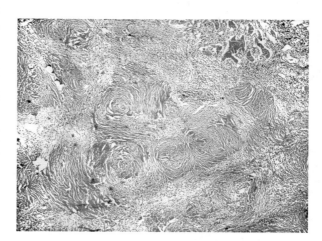
图 13-8　硅肺
硅结节由同心圆或旋涡状排列的玻璃样变的胶原纤维构成，肺间质弥漫性纤维化和玻璃样变；HE 染色；×100。

璃样变,甚至累及胸膜和肺门淋巴结。

按肺内硅结节的数量、大小、分布范围及肺纤维化程度,硅肺可分为三期。Ⅰ期:硅结节数量少,结节直径通常小于3mm,多局限在淋巴系统,主要分布于两肺中、下叶近肺门处,肺的重量和硬度无明显改变;Ⅱ期:硅结节数量增多,结节直径多小于10mm,散布于双肺,但仍集中分布于中、下肺叶近肺门处,病变不超过全肺的1/3,肺的重量和硬度均增加;Ⅲ期:硅结节直径大于10mm,结节密集融合成肿瘤样团块,肺的重量和硬度明显增加。

硅肺病情严重时,若治疗不及时,可并发肺结核、肺部感染、阻塞性肺气肿、自发性气胸、肺源性心脏病,最终以心力衰竭或呼吸衰竭而致命。

**病例导学**

患者,男,70岁,有30年的吸烟史,反复咳嗽、咳痰20余年,伴气促和心悸5年,下肢水肿2年,腹胀1个月,昏迷1天入院。查体:体温37.8℃,血压140/90mmHg,呼吸30次/min,脉率110次/min;口唇和甲床发绀,颈静脉怒张,桶状胸;胸部叩诊呈过清音,心浊音界缩小,肝浊音界右锁骨中线第六肋间;肝肋下3.0cm,腹部移动性浊音(+);听诊双肺散在湿啰音;X线检查提示双肺野透光度增强,肺纹理增强。

问题:
1. 该患者可能有哪些疾病?诊断依据是什么?
2. 该患者出现这些症状和体征的原因是什么?

## 第四节　慢性肺源性心脏病

慢性肺源性心脏病(chronic cor pulmonale)是由各种慢性肺疾病、胸廓或胸膜疾病、肺血管疾病引起肺循环阻力增加,导致以肺动脉高压和右心室肥大扩张为特征的心脏病,简称肺心病。

**1. 发病机制**　肺动脉高压是引起肺心病的关键环节,主要机制有:①各种慢性肺疾病,如COPD、硅肺、肺结核等引起阻塞性通气障碍和肺血管床被破坏,使动脉血氧分压降低,进而引起肺细小动脉持续收缩,肺循环阻力增大;②胸廓或胸膜疾病,因肺或胸廓运动受限,引起限制性通气障碍、肺血管受压或扭曲,使肺循环阻力增加;③肺血管疾病,如原发性肺动脉硬化症、结节性动脉炎、反复发生的肺小动脉栓塞等使肺循环阻力增加,肺动脉高压。

**2. 病理变化**　除原发性疾病引起的肺损害外,主要表现为:①肺血管病变,肺泡隔毛细血管数量显著减少,肺小动脉中膜平滑肌增生使血管壁增厚、管腔狭窄,可见动脉内血栓形成和机化。②心脏病变,心脏体积增大、重量增加,肺动脉圆锥显著膨隆,心尖部钝圆(图13-9)。右心室壁肥厚,心腔扩大,右心室内乳头肌、肉柱、室上嵴显著增厚。通常以肺动脉瓣下2cm处右心室壁厚度超过0.5cm(正常为0.3~0.4cm)作为病理诊断肺心病的标准。镜下,心肌细胞肥大、核深染,部分心肌纤维萎缩、横纹消失,间质水肿和胶原纤维增生。

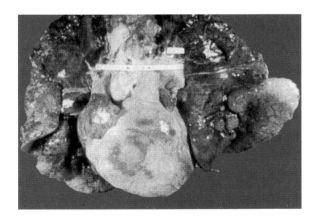

图13-9　慢性肺源性心脏病
心脏体积增大,肺动脉圆锥显著膨隆,心尖钝圆。

慢性肺源性心脏病临床经过缓慢,可持续数年,除原有肺疾病的临床表现外,患者逐渐出现呼吸困难、气急、发绀等肺功能不全的表现,以及颈静脉怒张、肝大、下肢水肿及浆膜腔积液等右心衰竭的体征。病情严重者,可并发呼吸衰竭、肺性脑病甚至死亡。

## 第五节　常见恶性肿瘤

呼吸系统肿瘤种类繁多,主要包括上皮组织肿瘤、间叶组织肿瘤、淋巴造血组织肿瘤及肺转移性肿瘤,以恶性上皮性肿瘤最为多见,本节仅介绍最常见的肿瘤,即肺癌和鼻咽癌。

### 一、肺癌

肺癌(lung cancer)是起源于支气管及肺泡上皮细胞、腺上皮细胞或神经内分泌细胞的恶性肿瘤。

**1. 病因**

(1)**吸烟**:是引起肺癌的重要危险因素。开始吸烟的年龄越小,日吸烟量越大,患肺癌的危险性越大。戒烟后患肺癌的危险性随戒烟时间的延长而逐渐降低。烟雾中含多种有害化学物质,其中已确定的致癌物有 3,4-苯并芘、尼古丁、焦油等。

(2)**大气污染**:2013 年国际癌症研究机构(IARC)确定大气污染为致癌物,其中具体的危害物即是细颗粒物(PM2.5)。

(3)**职业因素**:某些职业的工作环境中存在许多致癌物质,如石棉、铬、铬酸盐、镍和羟基镍等,这些因素可使肺癌的发生危险性增加 3~30 倍。

(4)**基因改变**:上述致癌因子可使机体的正常基因改变而发生肺癌。目前研究发现肺癌患者中有 20 余种原癌基因活化和/或抑癌基因失活。

**2. 病理变化**

(1)**大体类型**:根据肺癌的发生部位及大体形态特点将其分为三个类型,这种分型与临床 X 线的分型是一致的。①中央型:最多见。此型发生于主支气管或叶支气管黏膜,在肺门部形成肿块。癌组织常破坏支气管向周围浸润,以致在肺门或其附近逐渐形成形态不规则的灰白色巨大肿块,无包膜(图 13-10)。②周围型:较多见。此型起源于肺段及肺段以下的支气管黏膜,肿块位于肺叶的周边部,呈境界不甚清楚的结节状或球形,无包膜,直径多在 2~8cm,可侵犯胸膜(图 13-11)。③弥

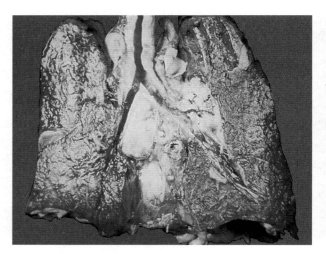

图 13-10　中央型肺癌
肺门周围可见灰白色癌组织向周围浸润。

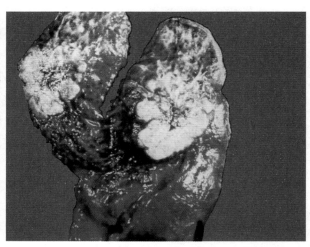

图 13-11　周围型肺癌
灰白色癌肿位于肺叶的边缘近脏胸膜处,呈境界
不清的结节状,无包膜。

漫型:少见。癌组织起源于末梢肺组织的上皮,沿肺泡呈弥散性、浸润性生长,很快侵犯肺大叶的一部分或整个肺大叶,甚至一侧肺,形成多数粟粒大小结节,易与肺转移癌混淆。

早期肺癌:中央型早期肺癌,是指癌组织仅局限于支气管管壁内生长,包括管内型和管壁浸润型,后者不突破外膜,未侵犯支气管外的肺组织,且无淋巴结转移;周围型早期肺癌,是指肺组织内结节状肿块直径小于 2cm,且无淋巴结转移。

隐性肺癌:临床及 X 线检查阴性,但痰脱落细胞学检查癌细胞阳性,手术切除标本经病理证实为原位癌或早期浸润癌且无淋巴结转移。

(2)**组织学类型**:肺癌 WHO 分类一般为鳞状细胞癌、腺癌、腺鳞癌、小细胞癌、大细胞癌、肉瘤样癌、类癌和唾液腺肿瘤等类型。下面主要介绍常见的四种类型。

1)鳞状细胞癌:为肺癌中最常见的类型,多为中央型。患者多有吸烟史,在致癌物的长期作用下,支气管黏膜经鳞状上皮化生、不典型增生和原位癌等阶段发展成浸润癌。癌肿生长缓慢,转移较晚。依据癌组织的分化程度可分为高分化、中分化和低分化鳞癌。

2)腺癌:发生率仅次于鳞癌,多为周围型,女性多见,可能与被动吸烟有关。浸润型肺腺癌亦可分为高、中、低分化三类。肺腺癌临床治疗效果及预后较鳞癌差。

3)小细胞癌:又称小细胞神经内分泌癌,较腺癌少见,多为中央型,好发于中老年男性,与吸烟关系密切。癌细胞小,呈短梭形或小圆形,核深染,胞质稀少,似裸核。有的癌细胞一端稍尖,形如燕麦,又称"燕麦细胞癌"。小细胞癌恶性度极高,生长快,转移早,多数存活期不超过 1 年。因多有早期转移,一般不适合手术切除,但对化疗及放疗敏感。

4)大细胞癌:肺大细胞癌属于未分化癌,其主要特点为细胞体积大,胞质丰富,具有显著异型性,可见多量瘤巨细胞。此型癌生长迅速,恶性度高,容易早期侵入血管发生远处转移。

**3. 临床病理联系**　肺癌早期因症状不明显易被忽视,以后患者的症状和体征与肿瘤的部位、大小及浸润、转移有关。中央型肺癌因发生于大支气管,易引起支气管的刺激、阻塞或压迫,因此,呛咳、痰中带血等症状常出现较早。中晚期肺癌患者除有咳嗽、痰中带血、咯血等症状外,还可因癌组织侵犯胸膜引起胸痛、血性胸腔积液;侵犯喉返神经引起声音嘶哑;侵犯食管引起支气管食管瘘;侵犯纵隔可压迫上腔静脉引起面颈部水肿及颈、胸部静脉曲张;侵犯交感神经可引起患侧眼睑下垂、瞳孔缩小和胸壁皮肤无汗等交感神经麻痹综合征。此外,小细胞肺癌可因 5-羟色胺分泌过多而引起类癌综合征,表现为支气管痉挛、阵发性心动过速、水样腹泻及皮肤潮红等症状。

**4. 扩散**

(1)**直接蔓延**:中央型肺癌常直接侵犯纵隔、心包及周围血管,或沿支气管壁蔓延。周围型肺癌可直接侵犯胸膜,并可侵入胸壁。

(2)**转移**:肺癌淋巴道转移发生得较早,且速度快。癌组织首先到达支气管旁、肺门淋巴结,再转移至纵隔、锁骨上、腋窝及颈部淋巴结。血行转移常见于脑、肾上腺、骨等,也可转移至肝、肾、胰、甲状腺及皮肤等处。

## 二、鼻咽癌

鼻咽癌(nasopharyngeal carcinoma)是起源于鼻咽黏膜上皮的恶性肿瘤,发病年龄多在 40~50 岁,男性多于女性。

**1. 病因**　鼻咽癌的发生与 EB 病毒感染密切相关。研究发现癌细胞中可检测到 EB 病毒基因,癌细胞核内可检测到该病毒的基因产物 EB 抗原,97% 以上患者血清中可检出高效价的抗 EB 病毒抗体。此外,化学物质如多环芳烃类、亚硝胺类、微量元素镍等这类环境致癌物质与鼻咽癌的发生也有一定关系。鼻咽癌还与遗传因素有关,常有明显的家族性。

**2. 病理变化**　鼻咽癌最多见于鼻咽顶部,其次为外侧壁和咽隐窝,发生于前壁者最少,同时占据两个部位（如顶部和侧壁）者也颇多见。早期表现为局部黏膜粗糙或呈颗粒状，或隆起于黏膜形成小结节。癌继续发展可形成结节型、菜花型、黏膜下浸润型及溃疡型肿块。

鼻咽癌多数起源于鼻咽黏膜柱状上皮的储备细胞，少数起源于鼻咽黏膜鳞状上皮的基底细胞。按组织学特征及分化程度，鼻咽癌一般分为鳞癌和腺癌。鳞癌分为角化型、非角化型和未分化性鳞癌，其中非角化型鳞癌又称为低分化鳞癌，最常见；未分化性鳞癌主要有泡状核细胞癌和小细胞癌两个亚型，恶性度均较高。腺癌少见，主要来自鼻咽黏膜的柱状上皮，也可来自鼻咽部小腺体。

**3. 临床病理联系** 鼻咽癌早期症状多不明显，且原发癌病灶小，不易被发现，常被漏诊或误诊。因鼻咽部淋巴组织丰富，故鼻咽癌常较早发生淋巴道转移，出现颈部无痛性结节，有一半以上的患者以此为首发症状而就诊，确诊时多已进入中、晚期，治愈率极低，故早期诊断极为重要。一般情况下，出现不明原因的头痛、鼻出血、耳鸣、鼻塞等症状的患者应引起重视，建议做详细的鼻咽部检查。对高发区人群要常做肿瘤普查工作。必要时做血清学检查，EB 病毒壳抗体（VCA-IgA）有一定的诊断价值。鼻咽癌对放射治疗比较敏感，疗效显著，其中以泡状核细胞癌最为敏感，其次为低分化鳞状细胞癌。

**4. 扩散**

（1）**直接蔓延**：肿瘤呈侵袭性生长，向上蔓延可破坏颅底骨，以卵圆孔处被破坏最为多见；向下可侵犯梨状隐窝、会厌和喉上部；向前可侵入鼻腔和眼眶；向后侵犯颈椎和脊髓；向外侧可侵犯耳咽管至中耳。

（2）**转移**：早期可发生淋巴道转移，癌细胞经咽后淋巴结至同侧颈上深淋巴结，在颈上部胸锁乳突肌上端后缘出现无痛结节，继而再向下转移。多个发生转移的淋巴结可粘连成大而硬的肿块，甚至压迫第四至第十一对脑神经和颈交感神经引起相应症状。晚期可发生血行转移，转移至肝、肺、骨、肾、肾上腺或胰腺等。

---

**病例导学**

患者，男，72 岁，反复咳嗽、咳痰 20 余年，1 天前受凉感冒后咯血伴胸痛、气喘加剧，呼吸困难，烦躁不安，不能平卧。查体：体温 37.5℃，心率 110 次/min，呼吸 30 次/min，血压 160/90mmHg；口唇和甲床发绀，颈静脉怒张，桶状胸；胸部叩诊呈过清音，心浊音界缩小，肝浊音界右锁骨中线第 6 肋间；肝肋下 3.0cm，腹部移动性浊音（＋）；听诊双肺有散在哮鸣音。肺部 X 线片显示肺门处有 2cm × 3cm × 3cm 的密度增高阴影，且边缘模糊不清。实验室检查：血白细胞计数 $12.0 × 10^9/L$，血 pH 7.23，血气分析 $PaO_2$ 40mmHg，$PaCO_2$ 76mmHg。

**问题：**

1. 该患者最可能是哪种肺部肿瘤？伴有哪种类型的呼吸衰竭？

2. 该患者发生呼吸衰竭的原因和机制是什么？

# 第六节　肺功能不全

肺功能不全指由于外呼吸功能障碍，以致机体在静息状态下不能维持足够的气体交换，导致动脉血氧分压（$PaO_2$）降低，或伴有动脉血二氧化碳分压（$PaCO_2$）增高的病理生理过程。呼吸衰竭（respiratory failure）是肺功能不全的严重阶段，指因外呼吸功能严重障碍，导致在海平面静息呼吸状态下，成人 $PaO_2$ 低于 60mmHg，伴有或不伴有 $PaCO_2$ 高于 50mmHg，并出现一系列损害的临床综合征。值得注意的是，呼吸衰竭一定伴有缺氧，而缺氧不一定伴有呼吸衰竭。呼吸衰竭引起的缺氧多属低张性缺氧。

## 一、病因、诱因与分类

**1. 病因** 凡能引起机体外呼吸功能障碍的疾病均是导致呼吸衰竭的病因。

(1)**呼吸中枢损伤或抑制**:脑外伤、脑血管意外、脑炎、脑肿瘤、电击等直接损伤呼吸中枢,过量使用中枢镇静剂、麻醉剂、安眠药和毒品等抑制呼吸中枢。

(2)**周围神经疾病**:脊髓损伤、多发性神经炎、脊髓灰质炎等支配呼吸肌的神经病变,引起呼吸肌活动障碍。

(3)**呼吸肌疾病**:重症肌无力、多发性肌炎、呼吸肌麻痹或萎缩、进行性肌营养不良、低钾血症等可使呼吸肌收缩力减弱,引起肺通气障碍。

(4)**气道狭窄或阻塞**:喉头水肿、喉癌、COPD、气管异物、受压或肿瘤等引起气道狭窄或阻塞,导致肺通气障碍。

(5)**肺部疾病**:肺炎、肺不张、肺淤血、肺水肿、肺气肿、肺纤维化、肺结核、硅肺等引起肺通气和/或肺换气障碍。

(6)**肺血管疾病**:肺动脉栓塞、肺动脉炎、肺动脉痉挛、肺弥散性血管内凝血等引起肺泡血流不足,通气血流比例失调,使肺换气功能障碍。

(7)**胸膜疾病**:胸膜炎、胸膜粘连、胸膜纤维化、胸腔积血、积液或气胸等使肺扩张受限。

(8)**胸廓疾病**:严重胸廓畸形、脊柱侧凸、多发性肋骨骨折等使胸廓活动受限。

**2. 诱因** 有上述疾病的患者,若剧烈活动或发热、感染、手术、甲状腺功能亢进等使呼吸负荷加重,或者缺氧、酸中毒等均可诱发或促进呼吸衰竭的发生。

**3. 分类** 按血气变化特点可分为 I 型(低氧血症型)呼吸衰竭(即 $PaO_2<60mmHg$ 且 $PaCO_2$ 正常或降低)和 II 型(高碳酸血症型)呼吸衰竭(即 $PaO_2<60mmHg$ 且 $PaCO_2>50mmHg$)。按原发病部位分中枢性和外周性呼吸衰竭。按病程发展分急性和慢性呼吸衰竭。按发病机制分通气障碍型和换气障碍型呼吸衰竭。

## 二、发病机制

外呼吸功能障碍包括肺通气功能障碍和肺换气功能障碍两个方面。

**1. 肺通气功能障碍** 指肺泡内气体与外界气体交换障碍,包括限制性和阻塞性通气障碍(图13-12)。

(1)**限制性通气障碍**:指肺泡扩张受限引起肺泡通气不足。常见原因有:①呼吸肌活动障碍,呼吸中枢损伤、支配呼吸肌的周围神经疾病、呼吸肌疾病等均可导致呼吸肌活动障碍;②胸廓顺应性降低,胸廓或胸膜疾病可增加胸廓弹性阻力和肺通气阻力,限制胸廓和肺泡扩张;③肺顺应性降低,肺淤血、肺水肿使肺泡表面活性物质减少,肺表面张力增大,以及肺部疾病如肺炎、肺纤维化、肺不张等均可降低肺顺应性。

(2)**阻塞性通气障碍**:指气道狭窄或阻塞使气道阻力增大而引起肺泡通气不足。影响气道阻力最主要的因素是气道内径,当呼吸道管壁肿胀、纤维化、痉挛,或管腔被黏液栓、异物、肿瘤、渗出物阻塞,或肺组织弹性降低、对管壁的牵引力减弱时,气道内径变窄或不规则,气流阻力增加,引起阻塞性通气障碍。通常按阻塞部位不同,分为中央性和外周性气道阻塞(图 13-13)。

1)中央性气道阻塞:指气管分叉处以上的气道阻塞。当喉头水肿、喉癌、声带麻痹等疾病引起气道阻塞时,其阻塞部位常位于胸腔外,吸气时因气道内压低于外界大气压,气道狭窄加重;呼气时气道内压高于外界大气压而使气道狭窄减轻,因此患者表现为吸气性呼吸困难。若阻塞位于胸腔内的中央气道,如异物吸入,吸气时由于胸膜腔内压降低,气道内压高于胸膜腔内压,阻塞减轻;呼

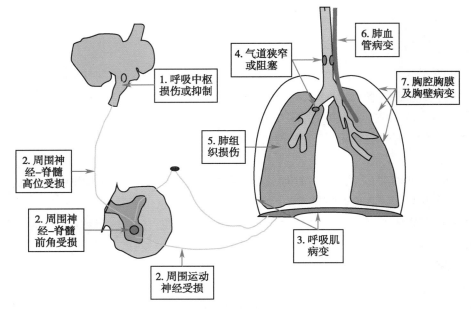

图 13-12　肺通气障碍常见原因模式图

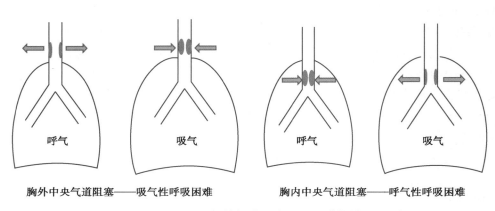

胸外中央气道阻塞——吸气性呼吸困难　　　胸内中央气道阻塞——呼气性呼吸困难

图 13-13　不同部位气道阻塞呼吸困难的特征

气时气道内压低于胸膜腔内压,气道受压使气道狭窄加重,患者表现为呼气性呼吸困难。在临床工作中,可根据患者呼吸困难的形式判断其气道阻塞的部位,以便及时采取不同的治疗措施。

2)外周性气道阻塞:指气道内径小于 2mm 的细小支气管阻塞,常见于慢性阻塞性肺疾病。因细小支气管管壁薄,支气管软骨不完整,又与周围的肺泡紧密相连,因此其内径可随呼吸运动而扩大和缩小。慢性阻塞性肺疾病可引起细小支气管壁炎性充血、水肿、纤维组织增生、平滑肌痉挛以及管腔黏液栓阻塞等,使细小气道不完全阻塞。吸气时随着肺泡扩张,细小支气管受周围弹性组织牵拉,气道口径可稍增大,使阻塞有所减轻;呼气时,细小支气管弹性回缩,加上其内黏液栓阻塞或管壁增厚,气道狭窄程度加重,气道阻力增加,患者表现为呼气性呼吸困难。此时肺泡内气体排出受阻,残余气逐渐增多,不仅使肺泡的有效通气量进一步减少,通气功能障碍,而且会压迫肺毛细血管床,使肺换气功能障碍。

无论是限制性还是阻塞性通气不足,肺泡通气量均减少,导致肺泡内气体不能进行充分的交换,$PaO_2$ 降低的同时伴有 $PaCO_2$ 升高,引起 II 型呼吸衰竭。

**2. 肺换气功能障碍**　指肺泡内气体与血液之间的气体交换障碍,包括弥散障碍、肺泡通气与血流比例失调、解剖分流增加。

呼吸衰竭的发生机制-通气障碍

(1) **弥散障碍**：氧与二氧化碳通过呼吸膜进行交换的过程发生障碍称为弥散障碍，常见于以下三种情况：

1）肺泡表面积减少：正常成人肺泡总表面积约为 $80m^2$，储备量大，只有当肺泡表面积减少一半以上时，才会发生换气功能障碍。例如肺叶切除、肺不张、肺实变等可使肺泡表面积严重减少。

2）弥散距离增大：弥散距离是气体交换必须经过的路径，由呼吸膜（即肺泡表面液体层、肺泡上皮细胞和基膜、毛细血管基膜和内皮）以及血管内的血浆、红细胞膜共同构成，总厚度为 $1\sim4\mu m$，故正常气体交换很快。肺水肿、肺透明膜形成、间质性肺炎、肺纤维化、肺泡隔毛细血管扩张等可使弥散距离增大。

3）血液流经肺泡隔毛细血管的时间过短：在正常静息时，血液流经肺泡隔毛细血管的时间约为 0.75 秒，而血液氧分压和肺泡气氧分压达到平衡的时间只需要 0.25 秒。当肺泡表面积减少或弥散距离增大时，虽然弥散速度减慢，但在静息状态下气体交换仍可在 0.75 秒内达到血气和肺泡气的平衡，而不至于发生弥散障碍。只有在进行体力活动、感染、发热等情况下，由于心输出量增加和肺血流加快，血液流经肺泡隔毛细血管的时间过短，导致气体交换不充分，从而发生低氧血症。

由于 $CO_2$ 在水中的溶解度比 $O_2$ 大，其弥散速度也比 $O_2$ 快，故单纯弥散障碍常引起 Ⅰ 型呼吸衰竭，仅有低氧血症，$PaCO_2$ 一般正常。

(2) **肺泡通气与血流比例失调**：肺换气功能还与肺泡通气量和肺血流量的比值有关。正常成人在静息状态下，肺泡通气量（$V_A$）约为 4L，肺血流量（Q）约为 5L，两者的比例（$V_A/Q$）约为 0.8，此时肺换气的效率最高。若肺泡通气量与肺血流量的比例失调，则发生气体交换障碍，引起呼吸衰竭。

1）部分肺泡通气不足引起功能性分流：各种肺部疾病如慢性阻塞性肺疾病、肺纤维化、肺水肿等，可引起阻塞性或限制性通气障碍，使部分肺泡通气明显减少，而血流量并未相应减少。这导致了 $V_A/Q$ 的值显著降低，使得流经这部分肺泡的静脉血未经充分氧合便掺入到动脉血，从而导致 $PaO_2$ 降低。这种情况类似于动静脉短路，因此被称为功能性分流，又称为静脉血掺杂。

2）部分肺泡血流不足而引起死腔样通气：各种肺血管疾病，如肺动脉栓塞、肺动脉炎、肺血管收缩等，会导致部分肺泡的血流不足，而通气正常。这使得 $V_A/Q$ 的值显著增高，导致病变肺泡内的气体不能与血液内的气体充分交换。在这种情况下，肺泡通气属于无效通气，故被称为死腔样通气。此时肺换气效率显著下降，导致 $PaO_2$ 降低（图 13-14）。

肺泡通气与血流比例失调引起的血气变化特点为 $PaO_2$ 降低，而 $PaCO_2$ 可正常、降低或升高，这取决于 $PaO_2$ 降低时反射性引起肺组织代偿通气的程度。若肺代偿性通气正常，$PaCO_2$ 则正常；若肺代偿性通气过强，$CO_2$ 排出过多，$PaCO_2$ 则低于正常，此时均为 Ⅰ 型呼吸衰竭；若肺组织病变广泛，肺代偿性通气严重不足，$PaO_2$ 降低的同时伴有 $PaCO_2$ 升高，则为 Ⅱ 型呼吸衰竭。

(3) **解剖分流增加**：在生理情况下，肺内有少量静脉血未经肺泡氧合，而直接通过肺动静脉吻合支或经支气管静脉-肺静脉交通支流入肺静脉。这种静脉血掺杂入动脉血，因有血管交通支的存在而被称为解剖分流，又称真性分流，以区别部分肺泡通气不足而引起静脉血掺杂入动脉血的功能性分流。在正常情况下，解剖分流的血流量仅占心输出量的 2%~3%，不会对 $PaO_2$ 产生影响。但严重创伤、休克、肺 DIC、肺栓塞或肺细小动脉收缩等情况可使肺内动静脉短路开放，或者存在先天性肺动脉瘘可使解剖分流大量增加，从而导致 $PaO_2$ 降低。

此外，当肺叶出现严重病变，如大叶性肺炎红色肝样变或肺不张时，病变肺叶通气完全停止，但血液仍流经病变肺泡，静脉血未经氧合便掺杂入动脉血中，这种情况也类似于解剖分流增加。此类分流一般只会导致 $PaO_2$ 降低，属于 Ⅰ 型呼吸衰竭。解剖分流时，吸入纯氧并不能显著提高 $PaO_2$，但功能性分流时，吸入纯氧可迅速提高 $PaO_2$，改善缺氧。

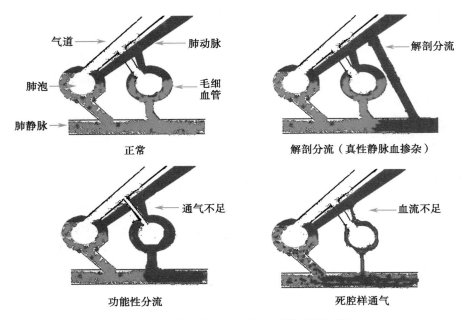

图 13-14　肺泡通气与血流比例失调模式图

在呼吸衰竭的发病机制中,单纯的通气不足、单纯的弥散障碍或者单纯的通气血流比例失调均较少见,通常是多种机制同时或相继发生引起的综合结果。

## 三、机体的功能代谢变化

呼吸衰竭所致的低氧血症和高碳酸血症,早期机体可以通过改善组织供氧、调节酸碱平衡和改善组织器官代谢与功能来进行代偿。但病情严重时,机体代偿失调,则出现酸碱平衡及电解质紊乱、各系统功能代谢紊乱甚至危及生命。

**1. 酸碱平衡及电解质代谢紊乱**　I 型和 II 型呼吸衰竭均有低氧血症,均可引起代谢性酸中毒。II 型呼吸衰竭因有高碳酸血症,可出现代谢性酸中毒合并呼吸性酸中毒,此时若人工呼吸机使用不当,通气过度,$CO_2$ 排出过多,原来代偿性增多的 $HCO_3^-$ 不能及时排出,则可出现呼吸性碱中毒或代谢性碱中毒等混合性酸碱平衡紊乱。

**(1)代谢性酸中毒**:可见于各型呼吸衰竭,因严重缺氧,糖酵解增强,导致乳酸等酸性产物生成增多,若患者合并肾功能不全,酸性代谢产物由尿排出减少,导致大量酸性代谢产物堆积,引起代谢性酸中毒。此时可伴有高血钾和高血氯,这是因为酸中毒可使细胞内的 $K^+$ 转移到细胞外,而肾泌 $H^+$ 增加、排 $K^+$ 减少,故血 $K^+$ 升高;代谢性酸中毒时 $HCO_3^-$ 降低,使肾排 $Cl^-$ 减少,故血 $Cl^-$ 升高。

（2）呼吸性酸中毒:常见于Ⅱ型呼吸衰竭。因大量 $CO_2$ 潴留,血浆 $H_2CO_3$ 浓度原发性升高,引起呼吸性酸中毒。此时可伴有高血钾和低血氯,这是因为血浆中潴留的 $CO_2$ 可弥散入红细胞内与 $H_2O$ 结合生成 $H_2CO_3$,解离成 $H^+$ 和 $HCO_3^-$,$HCO_3^-$ 与血浆 $Cl^-$ 交换增加,从而导致血 $Cl^-$ 降低;同时因严重缺氧并发代谢性酸中毒,可出现高血钾。

（3）呼吸性碱中毒:在Ⅰ型呼吸衰竭时,$PaO_2$ 降低可刺激化学感受器,从而反射性地兴奋呼吸中枢,导致呼吸加深、加快,进而引起肺代偿性过度通气。这会导致 $CO_2$ 排出过多,使血浆 $H_2CO_3$ 浓度减少,从而引起呼吸性碱中毒,并伴有低血钾和高血氯。

**2.呼吸系统变化** 常表现为呼吸幅度、频率、节律的变化和呼吸困难。$PaO_2$ 在 30~60mmHg 时,可刺激外周化学感受器(颈动脉体和主动脉体),反射性地兴奋呼吸中枢,使呼吸加深、加快,肺通气量增大;但当 $PaO_2$ 低于 30mmHg 时,则抑制呼吸中枢,使呼吸减慢、减弱。$PaCO_2$ 升高主要作用于中枢化学感受器,使呼吸中枢兴奋,呼吸加深、加快,但当 $PaCO_2$ 超过 80mmHg 时则抑制呼吸中枢,此时呼吸活动主要靠低 $PaO_2$ 对外周化学感受器的刺激得以维持。因此,当 $PaCO_2$ 超过 80mmHg 时,吸氧浓度以 30% 为宜,不可过高,以免完全纠正缺氧后出现呼吸抑制,使高碳酸血症加重,病情恶化。

中枢性呼吸衰竭常表现为呼吸频率浅而慢,甚至出现潮式呼吸、间歇呼吸、抽泣样呼吸、叹气样呼吸等呼吸节律紊乱,其中潮式呼吸最为常见。潮式呼吸是指因呼吸中枢兴奋过低引起呼吸暂停,从而使血中 $CO_2$ 浓度逐渐增加,当 $PaCO_2$ 升高达到一定程度时,使呼吸中枢兴奋,恢复呼吸运动,从而排出 $CO_2$,使 $PaCO_2$ 浓度降低到一定程度又可导致呼吸暂停,如此形成周期性的呼吸运动。阻塞性通气障碍引起的呼吸衰竭常表现为呼吸频率深而慢,甚至呼吸困难,如胸外气道阻塞表现为吸气性呼吸困难,胸内气道阻塞表现为呼气性呼吸困难。胸廓和肺顺应性降低引起的呼吸衰竭常表现为呼吸频率浅而快。

**3.循环系统变化** 低氧血症和高碳酸血症对循环系统的影响有协同作用。一定程度的 $PaO_2$ 降低和 $PaCO_2$ 升高可兴奋心血管运动中枢,使心率加快,心肌收缩力增强,外周血管收缩,加上呼吸运动增强使静脉回流增加,导致心输出量增加。严重的缺氧和 $CO_2$ 潴留则可直接抑制心血管中枢,导致血压下降、心肌收缩力减弱和心律失常等。

各种慢性肺部疾病并发慢性呼吸衰竭可引起肺动脉高压、右心室肥大,进而导致肺源性心脏病,甚至右心衰竭。呼吸衰竭引起肺动脉高压的机制主要有:①缺氧和酸中毒使肺细小动脉收缩;②肺小动脉长期收缩和缺氧使管壁平滑肌增生肥大,管壁增厚,管腔狭窄;③肺小动脉炎、肺动脉栓塞、肺毛细血管床减少等使肺动脉压力增高;④长期缺氧引起代偿性红细胞增多,使血液黏稠度增高,肺血流阻力增加。

**4.中枢神经系统变化** 中枢神经系统对缺氧最敏感,故最易受损。呼吸衰竭导致缺氧、$CO_2$ 潴留或酸中毒,可引起中枢神经系统功能紊乱,出现一系列神经精神症状,称为肺性脑病。当 $PaO_2$ 在 60mmHg 左右时可出现智力和视力减退;当 $PaO_2$ 在 40~50mmHg 时可出现头痛、烦躁不安、定向障碍、嗜睡、抽搐甚至昏迷等;当 $PaO_2$ 低于 20mmHg 时,几分钟内神经细胞可发生不可逆性损伤。$CO_2$ 潴留引起中枢神经系统功能障碍称二氧化碳麻醉。当 $PaCO_2$ 超过 80mmHg 时,可出现头痛、头晕、烦躁不安、言语不清、扑翼样震颤、精神错乱、昏迷、抽搐等严重表现。

肺性脑病的发病机制主要有:①缺氧、酸中毒可直接引起神经细胞变性、坏死;②缺氧使神经细胞 ATP 生成减少,$Na^+$-$K^+$-ATP 酶功能障碍,水钠潴留导致神经细胞水肿;③缺氧、$CO_2$ 潴留、酸中毒使脑血管扩张、血管通透性增高,导致脑间质水肿,颅内压升高;④$CO_2$ 潴留可使脑脊液 pH 显著降低,神经细胞酸中毒,细胞内抑制性递质γ-氨基丁酸生成增多,抑制中枢神经系统。

**5. 其他器官功能变化** 呼吸衰竭时缺氧和$CO_2$潴留引起交感神经兴奋,肾血管收缩,肾血流量减少,肾小球滤过率(GFR)降低,可出现不同程度的肾功能损害,轻者出现蛋白尿、血尿、管型尿等;重者出现少尿、氮质血症甚至尿毒症等急性功能性肾衰竭的表现。此外,缺氧和$CO_2$潴留引起交感神经兴奋,使胃肠血管收缩,胃肠黏膜上皮细胞因缺血、缺氧而变性、坏死,黏膜糜烂、出血和溃疡形成,患者可出现恶心、呕吐、消化不良、食欲缺乏、腹痛、便血等消化道症状。

## 四、防治原则

临床上呼吸衰竭的防治原则主要有:①积极防治原发病,预防和控制呼吸道感染和去除诱因。②纠正缺氧、提高$PaO_2$,宜尽早吸氧,Ⅰ型呼吸衰竭患者宜吸入50%左右浓度的氧;Ⅱ型呼吸衰竭患者宜吸入30%左右浓度的氧,流速控制在1~2L/min,这样既能提升$PaO_2$,又能维持一定程度的缺氧对呼吸中枢的刺激。若治疗不当,吸入高浓度氧则可能抑制呼吸中枢,引起呼吸骤停。③改善通气、降低$PaCO_2$,可行清除气道异物、吸痰、解除支气管平滑肌痉挛、气管切开等畅通呼吸道;使用呼吸中枢兴奋剂增强呼吸动力;合理使用呼吸机或者人工辅助通气。④纠正酸碱平衡及电解质紊乱,防止右心衰竭、肺性脑病等并发症,补充营养和热能,防止呼吸肌疲劳。

### 本章小结

慢性阻塞性肺疾病是以慢性气道阻塞、呼气阻力增加和肺功能不全为共同特征的肺疾病总称,包括以黏液腺肥大、增生为主要特征的慢性支气管炎;以支气管变态反应性炎症为主要特征的支气管哮喘;以小支气管持久性扩张为特征的支气管扩张症;以末梢肺组织持续性含气量过多伴肺泡间隔破坏为特征的肺气肿。肺炎按病变特点分大叶性、小叶性和间质性肺炎,大叶性肺炎以肺泡内大量纤维蛋白渗出为主,小叶性肺炎是细支气管及所属肺泡的急性化脓性炎,间质性肺炎是小叶间隔、肺泡隔等肺间质的炎症。肺癌大体分中央型、周围型和弥漫型,以鳞癌最为多见、小细胞肺癌最恶。鼻咽癌好发于鼻咽顶部,以鳞癌最多见。呼吸系统疾病若引起外呼吸功能障碍,均可能导致肺功能不全。若外呼吸功能严重障碍,使$PaO_2$低于60mmHg,伴有或不伴有$PaCO_2$高于50mmHg,出现一系列损害时,称为呼吸衰竭,其机制包括肺通气和肺换气障碍。呼吸衰竭一定有缺氧,但缺氧不一定是呼吸衰竭。

### 病例讨论

早产男婴,7个月,因咳嗽、呕吐、高热8天,加重2天入院。查体:体温39℃,脉搏165次/min,呼吸28次/min。患儿呼吸急促、面色苍白、咳嗽、呕吐、哭闹、气急,口鼻周围呈青灰色,精神萎靡,鼻翼扇动;双肺背侧下部可闻及湿啰音;心率165次/min,心音钝,心律齐。辅助检查:血白细胞计数$24×10^9/L$,杆状核粒细胞百分比5%,中性粒细胞百分比78%,淋巴细胞百分比17%。X线片显示左、右肺下叶可见灶状阴影。入院后给予抗生素及对症治疗,但病情逐渐加重,治疗无效死亡。

病例讨论

尸检:肺脏左、右肺下叶背侧实变,切面见粟粒大小散在的灰黄色病灶。镜检:病变呈灶性分布,病灶中见细支气管管壁充血、中性粒细胞浸润,管腔中充满大量中性粒细胞及上皮细胞。病灶周围的肺泡中可见浆液和炎症细胞。右脑:灰质区见3mm×4mm×2mm脓肿。

（胡 玲）

1. 患者从慢性支气管炎进展为肺气肿,再出现肺心病的发病机制有哪些?
2. 比较大叶性肺炎与小叶性肺炎的区别。
3. 试用大叶性肺炎各期的病理变化解释临床出现的各种症状和体征。
4. 如何用呼吸困难的形式来判断通气障碍发生的部位?

ER 13-8

练习题

# 第十四章 | 消化系统疾病

教学课件

思维导图

**学习目标**

1. 掌握消化性溃疡的病理变化、临床病理联系、结局及并发症;病毒性肝炎的基本病理变化、临床病理学类型及病变特点;肝硬化的概念、门脉性肝硬化的基本病理变化及临床病理联系;食管癌、胃癌和原发性肝癌的病理变化和病理学类型;肝性脑病的概念;血氨增多的机制;氨对脑的毒性作用。

2. 熟悉慢性胃炎的类型及病变特点;消化性溃疡、病毒性肝炎的病因和发病机制;酒精性肝病的病理变化;肝硬化的分类及不同类型间的区别;结直肠癌的病理学类型和病理变化;肝性脑病的病因和诱因;假性神经递质的种类。

3. 了解慢性胃炎、酒精性肝病、肝硬化的病因及发病机制;消化系统常见肿瘤的病因及扩散途径,胰腺癌的病理学类型和病理变化;肝性脑病的分类及治疗原则。

4. 能描述消化系统常见疾病的病理变化;针对性地开展消化系统疾病相关的健康教育。

5. 培养自觉开展健康宣教的意识,将维护民众健康作为自己的职业责任。

消化系统由消化管和消化腺组成,基本功能是摄取食物,进行物理性和化学性消化,吸收分解营养物质,排出食物残渣。消化系统疾病如胃炎、消化性溃疡、病毒性肝炎、酒精性肝病和肝硬化都是常见病、多发病。肝癌、胃癌、食管癌、结直肠癌为我国常见恶性肿瘤,危害严重。

## 第一节 慢性胃炎

慢性胃炎(chronic gastritis)是胃黏膜的慢性非特异性炎症。其发病率居胃病之首。

慢性胃炎的发病与以下因素有关:①幽门螺杆菌感染,幽门螺杆菌可分泌尿素酶、细胞毒素相关蛋白及细胞空泡毒素等物质而致胃黏膜损伤。②长期慢性刺激,如长期吸烟、酗酒和喜食辛辣、热烫等刺激性食物,滥用水杨酸类药物,急性胃炎反复发作等。③自身免疫性损伤,部分患者血清中壁细胞抗体和内因子抗体阳性。④十二指肠液反流对胃黏膜的破坏。

### 一、非萎缩性胃炎

非萎缩性胃炎(non-atrophic gastritis)即慢性浅表性胃炎,又称慢性单纯性胃炎,是胃黏膜最常见的疾病,胃窦部最常受累。镜下,病变主要表现为黏膜浅层固有层内淋巴细胞、浆细胞等慢性炎症细胞浸润,腺体保持完整,无萎缩性改变。胃镜下,病变胃黏膜充血、水肿,呈淡红色,可伴有点状出血或糜烂,表面覆盖灰黄色或灰白色黏液性渗出物。

### 二、慢性萎缩性胃炎

慢性萎缩性胃炎(chronic atrophic gastritis)以胃黏膜萎缩变薄、腺体减少或消失,伴肠上皮化生,黏膜固有层内大量淋巴细胞、浆细胞浸润为特点。

胃镜下,病变部胃黏膜失去正常的橘红色而呈灰色或灰绿色,黏膜层变薄,皱襞变浅甚至消失,黏膜下血管清晰可见。镜下病变累及胃黏膜全层:①黏膜变薄,腺体萎缩、数目减少,胃小凹变浅;②固有层内有淋巴细胞、浆细胞浸润,病程长者可有淋巴滤泡形成;③肠上皮化生,胃腺体上皮细胞被杯状细胞、帕内特细胞(潘氏细胞)和肠吸收细胞所取代,形态结构与肠黏膜相似。另外,胃体和胃底部病变区壁细胞和主细胞消失,被类似幽门腺的黏液细胞所取代,称为假幽门腺化生。目前认为肠上皮化生的胃黏膜易发生癌变。

慢性萎缩性胃炎可分为 A、B 两型。A 型属于自身免疫性胃炎,患者血中壁细胞抗体和内因子抗体呈阳性,并伴有恶性贫血,病变主要在胃体和胃底部。B 型多见于胃窦部,无恶性贫血,我国患者以 B 型为主。

因胃腺体萎缩,壁细胞和主细胞减少或消失,导致胃酸和胃蛋白酶分泌减少,患者可出现食欲减退、上腹部不适、腹胀和疼痛等症状。

### 三、特殊类型胃炎

特殊类型胃炎种类很多,病因各异,但临床上较少见,这里仅介绍以下两种:

**1. 慢性肥厚性胃炎**　病因不明,病变常发生在胃底及胃体部。胃镜检查:①胃黏膜肥厚,皱襞加深、变宽、呈脑回状;②黏膜皱襞有多数隆起的小结节;③病变活动期隆起的结节表面常伴有糜烂。镜下,腺体肥大、增生,腺管延长;黏膜表面分泌细胞增多,壁细胞和主细胞减少;无明显炎症细胞浸润。

**2. 疣状胃炎**　原因不明,病变多见于胃窦部。胃镜可见病变处胃黏膜表面出现多数圆形或不规则、中心凹陷的疣状突起病灶。镜下可见病灶中心凹陷部胃黏膜上皮变性坏死并脱落,有炎性渗出物覆盖。

## 第二节　消化性溃疡病

消化性溃疡病亦称消化性溃疡(peptic ulcer),是以胃或十二指肠黏膜形成慢性溃疡为特征的一种常见病。十二指肠溃疡较胃溃疡多见,前者约占 70%,后者约占 25%,胃和十二指肠同时发生的复合性溃疡约占 5%。溃疡病多发生在 20~50 岁,男性多于女性。本病易反复发作,呈慢性经过。

### 一、病因与发病机制

本病的病因与发病机制尚未完全清楚,目前认为与下列因素有关:

**1. 幽门螺杆菌感染**　近年来发现幽门螺杆菌(Helicobacter pylori,Hp)感染与消化性溃疡的关系十分密切。在超过 70% 该病患者的胃黏膜中可检出幽门螺杆菌。幽门螺杆菌能降低黏膜的防御功能,引起炎症,促使黏膜毛细血管内血栓形成,导致胃和十二指肠黏膜缺血、坏死等,从而促进溃疡形成。

**2. 黏膜抗消化能力降低**　正常胃、十二指肠黏膜通过分泌的黏液(黏液屏障)和黏膜上皮的脂蛋白(黏膜屏障)保护黏膜不被胃液所消化。胃黏膜分泌的黏液覆盖于黏膜表面,可以避免和减少胃酸和胃蛋白酶同胃黏膜直接接触,碱性黏液还有中和胃酸的作用。黏膜上皮细胞膜的脂蛋白可阻止氢离子逆向弥散入胃黏膜内。当胃黏液分泌不足或黏膜上皮受损时,胃黏膜的屏障功能减弱,抗消化能力降低,胃液中的氢离子便可逆向弥散入胃黏膜,一方面损伤黏膜组织,另一方面促使胃蛋白酶原分泌,加强胃液的消化作用,导致溃疡形成。

**3. 胃液的自我消化**　研究表明,消化性溃疡病的发病是胃或十二指肠局部黏膜被胃酸和胃蛋白酶自我消化的结果。临床上，胃酸分泌增加的患者易发生溃疡。空肠和回肠内为碱性环境，一般很少发生这种溃疡。正常胃和十二指肠黏膜有防御屏障功能，包括黏液屏障、细胞屏障，并且上皮细胞再生能力强，可保障屏障完整，能够抵抗胃液的消化。当饮酒、吸烟、服用水杨酸类等药物以及胆汁反流时，可使黏膜屏障受到破坏。

**4. 神经-内分泌功能失调**　消化性溃疡病患者常有精神过度紧张、忧虑，迷走神经功能紊乱等现象。精神因素可引起大脑皮层及皮层下中枢功能紊乱，使胃酸分泌增多，导致溃疡形成。迷走神经兴奋性增高，可促使胃酸分泌增多，这与十二指肠溃疡的发生有关；迷走神经兴奋性降低，胃蠕动减弱，食物潴留在胃内刺激胃窦部，通过胃泌素分泌增加，刺激胃酸分泌增加，促进胃溃疡发生。各种原因引起肾上腺皮质激素释放增多，也可使胃酸分泌增加、黏液分泌减少。

## 二、基本病理变化

胃溃疡多发生在胃小弯近幽门侧，尤其是胃窦部。常只有 1 个，少数可有 2~3 个；溃疡呈圆形或椭圆形，直径多在 2cm 以内；溃疡边缘整齐、状如刀切；底部平坦，可深达肌层甚至浆膜层；溃疡周围的黏膜皱襞呈放射状向溃疡集中（图 14-1）；切面有时呈斜漏斗状，贲门侧较深、边缘耸直为潜掘状，幽门侧较浅、为阶梯状。十二指肠溃疡多发生在球部的前壁或后壁，溃疡较小，直径多在 1cm 以内，溃疡较浅，易于愈合。

镜下溃疡底部由表及里大致分为四层（图 14-2）：①渗出层，为表面的少量炎性渗出物（纤维蛋白、中性粒细胞）；②坏死层，为红染、无结构的坏死组织；③肉芽组织层，为较新鲜的肉芽组织；④瘢痕层，为陈旧瘢痕组织。

ER 14-3

胃溃疡

## 三、结局与并发症

大多数的消化性溃疡经过积极的治疗，可以愈合，少数可出现并发症。

### （一）愈合

当溃疡不再发展，底部渗出物及坏死组织逐渐被吸收、排出，肉芽组织增生、填补缺损，进而逐渐纤维化形成瘢痕，同时周围黏膜上皮再生、覆盖溃疡面而愈合。

### （二）并发症

**1. 出血**　是最常见的并发症，发生率为 10%~35%。溃疡底部毛细血管破裂可使溃疡面有少量出血，患者大便潜血试验常为阳性。若溃疡底部较大血管被侵蚀、破裂，发生上消化道大出血，患者可出现黑便及呕血，严重者可发生失血性休克。

**2. 穿孔**　是最危险的并发症，发生率约为 5%。由于溃疡底部组织不断被侵蚀，溃疡穿透胃或十二指肠壁而发生穿孔。十二指肠溃疡因肠壁较薄更易发生穿孔。穿孔后胃或十二指肠内容物进入腹腔，引起急性弥漫性腹膜炎，称为急性穿孔。当溃疡波及浆膜层并与邻近器官（脾、肝、胰、大小

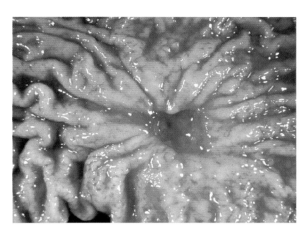

图 14-1 胃溃疡(大体)
溃疡边缘整齐,周围黏膜皱襞呈放射状向溃疡集中。

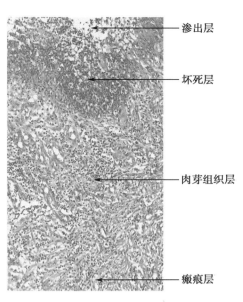

渗出层
坏死层
肉芽组织层
瘢痕层

图 14-2 胃溃疡(镜下)
镜下四层结构(箭头所示);HE 染色;×100。

网膜)粘连后发生的穿孔常形成局限性腹膜炎或脓肿,称为慢性穿孔。

**3. 幽门狭窄** 发生率约为 3%。经久的溃疡易形成大量瘢痕,由于瘢痕组织收缩可造成幽门狭窄,使胃内容物通过困难,患者出现反复呕吐,含有宿食的呕吐物和胃的强蠕动波是其特点。严重者可引起脱水、电解质及酸碱平衡紊乱。

**4. 癌变** 经久不愈的胃溃疡可癌变,癌变率不超过 1%。十二指肠溃疡几乎不发生癌变。

## 四、临床病理联系

**1. 节律性上腹部疼痛** 为消化性溃疡病患者的主要临床表现。胃溃疡患者的疼痛多出现在餐后半小时至 1 小时内,可能是进食后促胃液素分泌亢进,使胃酸分泌增多,刺激溃疡局部神经末梢以及胃壁平滑肌收缩或痉挛而引起疼痛。十二指肠溃疡的疼痛常发生在空腹或夜间,这与迷走神经兴奋性增高,胃酸分泌增多刺激溃疡局部神经末梢有关。

**2. 反酸、嗳气、呕吐** 由于胃幽门括约肌痉挛及胃逆蠕动,使酸性胃内容物向上反流引起反酸、呕吐。早期幽门狭窄使胃内容物排空受阻,滞留在胃内的食物发酵产气,则出现嗳气和上腹部饱胀感。

## 第三节 病毒性肝炎

病毒性肝炎(viral hepatitis)是一组由肝炎病毒引起的以肝细胞变性、坏死为主要病变的常见传染病。已知的肝炎病毒类型有甲型(HAV)、乙型(HBV)、丙型(HCV)、丁型(HDV)、戊型(HEV)和庚型(HGV)六种。我国以乙型肝炎最多见,其次是丙型和甲型。其中,乙型和丙型肝炎与肝硬化、肝癌的发生有密切关系,甲型肝炎均为急性。病毒性肝炎是一种严重危害人类健康的传染病,患病不分年龄和性别。我国高度重视病毒性肝炎的防治,特别是乙型肝炎,并积极推进免疫规划疫苗接种工作。

## 一、病因与发病机制

各型肝炎病毒的传播途径和危害不尽相同(表 14-1),引起肝细胞损伤的机制也有所不同。

表 14-1　各型肝炎病毒的特点

| 病毒类型 | 病毒性质 | 传播途径 | 潜伏期/周 | 转成慢性肝炎 | 急性重型肝炎 | 肝细胞癌 |
|---|---|---|---|---|---|---|
| HAV | 单链 RNA | 肠道 | 2~6 | 无 | 0.1%~0.4% | 无 |
| HBV | DNA | 血液、垂直、性接触 | 4~26 | 5%~10% | <1% | 有 |
| HCV | 单链 RNA | 血液、密切接触 | 2~26 | >70% | 极少 | 有 |
| HDV | 缺陷性 RNA | 血液、密切接触 | 4~7 | 共同感染<5%,重叠感染约80% | 共同感染 3%~4% | 与 HBV 相似 |
| HEV | 单链 RNA | 肠道 | 2~8 | 无 | 合并妊娠 20% | 不详 |
| HGV | 单链 RNA | 输血、注射 | 不详 | 无 | 不详 | 无 |

注:共同感染是指 HDV 与 HBV 同时感染;重叠感染是指在慢性 HBV 感染的基础上感染 HDV。

　　一般认为 HAV 和 HDV 是在肝细胞内繁殖,直接引起肝细胞损伤。HBV 是通过细胞免疫反应而引起损伤。HBV 侵入人体,在肝细胞内复制后释放入血,在肝细胞表面留下病毒抗原成分,并与肝细胞膜结合,使肝细胞表面的抗原性发生改变。进入血液中的病毒刺激机体免疫系统,致敏的淋巴细胞释放淋巴毒素或经抗体依赖性细胞毒作用杀伤病毒,同时亦损伤了含有病毒抗原信息的肝细胞。

　　由于个体的免疫反应和感染的 HBV 数量与毒力不同,引起肝细胞损伤的程度也不相同,从而表现出不同的临床病理学类型。①免疫功能正常:感染病毒数量较少、毒力较弱时,引起急性(普通型)肝炎。②免疫功能过强:感染病毒数量多、毒力强时,则发生重型肝炎。③免疫功能不足:部分病毒未被杀灭,在肝细胞内反复复制,则造成慢性肝炎。④免疫功能缺陷或耐受时,病毒与宿主共存,受感染的肝细胞不受损伤,宿主成为无症状病毒携带者。

ER 14-4

HBV 血清标志物及其临床意义

## 二、基本病理变化

　　各型病毒性肝炎均属于变质性炎,以肝细胞变性、坏死为主,伴不同程度的炎症细胞浸润、肝细胞再生和纤维组织增生。

### (一)肝细胞变质

**1. 肝细胞变性**

(1)**细胞水肿**:是最常见的病变。肝细胞肿大,胞质疏松化,进一步发展为气球样变。

(2)**嗜酸性变**:单个或数个肝细胞胞质水分脱失、浓缩,肝细胞体积缩小,部分胞质红染(嗜酸性增强)。

(3)**脂肪变性**:丙型肝炎时较为明显。肝细胞的胞质内出现大小不等的球形脂滴。

**2. 肝细胞坏死**

(1)**溶解性坏死**:气球样变继续发展,肝细胞崩解、消失。按坏死的范围和程度不同,可分为四种:①点状坏死(spotty necrosis),指肝小叶内散在分布的单个或数个肝细胞的坏死;②碎片状坏死(piecemeal necrosis),指肝小叶周边界板的肝细胞灶状坏死;③桥接坏死(bridging necrosis),指连接中央静脉与门管区之间,或两个门管区之间,或两个中央静脉之间的条带状坏死;④亚大块及大块坏死(massive necrosis),指几乎累及整个肝小叶的大范围坏死。

(2)**嗜酸性坏死**:嗜酸性变继续发展,胞质进一步浓缩,核固缩或消失,最后形成深红色球形小体,称为嗜酸性小体。

## （二）炎症细胞浸润

在肝小叶坏死灶和门管区有炎症细胞浸润，主要为淋巴细胞和单核细胞，坏死灶内可有中性粒细胞。

## （三）增生

**1. 肝细胞再生** 在坏死的肝细胞周围常出现肝细胞再生。再生的肝细胞体积较大，可见双核。再生的肝细胞可沿原有的网状支架排列，如果坏死较重或反复坏死，网状支架塌陷，再生的肝细胞则呈团块状排列，称为结节状再生。

**2. 间质反应性增生** 库普弗细胞（Kupffer cell）增生，突出于窦壁并可脱入肝血窦内，成为游走的巨噬细胞；间叶细胞和成纤维细胞增生，参与损伤的修复。

**3. 小胆管增生** 慢性或亚急性重型肝炎在门管区或较大坏死灶内可见小胆管增生。

## 三、临床病理学类型

### （一）急性（普通型）肝炎

急性（普通型）肝炎在临床最常见，根据患者是否出现黄疸，分为黄疸性和无黄疸性两种。我国以无黄疸性多见，且主要为乙型肝炎，部分为丙型肝炎。急性黄疸性肝炎病变略重，多见于甲型、丁型和戊型肝炎。

**1. 病理变化** 肝脏肿大，质地较软，表面光滑。镜下，肝小叶结构完好，肝细胞广泛变性，主要为胞质疏松化和气球样变，丙型肝炎的脂肪变性也较明显；肝血窦受压变窄，肝细胞内可有淤胆现象；肝细胞坏死轻微，可见点状坏死和嗜酸性小体；坏死灶和门管区有轻度炎症细胞浸润（图14-3）。黄疸性坏死略重，毛细胆管内常有淤胆和胆栓形成。

**2. 临床病理联系** 由于肝细胞广泛变性，肝脏体积变大，包膜紧张，牵拉神经末梢，引起肝区疼痛。肝细胞变性坏死后，细胞内的酶释放入血，血清谷丙转氨酶升高，同时可引起多种肝功能异常。病变较重者，胆红素代谢障碍，可出现肝细胞性黄疸。由于胆汁形成障碍，患者出现食欲减退、厌油腻食物以及恶心、呕吐等症状。

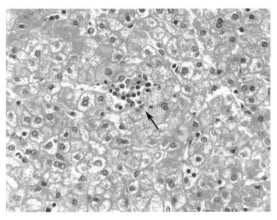

图 14-3　急性（普通型）肝炎
肝细胞广泛变性，可见点状坏死及嗜酸性小体
（箭头所示）；HE 染色；×400。

**3. 结局** 多数患者在6个月内可治愈。但乙型、丙型肝炎往往恢复较慢，其中乙型肝炎5%~10%、丙型肝炎约70%可迁延为慢性肝炎。

### （二）慢性肝炎

病毒性肝炎病程持续半年以上即为慢性肝炎。感染病毒的类型、免疫因素、治疗不当、营养不良、长期饮酒或服用肝毒性药物等都可导致肝炎慢性化。

**1. 病理变化** 慢性肝炎的病变轻重不一，根据肝细胞坏死、炎症、纤维化程度的不同，分为轻度、中度和重度三种（表14-2）。

**2. 临床病理联系** 慢性肝炎的临床表现多样化，部分患者有长期乏力、厌食、黄疸、肝区不适等，重度者还可伴有脾大、腹水、消化道出血等。实验室检查结果是诊断的重要依据，如患者血清谷丙转氨酶、胆红素可有不同程度的升高，白蛋白降低或白蛋白与球蛋白比值下降，凝血酶原活性下降等。

**3. 结局** 主要取决于感染病毒的类型。经过适当治疗，大部分可以痊愈或病变相对静止，部分

表 14-2 三种慢性肝炎病变比较

| 比较项目 | 轻度 | 中度 | 重度 |
|---|---|---|---|
| 肝细胞坏死 | 点状坏死,偶见轻度碎片状坏死 | 中度碎片状坏死,有桥接坏死 | 重度碎片状坏死,有明显桥接坏死 |
| 炎症细胞浸润 | 少量 | 明显 | 明显 |
| 纤维化程度 | 轻度 | 中度,纤维间隔初形成 | 重度,纤维间隔分割肝小叶 |
| 肝小叶结构 | 保存完整 | 大部分保存 | 被破坏 |

病例发展为肝硬化,极少数可转为重型肝炎。

**(三)重型肝炎**

病情严重,临床较少见。根据其发病急缓和病变程度不同,分为急性重型肝炎和亚急性重型肝炎。

**1. 急性重型肝炎** 起病急骤,病程短(多为 10 天左右),病情凶险,死亡率高,又称为暴发型肝炎。

**(1)病理变化**:肝脏体积明显缩小,以左叶为甚,重量可减轻至 600~800g(正常成人为 1 300~1 500g),被膜皱缩,质地柔软,切面呈黄色或红褐色,故又称急性黄色肝萎缩或急性红色肝萎缩。镜下,肝细胞弥漫性大块溶解性坏死,坏死多从小叶中央开始并迅速向四周扩展,仅在小叶周边残存少许变性的肝细胞;溶解坏死的肝细胞很快被清除,仅残留网状支架;肝血窦明显扩张充血甚至出血,库普弗细胞增生肥大、吞噬活跃,小叶内及门管区可见少量炎症细胞浸润;残存的肝细胞无明显再生现象(图 14-4)。

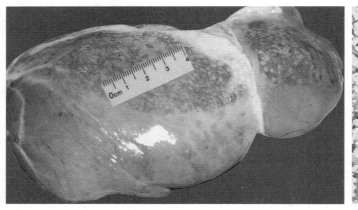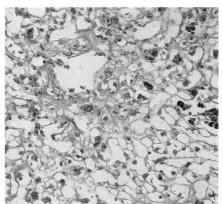

图 14-4 急性重型肝炎

肝体积明显缩小,被膜皱缩(左图)。肝细胞弥漫性坏死消失(右图);HE 染色;×200。

**(2)临床病理联系**:大量肝细胞溶解性坏死可导致:①胆红素大量入血引起重度黄疸;②凝血因子合成障碍导致皮肤、黏膜出血;③肝衰竭,解毒功能障碍,导致肝性脑病。此外,由于毒血症和出血等因素,使肾脏血管强烈持续收缩,肾血液供应严重不足,可促发急性肾衰竭,称为肝肾综合征。

**(3)结局**:本型肝炎预后极差,大多数在短期内死于肝性脑病、消化道大出血、肝肾综合征和 DIC 等,少数迁延为亚急性重型肝炎。

**2. 亚急性重型肝炎** 多数由急性重型肝炎迁延而来,少数由急性(普通型)肝炎恶化进展而来。起病较急性重型肝炎缓和,病程较长,达数周至数月。

**(1)病理变化**:肝脏体积缩小,重量减轻,肝脏变形,左叶萎缩明显,表面可见大小不等的结节,质地略硬。镜下,既有肝细胞亚大块坏死,又有肝细胞结节状再生;小叶内外可见明显的炎症细胞浸润,小叶周边有小胆管增生;较陈旧的病变区有明显的纤维组织增生。

（2）结局:治疗及时得当,病变有停止进展的可能,但多数发展为坏死后肝硬化。

## 第四节　酒精性肝病

酒精性肝病(alcoholic liver disease)是因酒精及其毒性代谢产物所引起的肝脏疾病,是慢性酒精中毒的主要表现之一。

### 一、发病机制

肝脏是酒精代谢的主要场所,酒精对肝脏有直接损伤作用。其机制有:①酒精在肝脏中先转变为乙醛,乙醛再转变为乙酸,后一反应消耗辅酶Ⅰ(NAD),从而抑制肝细胞线粒体中的生物氧化过程,使肝细胞对脂肪酸的氧化能力降低,导致脂肪在肝细胞内堆积而发生脂肪肝;②酒精可诱导细胞色素P450的生成,可增加某些药物向有毒代谢产物转化;③酒精在代谢过程中可产生自由基,直接作用于细胞膜和蛋白质;④酒精的中间代谢产物乙醛具有强烈的脂质过氧化反应和毒性作用,可破坏肝细胞结构,并诱导自身免疫。

### 二、病理变化

酒精性肝病有脂肪肝、酒精性肝炎和酒精性肝硬化三种病变,三者可以单独出现,也可先后或同时存在。

**1. 脂肪肝**　是最常见的酒精性肝病,分为轻、中、重度。肝大而软,色黄。镜下,特别严重者肿大的肝细胞胞质几乎被一个大脂肪滴所占据,胞核被挤向一侧,似脂肪细胞。单纯脂肪肝常无症状,重度者可有肝功能异常。长期中、重度脂肪肝可进展为酒精性肝炎及酒精性肝硬化。

**2. 酒精性肝炎(alcoholic hepatitis)**　常出现三种病变:①肝细胞脂肪变性;②在肝细胞胞质中常有酒精透明小体(马洛里小体);③肝细胞灶状坏死伴有中性粒细胞浸润。中性粒细胞浸润为酒精性肝炎坏死灶的特点。

**3. 酒精性肝硬化(alcoholic cirrhosis)**　是酒精性肝病最严重的病变。由脂肪肝和酒精性肝炎进展而来。酒精性肝炎时肝小叶中央区肝细胞发生坏死,首先在小叶中央静脉周围形成纤维化,继续发展为广泛纤维化。相邻肝小叶的纤维化条索相互连接,导致肝小叶的正常结构被分割,加之肝细胞结节状再生,发展成假小叶,形成酒精性肝硬化。

### 三、临床病理联系

因酒精性肝病的程度和病变不同,临床上可由无症状性肝大或肝大伴轻度肝功能异常,逐渐发展到门静脉高压及肝衰竭。

## 第五节　肝　硬　化

**病例导学**

患者,男,59岁,20年前起经常右上腹痛,伴食欲下降、乏力;经治疗,时好时发;近1个月来症状加重并出现牙龈出血、腹胀、黄疸。查体:慢性病容,皮肤巩膜黄染,腹部膨隆,全腹无压痛,移动性浊音(+),脾肋下 3cm。实验室检查:乙型肝炎表面抗原(HBsAg)(+);总胆红素 157.3μmol/L、结合胆红素 98.2μmol/L,γ-谷氨酰转移酶 111U/L、谷草转氨酶 278U/L、谷丙转氨酶 177U/L、白/球蛋白 32/25。B 超显示肝脏弥漫小结节。

问题:
1. 该患者可能患了何种疾病? 主要依据有哪些?
2. 为了确诊还应做哪些检查? 病变是如何发展的?

肝硬化(liver cirrhosis)是由各种原因引起的肝细胞弥漫性变性坏死、纤维组织增生(广泛纤维化)和肝细胞结节状再生,这三种病变反复交替进行,使肝小叶正常结构被破坏、肝内血液循环被改建,导致肝脏变形、变硬的一种常见慢性肝病。

肝硬化的分类方法尚不统一,我国目前采用病因、病变特点和临床表现相结合的分类法,将肝硬化分为门脉性、坏死后、胆汁性、淤血性、寄生虫性和色素性肝硬化,其中以门脉性肝硬化最常见。

# 一、门脉性肝硬化

门脉性肝硬化(portal cirrhosis)是指以门静脉压升高(门静脉高压)为主要表现的肝硬化。发病年龄多在 20~50 岁。早期可无明显症状,后期出现门静脉高压症和肝功能障碍。

## (一)病因与发病机制

**1. 病毒性肝炎**　慢性病毒性肝炎是我国肝硬化最常见的病因,尤其是乙型和丙型肝炎与肝硬化关系密切。

**2. 慢性酒精中毒**　长期酗酒是我国门脉性肝硬化的另一个常见病因。

**3. 营养缺乏**　若食物中长期缺乏胆碱和甲硫氨酸等营养物质时,可引起脂肪肝并逐渐发展为肝硬化。

**4. 肝毒性物质**　许多化学物质如黄曲霉毒素、四氯化碳、辛可芬等对肝脏有较大的毒性损害,长期作用可引起肝硬化。

上述各种因素引起反复的肝细胞变性、坏死及炎症反应,继发肝内广泛纤维化和肝细胞结节状再生。肝纤维化的胶原纤维来源:①网状纤维胶原化;②贮脂细胞分泌胶原纤维;③门管区成纤维细胞增生并分泌胶原纤维。由于肝小叶网状支架塌陷,再生的肝细胞不能沿原有的支架排列,而形成不规则的再生性肝细胞团。增生的胶原纤维形成纤维间隔,不断分割正常肝小叶和再生性肝细胞团,形成假小叶,使肝脏结构被破坏和血液循环途径被改建,形成肝硬化。

## (二)病理变化

早期肝脏体积和重量正常或略增大,质地正常或稍硬。后期肝脏体积明显缩小,重量可减轻至 1 000g 以下,硬度增加。肝脏表面呈结节状,结节大小相仿,直径多在 0.1~0.5cm,一般不超过 1cm,弥漫分布。切面布满圆形或类圆形岛屿状结节,其大小与表面结节一致,结节间被灰白色纤维组织包绕,形成窄而均匀的纤维间隔。

镜下,肝小叶正常结构被破坏,形成假小叶(pseudolobule)。假小叶是由广泛增生的纤维组织分割包绕肝小叶或再生性肝细胞结节,所形成的大小不等、圆形或椭圆形排列紊乱的肝细胞团(图 14-5),是肝硬化的重要形态学标志。假小叶具有以下特点:①肝细胞排列紊乱,可见变性、坏死及再生的肝细胞;②中央静脉偏位、缺如或有两个以上;③有时可见门管区也被包在假小叶内;④包绕假小叶的纤维间隔比较窄,且较一致,内有少量炎症细胞浸润,并伴有小胆管增生和假胆管形成。

### （三）临床病理联系

门脉性肝硬化早期由于肝功能代偿,患者可无或仅有较轻的临床症状,表现为乏力、食欲减退以及轻度肝大。随着病变的发展,肝脏实质和正常结构被破坏、血液循环途径被改建,患者出现门静脉高压和肝功能障碍。

**1. 门静脉高压**　患者的门静脉压力可升高至 25.5cmH$_2$O 以上(正常为 8~12cmH$_2$O)。其发生机制是:①肝小叶中央静脉及肝血窦周围纤维组织增生,使门静脉血流入肝血窦受阻,此为窦性阻塞;②假小叶压迫小叶下静脉,使肝血窦内血液流出受阻,进而影响门静脉血流入肝血窦,此为窦后性阻塞;③肝动脉与门静脉的小分支在汇入肝血窦前形成异常吻合,压力高的肝动脉血进入门静脉,使门静脉压力增高,此为窦前性阻塞(图 14-6)。

门静脉压力增高后,其所属器官的静脉血液回流受阻,患者可出现一系列症状和体征,包括脾大、胃肠道淤血、水肿,腹水和侧支循环形成等,统称为门静脉高压症。

（1）**脾大**:有 70%~85% 的肝硬化患者由于脾静脉回流受阻,脾脏因慢性淤血而肿大。脾脏重量可增加到 400~500g(正常 140~180g),甚至可达 1 000g。镜下,脾窦扩张淤血,窦内皮细胞增生,脾小体萎缩,红髓内纤维组织增生,部分可见含铁结节形成。脾大患者可伴有脾功能亢进,出现贫血、血小板减少和白细胞减少等。

（2）**胃肠道淤血、水肿**:由于门静脉高压,胃肠静脉回流受阻,导致胃肠壁淤血、水肿,因而引起消化吸收功能障碍,患者出现食欲减退、消化不良、腹胀等症状。

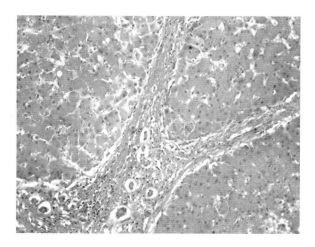

图 14-5　肝硬化
镜下见假小叶为纤维间隔包绕的肝细胞团;
HE 染色;×200。

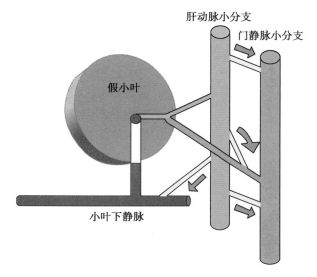

图 14-6　肝动脉与门静脉小分支在汇入肝血窦前形成异常吻合

（3）**腹水**:多出现在肝硬化晚期,腹水量大时腹部明显膨隆。腹水为淡黄色、清亮透明的漏出液。其形成机制为:①门静脉高压,门静脉系统淤血,小静脉和毛细血管流体静压升高,液体漏入腹腔;②肝合成白蛋白的功能降低,致使血浆胶体渗透压下降;③窦性或窦后性阻塞,使肝血窦内压升高,液体经肝被膜漏入腹腔;④肝脏对醛固酮和抗利尿激素的灭活功能降低,使其在血中水平升高,导致水钠潴留。同时腹水使肾血流量减少,RAAS 被激活,醛固酮分泌增多。

（4）**侧支循环形成**:门静脉压升高后,门静脉和腔静脉吻合支开放,形成侧支循环(图 14-7),部分门静脉血经由侧支循环绕过肝脏直接回到右心。主要侧支循环途径及其引起的并发症有:①食管下段静脉丛曲张,是门静脉高压最直接的证据。门静脉血经由胃冠状静脉、食管下段静脉丛、奇静脉进入上腔静脉回右心。曲张的食管下段静脉丛在胸腹压升高或粗糙食物磨损时极易破裂,引起致命性的上消化道大出血,其是肝硬化患者常见死因之一。②直肠静脉丛曲张,门静脉血经由肠系膜下静脉、直肠静脉丛、髂内静脉进入下腔静脉回右心,引起直肠静脉丛曲张,形成痔核,破裂可出现便血。③脐周静脉丛曲张,门静脉血经由副脐静脉、脐周静脉网,分别流向上、下腔静脉,引起脐周静脉丛曲张,形成"海蛇头"现象。

**2. 肝功能障碍** 当肝细胞不能完全通过再生补充和代偿损伤肝细胞的功能时,则会出现以下肝功能不全的症状和体征:

(1)**蛋白质合成障碍**:因肝脏合成白蛋白减少,血浆白蛋白与球蛋白比值下降甚至倒置。

(2)**出血倾向**:肝脏合成纤维蛋白原、凝血酶原、凝血因子减少,以及脾功能亢进、血小板破坏增多,患者常出现牙龈出血、鼻衄及皮下出血等。

(3)**黄疸**:由于肝细胞损伤和胆汁淤积等,使肝细胞对胆红素的摄取和排泄障碍,患者可出现肝细胞性黄疸。

(4)**雌激素灭活减弱**:体内雌激素增多,引起男性乳腺发育和睾丸萎缩,女性月经紊乱等。患者的面、颈、胸和前臂出现"蜘蛛痣",部分患者的手掌大、小鱼际,指尖及指基部呈鲜红色,称为"肝掌"。

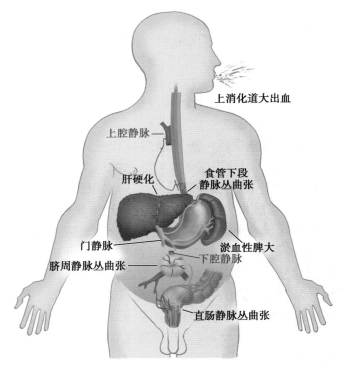

图 14-7 肝硬化时侧支循环模式图

(5)**肝性脑病**:是肝硬化最严重的后果,是导致患者死亡的重要原因,是继发于肝功能衰竭、出现以意识障碍为主的神经精神综合征。

**(四)结局与并发症**

早期,如能消除病因、积极治疗,病情可相对稳定或有所减轻,肝功能可得到改善。晚期,肝硬化由于病变不断加重、代偿功能衰竭,而出现一系列并发症,主要有肝性脑病、上消化道大出血、感染以及肝细胞性肝癌等。

## 二、坏死后肝硬化

坏死后肝硬化(postnecrotic cirrhosis)是在肝细胞亚大块坏死的基础上形成的肝硬化。

坏死后肝硬化的主要原因:①病毒性肝炎:多由亚急性重型肝炎迁延而来。慢性肝炎反复发作、坏死严重时,也可发展为坏死后肝硬化。②药物及化学物质中毒:抗真菌、抗寄生虫、抗结核、抗肿瘤等药物及某些化学物质可引起肝细胞广泛坏死,继而肝细胞结节状再生和纤维组织增生而发展为坏死后肝硬化。

肝脏体积缩小,以左叶为甚,重量减轻,质地变硬,表面及切面有较大且大小不等的结节,最大直径可达 6cm,呈黄绿色或黄褐色,切面纤维间隔宽,且宽窄不均。镜下,假小叶大小不一、形态不规则;小叶内的肝细胞坏死较重,有不同程度的胆色素沉积;纤维间隔较宽且薄厚不均,其内有显著炎症细胞浸润和小胆管增生。

坏死后肝硬化因肝细胞坏死较重,肝功能障碍明显且出现得较早,而门静脉高压较轻且出现得较晚。坏死后肝硬化的癌变率较门脉性肝硬化高。

## 第六节 常见恶性肿瘤

消化系统常见恶性肿瘤主要有食管癌、胃癌、大肠癌、原发性肝癌、胰腺癌等。

## 一、食管癌

食管癌（esophagus cancer）是由食管黏膜上皮或腺体发生的恶性肿瘤。我国是世界上食管癌的高发地区之一，男性发病率高于女性，发病年龄多在40岁以上。食管癌的典型症状为哽噎感和进行性吞咽困难。

### （一）发病因素

**1. 化学和生物因素** 在高发区的膳食中亚硝酸盐含量较高，另外，高发区居民食物常被真菌（如白念珠菌）污染，可促使亚硝胺及其前体的形成。

**2. 微量元素缺乏** 高发区土壤中缺乏钼、锌、铜等微量元素，可能是引起食管癌的间接原因，特别是钼的缺乏，可使硝酸盐在植物体内蓄积。

**3. 饮食和卫生因素** 长期饮烈性酒、吸烟，食物过硬、过热及进食过快，引起慢性刺激、炎症、创伤，或口腔不洁、龋齿等均可能与食管癌的发生有关。

**4. 遗传因素** 在食管癌高发区，有较为明显的家族聚集现象，提示食管癌的发生可能与遗传易感性有关。

### （二）病理变化

食管癌好发于三个生理狭窄处，中段最多见（约占50%），下段次之（约占30%），上段最少（约占20%）。根据癌组织浸润的范围，将食管癌分为早期食管癌和中晚期食管癌。

**1. 早期食管癌** 病变局限，多为原位癌或黏膜内癌，未侵犯肌层，无淋巴结转移。病变处黏膜无明显异常或黏膜粗糙，或轻度糜烂，或呈细颗粒状、微小乳头状。X线检查管壁基本正常或仅见轻度局限性僵硬。

**2. 中晚期食管癌** 大体类型有髓质型、蕈伞型、溃疡型和缩窄型（图14-8）。

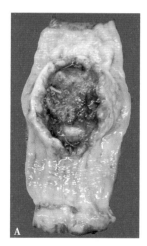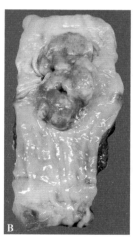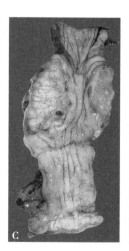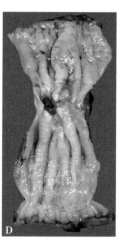

图14-8 中晚期食管癌
A. 溃疡型；B. 蕈伞型；C. 髓质型；D. 缩窄型。

镜下，食管癌的组织学类型包括鳞状细胞癌、腺癌、腺鳞癌、神经内分泌癌等类型。中国人最常见的为鳞状细胞癌（90%以上），其次为腺癌。

### （三）扩散

**1. 直接蔓延** 癌组织穿透食管壁直接侵入邻近组织器官。癌组织所发生的部位不同，累及的范围及器官也不同。食管上段癌可侵入喉、气管和颈部软组织；中段癌可侵入支气管、肺；下段癌可侵入贲门、膈肌、心包等处。

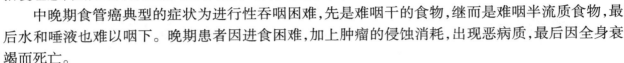
食管高分化
鳞癌

2. **淋巴道转移** 转移部位与食管淋巴引流途径一致。上段癌常转移到颈部及上纵隔淋巴结，中段癌可转移至食管旁及肺门淋巴结，下段癌常转移到食管旁、贲门旁及腹腔上部淋巴结。晚期各段癌均可转移到左锁骨上淋巴结。

3. **血行转移** 晚期食管癌可经血行转移至肝和肺等。

（四）临床病理联系

早期食管癌症状常不明显，但在吞咽粗硬食物时可能有不同程度的不适感，包括哽噎感，轻微的胸骨后烧灼感、疼痛。食物通过缓慢，并有停滞感或异物感。

中晚期食管癌典型的症状为进行性吞咽困难，先是难咽干的食物，继而是难咽半流质食物，最后水和唾液也难以咽下。晚期患者因进食困难，加上肿瘤的侵蚀消耗，出现恶病质，最后因全身衰竭而死亡。

（五）预后

早期食管癌治疗后5年生存率达90%以上，中晚期食管癌术后5年生存率仅为10%~30%。

---

**病例导学**

患者，女，60岁，4个月前出现上腹疼痛，伴食欲下降、乏力和消瘦，近10天开始呕吐，呕吐物有宿食。查体：上腹部压痛，左锁骨上触及肿块。上消化道钡剂造影见胃小弯有堤坝样充盈缺损。B超发现肝脏多发性占位性病变，双侧卵巢肿大，表面呈结节状。

问题：

1. 该患者可能患了何种疾病？
2. 哪些是转移病灶？分别通过什么途径转移？

---

## 二、胃癌

胃癌（gastric cancer）是由胃黏膜上皮和腺上皮发生的恶性肿瘤，被列为我国十大恶性肿瘤的前五位，好发年龄为40~60岁，男女之比为（2~3）：1。

（一）发病因素

1. **饮食因素** 鱼肉类熏烤食品中所含二级胺及亚硝酸盐在胃酸的作用下可变成具有致癌作用的亚硝基化合物。

2. **幽门螺杆菌感染** 流行病学调查提示，幽门螺杆菌感染与胃癌的发生密切相关。研究表明幽门螺杆菌可以影响与胃癌发生密切相关的多条信号通路，导致胃黏膜上皮增殖和凋亡的异常，从而促进胃癌的发生。

3. **环境因素** 胃癌的发生有一定的地理分布特点，移民流行病学调查显示，从高发区移民到低发区，或从低发区移民到高发区，其下一代胃癌的发生率也相应降低或升高，提示胃癌的发生与环境因素有关。

另外，某些长期未治愈的慢性胃疾病如慢性萎缩性胃炎伴有肠上皮化生的患者易于发生胃癌。

（二）病理变化

胃癌好发于胃窦部，尤其是胃小弯侧多见（约占75%），胃体和胃底部较少见。根据癌组织的浸润深度分为早期胃癌和中晚期胃癌。

1. **早期胃癌** 是指癌组织局限于黏膜层及黏膜下层，无论有无淋巴结转移。胃镜下可分为隆起型、表浅型和凹陷型。

2. **中晚期胃癌** 又称进展期胃癌，癌组织浸润深达肌层甚至浆膜层。大体类型可分为：①息肉型或蕈伞型:癌组织向黏膜表面生长,呈息肉状或蕈伞状突向胃腔,表面可有深浅不等的溃疡(图14-9A);②溃疡型:癌组织部分坏死、脱落形成溃疡,溃疡一般较大,边缘隆起,如火山口状,底部凹凸不平,此型胃癌应注意与胃溃疡鉴别(图14-9B,表14-3);③浸润型:癌组织在胃壁内呈局限性或弥漫性浸润,与周围正常组织分界不清。当大范围胃壁增厚变硬、皱襞消失、胃腔缩小时,胃似皮革制成的囊袋,称"革囊胃"(linitis plastica)(图14-9C)。

胃癌胃镜所见

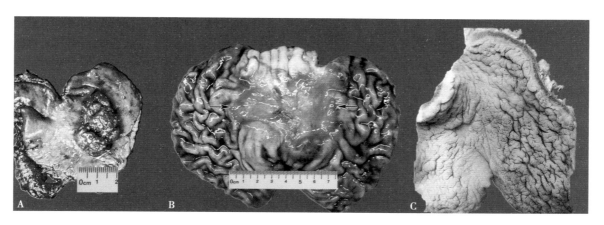

图 14-9　中晚期胃癌
A. 蕈伞型;B. 溃疡型;C. 浸润型(革囊胃)。

表 14-3　胃溃疡与溃疡型胃癌的大体形态鉴别

| 鉴别项目 | 胃溃疡 | 溃疡型胃癌 |
| --- | --- | --- |
| 外形 | 圆形或卵圆形 | 不整形,皿状或火山口状 |
| 大小 | 溃疡直径一般<2cm | 溃疡直径一般>2cm |
| 深度 | 较深 | 较浅 |
| 边缘 | 整齐,不隆起 | 不整齐,隆起 |
| 底部 | 较平坦 | 凹凸不平,有坏死,出血明显 |
| 周围黏膜 | 黏膜皱襞呈放射状向溃疡集中 | 黏膜皱襞中断,该处呈结节状肥厚 |

镜下,胃癌的组织学类型主要为腺癌,常见类型有乳头状腺癌、管状腺癌、黏液腺癌等。

（三）扩散

**1. 直接蔓延**　癌组织可穿透胃壁,直接蔓延至邻近器官和组织,如肝、胰腺及大网膜等。

**2. 淋巴道转移**　是胃癌的主要转移途径。首先转移到胃冠状静脉旁及幽门下的局部淋巴结,进而可转移到腹主动脉旁、肝门、胰头上方及肠系膜根部等处的淋巴结。晚期经胸导管转移至左锁骨上淋巴结。

**3. 血行转移**　在胃癌晚期,癌组织常经门静脉转移至肝,也可远处转移至肺、骨及脑等器官。

**4. 种植转移**　癌组织侵至浆膜表面时,癌细胞可脱落至腹腔,种植于腹壁及盆腔器官表面,形成转移瘤。例如胃黏液癌发生种植性转移,常在双侧卵巢形成转移性黏液癌,称卵巢克鲁肯贝格瘤(ovarian Krukenberg tumor)。

（四）临床病理联系

早期胃癌患者症状不明显。随病变进展及继发肿瘤出血、坏死,可出现上腹部不适、疼痛、食欲减退、消化不良、便潜血、消瘦等一系列临床表现。位于贲门及幽门部的肿块可引起梗阻,出现吞咽困难或呕吐。癌组织侵蚀胃壁大血管可引起上消化道大出血,出现黑便及呕血。癌细胞种植于腹壁时可出现血性腹水。晚期上腹部可触及肿块,发生恶病质。

### (五)预后

早期胃癌术后 5 年生存率高达 80%~90%。进展期胃癌预后较差,术后 5 年生存率为 10%~20%。癌组织浸润越深,预后越差。

## 三、结直肠癌

结直肠癌(colorectal carcinoma)是结直肠黏膜上皮和腺体发生的恶性肿瘤,包括结肠癌与直肠癌,发病年龄范围较大,发病高峰在 40~50 岁,男性多于女性。

### (一)发病因素

**1. 饮食因素** 在高营养低纤维饮食的人群中,结直肠癌的发病率较高。这可能是由于此类高营养而少残渣的食物不利于有规律地排便,延长了肠黏膜与食物中可能含有的致癌物的接触时间。

**2. 遗传因素** 遗传性结直肠癌的典型代表主要有:①结直肠家族性腺瘤性息肉病恶变,在患者的基因中发现了抑癌基因 *APC* 的突变体。②遗传性非息肉病性结直肠癌的发生是由于错配修复基因(如 *hMSH2*、*hMSH1* 等)的突变。说明结直肠癌的发生与遗传因素有关。

此外,一些发生在结直肠的疾病或病变,如结直肠绒毛状腺瘤、慢性溃疡性结肠炎及慢性血吸虫病等,由于黏膜上皮过度增生而发展为癌。

### (二)病理变化

结直肠癌的好发部位依次为直肠、乙状结肠、盲肠以及升结肠、横结肠和降结肠。根据其大体形态特点分为溃疡型、隆起型、缩窄型和胶样型,其中溃疡型较多见。

镜下,主要以高分化管状腺癌和乳头状腺癌多见,其次为黏液腺癌、印戒细胞癌和未分化癌等。肛门附近可发生鳞状细胞癌和腺鳞癌。

ER 14-7
结直肠癌

### (三)扩散

**1. 直接蔓延** 当癌组织浸润到浆膜层后,可直接蔓延到邻近器官,如膀胱、前列腺及腹膜等处。

**2. 淋巴道转移** 癌组织未穿透肠壁肌层时,较少发生淋巴道转移。一旦穿透肌层,转移率明显升高。先转移到局部淋巴结,再沿淋巴引流方向到达远隔淋巴结,偶尔经胸导管转移至左锁骨上淋巴结。

**3. 血行转移** 晚期癌组织可血行转移至肝、肺、骨等处。

**4. 种植转移** 癌细胞穿破浆膜后,可脱落播散到直肠膀胱陷凹和直肠子宫陷凹等处。

### (四)临床病理联系

结直肠癌的临床表现因发生部位和累及范围不同而异。

**1. 右侧结直肠癌** 因右侧结直肠肠腔较宽,不易引起肠梗阻,但肿瘤多为隆起型,体积较大,故常在右下腹触及包块。因癌组织质脆,易破溃、出血或继发感染,患者常有贫血及发热等全身症状。

**2. 左侧结直肠癌** 左侧结直肠肠腔较小且肿瘤多呈环形生长,可导致肠腔狭窄,引起不全肠梗阻,出现腹痛、腹胀、便秘等表现,如肿瘤破溃出血时,大便可带鲜血。

### (五)预后

结直肠癌的预后与其浸润深度、有无淋巴结转移(即分期)有关(表 14-4)。

表14-4　结直肠癌的分期及预后

| 分期 | 肿瘤生长范围 | 5年生存率/% |
|------|------------|-----------|
| A | 癌组织限于黏膜层（上皮内瘤变） | 100 |
| B1 | 癌组织侵及肌层,无淋巴结转移 | 67 |
| B2 | 癌组织穿透肌层,无淋巴结转移 | 54 |
| C1 | 癌组织未穿透肌层,有淋巴结转移 | 43 |
| C2 | 癌组织穿透肠壁,有淋巴结转移 | 22 |
| D | 远隔转移 | 极低 |

## 四、原发性肝癌

原发性肝癌（primary carcinoma of liver）是由肝细胞或肝内胆管上皮细胞发生的恶性肿瘤,简称"肝癌"。发病年龄多在中年以后,在高发区有发病年龄提前的趋势,男性多于女性。

### （一）发病因素

**1. 肝炎病毒**　HBV和HCV与肝癌的发生关系密切。资料表明,在肝癌高发区,60%~90%的肝癌患者有HBV感染。患者的HBV基因整合到肝癌细胞的DNA中,HBV基因组中的X蛋白能够与抑癌基因 *TP53* 结合并使其失活,还能够活化原癌基因,诱导肝癌发生。

**2. 肝硬化**　在我国肝癌与肝硬化有密切的关系,大多数肝癌患者都合并有肝硬化。据统计,肝硬化一般经7年左右可发展为肝癌。

**3. 黄曲霉素 $B_1$**　是最强的致癌物,多存在于发霉的谷物中,尤其是花生中。

**4. 亚硝胺类**　长期摄入含亚硝胺类化合物较多的食物可引起肝癌。在肝癌高发区的土壤中硝酸盐和亚硝酸盐的含量显著高于低发区。

**5. 寄生虫感染**　华支睾吸虫感染可诱发胆管细胞癌,慢性血吸虫病患者易发生肝细胞癌。

**6. 慢性酒精中毒**　酒精性肝病的肝癌发生率也较高。

### （二）病理变化

根据肿瘤的大小及数目分为早期肝癌和中晚期肝癌。

**1. 早期肝癌**　指瘤结节不超过2个,且瘤结节直径总和不超过3cm的原发性肝癌。瘤结节呈球形,与周围组织分界清楚,无出血、坏死,又称"小肝癌"（图14-10）。

**2. 中晚期肝癌**

（1）**大体类型**:一般分为三种。①巨块型:较常见,多位于肝右叶,瘤体呈巨大肿块,直径可超过10cm。肿瘤内常见出血、坏死,周围常有卫星状小癌结节。此型的肝硬化背景相对较少。②结节型:最多见,肿瘤形成多个圆形或椭圆形的结节,散在分布,结节大小不等,直径多不超过5cm,也可互相融合成大结节。此型通常有肝硬化背景。③弥漫型:很少见,癌结节较小或无明显结节形成,弥漫性分布在肝内,多在肝硬化的基础上发生。

（2）**组织学类型**:分为三种。①肝细胞癌:最常见;②胆管细胞癌:较少见;③混合细胞癌:具有肝细胞癌

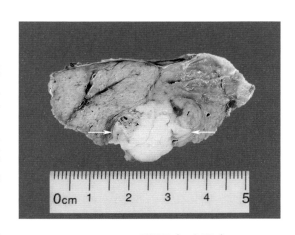

图14-10　早期肝癌/小肝癌

和胆管细胞癌两种成分,很少见。

（三）扩散

**1. 肝内播散**　癌组织首先在肝内直接蔓延,肿瘤范围不断扩展。癌细胞易沿门静脉分支播散,在肝内形成多个转移癌结节,还可逆行至肝外门静脉主干,形成癌栓,阻塞管腔,引起门静脉高压。

ER 14-8

高分化肝细胞癌

**2. 淋巴道转移**　癌细胞侵入淋巴道转移至肝门、上腹部及腹膜后淋巴结。

**3. 血行转移**　晚期可通过肝静脉转移至肺以及肾上腺、脑、肾等处。

**4. 种植转移**　侵及肝表面的癌细胞脱落后,可直接种植在腹腔脏器或腹膜上。

（四）临床病理联系

早期肝癌一般无明显的症状和体征,当患者就诊时,多数已到晚期。晚期患者常出现肝大、肝区疼痛、黄疸、腹水、消瘦等表现。检测血清甲胎蛋白（AFP）的含量,对肝癌的诊断具有重要意义。

（五）预后

原发性肝癌预后极差,尤其晚期肝癌的临床进展快,多数在半年内死亡。死亡原因有肝衰竭、恶病质、肿瘤破裂或侵蚀大血管导致大出血等。

## 五、胰腺癌

胰腺癌（pancreatic cancer）是发生于胰腺导管上皮和腺泡细胞的恶性肿瘤。40 岁以上好发,男性多于女性。胰腺癌的恶性程度高,预后差,素有"癌症之王"的称号。

（一）病理变化

胰腺癌可发生于胰腺的任何部位,以胰头部最多见,占 60%~70%;胰体、尾部占 20%~30%,累及全胰腺者少见。

肿块大小和形态不一,肿瘤呈硬性结节突出于胰腺表面,或瘤结节埋藏于胰腺内,不进行深部取材难以发现。癌周组织常见硬化,使全腺变硬,在剖腹探查时难与慢性胰腺炎鉴别。

镜下,常见的组织学类型有导管腺癌（占 85% 以上）、囊腺癌、黏液癌及实性癌,还有未分化癌或多形性癌,少见类型有鳞状细胞癌或腺鳞癌。

（二）扩散

胰头癌早期可直接蔓延至邻近组织和器官,如胆管、十二指肠,后转移至胰头旁及胆管旁淋巴结。经门静脉肝内转移最为常见,尤以胰体、尾部癌为甚,进而侵入腹腔神经丛周围淋巴间隙,远处转移至肺和骨等。胰体、尾部癌常伴有多发性静脉血栓形成。

（三）临床病理联系

胰腺癌的早期临床症状隐匿,缺乏特异性。胰头癌的主要症状为无痛性黄疸,呈持续性且进行性加深;胰体、尾部癌可不出现黄疸,主要为上腹部疼痛,以及食欲缺乏、恶心呕吐、上消化道出血、腹泻等症状。

（四）预后

胰腺癌如不能早期确诊,预后不佳,患者多在一年内死亡。

## 第七节　肝性脑病

肝是人体最大的消化腺,承担着消化、代谢、解毒、分泌及免疫等多种生理功能。肝功能不全（hepatic insufficiency）是指各种因素引起肝脏代谢、分泌、合成、解毒与免疫功能障碍,机体出现黄疸、出血、继发感染和重要器官功能紊乱的病理生理过程。肝功能衰竭（hepatic failure）属于肝功能不全的晚期,是指肝功能严重障碍引起的一系列临床综合征,主要表现为肝性脑病和肝肾综合征。

## 一、概念、分期与分型

肝性脑病(hepatic encephalopathy)是指在排除其他已知脑疾病的前提下,继发于肝功能障碍的一系列严重的神经精神综合征,临床表现有人格改变、行为异常、扑翼样震颤、意识障碍、昏迷,甚至死亡。

临床上按神经精神症状的轻重将肝性脑病分为四期:一期(前驱期),有轻微的性格、行为改变,昼夜颠倒,轻微扑翼样震颤;二期(昏迷前期),出现语言和书写障碍、嗜睡、淡漠、人格障碍、行为异常和明显的扑翼样震颤等;三期(昏睡期),以昏睡能唤醒、语无伦次、时间感知及空间定位障碍、明显的精神错乱为主;四期(昏迷期),患者完全丧失神志,昏迷不能唤醒,对疼痛刺激无反应。

> **知识拓展**
>
> ### 肝肾综合征
>
> 肝肾综合征(hepatorenal syndrome,HRS)又称肝性功能性肾衰竭,指在肝硬化失代偿期或急性重型肝炎时,继发于肝功能衰竭基础上的可逆性功能性肾衰竭,但若病情持续时间长或伴有肠源性内毒素血症,肾小管也可急性坏死而发生器质性肾衰竭。
>
> 临床上将 HRS 分为两型。Ⅰ型:起病急,2 周内发生肝、肾衰竭,常伴有黄疸和肝性脑病;Ⅱ型:起病慢,常伴有顽固性腹水。HRS 的发病机制是因急、慢性肝疾病引起的门静脉高压使血液回流阻力增加,外周血管扩张,血液淤积,加之肝性腹水等因素均使有效循环血量减少,激活 RAAS,导致肾血管收缩,肾血流量减少,GFR 降低,肾小管重吸收增加,引起 HRS 的发生。

目前,临床上按照肝脏病变和神经病学的症状和体征及病程将肝性脑病分为 A、B、C 三型。A 型为急性肝衰竭相关的肝性脑病,B 型为无内在肝病的门体静脉旁路相关性肝性脑病,C 型为肝硬化伴门静脉高压或门体静脉分流相关的肝性脑病。

**1. A 型肝性脑病** 起病急,病情凶险,无明显诱因,常由急性重型病毒性肝炎、急性中毒性肝病、急性药物性肝病所致,因肝细胞广泛坏死,肝功能急剧下降,患者迅速发生昏迷,预后差。

**2. B 型肝性脑病** 少见,纯粹由门体静脉分流术引起,肝结构正常且无器质性肝病。

**3. C 型肝性脑病** 最常见,常继发于各种慢性肝病,如肝炎后肝硬化、血吸虫性肝硬化、酒精性肝硬化、营养不良性肝硬化、慢性药物性肝病、原发性肝癌、肝豆状核变性等,可分为间歇型、持续型、轻微型三个亚型。

## 二、发病机制

肝性脑病的发病机制尚未完全阐明,目前认为,肝性脑病的发病机制主要是由于氨中毒、假性神经递质、血浆氨基酸失衡、γ-氨基丁酸和其他神经毒质等引起脑组织的功能代谢障碍。本节重点介绍氨中毒和假性神经递质增多这两种机制。

### (一)氨中毒

氨中毒学说是目前解释肝性脑病发病机制的中心环节。临床上约 80% 肝性脑病患者的血及脑脊液中氨水平升高,且降血氨治疗有效。在正常情况下,人体氨的生成和清除之间维持着动态平衡,血氨含量不超过 59μmol/L。当氨生成过多而清除不足时,血氨升高,过量的氨通过血-脑屏障进入脑内,作为神经毒素引起肝性脑病。

**1. 血氨升高的原因**

(1)**氨清除不足**:肠道吸收的氨经门静脉进入肝脏,经鸟氨酸循环合成尿素,再从肾脏排出或经肠壁渗入肠腔后从肠腔排出体外。①肝功能障碍时,由于肝内酶系统受损、ATP供给不足、鸟氨酸循环的各种底物缺失等均可使鸟氨酸循环障碍,尿素合成减少导致氨清除不足;②侧支循环建立,见于肝硬化门静脉侧支循环和门体静脉分流术后,来自肠道的氨部分或大部分未经肝清除而直接进入体循环,引起血氨升高。

(2)**氨产生增多**:肠道产氨是血氨的主要来源。肠道内的蛋白质经消化产生氨基酸,在肠道细菌释放的氨基酸氧化酶作用下产氨;经肠肝循环弥散入肠道的尿素,在细菌释放的尿素酶作用下产氨。当肝功能严重障碍时,门静脉回流受阻,肠黏膜淤血、水肿,肠蠕动减慢等使食物消化、吸收障碍,未经消化吸收的蛋白质在肠道潴留;同时胆汁分泌减少,胆汁酸盐的抑菌作用减弱,肠内细菌生长活跃,释放大量的氨基酸氧化酶和尿素酶,作用于肠道中的蛋白质和尿素,产氨增多。在高蛋白饮食或合并上消化道出血时,产氨进一步增多。

肝性脑病患者常有躁动不安等神经精神症状而致肌肉活动增强,使肌肉中腺苷酸分解代谢增强,产氨增多。

肠道中氨的吸收率与肠道的pH有密切关系,当肠道处于酸性环境时,$NH_3$与$H^+$结合成不易吸收的$NH_4^+$而随粪便排出体外。反之,当肠道处于碱性环境时,肠道吸收氨增多,促使血氨升高。

**2. 氨对脑的毒性作用** 氨属于弱碱性,血中仅有1%,可自由通过血-脑屏障而进入脑内。当细胞因子、自由基等使血-脑屏障通透性增高时,即使血氨不增高,进入脑内的氨也会增多。氨可产生以下毒性作用:

(1)**氨使脑内神经递质发生改变**:脑内氨水平升高可直接影响脑内神经递质的水平及神经传递。①干扰脑内兴奋性递质谷氨酸的浓度及谷氨酸能神经的传递。肝性脑病早期氨可使脑内谷氨酸生成增多,患者表现为兴奋性增强;后期脑内氨进一步增加,一方面抑制丙酮酸脱氢酶系和$\alpha$-酮戊二酸脱氢酶系的活性,使三羧酸循环受抑制,另一方面使谷氨酸与氨结合生成谷氨酰胺增多,两者均使脑内兴奋性递质谷氨酸减少,神经传递障碍。②使丙酮酸氧化脱羧障碍,乙酰辅酶A生成减少,中枢兴奋性递质乙酰胆碱生成减少。③使抑制性递质如$\gamma$-氨基丁酸、谷氨酰胺等增加,导致抑制性神经元活动增强。

(2)**干扰脑细胞的能量代谢**:脑内能量主要来源于葡萄糖的生物氧化。脑细胞的正常代谢是保持意识清醒和精神正常的基本条件。氨入脑增多可干扰葡萄糖的生物氧化过程,影响能量代谢,使ATP生成减少,消耗过多,其具体作用环节包括:①氨与三羧酸循环中的$\alpha$-酮戊二酸结合生成谷氨酸,消耗大量的$\alpha$-酮戊二酸,而血液中的$\alpha$-酮戊二酸又不易通过血-脑屏障进入脑组织,导致三羧酸循环速度减慢,ATP生成减少;②消耗了大量还原型辅酶Ⅰ(NADH)而妨碍了呼吸链的递氢过程,使ATP生成不足;③氨抑制丙酮酸脱氢酶系及$\alpha$-酮戊二酸脱氢酶系($\alpha$KGDH)的活性,从而影响三羧酸循环过程,使谷氨酸和ATP均生成减少;④氨与谷氨酸结合生成谷氨酰胺增多,ATP大量消耗。因此,进入脑内的氨使脑细胞所需ATP严重不足,不能维持中枢神经系统的兴奋活动,从而发生功能紊乱乃至昏迷(图14-11)。

(3)**干扰神经细胞膜的离子转运**:血氨升高可干扰神经细胞膜$Na^+$-$K^+$-ATP酶的活性,影响细胞内外$Na^+$、$K^+$的分布。氨可与$K^+$竞争进入细胞内,造成细胞内缺钾。神经细胞膜内外$Na^+$、$K^+$的异常分布直接影响膜电位、细胞的兴奋及传导活动等。

**(二)假性神经递质增多**

脑干网状结构上行激动系统的主要功能是保持清醒状态或维持唤醒功能。去甲肾上腺素和多巴胺是脑干网状结构中传递冲动的主要递质,当这些递质被假性神经递质所取代,系统的唤醒功能将不能维持。

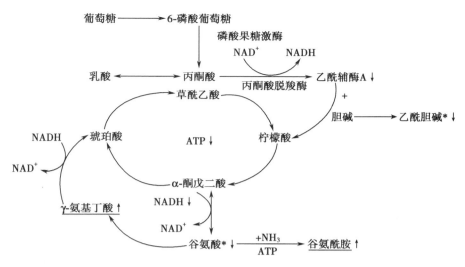

图 14-11　氨对脑内神经递质及能量代谢的影响

注:＊兴奋性神经递质;——抑制性神经递质。

　　正常食物中的蛋白质在肠内分解成氨基酸,其中芳香族氨基酸如苯丙氨酸、酪氨酸和色氨酸等经肠道细菌释放的脱羧酶作用,分别被分解为苯乙胺和酪胺,由肠壁吸收入血,到达肝脏可被单胺氧化酶氧化分解而清除。当肝功能障碍或侧支循环形成时,苯乙胺和酪胺未被分解或绕过肝直接进入体循环到达脑组织,在神经细胞内经 β-羟化酶的羟化作用,生成苯乙醇胺和羟苯乙醇胺(图14-12)。苯乙醇胺和羟苯乙醇胺在化学结构上与正常神经递质去甲肾上腺素和多巴胺极为相似,但生理效应却极弱,被称为假性神经递质(false neurotransmitter)。当脑干网状结构中的假性神经递质增多,可取代去甲肾上腺素和多巴胺被神经元摄取,并贮存在突触小泡中,但其被释放后的生理效应极其微弱,从而阻断了正常神经冲动的传递功能,致使脑干网状结构上行激动系统的唤醒功能丧失,大脑功能被抑制,出现意识障碍乃至昏迷。

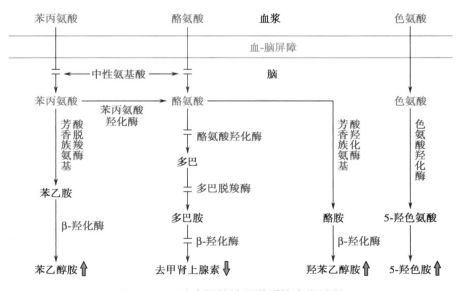

图 14-12　脑内假性神经递质的产生过程

　　假性神经递质学说建立的主要依据是:①肝性脑病患者脑内的多巴胺和去甲肾上腺素等神经递质减少;②应用左旋多巴可以明显改善肝性脑病患者的状况,左旋多巴进入脑内可转变为多巴胺和去甲肾上腺素,使正常神经递质增多,与假性神经递质竞争,使神经传导功能恢复,促进患者苏醒。

此外,血浆氨基酸失衡、γ-氨基丁酸的抑制作用和其他神经毒质的毒性作用,也能从一定角度解释肝性脑病的发生、发展。

总之,肝性脑病的发病机制较为复杂,每一种学说都不能单独解释肝性脑病的全部发病机制。随着研究的深入,诸多因素间的内在联系及相互作用得以揭示,氨中毒学说已经成为解释肝性脑病发病机制的中心环节,与其他学说有密切关系。

---

**病例导学**

患者,男,48 岁,因"便血、神志恍惚 2 天"入院。患者有乙肝病史 13 年,近 1 年食欲减退、腹胀、疲乏、消瘦,2 个月来腹胀、乏力、消瘦加快,2 天前开始排柏油样便,神志恍惚,不应答或答非所问。查体:消瘦,皮肤、巩膜黄染,腹部膨隆,有移动性浊音,腹壁浅静脉曲张,肝未触及,脾大于肋下 3cm,双下肢轻度水肿。实验室检查:红细胞计数 $3.0 \times 10^{12}/L$,血小板计数 $80 \times 10^9/L$,便潜血( +++ ),血清总蛋白 50g/L,清蛋白 26g/L,球蛋白 38g/L,血清总胆红素 38μmol/L,谷丙转氨酶 130U/L。上消化道钡剂造影:食管下段静脉曲张。

**问题:**

1. 该患者是否有肝性脑病? 发生机制如何? 还应做哪些检查?
2. 如何解释该患者的临床表现?

---

## 三、诱因与防治原则

### (一) 诱发因素

**1. 氮负荷增加** 是诱发肝性脑病最常见的原因,尤其是肝硬化患者上消化道出血、过量蛋白饮食、输血等外源性氮负荷增加,使血氨升高,易诱发肝性脑病。而感染、碱中毒、氮质血症、尿毒症、便秘等内源性氮负荷过重,也会诱发肝性脑病。

**2. 血-脑屏障通透性增高** 正常时神经毒质一般不能通过血-脑屏障,但当脑内能量代谢障碍、严重肝病、饮酒等使血-脑屏障通透性增高时,神经毒质则可穿过血-脑屏障参与肝性脑病的发生。

**3. 脑敏感性增高** 严重肝病患者体内各种毒性物质增多,脑对药物或氨等毒性物质的敏感性增高,因此,当使用止痛药、麻醉剂、镇静剂、氯化铵等药物时,易诱发肝性脑病;而感染、缺氧、电解质紊乱等也可增强脑对毒性物质的敏感性,易诱发肝性脑病。

### (二) 防治原则

**1. 治疗原发病** 肝性脑病通常是由严重的肝功能障碍引起的,首先应针对原发病如肝炎、肝硬化等进行积极治疗。

**2. 防止诱因** 避免诱发因素的作用可有效防止肝性脑病的发生。①减少氮负荷:严格控制蛋白质的摄入量,每天不宜超过 40g,减少蛋白质的分解;②避免进食粗糙质硬的食物,防止上消化道大出血;③灌肠或导泻清除肠内积食,防止便秘,减少肠道有毒物质进入体内;④注意预防因利尿、放腹水、低血钾等情况诱发的肝性脑病;⑤由于患者血-脑屏障的通透性增高,脑敏感性增高,须慎用止痛药、镇静剂和麻醉剂,防止诱发肝性脑病。

**3. 降低血氨** 主要方法:①口服乳果糖等,乳果糖被肠道细菌分解产生乳酸、醋酸,可降低肠腔 pH,减少肠道产氨和利于氨的排出;②应用门冬氨酸鸟氨酸制剂降血氨;③口服新霉素、卡那霉素等,抑制肠道细菌产氨;④纠正水、电解质和酸碱平衡紊乱,尤其注意纠正碱中毒。

**4. 其他治疗措施**　可给予左旋多巴,其在脑内可转变为多巴胺和去甲肾上腺素,从而恢复正常神经冲动的传导,促进患者清醒。还可口服或注射支链氨基酸混合液,纠正血浆氨基酸失衡。

## 本章小结

慢性胃炎分为非萎缩性和萎缩性,萎缩性 A 型与自身免疫有关,病变在胃体和胃底部,伴有难治性贫血;B 型病变在胃窦部。十二指肠溃疡比胃溃疡多见。镜下,溃疡底可分为渗出层、坏死、肉芽组织和瘢痕四层。胃溃疡多位于胃小弯近幽门部,疼痛多出现在餐后;十二指肠溃疡多发生于十二指肠球部,疼痛常发生在空腹或夜间。出血、穿孔、幽门狭窄和癌变是溃疡病可能的并发症,十二指肠溃疡几乎不癌变。

急性病毒性肝炎是以肝细胞变性、坏死为主要病变的变质性炎症。慢性病毒性肝炎最终可导致肝细胞反复变性坏死、肝细胞结节状再生和纤维组织增生,形成假小叶,并使肝内血液循环被改建,最终导致肝脏变形、变硬,形成肝硬化,甚至发生癌变。门脉性肝硬化以门静脉压显著升高为特点,同时有肝功能障碍的表现。

食管癌以食管中段多发,鳞癌多见。胃癌以腺癌多见,应注意胃癌的溃疡型与胃溃疡在大体上的区别。肝癌以肝细胞癌多见。结肠癌多由腺瘤恶变而来,在组织学上可有多种类型的腺癌。胰腺癌的主要组织学类型是导管腺癌,早期临床症状隐匿,缺乏特异性。

肝性脑病是肝功能衰竭的临床主要表现,患者可表现为人格改变、行为异常、扑翼样震颤,甚至出现意识障碍、昏迷和死亡。其主要发生机制是氨中毒,血氨升高能干扰脑细胞的能量代谢,其次也可改变脑内神经递质及神经细胞膜的离子转运产生毒性。氮负荷增加是肝性脑病最常见的诱因。临床防治主要围绕防止诱因和降血氨来进行,包括酸化肠道、抑制肠道细菌、控制蛋白质摄入、避免粗糙质硬的食物、防止便秘等,还可补充正常神经递质,纠正氨基酸失衡等。

## 病例讨论 1

ER 14-9
病例讨论 1

患者,男,22 岁,学生,因反复厌油、食欲缺乏、乏力 3 年,加重伴黄疸 1 周入院。患者 3 年前因厌油、食欲缺乏、乏力、黄疸及肝功能异常住院治疗,45 天后症状消失,肝功能恢复正常而出院休息;一年后复学,因过度劳累,上述症状复发并加重,经住院治疗 2 个月后好转出院,但血清谷丙转氨酶仍高于正常;3 个月前因功课重,劳累过度,上述症状再次加重而入院。

体格检查:皮肤、巩膜深度黄染,面部和胸前皮肤可见数个蜘蛛痣;心、肺检查(－);腹膨隆,肝肋下刚触及,剑下 1cm,质硬;脾肋下刚扪及;移动性浊音(＋)。总胆红素545μmol/L、白蛋白 27.0g/L、球蛋白 30.6g/L。HBsAg(＋)。患者入院后经各种治疗病情无好转,8天前昏迷,3 天前呕吐咖啡色液体,经抢救无效死亡。

尸检:全身皮肤、巩膜及各脏器深度黄染。腹水 1 800ml,胸水 900ml,均为黄色清亮液体。肝重1 000g,质硬,表面及切面呈灰绿色,满布均匀一致的绿豆大结节。镜下,正常肝小叶结构消失,代之结缔组织包绕的肝细胞团。其中肝细胞广泛气球样变及坏死,库普弗细胞增生。汇管区及肝实质内有多量淋巴细胞、浆细胞浸润。胆管及结缔组织增生。肝细胞及胆管淤胆。脾重 310g,质硬。胃肠腔内有咖啡色液体,黏膜水肿,点状出血。双肺均见散在灶性病灶。镜下,肺泡内有浆液及中性粒细胞浸润。脑重 1 550g,充血、水肿明显。

患者,男性,患肝硬化已 5 年,平时状态尚可,于进食不洁肉食后,出现高热（39℃）、频繁呕吐和腹泻,继之出现说胡话、扑翼样震颤,最后昏迷。

（李 庆）

1. 消化性溃疡引起的上腹部疼痛有何特点？为什么？

2. 门脉性肝硬化时引起门静脉高压症和肝功能障碍的原因及其临床表现是什么？

3. 血氨升高的机制及其对脑的毒性作用是什么？

4. 某肝硬化患者,近期常烦躁不安、昼夜颠倒、睡眠障碍,能否给予一些安眠药帮他改善睡眠？为什么？

# 第十五章 | 泌尿系统疾病

教学课件

思维导图

## 学习目标

1. 掌握肾小球肾炎的类型、病理变化及临床病理联系;慢性肾盂肾炎的病理变化及临床病理联系;肾细胞癌的病理变化及临床病理联系;尿路上皮癌的病理变化及临床病理联系;急性肾功能不全的病因、发病机制;少尿型急性肾功能不全的功能与代谢改变;慢性肾功能不全的发病机制、功能与代谢改变。

2. 熟悉肾小球肾炎、慢性肾盂肾炎、肾功能不全的概念;肾小球肾炎、肾功能不全、慢性肾盂肾炎的病因和发病机制。

3. 了解肾细胞癌的分类;尿毒症的概念、病因、发病机制、功能与代谢变化。

4. 能够在镜下识别急性弥漫性增生性肾小球肾炎、慢性硬化性肾小球肾炎及慢性肾盂肾炎的病理变化;具有根据不同病因分析肾功能不全的类型,根据实验室检查和临床表现初步判定肾功能不全发展趋势的能力。

5. 通过对各类肾小球肾炎病理变化的学习,培养严谨求实、耐心细致的职业作风。

泌尿系统由肾、输尿管、膀胱和尿道组成。肾脏的基本结构是肾单位,每个肾脏约有100万个肾单位。

肾单位由肾小体(又分为肾小球和肾小囊)及肾小管组成。肾脏的主要生理功能有:①生成尿液,排泄代谢终产物、过剩物质、药物和毒物;②在生成尿液的基础上调节体液、电解质和酸碱平衡,维持机体内环境的稳定;③产生生物活性物质,参与体内激素(如胰岛素、促胃液素、甲状旁腺激素等)的灭活。肾小管由近端小管、髓袢和远端小管组成。肾小球毛细血管壁有三层结构,由内到外依次为内皮细胞、基膜、肾小囊脏层上皮细胞(足细胞)。毛细血管之间充填有系膜细胞和系膜基质,构成毛细血管球的轴心,系膜基质由系膜细胞产生(图15-1)。

肾小球肾炎

泌尿系统疾病分为肾脏病变和尿路病变。病变类型包括炎症、肿瘤、代谢性疾病、尿路梗阻、血管疾病和先天性畸形等。本章主要介绍肾小球肾炎、肾盂肾炎、常见恶性肿瘤和肾功能不全。

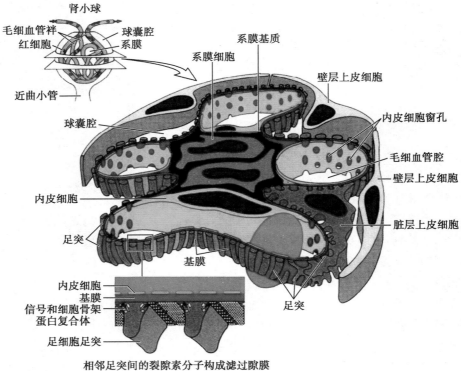

図中标注：
肾小球
毛细血管袢　球囊腔
红细胞　系膜
近曲小管
系膜细胞
球囊腔
内皮细胞
足突
基膜
内皮细胞
基膜
信号和细胞骨架
蛋白复合体
足细胞足突
相邻足突间的裂隙素分子构成滤过隙膜
系膜基质
壁层上皮细胞
内皮细胞窗孔
毛细血管腔
壁层上皮细胞
脏层上皮细胞
足突

图 15-1　肾小球结构示意图

## 第一节　肾小球肾炎

　　肾小球肾炎（glomerulonephritis，GN），简称"肾炎"，是以肾小球损伤和改变为主的一组变态反应性疾病，可分为原发性、继发性以及遗传性三类（表 15-1）。原发性肾小球肾炎是指原发于肾脏的独立性疾病，肾脏是唯一受累器官。继发性肾小球肾炎是继发于其他疾病或某些全身性疾病的肾脏病变。遗传性肾小球肾炎是指遗传基因突变所引起的遗传性家族性肾小球疾病。本节主要介绍原发性肾小球肾炎。

表 15-1　肾小球肾炎分类

| 原发性肾小球肾炎 | 继发性肾小球肾炎 | 遗传性肾小球肾炎 |
| --- | --- | --- |
| 急性弥漫性增生性肾小球肾炎 | 狼疮性肾炎 | 奥尔波特综合征 |
| 快速进行性（新月体性）肾小球肾炎 | 糖尿病肾病 | 法布里病 |
| 膜性肾小球病 | 淀粉样物沉积症 | 薄基膜病 |
| 膜增生性肾小球肾炎 | 肺出血-肾炎综合征 | |
| 系膜增生性肾小球肾炎 | 显微型多动脉炎 | |
| 微小病变性肾小球病 | 韦氏肉芽肿 | |
| 局灶性节段性肾小球硬化 | 过敏性紫癜 | |
| IgA 肾病 | 细菌性心内膜炎相关性肾炎 | |
| 慢性肾小球肾炎 | | |

## 一、病因与发病机制

肾小球肾炎的病因尚未完全清楚,目前已明确的主要是由于抗原抗体形成的免疫复合物沉积于肾小球而致病。此外,细胞介导的免疫机制也会引起某些肾小球肾炎。

### (一)抗原抗体反应

抗原抗体反应是引起肾小球病变的最主要原因。能引起肾小球肾炎的抗原种类很多,可分为内源性和外源性两大类(表 15-2)。

表 15-2　引发肾小球肾炎的内源性抗原和外源性抗原

| 内源性抗原 | | 外源性抗原 |
| --- | --- | --- |
| 肾小球性抗原 | 非肾小球性抗原 | |
| 肾小球基膜抗原 | 核抗原 | 生物性病原体(细菌、病毒、真菌、寄生虫等)的成分、药物、异种血清、外源性凝集素等 |
| 肾小球内皮细胞的细胞膜抗原 | DNA | |
| 肾小球足细胞的细胞膜抗原 | 免疫球蛋白 | |
| 肾小球系膜细胞的细胞膜抗原 | 肿瘤抗原 | |

抗原-抗体复合物主要通过以下两种途径致病:

**1. 循环免疫复合物沉积**　外源性和内源性的非肾小球抗原刺激机体产生相应的抗体,抗原与抗体在血液循环内结合形成抗原-抗体复合物,复合物流经肾小球滤过膜的系膜区、内皮细胞与基膜之间、基膜与足细胞之间时沉积下来(图 15-2),与补体结合引起肾小球的损伤,免疫荧光可显示肾小球毛细血管基膜表面可出现不连续的颗粒状荧光(图 15-3),常伴有局部中性粒细胞浸润及相应区域的细胞增生。

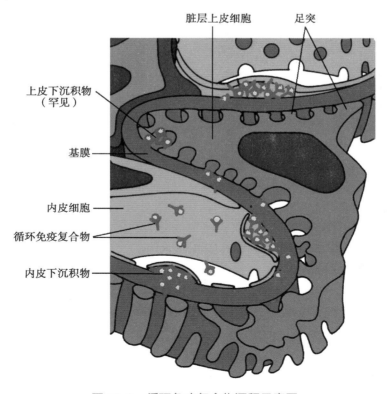

图 15-2　循环免疫复合物沉积示意图

肾小球损伤的严重程度主要取决于免疫复合物的大小和所携带的电荷。大分子免疫复合物容易被血液免疫细胞清除,小分子免疫复合物可直接通过肾小球滤过膜,只有中分子免疫复合物最容易沉积在肾小球内。含阳离子的免疫复合物容易沉积在上皮下,含阴离子的免疫复合物容易沉积在内皮下,电荷中性的免疫复合物容易沉积在系膜区。

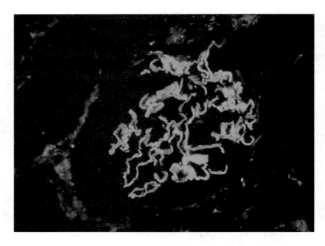

图 15-3 不连续的颗粒状荧光

免疫荧光显示不连续的颗粒状荧光;×400。

**2. 原位免疫复合物形成** 肾小球本身的抗原或经血液循环植入肾小球的抗原在肾小球内与抗体直接结合形成原位免疫复合物,引起肾小球肾炎。

(1)**肾小球自身抗原反应**:主要见于抗肾小球基膜性抗体引起的肾小球肾炎,属于自身免疫性疾病,临床多与感染有关,免疫荧光显示连续的线性荧光(图 15-4,图 15-5)。抗体与位于脏层上皮细胞基底侧细胞膜表面的抗原复合物结合可引起膜性肾小球肾炎,免疫复合物可从细胞表面脱落形成上皮下沉积物,免疫荧光显示为弥漫颗粒状分布的物质沉积。

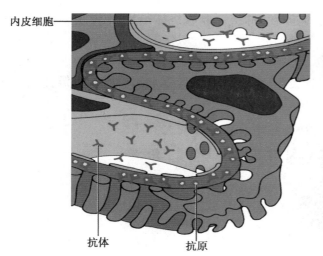

图 15-4 原位免疫复合物沉积示意图

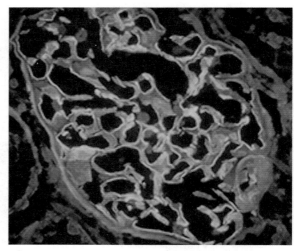

图 15-5 连续的线性荧光

免疫荧光显示连续的线性荧光;×400。

(2)**植入性抗原**:细菌、病毒和寄生虫等产物和某些药物等进入机体,通过血液循环流经肾小球时与其发生反应形成植入性抗原,刺激机体产生相应抗体。

**(二)补体-白细胞介导**

通过激活补体,产生 C3a 和 C5a,刺激细胞释放组胺等血管活性物质,使毛细血管通透性增高;C5a 又是趋化因子,引起中性粒细胞、巨噬细胞、淋巴细胞的浸润,产生多种蛋白溶解酶、血管活性物质等。同时补体的激活可使细胞溶解破坏。

**(三)介质的作用**

肾小球固有细胞(系膜细胞、内皮细胞和上皮细胞)受刺激后,分泌白细胞介素(IL-1、IL-6、IL-8 等)和多种细胞因子(上皮细胞生长因子、转化生长因子、肿瘤坏死因子等),参与肾小球肾炎的病理变化过程。

## HBV 相关性肾小球肾炎

HBV 相关性肾小球肾炎是最为常见的一种 HBV 感染引起的肝外疾病。目前已有研究显示可直接检测到 HBV 相关性肾小球肾炎的组织中存在乙肝病毒 DNA 的复制，这些研究均提示乙肝持续感染可诱发免疫复合物介导的肾炎。

HBV 相关性肾小球肾炎的发生可能与以下因素有关：①HBV 相关的免疫复合物（包括循环免疫复合物、原位免疫复合物）沉积于肾小球内皮下或基膜，引起滤过膜损伤。②细胞免疫方面存在缺陷，从而导致 HBV 病毒持续存在，并不断感染细胞，造成组织细胞损害。③HBV 感染后可造成肝外损害的表现（如血管炎、荨麻疹、狼疮肾炎、干燥综合征、系统性硬化等）。除 HBV 介导的免疫损伤外，HBV 直接感染肾脏组织可能也参与了其发病过程。

### （四）细胞免疫

某些类型的肾小球肾炎无免疫复合物的沉积，或沉积物与肾小球的损伤程度不一致，认为肾小球肾炎的发生可能与细胞免疫有关，是抗肾小球细胞抗体直接引起的细胞毒性反应。有证据显示在肾小球肾炎患者或动物模型中，在肾小球内可见激活的巨噬细胞、T 细胞，这些细胞的产物导致肾小球损伤；淋巴细胞和巨噬细胞释放的细胞因子，可刺激系膜细胞增生，使系膜基质增加，引起肾小球硬化。

总之，免疫损伤的各个途径并不是互相排斥的，不同的损伤机制可共同作用，引起肾小球肾炎。

## 二、基本病理变化

肾脏疾病的临床表现具有很多相似之处，因此很难区分肾脏疾病的类型，特别是肾小球肾炎，在很大程度上必须依靠肾穿刺活检和病理学检查进行诊断。肾小球肾炎主要以肾小球病变为主，但常累及肾小管和肾间质，其基本病变为：

### 1. 肾小球

（1）**变质**：各种蛋白溶解酶和细胞因子的作用导致基膜通透性增高、肾小球固有细胞变性乃至发生纤维蛋白样坏死；肾小球的硬化性病变可导致玻璃样变性。

（2）**渗出**：常有白细胞渗出，主要是中性粒细胞、单核细胞和淋巴细胞等炎症细胞浸润。渗出的中性粒细胞释放蛋白水解酶，可破坏内皮细胞、上皮细胞以及基膜，引起滤过膜通透性增高，导致血浆蛋白、红细胞漏出，肾小囊内可见纤维蛋白渗出。

（3）**增生**：肾小球内固有细胞数目增多，系膜细胞、内皮细胞、肾小囊脏层或壁层上皮细胞均可增生，可导致肾球囊内新月体形成。晚期系膜基质增多，导致肾小球硬化。

### 2. 肾小管和间质

由于肾小球血流动力学和滤过性状的改变，肾小管上皮细胞常发生变性，漏出的蛋白质、细胞及细胞碎片在肾小管管腔内形成管型。肾间质可发生充血、水肿和炎症细胞浸润。肾小球发生玻璃样变性和硬化时，可导致肾小管萎缩或消失，间质纤维化。

## 三、临床病理联系

### 1. 尿的变化

（1）**少尿或无尿**：24 小时尿量少于 400ml 为少尿，少于 100ml 为无尿。肾小球内细胞明显增生挤压毛细血管和肾小囊形成新月体，导致肾小球结构破坏或硬化，肾小球有效滤过率（glomerular filtration rate，GFR）下降，出现少尿或无尿。

（2）**多尿、夜尿和等比重尿**：24小时尿量超过2 500ml为多尿。肾小球肾炎晚期，大部分肾单位被破坏，有效肾单位减少，肾单位浓缩原尿功能下降，因而尿量增多，夜尿增多，尿比重恒定在1.008~1.012（正常为1.002~1.035）。

（3）**血尿**：尿沉渣镜检，每高倍视野（10×40）超过3个红细胞称镜下血尿，每1L尿中混有血液大于1ml，尿呈洗肉水样，称肉眼血尿。由于肾小球毛细血管壁严重损伤和断裂，红细胞通过裂口时被挤压及肾小管内渗透压的影响，引起红细胞畸形，与非肾性血尿不同。

（4）**蛋白尿**：尿中蛋白质含量大于150mg/24h称蛋白尿，超过3.5g/24h称大量蛋白尿，由肾小球毛细血管通透性增高引起。

（5）**管型尿**：肾小球或肾小管有病变时，滤出的蛋白质、细胞或细胞碎片等在肾小管内凝聚成为管型，是一种以蛋白质为基本成分的肾小管铸型。尿沉渣镜检见有透明管型或其他管型则称管型尿。管型所含的成分不同，形态和性质不一，有透明管型（白蛋白构成）、颗粒管型（细胞碎片构成）、上皮细胞管型（上皮细胞及碎片构成）、红细胞管型（红细胞及碎片构成）、白细胞管型（白细胞及碎片构成）等。肾小球病变时，透明管型和颗粒管型多见。

**2. 全身性变化**

（1）**水肿**：指因肾功能异常导致血浆胶体渗透压下降（尿蛋白长期大量流失）和水钠潴留而引起水肿。肾性水肿的特点是组织疏松部位明显，主要表现为眼睑及颜面水肿，严重时可发生腹水、胸水等。

（2）**高血压**：由肾功能异常导致的高血压称肾性高血压，详见本章第四节"二、慢性肾衰竭"相关内容。

（3）**贫血和肾性骨病**：肾功能严重受损时，肾脏合成的促红细胞生成素减少，从而导致贫血；电解质紊乱，钙磷代谢失调，引起骨质疏松。

（4）**低白蛋白血症和高脂血症**：长期大量蛋白尿可引起低白蛋白血症，低白蛋白血症又可刺激肝脏脂蛋白合成引起高脂血症。

（5）**氮质血症和尿毒症**：是严重肾功能不全导致的自身中毒状态。由于体内毒性物质的刺激和水、电解质紊乱，多系统出现病变，如毒性物质刺激引起纤维蛋白性心包炎、胸膜炎、腹膜炎、肠炎等，还可伴有肾性贫血、肾性骨病以及电解质和酸碱平衡紊乱等，详见本章第四节相关内容。

**3. 肾小球肾炎综合征**　根据临床表现可出现以下几种类型的病变：

（1）**急性肾炎综合征**：发病急，主要表现为肉眼血尿、蛋白尿和少尿，常伴有高血压和轻度水肿。常见的病理学类型是急性弥漫性增生性肾小球肾炎。

（2）**快速进行性肾炎综合征**：发病急，肾功能损害急骤进展，表现为血尿、蛋白尿和贫血，常快速进展为肾功能不全，出现少尿、无尿伴氮质血症。常见的病理学类型是新月体性肾小球肾炎。

（3）**肾病综合征**：临床表现为大量蛋白尿、低蛋白血症（血浆白蛋白<30g/L）、高度水肿和高脂血症，主要见于微小病变性肾小球病、膜性肾小球病，还可见于膜增生性肾小球肾炎、系膜增生性肾小球肾炎和局灶性节段性肾小球硬化等。

（4）**无症状性血尿或蛋白尿**：发病急或缓，主要表现为肉眼血尿或镜下血尿，一般无其他症状，病理学类型有IgA肾病、系膜增生性肾小球肾炎。

（5）**慢性肾炎综合征**：多缓慢发展，临床主要表现为蛋白尿、血尿、水肿、高血压、贫血、氮质血症和尿毒症，多见于多种病理学类型的肾小球肾炎。

患者,女,10 岁,2 周前患上呼吸道感染,近 3 天眼睑水肿,晨起时明显,尿量 350ml/24h。体检:上眼睑水肿,咽红,扁桃体肿大;心、肺检查未见异常,血压 130/95mmHg。尿常规:红细胞(++),尿蛋白(++)。B 超:双肾增大。

**问题:**

1. 该患者的初步诊断可能是什么?

2. 该患者为何会发病?病变特点是什么?

3. 如何解释该患者的临床表现?

## 四、常见病理学类型

1. **急性弥漫性增生性肾小球肾炎**(acute diffuse proliferative glomerulonephritis) 临床上又称"急性肾炎",儿童、青少年多发,成人少见。

(1)**病因和发病机制**:多在上呼吸道感染 1~2 周后发病,尤其与 A 组乙型溶血性链球菌感染有关,又称链球菌感染后肾小球肾炎。发病机制为循环免疫复合物沉积。

(2)**病理变化**:肾小球弥漫性毛细血管内皮细胞和系膜细胞增生,伴中性粒细胞和巨噬细胞浸润。大体,可见双肾肿大,被膜紧张可致疼痛,表面光滑,充血呈红色;有的肾脏可见散在出血点,故称"大红肾"或"蚤咬肾"。镜下,可见弥漫性肾小球体积增大,细胞数目增多,系膜细胞、内皮细胞增生明显,可见多少不等的中性粒细胞和单核细胞浸润(图 15-6)。增生的细胞使毛细血管腔狭窄,甚至闭塞。电镜下,基膜外侧或上皮下有驼峰状电子致密物沉积。免疫荧光显示 IgG、IgM 和 C3 呈颗粒状沉积在肾小球毛细血管壁。

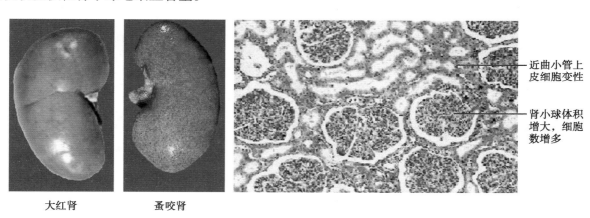

大红肾 蚤咬肾

近曲小管上皮细胞变性

肾小球体积增大,细胞数增多

图 15-6 急性弥漫性增生性肾小球肾炎

肾脏体积增大,充血呈红色(大红肾),表面可见出血点(蚤咬肾)。肾小球体积增大,细胞数增多,近曲小管上皮细胞变性(右图);HE 染色;×200。

(3)**临床病理联系**:血尿为常见症状,主要表现为急性肾炎综合征,成人病例的表现常不典型,可出现高血压和水肿。患者多数预后良好,特别是儿童患者,数周至数月恢复正常。约有 1% 发展为新月体性肾小球肾炎,1%~2% 患者迁延不愈转化为弥漫性硬化性肾小球肾炎。成人患者预后较差,15%~50% 可转为慢性肾小球肾炎。

2. **新月体性肾小球肾炎**(crescentic glomerulonephritis) 又称快速进行性肾小球肾炎(rapidly progressive glomerulonephritis),是以肾小囊壁层上皮细胞增生形成新月体或环状体为特征的肾小球疾病。

（1）**病因和发病机制**：多种病因均可引起该类肾小球肾炎，可为原发性，也可为继发性，大部分由免疫复合物沉积引起。

（2）**病理变化**：大体，双肾体积增大，颜色苍白，切面皮质增厚。镜下，肾小球毛细血管壁断裂、出血和大量纤维蛋白进入肾小囊腔，纤维蛋白刺激壁层上皮细胞增生形成新月体。早期新月体成分是增生的壁层上皮细胞，其间混有单核细胞、中性粒细胞和纤维蛋白，这种以细胞成分为主的新月体称细胞性新月体。进而增生的细胞转化为成纤维细胞，并产生胶原纤维，形成细胞和纤维共存的细胞纤维性新月体（图15-7）。后期，细胞成分完全被纤维组织代替，形成纤维性新月体或硬化性新月体。电镜下，肾小球基膜不规则增厚、断裂缺损。免疫荧光显示IgG和C3沿肾小球毛细血管壁呈线状沉积。

（3）**临床病理联系**：临床表现为快速进行性肾炎综合征，由蛋白尿、血尿等症状迅速进展为少尿和无尿。如不及时治疗，患者常在数周或数月内死于急性肾衰竭。

有新月体或环状体的肾小球不超过全部肾小球的50%者，病程进展缓慢，预后稍好，但最终可发展为弥漫性硬化性肾小球肾炎；超过50%者预后较差，导致肾功能不全甚至尿毒症，需要血液透析和肾移植治疗。

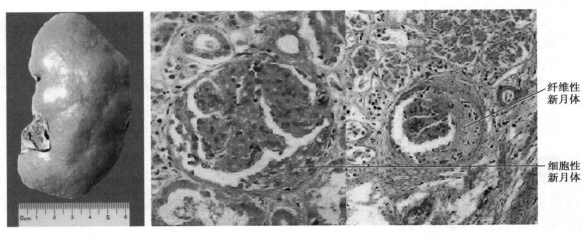

图15-7　新月体性肾小球肾炎

肾脏体积增大，表面光滑，颜色灰白（左图）。镜下见细胞性新月体（中图）；HE染色；×400。
镜下见纤维性新月体（右图）；HE染色；×200。

**3.膜性肾小球病**　又称"膜性肾病"（membranous nephropathy），是引起成人肾病综合征最常见的原因，中老年人多见。病变特点是肾小球基膜上皮细胞侧出现含免疫球蛋白的电子致密沉积物，导致基膜显著增厚，毛细血管壁弥漫性增厚。

（1）**病因和发病机制**：为慢性免疫复合物介导的疾病，主要是原位免疫复合物沉积在肾小球引起。

（2）**病理变化**：大体，双肾弥漫性肿大，颜色苍白，故称"大白肾"。镜下，肾小球毛细血管基膜明显增厚，肾小球内细胞无增生也无渗出现象。晚期基膜显著增厚，毛细血管腔变窄，大部分肾小球因缺血发生纤维化和玻璃样变性。电镜下，上皮下电子致密物沉积，上皮细胞足突融合，基膜增厚。免疫荧光显示IgG和C3沿毛细血管壁呈细颗粒状沉积。

（3）**临床病理联系**：临床表现为肾病综合征，可见高度蛋白尿（为非选择性蛋白尿）、低蛋白血症、高度水肿、高脂血症。病变轻者，经治疗可逐渐缓解，但多数患者反复发作，约半数患者发病后10年左右进展至硬化性肾小球肾炎、慢性肾功能不全。

**4. 膜增生性肾小球肾炎**（membranoproliferative glomerulonephritis） 多见于青少年,是以弥漫性系膜细胞增生伴基质增多并插入内皮细胞与基膜之间,致基膜增厚为特征的肾小球疾病(图 15-8)。镜下,镀银染色或 PAS 染色(过碘酸希夫染色)基膜呈双层改变,即双轨征,肾小球呈分叶状。免疫荧光显示 IgG 和补体 C3 呈颗粒状和团块状沉积于毛细血管壁和系膜区。临床表现为肾病综合征或慢性肾炎综合征,也可表现为无症状性血尿。该病呈慢性进行性,50%~70% 病例在 10 年内进展至硬化性肾小球肾炎。

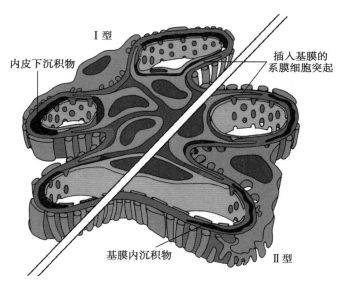

图 15-8 膜增生性肾小球肾炎示意图

**5. 系膜增生性肾小球肾炎**（mesangial proliferative glomerulonephritis） 是以弥漫性系膜细胞增生伴基质增多,致系膜区增宽为特征的肾小球肾炎,毛细血管严重受压。电镜下,系膜细胞增生和系膜基质增多,系膜区电子致密物沉积。免疫荧光显示 IgG 和 C3 沉积在系膜区。临床表现为隐匿性肾炎综合征,部分表现为蛋白尿或肾病综合征。重度系膜增生者可损害肾功能,发展至硬化性肾小球肾炎。

**6. IgA 肾病**（IgA nephropathy） 是我国常见的慢性肾炎类型,病因不清,青年和儿童多发。特点是 IgA 伴有 C3 大量沉积于系膜区,最终导致肾小球节段性硬化。电镜下,系膜区电子致密物沉积。免疫荧光显示系膜区大量 IgA 沉积。重者可有节段性坏死,肾功能迅速恶化,预后不良。临床表现为复发性血尿伴轻度蛋白尿,可有高血压,血清 IgA 可升高。儿童患者预后较好,成人较差。

**7. 微小病变性肾小球病** 又称为微小病变性肾小球肾炎、微小病变性肾病、脂性肾病,是儿童肾病综合征最常见的病理学类型。其病变特征是电镜下脏层上皮细胞足突融合、消失,故又称"足突病"。肾脏肿大,颜色苍白,因肾小管上皮细胞脂肪变性,故切面皮质增厚且呈黄白色条纹。镜下,肾小球无明显改变或病变轻微,肾小管上皮细胞脂肪变性很明显且玻璃样变性。发病可能与细胞免疫异常有关。临床表现为肾病综合征,尿内蛋白成分主要是小分子白蛋白,属于选择性蛋白尿。90% 以上患者对皮质类固醇敏感,治疗效果好,少数病例可发生肾功能不全。

**8. 局灶性节段性肾小球硬化**（focal segmental glomerulosclerosis） 是指肾小球硬化呈局灶性、节段性,仅累及少数或部分肾小球,或者病变局限于肾小球的部分毛细血管节段的肾小球疾病。病变局灶分布,肾小球节段性系膜增宽、硬化、玻璃样变。免疫荧光显示肾小球病变处出现免疫球蛋白和补体沉积,主要是 IgM 和 C3。约 80% 患者表现为肾病综合征,多为非选择性大量蛋白尿,而且多伴有血尿,常有高血压。该病对皮质激素不敏感,治疗效果不明显,病变继续发展可进展为硬化性肾小球肾炎。

**9. 慢性肾小球肾炎**（chronic glomerulonephritis） 是各类型肾小球肾炎发展到晚期的终末阶段,故又称为"终末期肾"。大体,可见双侧肾脏体积呈对称性缩小,重量减轻,颜色苍白,质地变硬,表面呈细颗粒状,又称为继发性颗粒性固缩肾。镜下,多数肾小球发生纤维化、玻璃样变性,所属肾小管萎缩、消失(图 15-9)。残存肾单位呈代偿性肥大,即肾小球体积增大,肾小管扩张。间质纤维组织增生并有大量淋巴细胞、浆细胞浸润,使肾小球相互靠拢集中。间质内小动脉硬化,管壁增厚,管腔狭窄。免疫荧光和电镜检查多无特异性发现。多数慢性肾小球肾炎患者的病变发展缓慢,病程较长。临床表现为多尿、夜尿、低比重尿,肾性高血压,贫血和氮质血症。早期如果积极合理治疗可控制病情发展,晚期可由慢性肾功能不全发展为尿毒症,引起患者死亡。

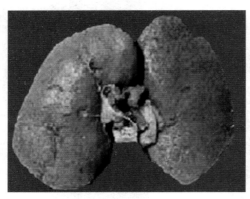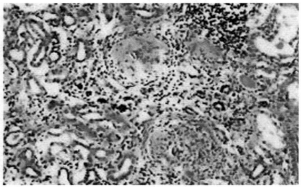

图 15-9　慢性肾小球肾炎

肾脏体积缩小,表面呈弥漫性细颗粒状(左图)。肾小球玻璃样变、纤维化,慢性炎症细胞浸润,
间质纤维组织增生(右图);HE 染色;×200。

**知识拓展**

# 人 工 肾

　　人工肾是根据膜平衡原理,将尿毒症患者的血液与含有一定化学成分的透析液同时引入透析器内,在透析膜的两侧流过,两侧可透过半透膜的分子作跨膜移动,达到动态平衡,从而使尿毒症患者体内蓄积的毒素得以清除。

## 附:常见肾小球肾炎病理学类型的比较

　　常见肾小球肾炎病理学类型的比较见表 15-3。

表 15-3　常见肾小球肾炎病理学类型的比较

| 肾炎类型 | 光镜 | 电镜 | 免疫荧光 | 临床表现 | 预后 |
|---|---|---|---|---|---|
| 急性弥漫性增生性肾小球肾炎 | 系膜细胞、内皮细胞增生 | 上皮下有驼峰状电子致密物 | 毛细血管壁粗颗粒状沉积 | 儿童、青少年多发,急性肾炎综合征 | 多数预后较好 |
| 新月体性肾小球肾炎 | 壁层上皮细胞增生成新月体 | 基膜不规则增厚、断裂缺损 | IgG 和 C3 沿毛细血管壁呈线状沉积 | 快速进行性肾炎综合征 | 新月体越多、预后越差 |
| 膜性肾小球病 | 弥漫性基膜增厚,钉状突起 | 足突融合,基膜增厚 | IgG、C3 沿毛细血管壁呈颗粒状沉积 | 成人肾病综合征 | 慢性肾功能不全 |
| 膜增生性肾小球肾炎 | 系膜细胞和系膜基质重度增生、插入 | 呈双轨状 | IgG 和补体 C3 呈颗粒状沉积在毛细血管壁和系膜区 | 肾病综合征或慢性肾炎综合征 | 慢性肾功能不全 |
| 系膜增生性肾小球肾炎 | 系膜细胞、基质增多 | 系膜细胞、基质增多 | IgG 和 C3 沉积在系膜区 | 隐匿性肾炎综合征 | 系膜硬化和肾小球硬化 |
| IgA 肾病 | IgA、C3 沉积在系膜区 | 系膜区电子致密沉积物 | 系膜区大量 IgA 沉积 | 复发性血尿,常伴上呼吸道感染 | 儿童预后较好,成人较差 |

| 肾炎类型 | 光镜 | 电镜 | 免疫荧光 | 临床表现 | 预后 |
|---|---|---|---|---|---|
| 微小病变性肾小球病 | 近曲小管上皮细胞脂肪变性 | 脏层上皮细胞足突融合、消失 | | 儿童肾病综合征 | 皮质类固醇治疗效果好 |
| 局灶性节段性肾小球硬化 | 毛细血管萎缩，系膜增宽、硬化、玻璃样变 | | 肾小球病变部位IgM和C3沉积 | 肾病综合征 | 肾功能不全 |
| 慢性肾小球肾炎 | 肾小球硬化、玻璃样变 | 多无特异性发现 | 多无特异性发现 | 多尿、夜尿、低比重尿 | 肾功能不全 |

## 第二节　肾盂肾炎

肾盂肾炎（pyelonephritis）是由细菌引起的化脓性炎症，主要侵犯肾小管、肾间质和肾盂。肾盂肾炎（上尿路感染）的发生一般与下尿路感染（尿道炎、前列腺炎和膀胱炎）有关。女性多见，孕妇发病率高，老年人也多见。

泌尿系统感染的途径有上行性感染和下行性感染两种。

**1. 上行性感染**　是肾盂肾炎常见的临床感染途径，病变可累及一侧或两侧肾。病原菌多为革兰氏阴性菌，其中大肠埃希菌最为常见。首先引起尿道炎或膀胱炎，细菌沿输尿管或输尿管周围的淋巴管上行到肾盂，引起肾盂、肾小管和肾间质的炎症。

**2. 下行性感染**　细菌从身体某处感染灶入血后随血流到达肾，引起急性肾盂肾炎，病原菌多为葡萄球菌，两侧肾同时受累，又称为血源性感染。

在正常情况下，排尿对泌尿道有冲洗、自净的作用，膀胱黏膜白细胞及其产生的抗体具有抗菌作用，细菌不易在泌尿道繁殖，泌尿道呈无菌状态。当泌尿道结石、前列腺增生等引起尿道阻塞时，可致尿流不畅、尿液潴留，有利于细菌感染、繁殖；导尿、膀胱镜检查及其他尿道手术引起的泌尿道损伤，为细菌感染提供了条件；女性尿道较男性短，易发生上行性感染。

**病例导学 1**

患者，女，35 岁，4 天前寒战、发热，尿频、尿急、尿痛，右侧腰痛。体检：体温 39℃，脉搏 112 次/min，血压 120/80mmHg；心、肺未见异常，右肾区有叩击痛，无水肿；尿脓细胞（+++），蛋白（++）。

**问题：**该患者可能患有什么疾病？根据是什么？如何解释该患者的临床表现？

ER 15-4

病例导学 1

肾盂肾炎根据临床表现和病变特点分为急性和慢性肾盂肾炎。

## 一、急性肾盂肾炎

急性肾盂肾炎（acute pyelonephritis）是肾盂、肾小管和肾间质的急性化脓性炎症。任何年龄均可发病，女性发病率高于男性。

**1. 病理变化**　大体，肾体积增大、充血，表面散在大小不等的黄白色脓肿，脓肿周围是紫红色充血带。肾盂黏膜表面有脓性渗出物覆盖，可见小出血点。镜下，上行性感染者肾盂黏膜和肾间质充血、水肿，大量中性粒细胞浸润和肾小管上皮细胞坏死、崩解，形成脓肿或条索状化脓灶（图 15-10）。

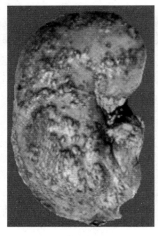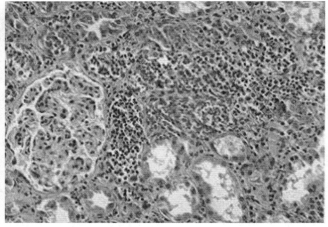

**图 15-10  急性肾盂肾炎**

肾脏表面可见散在黄白色脓肿（左图）。肾间质有大量中性粒细胞浸润并破坏
肾小管（右图）；HE 染色；×200。

肾小管管腔内见中性粒细胞和脓细胞，肾小球常无病变。血源性感染者主要在皮质内形成小脓肿，可见细菌团。

**2. 临床病理联系**  发病急骤，患者有寒战、发热，外周血中性粒细胞升高等全身症状。肾肿大，被膜紧张引起腰痛和肾区叩击痛。化脓性病灶破入肾小管，中性粒细胞、脓细胞和细菌等从尿中排出，因而尿中可查出白细胞、脓细胞和细菌，可见白细胞管型。上行性感染引起的炎症对膀胱和尿道黏膜产生刺激，出现尿频、尿急、尿痛等膀胱刺激征。

急性肾盂肾炎及时治疗多可痊愈，一般持续一周即趋于好转，有一定的自限性，但若治疗不彻底可因缺血发生肾乳头坏死；或尿路阻塞未解除，脓性渗出物不能排出，可形成肾盂积脓；还可导致化脓性炎症侵破肾被膜，蔓延至肾周围组织，形成肾周围脓肿；病程迁延、反复发作可转为慢性肾盂肾炎。

## 二、慢性肾盂肾炎

慢性肾盂肾炎（chronic pyelonephritis）是肾盂、肾小管和肾间质的慢性炎症，多为急性肾盂肾炎反复发作逐渐迁延而来，也有临床上急性肾盂肾炎表现不明显，隐匿进展导致。

**1. 病理变化**  单侧或双侧。大体，肾体积缩小、变硬，表面凸凹不平，有不规则凹陷性瘢痕；切面肾被膜增厚，皮髓质界限不清，肾乳头萎缩，肾盂、肾盏变形，肾盂黏膜增厚、粗糙。镜下，肾间质大量淋巴细胞和浆细胞浸润，可见淋巴滤泡形成，间质纤维化；部分肾小管萎缩、消失；常有肾小球囊壁纤维组织增生；部分肾单位代偿性肥大，肾小管扩张，管腔内充满红染的胶样管型，形似甲状腺滤泡；晚期，肾小球发生萎缩、纤维化、玻璃样变（图 15-11）。

**2. 临床病理联系**  病程较长，反复发作。临床表现腰痛、发热、脓尿、菌尿等。因肾小管严重受损，尿浓缩功能降低，多尿、夜尿等症状出现早而明显。可出现低钾、低钠血症和代谢性酸中毒。如病变累及肾小球，可因 RAAS 激活出现高血压、蛋白尿。

晚期肾小球广泛硬化，最终导致肾功能不全。

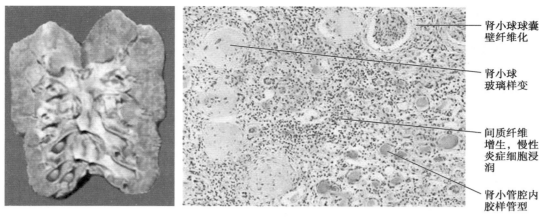

图 15-11　慢性肾盂肾炎

肾脏体积缩小,表面凹陷性瘢痕(左图)。肾小球玻璃样变、纤维化,间质纤维增生,慢性
炎症细胞浸润,肾小管腔内胶样管型(右图);HE染色;×200。

肾小球球囊壁纤维化

肾小球玻璃样变

间质纤维增生,慢性炎症细胞浸润

肾小管腔内胶样管型

# 第三节　常见恶性肿瘤

泌尿系统肿瘤可发生于泌尿系统的任何部位。肿瘤大多数为恶性,严重威胁患者的健康。本节仅介绍肾细胞癌和尿路上皮癌。

## 一、肾细胞癌

肾细胞癌(renal cell carcinoma),简称"肾癌",占成人恶性肿瘤的2%,肾脏恶性肿瘤的80%~90%,多发生于60岁左右,男性多于女性。

**1. 病因与发病机制**　除化学致癌物外,吸烟是引起肾癌的重要因素。其他危险因素有肥胖、高血压及接触石棉、石油产品和重金属等。遗传性肾癌为常染色体显性遗传,发病年龄较小,常发生于双侧,呈多灶性,较少见。

**2. 病理变化**　肿瘤多单发,大多呈实体性圆形肿块。发生于肾脏两极,以上极多见。大体,切面见肿瘤多为实性,少数呈囊性,边界较清楚,常有假包膜形成,颜色多样,呈灰黄色(癌细胞胞质内含有大量脂质)或灰白色,有出血(红褐色)、坏死(灰白色)和纤维化(白色)区相间并存,呈多彩颜色。肾癌组织学分型包括肾透明细胞癌、乳头状肾细胞癌、肾嫌色细胞癌等多种类型,其中肾透明细胞癌最多见。镜下,肿瘤细胞体积较大、呈多边形、轮廓清楚,胞质淡染、透明(内含有大量脂质和丰富的糖原)或呈颗粒状,核小而圆。间质较少,为富含毛细血管的少量疏松结缔组织(图15-12)。

**3. 临床病理联系**　早期常无症状,肿瘤体积较大时才被发现。血尿、腰痛和肾区肿块是肾癌三联征,对肾癌的诊断有一定意义,但已属晚期表现。无痛性血尿是肾癌的主要症状,是肿瘤侵及肾盂、肾盏及血管所致。肿瘤体积增大,引起肾被膜紧张或因侵犯肾被膜均可导致患者出现腰痛症状,另外还可出现发热、乏力等全身症状。

肾癌可产生异位激素和激素样物质,引起副肿瘤综合征。例如促红细胞生成素增多可引起红细胞增多症,甲状旁腺激素分泌增多引起高钙血症,肾素增多引起高血压,肾上腺皮质激素增多可引起库欣综合征,促性腺激素增多可引起男性女性化或女性男性化等。

**4. 转移和预后**　肾细胞癌可直接向邻近组织蔓延,还可直接侵入肾盂、肾盏,甚至输尿管。癌细胞穿破肾被膜,可侵犯肾上腺和肾周围脂肪组织。多早期发生血行转移,常转移到肺,其次是骨、肝、脑等器官。淋巴道转移常首先转移至肾门和主动脉旁淋巴结。肾细胞癌预后差,5年生存率约

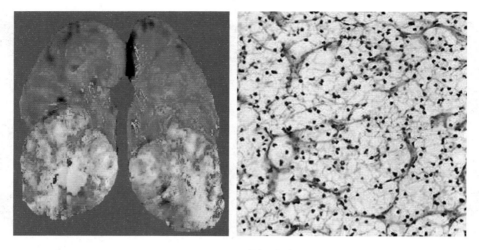

图 15-12　肾细胞癌

肾脏下极可见圆形肿物(左图)。肾透明细胞癌,癌细胞体积增大,呈圆形或多边形,胞质丰富
且透明,核小而深染(右图);HE 染色;×400。

为 45%。如无转移,早期切除肿瘤组织,则预后较好。

## 二、尿路上皮癌

尿路上皮癌(urothelial carcinoma)可发生于肾盂、输尿管、膀胱和尿道,其中膀胱最为常见,多发生于 50~70 岁,男性是女性的 3~4 倍。

**1. 病因与发病机制**　尿路上皮癌与长期接触联苯胺、苯胺和萘胺等化学致癌物有关。此外,吸烟、膀胱血吸虫病、膀胱黏膜的慢性炎症引起膀胱黏膜上皮增生,也会导致癌变。

**2. 病理变化**　尿路上皮癌好发于膀胱侧壁和膀胱三角区近输尿管开口处。肿瘤可单发或多发,大小不等,多呈乳头状,也可呈息肉状、扁平状或菜花状。依据肿瘤组织的分化程度分为:①Ⅰ级,癌细胞呈乳头状排列,具有一定的异型性,细胞层次增多,极性紊乱不明显(图 15-13);②Ⅱ级,癌细胞呈乳头状排列,或伴有实性癌巢,异型性明显,核分裂象多见,细胞层次明显增多,极性消失;③Ⅲ级,癌细胞乳头状结构消失,呈实性癌巢,细胞分化差,异型性特别明显,核分裂象多,并有病理性核分裂象。

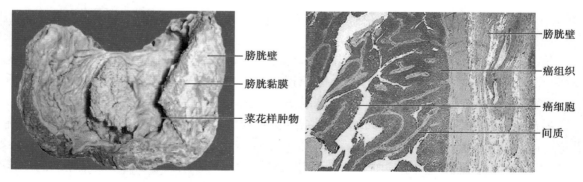

图 15-13　尿路上皮癌

膀胱壁内可见菜花样肿物(左图)。镜下可见癌组织(右图);HE 染色;×100。

**3. 临床病理联系**　尿路上皮癌最常见的症状是无痛性血尿,因肿瘤组织断裂、表面坏死或溃破所致。肿瘤侵犯膀胱壁,膀胱黏膜受刺激或继发感染,可引起尿频、尿急、尿痛。如肿瘤侵及输尿管开口,可导致肾盂、输尿管积水或积脓。

**4. 转移和预后** 尿路上皮癌可发生局部淋巴结转移,甚至血行转移。患者的预后与尿路上皮癌的病理学分级有关。切除肿瘤后易复发,复发后的肿瘤分化程度可能相应降低。尿路上皮癌 I 级 5 年生存率高,Ⅲ级预后最差。

# 第四节　肾功能不全

肾功能不全(renal insufficiency)是指各种原因引起的肾功能严重障碍,代谢产物、药物和毒性物质在体内蓄积,水、电解质和酸碱平衡紊乱,以及肾脏内分泌功能障碍的病理生理过程。肾功能不全与肾衰竭(renal failure)只是程度上的差别,前者指肾脏功能障碍由轻到重的全过程,后者则是前者的晚期阶段。肾衰竭根据发病急缓和病程长短,可分为急性肾衰竭和慢性肾衰竭,二者发展到严重阶段均可导致明显的自身中毒症状,即尿毒症(uremia)。

## 一、急性肾衰竭

急性肾衰竭(acute renal failure,ARF)是各种原因在短时间内引起肾脏泌尿功能急剧降低,致使机体内环境发生严重紊乱的病理过程。临床表现有水中毒、高钾血症、代谢性酸中毒和氮质血症,并常伴有少尿或无尿。根据患者尿量的变化分为少尿型 ARF 和非少尿型 ARF,其中少尿型 ARF 多见。

（一）原因与种类

根据发病原因,将急性肾衰竭分为肾前性、肾性和肾后性三大类。

**1. 肾前性急性肾衰竭** 在临床上较为常见,主要见于各种原因引起的有效循环血量减少和肾血管强烈收缩,导致肾血液灌注严重不足,GRF 降低所致的急性肾衰竭。常见原因有大失血、严重创伤、脱水、感染等引起的休克及急性心力衰竭。由于早期肾脏没有器质性改变,病因去除后可迅速恢复正常,故又称功能性急性肾衰竭。但若缺血时间持续过长,则会引起肾小管缺血性坏死。

**2. 肾性急性肾衰竭** 是指由肾实质器质性病变引起的肾衰竭,临床上以肾持续性缺血和肾毒性物质引起的急性肾小管坏死最常见。

（1）**急性肾小管坏死**:是引起肾性 ARF 最常见的原因。急性肾小管坏死的主要原因包括:①肾持续性缺血,如肾前性肾衰竭的各种因素,早期未及时治疗,持续的肾缺血导致肾小管坏死,引起器质性肾衰竭;②肾毒性物质,包括重金属(砷、铅、汞等)、细菌内毒素、生物毒素(蛇毒、毒蕈等)、抗生素(新霉素、卡那霉素等)、某些有机毒物(甲苯、甲醇、四氯化碳等)等,在经肾排泄时可直接损伤肾小管上皮细胞,引起肾小管变性、坏死。

（2）**肾脏疾病**:肾小球、肾间质、肾血管的病变,如急性肾小球肾炎、急性肾盂肾炎、急进型高血压、肾动脉硬化及栓塞、系统性红斑狼疮等,均可引起肾实质损害,导致急性肾衰竭。

**3. 肾后性急性肾衰竭** 是指从肾盏到尿道口任何部位的急性阻塞因素所引起少尿、无尿而导致的急性肾衰竭,常见于双侧输尿管结石、盆腔肿瘤、前列腺增生、前列腺癌等。肾后性急性肾衰竭多为可逆性,及时解除梗阻可使肾功能很快恢复。

（二）**发病机制**

急性肾衰竭的病因不同,其发病机制亦不同,但其中心环节都是 GFR 降低。肾固有细胞的损伤是 GFR 下降的病理生理学基础。其原因归纳如下:

**1. 肾血流减少**

（1）**肾灌注压下降**:各种原因引起的循环血量不足均可引起肾血流减少,肾血流灌注压降低。研究表明,当动脉血压在 80~160mmHg 时,通过肾血管的自身调节,肾血流灌注量和肾小球滤过率可保持稳定。但当动脉血压低于 50~70mmHg 时,肾血流失去自身调节能力,可引起 GFR 下降。

(2) **肾血管收缩**:当血压下降肾缺血时,肾入球小动脉收缩,造成肾皮质缺血。其主要机制为:①有效循环血量减少,引起 RAAS 兴奋,血中儿茶酚胺增加,肾血流重新分布,导致肾皮质缺血明显;②肾缺血时,GFR 下降,刺激致密斑,使球旁细胞释放肾素,从而使 RAAS 被激活;③前列腺素生成减少,尤其是有明显舒张血管作用的前列腺素 $E_2$ 减少,加重肾缺血;④内皮素合成增加。

(3) **肾血管内皮细胞肿胀**:肾缺血时肾小球毛细血管内皮细胞的"钠泵"失灵,肾缺血再灌注产生大量氧自由基损伤内皮细胞,均可使内皮细胞肿胀和管腔狭窄,肾血流减少。

(4) **肾微循环障碍**:部分急性肾小管坏死的患者可出现血液凝固性增高和微血管内皮细胞损伤,其肾小球毛细血管内可有血栓形成,堵塞血管,使肾血流减少。

2. **肾小球病变** 急性肾小球肾炎、狼疮性肾炎等可使肾小球滤过膜受损,滤过面积减少,导致 GFR 下降。

3. **肾小管阻塞** 服用磺胺类等肾毒性药物引起肾小管坏死时的上皮细胞碎片、异型输血时的血红蛋白、挤压综合征时的肌红蛋白,均可在肾小管内形成各种管型,阻塞肾小管管腔。同时,肾小管腔内压力明显增高,引起肾小囊内压增高,导致肾小球有效滤过压下降,GFR 降低。

4. **肾小管原尿反流** 持续肾缺血或肾毒素作用可引起肾小管上皮细胞变性、坏死并脱落后阻塞肾小管,甚至上皮细胞坏死后基膜断裂,原尿可经受损的肾小管壁反流至肾间质,使间质水肿。间质水肿又压迫肾小管,造成囊内压升高,使 GFR 减少,出现少尿;此外,间质水肿还压迫肾小管周围的毛细血管,加重肾缺血,使 GFR 进一步下降,少尿加重,形成恶性循环。

总之,急性肾衰竭的发病机制可能是多种因素共同或先后作用的结果。在多数病例中,肾血流减少和 GFR 降低是主要发病机制,肾小管坏死所致的肾小管阻塞和原尿反流则是辅助因素。

### (三) 机体功能与代谢变化

1. **少尿型急性肾衰竭** 临床上大多数患者属于该类型,分为少尿期、移形期、多尿期和恢复期四个阶段。

(1) **少尿期**:是少尿型急性肾衰竭病程中的最初表现,也是最危险的阶段,尿量明显减少甚至无尿,代谢产物蓄积,伴有水、电解质和酸碱平衡紊乱,可持续 1~3 周,典型者为 7~14 天,持续时间越长,预后越差。

1) 尿的变化:主要表现为尿量、尿比重、尿液成分的改变。①少尿或无尿:主要由 GFR 下降引起;②低比重尿:常固定于 1.010~1.020,主要由原尿浓缩和稀释功能障碍引起;③血尿、蛋白尿和管型尿:急性肾衰竭患者肾小球毛细血管通透性增高以及肾小管损伤,尿中可出现蛋白质、红细胞、变性上皮细胞等成分,这些有形成分在通过肾小管时可浓缩、凝固形成管型;④尿钠增高:由肾小管对钠的重吸收障碍引起。

功能性 ARF,其少尿主要是由于 GFR 明显降低引起;器质性 ARF,肾小球和肾小管均出现功能障碍。两者不仅是少尿的发生机制不同,在尿液成分上亦有区别(表 15-4)。临床上正确区别功能性 ARF 和器质性 ARF 对指导治疗和判断预后具有重要意义。

2) 水中毒:①少尿使肾脏排水减少;②体内分解代谢增强引起内生水增多,饮水过多或输液过多、过快等,可导致水潴留。水潴留可引起稀释性低钠血症和细胞水肿,严重时可出现肺水肿、脑水肿和心力衰竭。患者出现明显皮下水肿,甚至恶心、呕吐、头痛,严重时出现脑疝、呼吸骤停。临床上对 ARF 患者,应严格控制补液量和补液速度。

3) 高钾血症:①少尿使肾排钾减少;②组织损伤、分解代谢增强、酸中毒等促使细胞内的钾释放到细胞外液;③摄入含钾高的食物或药物,或输入库存血等。高钾血症可引起心肌兴奋性先高后低,收缩性、传导性和自律性降低,引起心律失常,严重时出现心室纤颤及心脏停搏。

4) 代谢性酸中毒:①GFR 下降,酸性物质(如硫酸根、磷酸根等)不能经肾排出;②肾小管分泌

表 15-4　功能性 ARF 与器质性 ARF 尿液变化的不同特点

| 区别项目 | 功能性 ARF | 器质性 ARF |
|---|---|---|
| 尿沉渣镜检 | 轻微 | 显著,褐色颗粒管型、红细胞、白细胞、变形上皮细胞 |
| 尿蛋白 | 阴性或微量 | +~++++ |
| 尿钠/( mmol·L$^{-1}$ ) | <20 | >40 |
| 尿渗透压/( mmol·L$^{-1}$ ) | >500 | <350 |
| 尿比重 | >1.020 | <1.015 |
| 尿/血肌酐比值 | >40∶1 | <20∶1 |

$H^+$ 和 $NH_3$ 能力下降,使碳酸氢钠重吸收减少;③循环障碍引起缺氧,分解代谢增强,产酸增加。酸中毒可抑制心血管系统和中枢神经系统功能,并可加重高钾血症。患者出现血压下降、无力、嗜睡、昏迷等症状。

5)氮质血症:血中尿素、肌酐、尿酸等非蛋白质氮( non-protein nitrogen,NPN )含量显著增高,称氮质血症( azotemia )。当尿量减少时,肾不能充分排出代谢产物,同时体内蛋白质分解增加,导致氮质血症的发生。患者主要表现为厌食、恶心、呕吐、腹胀及腹泻等症状,严重时可出现尿毒症。临床上常用血尿素氮作为氮质血症的指标(正常人血中尿素氮为 2.9~8.2mmol/L,肌酐为 44~133μmol/L )。

6)其他:可出现低血钙、高血磷、高血镁等,主要是由于蛋白质分解代谢增加,释放大量镁和磷,而磷升高可使血钙降低。

(2)移形期:患者每天尿量逐渐增至 400ml 以上时,表明患者已经度过危险的少尿期进入移形期。此时,肾小管上皮细胞已经开始再生修复,但肾脏排泄能力仍低于正常,因此,高钾血症、酸中毒和氮质血症等紊乱还不能立即得到改善。

(3)多尿期:当患者每天尿量逐渐增至 2 500ml 以上,甚至可达 3 000ml 或更多,表明患者进入多尿期。进入此期后,标志着病情开始好转。多尿的发生机制:①肾缺血改善,GFR 开始恢复;②潴留在体内的尿素等代谢产物经肾小球大量排出,引起渗透性利尿;③新生的肾小管上皮细胞功能尚不完善,水、钠重吸收功能较低;④肾间质水肿消退及肾小管内管型被冲走解除阻塞,使肾小管通畅。

多尿期早期,由于肾功能尚未完全恢复,氮质血症、高钾血症、代谢性酸中毒不能立即得到改善,后期由于多尿可出现脱水、低血钾、低血钠等。临床上应注意调节患者的水、电解质平衡。多尿期持续 1~2 周即转入恢复期。

(4)恢复期:一般在发病后 1 个月左右进入恢复期,尿量及尿液成分逐渐恢复至正常范围,血中非蛋白质氮和水、电解质及酸碱平衡紊乱得到纠正,相应症状消失。但肾功能恢复到正常需半年到 1 年,少数患者可发展为慢性肾衰竭。

**2. 非少尿型急性肾衰竭**　GFR 下降程度不严重,肾小管部分功能还存在,但浓缩和重吸收功能障碍,其临床特点:①无明显少尿,尿量每天可在 400~1 000ml,没有明显的多尿期;②尿钠含量较低,尿比重也较低且固定;③氮质血症;④多无高钾血症。此型患者的临床症状较轻,病程短,并发症少,预后较好。但由于尿量减少不明显,容易被临床忽视而漏诊。

少尿型和非少尿型 ARF 可以相互转化,少尿型 ARF 经治疗后可转化为非少尿型 ARF;而非少尿型 ARF 因漏诊或治疗不当可转化为少尿型 ARF,表示病情在继续恶化,预后不佳。

**(四)防治原则**

**1. 积极治疗原发病**　对引起 ARF 的原发病积极采取预防和治疗措施,如对大出血、严重脱水、感染等疾病,应尽早采取补充血容量、抗休克、抗感染等措施,慎用对肾脏有损害的药物。

**2. 纠正水、电解质及酸碱平衡紊乱** 在少尿期要严格控制输液量,治疗高钾血症(使用钾离子拮抗剂,静脉滴注葡萄糖和胰岛素,应用透析疗法等),及时纠正代谢性酸中毒等;在多尿期要及时补充水及钠、钾、维生素等;在恢复期要注意加强营养。

**3. 控制氮质血症** 限制蛋白质摄入,给予葡萄糖及必需氨基酸,以促进蛋白质合成,降低血尿素氮的含量。

**4. 透析疗法** 应用腹膜透析、血液透析排出患者体内的有毒物质,是急性肾衰竭最重要的治疗措施,能有效纠正水、电解质和酸碱平衡紊乱,有利于疾病的恢复。透析疗法是对急性肾衰竭和尿毒症患者除肾移植外最有效可行的治疗方法。

如果早期诊断,早期治疗,多数急性肾衰竭是可以逆转的。因此,快速作出诊断,采取有效的治疗措施,对于降低本病的死亡率,挽救患者的生命,具有重要意义。

## 二、慢性肾衰竭

慢性肾衰竭(chronic renal failure,CRF)是指各种慢性肾脏疾病导致肾单位进行性、不可逆性破坏,以致残存的肾单位不能充分排出代谢产物和维持内环境恒定,导致体内代谢废物和毒物的潴留,水、电解质和酸碱平衡紊乱,以及肾脏内分泌功能障碍,并伴有一系列临床症状的病理生理过程。慢性肾脏病(chronic kidney disease,CKD)是指肾脏损害和/或 GFR<60ml/(min·1.73m$^2$)持续 3 个月以上,其中肾脏损害是指肾脏结构和功能异常,包括肾脏影像学检查异常、肾脏病理形态学异常、肾脏血和/或尿成分异常。

### (一)病因

**1. 肾脏病变** 凡能造成肾实质破坏的疾病均可引起 CRF,如慢性肾小球肾炎、慢性肾盂肾炎、糖尿病肾病、肾结核、肾肿瘤、红斑狼疮等。

**2. 肾血管病变** 如高血压肾小球硬化、糖尿病肾小球硬化、结节性动脉周围炎等。

**3. 尿路慢性梗阻** 如尿路结石、前列腺增生、肿瘤、先天性尿路狭窄等。

目前认为慢性肾小球肾炎是 CRF 最常见的原因,占 50%~60%。糖尿病肾病和高血压肾病也是 CRF 的常见原因。

### (二)发展过程

肾脏具有很强的代偿储备能力,当有肾单位被破坏时,肾功能可由健存的肾单位进行代偿,因而在很长一段时间内患者没有明显症状,只有当健存的肾单位不能维持正常的泌尿功能时,才会出现临床表现,发生肾衰竭。根据肾脏损伤程度和 GFR 将 CKD 分为 5 期(表 15-5):

表 15-5　CKD 的分期

| 分期 | 描述 | GFR/[ ml·( min·1.73m$^2$ )$^{-1}$] |
|---|---|---|
| 1 | 肾损伤,GFR 正常或升高 | ≥90 |
| 2 | 肾损伤,GFR 轻度下降 | 60~89 |
| 3 | GFR 中度下降 | 30~59 |
| 4 | GFR 严重下降 | 15~29 |
| 5 | 肾衰竭及终末期肾病(ESRD) | <15 或透析 |

### (三)发病机制

慢性肾衰竭的发生机制目前尚不十分清楚,主要有以下几种学说:

**1. 健存肾单位学说** 肾脏疾病使肾单位不断遭受损伤而丧失功能,肾功能由健存肾单位进行代偿,但随着病程的进展,健存肾单位日渐减少,肾功能下降,当健存的肾单位减少到不能维持正常的泌尿功能时,机体内环境发生紊乱,出现 CRF 的临床表现。

**2. 肾小球过度滤过学说** 在肾脏疾病晚期,多数肾单位被破坏后,健存肾单位发生过度滤过,以致长期负荷过重,可引起肾小球硬化而失去功能,导致健存肾单位越来越少,加剧肾衰竭。

**3. 矫枉失衡学说** 当肾损害引起肾单位逐渐减少时,体内某些溶质增多,机体通过代偿活动矫正这些溶质数量使其恢复正常,从而维持内环境的稳定。但机体在矫正的过程中,可引起其他器官功能、代谢的改变,导致内环境新的紊乱。例如,肾衰竭晚期,由于 GFR 明显降低,尿磷排出减少,引起高磷血症,使甲状旁腺激素分泌增加,促进肾脏排磷,使血磷水平趋向正常,达到"矫正"作用。但甲状旁腺激素分泌过多可导致溶骨作用,引起肾性骨营养不良,以及软组织坏死、皮肤瘙痒及神经系统受损等,使内环境进一步紊乱,出现新的"失衡"。

**病例导学 2**

　　患者,女,33 岁,患慢性肾小球肾炎 6 年,近 1 年来尿量增多,夜间尤甚。患者本次因妊娠反应严重,呕吐频繁,进食困难而急诊入院。实验室检查:血清 K⁺ 3.6mmol/L,内生肌酐清除率为正常值的 24%,pH 7.39,PaCO₂ 43.8mmHg,HCO₃⁻ 26.3mmol/L,Na⁺ 142mmol/L,Cl⁻ 96.5mmol/L。

　　**问题**:该患者有哪种肾衰竭?有无酸碱失衡和钾代谢紊乱?

### (四)机体功能和代谢变化

**1. 尿的变化**

**(1)尿量的变化**

1)夜尿:正常人白天尿量约占总尿量的 2/3,夜间尿量约占 1/3。CRF 患者夜间排尿增多,夜间尿量和白天尿量接近,甚至超过白天尿量,称为夜尿,其发生机制尚不清楚。

2)多尿:①由于多数肾单位被破坏,流经健存肾单位的血流量代偿性增加,这些肾小球产生的原尿增多,原尿通过肾小管时流速增快,肾小管来不及充分重吸收;②原尿中溶质含量增多,渗透压升高发生渗透性利尿;③肾间质损害,不能形成高渗环境,尿浓缩功能降低;④受损的肾小管上皮细胞对抗利尿激素的反应减弱,对水的重吸收减少。

3)少尿:CRF 晚期,当健存的肾单位减少到一定的数量时,肾血流量极度减少,肾小球滤过率明显降低,每 24 小时尿量可少于 400ml。

**(2)尿液成分的变化**:尿中可出现蛋白质、红细胞、白细胞和相应的管型等。

**(3)尿渗透压的变化**:CRF 早期,由于肾浓缩能力减弱而稀释功能正常,出现低比重尿或低渗尿。随着病情的加重,肾浓缩和稀释功能均降低,尿的渗透压接近血浆晶体渗透压,尿的比重固定在 1.008~1.012,称为等渗尿。

**2. 水、电解质及酸碱平衡紊乱**

**(1)水代谢紊乱**:CRF 患者的肾脏对水代谢的适应调节能力日益减弱,当水摄入增加时,可发生水潴留及水中毒;若严格限制水的摄入或使用利尿剂时,可出现血容量减少、脱水。

**(2)钠代谢紊乱**:CRF 患者的肾脏对钠的调节能力降低,对钠的重吸收减少,尿钠排出量增多,易出现低钠血症。其主要的发生机制:渗透性利尿引起失钠;肾小管对钠的重吸收下降。但过多补充钠盐又可出现水钠潴留,引起高血压,甚至引发充血性心力衰竭。因此,对 CRF 患者要根据患者的尿量,适当控制钠盐的摄入。

（3）**钾代谢紊乱**：CRF 早期可出现低钾血症，主要是由于持续性多尿、呕吐、腹泻、长期应用排钾性利尿剂等所致。CRF 晚期可发生高钾血症，是由于少尿、酸中毒、感染、应用保钾利尿药、输入库存血等所致。高钾血症和低钾血症均可影响神经肌肉的应激性，并可导致心律失常，严重时可危及生命。

（4）**钙磷代谢紊乱**：CRF 晚期，健存肾单位明显减少，GFR 极度降低时，机体的自身代偿不足以维持钙磷的正常水平。

1）高磷血症：CRF 早期，GFR 下降，肾排磷减少，使血磷升高，同时血钙降低，而后者又导致甲状旁腺激素（PTH）分泌增多，抑制健存肾单位中肾小管对磷的重吸收，使血磷暂时维持在正常水平。但 CRF 晚期，健存肾单位明显减少，PTH 的增多也不能维持磷的排出，导致血磷升高。

2）低钙血症：血液中钙磷浓度的乘积是一个常数，血磷升高则血钙降低；血磷升高，肠道磷酸根分泌增加，与钙结合形成磷酸钙，影响肠道钙的吸收；肾实质的破坏，$1,25$-$(OH)_2$-$D_3$ 生成不足，肠道钙吸收减少。

（5）**代谢性酸中毒**：CRF 晚期，硫酸、磷酸等酸性代谢产物滤过减少而在体内潴留；肾小管泌 $H^+$、产 $NH_3$ 能力下降；继发性 PTH 分泌增多，抑制近端小管上皮细胞碳酸酐酶的活性，使近端小管重吸收 $HCO_3^-$ 减少而导致代谢性酸中毒。

**3. 氮质血症** CRF 晚期，由于 GFR 下降，含氮的代谢终末产物如尿素、肌酐、尿酸等在体内蓄积，导致血中非蛋白质氮的含量增加，出现氮质血症。感染或高蛋白饮食易加剧氮质血症的发展，因此应适当限制蛋白质的摄入。

**4. 肾性高血压** 肾性高血压是指由于各种肾脏疾病引起的高血压，主要是由 GFR 下降引起的水钠潴留和肾素分泌增加所致。

（1）**水钠潴留**：CRF 时，由于肾排钠、排水功能降低，引起水钠潴留，使血容量增加和心输出量增多，血压升高，称为钠依赖性高血压。对此类高血压患者，限制钠盐摄入和使用利尿剂促进钠、水排泄，可达到较好的治疗效果。

（2）**RAAS 激活**：某些肾脏疾病如肾小球肾炎、肾动脉硬化等，由于肾小球血流量减少，激活 RAAS，增多的血管紧张素 Ⅱ 收缩血管，使外周阻力增加，血压升高，称为肾素依赖性高血压。对此类高血压患者应采用药物降低 RAAS 的活性，才能起到降压效果。

（3）**肾分泌的降压物质生成减少**：肾实质被破坏，肾髓质生成的前列腺素 $A_2$（$PGA_2$）、前列腺素 $E_2$（$PGE_2$）和激肽等舒血管物质减少，外周阻力增加，引起血压升高。

**5. 肾性贫血** CRF 患者往往伴有贫血，且贫血程度与肾功能损害程度较为一致。发生机制为：①肾实质的破坏，促红细胞生成素生成减少，导致骨髓红细胞生成减少；②体内潴留毒性物质（如甲基胍）可抑制骨髓造血功能；③毒性物质使红细胞破坏增多；④毒性物质可导致出血和铁的吸收及利用障碍。

**6. 出血倾向** 约 20% 的 CRF 患者伴有出血倾向，表现为皮下出血、鼻出血、胃肠出血等，可能是体内蓄积的毒物抑制血小板因子 3 的释放，造成凝血功能障碍所致。

**7. 肾性骨营养不良** 也称"肾性骨病"，包括儿童的肾性佝偻病和成人的骨质软化、纤维性骨炎、骨质疏松、骨囊性纤维化。其发病机制为：①高血磷、低血钙；②PTH 分泌增多，加速溶骨作用；③$1,25$-$(OH)_2$-$D_3$ 形成减少，骨钙沉着减少；④酸中毒使骨钙溶解。

## 三、尿毒症

尿毒症是指急、慢性肾衰竭发展到最严重阶段，代谢终末产物和内源性毒物在体内蓄积，水、电解质和酸碱平衡发生紊乱及内分泌功能失调，引起一系列自体中毒症状。

## （一）病因与发病机制

尿毒症是一个非常复杂的病理生理过程,在尿毒症患者的血浆中有 200 余种代谢产物或毒性物质的蓄积,这些物质称为尿毒症毒素。一般认为尿毒症毒素在尿毒症的临床症状中起着重要的作用。主要的尿毒症毒素如下:

**1. 甲状旁腺激素（PTH）** 可引起中枢及周围神经受损、肾性营养不良、皮肤瘙痒、高脂血症、贫血等。甲状旁腺切除可解除或缓解上述症状。

**2. 胍类化合物** 是体内精氨酸的代谢产物,可引起嗜睡、肌肉痉挛、出血、呕吐、腹泻等。

**3. 尿素** 可引起头痛、厌食、恶心、糖耐量降低等。

**4. 多胺** 是氨基酸代谢产物,包括腐胺、精脒和精胺,可引起恶心、呕吐、蛋白尿,也可促进肺水肿和脑水肿的发生。

**5. 其他** 尿酸、肌酐、酚类、中分子和大分子毒素等,对机体均有一定的毒性作用。

## （二）机体功能和代谢变化

尿毒症除了前述的急、慢性肾功能不全的临床表现进一步加重外,还有以下中毒症状:

**1. 神经系统** 中枢神经系统功能紊乱是尿毒症的主要表现,患者表现为头晕、头痛、记忆力减退、判断力和理解力障碍、烦躁不安,严重者出现嗜睡和昏迷,称为尿毒症脑病,可能与毒性物质蓄积,导致神经细胞变性、脑水肿,脑缺血、缺氧有关。周围神经损害,血液中的甲状旁腺激素和胍类物质增多,可出现下肢疼痛、无力,甚至麻痹等表现。

**2. 消化系统** 消化系统症状是尿毒症患者最早出现和最突出的症状。早期表现为厌食、恶心等,晚期出现呕吐、腹泻、口腔黏膜溃疡以及消化道出血等。这可能与肠道分解尿素产氨增多,促胃液素灭活减少、刺激胃黏膜引起纤维蛋白性炎症和溃疡有关。恶心、呕吐也与中枢神经系统功能障碍有关。

**3. 心血管系统** 主要表现为心力衰竭和心律失常,由肾性高血压、酸中毒、高钾血症、水钠潴留等引起。尿素、尿酸等毒性物质可直接刺激心包引起纤维蛋白性心包炎（尿毒症心包炎）,患者可出现心前区疼痛,听诊可闻及心包摩擦音,为尿毒症患者最危险的表现之一。

**4. 呼吸系统** 酸中毒使呼吸加深、加快,严重时可出现潮式呼吸或深大呼吸。由于尿素经唾液酶分解成氨,故呼气有氨味。严重时因水钠潴留、心力衰竭以及低蛋白血症等使组织液生成增多导致肺水肿。尿素刺激胸膜可引起纤维蛋白性胸膜炎。

**5. 免疫系统** 60% 以上患者有严重感染,感染是造成患者死亡的主要原因之一。感染主要与细胞免疫异常有关。

**6. 皮肤变化** 患者常出现皮肤瘙痒、干燥、脱屑等,主要是毒性物质刺激皮肤神经末梢及甲状旁腺功能亢进所致。尿素随汗液排出,在皮肤汗腺开口处形成细小的白色尿素结晶,称为"尿素霜"。

**7. 代谢紊乱** 尿毒症期,机体的三大类物质代谢均出现障碍。

（1）**糖代谢障碍**:尿毒症患者 50%~70% 伴有葡萄糖耐量降低,可能是在毒性物质的作用下,胰岛素分泌减少,生长激素分泌增多,胰岛素与靶细胞受体结合障碍等所致。

（2）**蛋白质代谢障碍**:尿毒症患者常出现低蛋白血症和消瘦。原因是毒性物质使蛋白质合成障碍、分解增加,加之患者呕吐、厌食等使蛋白质摄入减少,造成负氮平衡。

（3）**脂肪代谢障碍**:患者血中甘油三酯含量增高,出现高脂血症,可能是由于胰岛素拮抗物质使肝脏合成甘油三酯增加,同时脂蛋白酶活性降低使甘油三酯清除率降低所致。

## （三）防治原则

1. 积极治疗原发疾病,改善肾功能,防止肾实质继续被破坏。

2. 纠正加重肾衰竭的因素,防止肾功能进一步恶化,如控制感染,纠正水、电解质和酸碱平衡紊乱,控制高血压,避免使用肾毒性药物等。

3.注意蛋白质的合理摄入,低盐饮食。

4.采用腹膜透析和血液透析,以延长患者生命。

5.肾移植是治疗慢性肾衰竭和尿毒症最根本的方法。

## 本章小结

　　肾小球肾炎的发病机制是循环免疫复合物沉积或原位免疫复合物形成;病理变化以肾小球的变质、渗出和增生为主;临床表现为尿的变化,肾性水肿、高血压、贫血,急性肾炎综合征,快速进行性肾炎综合征,慢性肾炎综合征,肾病综合征等;分为急性弥漫性增生性肾小球肾炎、新月体性肾小球肾炎、膜性肾小球病、IgA肾病、微小病变性肾小球病、慢性肾小球肾炎等。

　　肾盂肾炎有上行性和血源性感染。急性肾盂肾炎是肾盂、肾小管和肾间质的急性化脓性炎症,临床表现有腰痛、发热、脓尿、菌尿等。慢性肾盂肾炎与急性肾盂肾炎的临床表现相似,只是病程较长,反复发作,晚期肾小球广泛硬化,最终导致肾功能不全。

　　肾细胞癌临床表现为血尿、腰痛和肾区肿块三联征。尿路上皮癌好发于膀胱三角区近输尿管开口处,临床表现为无痛性血尿。

　　肾衰竭分为急性和慢性肾衰竭,两者最终都会发生尿毒症。急性肾衰竭分为肾前性、肾性和肾后性,临床表现有水中毒、氮质血症、高钾血症和代谢性酸中毒,多数患者少尿或无尿。依据肾脏损伤程度和GFR将CKD分为5期。慢性肾衰竭的临床表现为多尿、夜尿,晚期出现少尿及等渗尿,出现水、电解质和酸碱平衡紊乱,还表现为氮质血症、肾性高血压、肾性贫血、肾性骨营养不良和出血倾向等。维持性血液透析可延长肾衰竭患者的生命。

## 病例讨论

　　患者,男,8岁,眼睑及双下肢水肿伴尿泡沫增多1周。患者1周前于"感冒"后出现晨起眼睑水肿,逐渐遍及全身,伴尿量减少及尿泡沫增多,在当地医院化验尿常规尿蛋白(+++),无明显腰痛及肉眼血尿,自觉乏力,食欲尚可。

病例讨论

　　既往史、个人史、家族史:无特殊记载。

　　查体:体温36.5℃,脉搏84次/min,呼吸20次/min,血压135/90mmHg,神志清楚,自动体位,颜面水肿,全身皮肤未见皮疹,浅表淋巴结未触及肿大,心率84次/min,心律正常,双肺未闻及啰音,腹膨隆,移动性浊音阳性,无压痛及反跳痛,双肾区无叩击痛,双下肢可凹性水肿阳性。

　　临床检查:

　　(1)尿常规:尿蛋白(+++),红细胞10~15个/HP,白细胞1~2个/HP,尿比重1.031,尿糖(-),24h尿蛋白定量5.2g/d(尿量950ml)。

　　(2)血常规:白细胞计数$8.2×10^9$/L,血红蛋白146g/L,血小板计数$261×10^9$/L。

　　(3)血生化:谷丙转氨酶38.2U/L,谷草转氨酶12.2U/L,γ-谷氨酰转移酶12U/L,血清白蛋白23.6g/L,血清球蛋白39.5g/L,甘油三酯2.71mmol/L,总胆固醇6.12mmol/L,血糖4.6mmol/L,尿素氮3.29mmol/L,$CO_2$结合力26.7mmol/L,尿酸341μmol/L,抗核抗体谱及血补体未见异常;HBsAg(-),HBcAb(乙型肝炎核心抗体)(-)。

　　(4)肾活检:镜下肾小管上皮细胞脂肪变性明显。电镜下脏层上皮细胞足突融合、消失。

(徐广敏)

1. 论述急性弥漫性增生性肾小球肾炎、新月体性肾小球肾炎、硬化性肾小球肾炎的病理特点,急性肾炎综合征的表现及其机制。

2. 比较慢性肾盂肾炎与硬化性肾小球肾炎的病理特点。

3. 简述肾病综合征的特点及其发生机制。

4. 论述急性肾衰竭、慢性肾衰竭和尿毒症的概念及其关系。

5. 论述慢性肾衰竭时患者尿液、电解质及酸碱平衡的改变。

ER 15-7

练习题

# 第十六章 | 生殖系统与乳腺疾病

教学课件

思维导图

> **学习目标**
>
> 1. 掌握子宫颈癌的病理学类型、扩散；葡萄胎、侵蚀性葡萄胎、绒毛膜癌的主要病理变化及临床病理联系；卵巢上皮性肿瘤的病理特点；乳腺癌的常见组织学类型及转移途径。
>
> 2. 熟悉慢性子宫颈炎的临床病理分型；子宫颈上皮内瘤变/鳞状上皮内病变的病理特点及分级；子宫内膜增生症的概念和病理变化；子宫平滑肌瘤的病理变化；子宫颈癌、子宫内膜癌、乳腺癌的病理变化及临床病理联系。
>
> 3. 了解子宫内膜异位症的概念和病理变化；乳腺增生性病变和乳腺纤维腺瘤的病理特点；前列腺增生症、前列腺癌的病理特点；生殖系统疾病和乳腺疾病的病因及发病机制。
>
> 4. 能够运用病理学知识对生殖系统和乳腺常见病进行解释和描述，并作出初步诊断。
>
> 5. 重视医疗的伦理问题，尊重患者人格，保护患者隐私。

生殖系统和乳腺疾病种类繁多，其中肿瘤严重危害着人类尤其是女性的健康与生命。在我国，乳腺癌发病率位居女性恶性肿瘤之首，宫颈癌发病率在女性生殖系统肿瘤中仅居其次。我国积极开展乳腺癌、宫颈癌筛查，坚持预防为主、防治结合、综合施策，对提高妇女健康水平和推动"健康中国"建设起到了重要作用。本章主要介绍生殖系统和乳腺的炎症和常见肿瘤，以及内分泌紊乱引起的疾病和妊娠相关的疾病。

## 第一节 子宫颈疾病

子宫颈疾病系指宫颈区域发生的各种炎症、损伤、癌前病变以及肿瘤等，是女性最常见的疾患之一，其中最严重的疾病是子宫颈癌。

### 一、慢性子宫颈炎

慢性子宫颈炎（chronic cervicitis）是病原微生物感染引起的子宫颈慢性非特异性炎症，是育龄期女性最常见的妇科疾病。

1. **病因与发病机制** 慢性子宫颈炎常由链球菌、大肠埃希菌及葡萄球菌等细菌，或单纯疱疹病毒和人乳头状瘤病毒（HPV）等病毒感染引起。此外，分娩或流产等因素的损伤、激素紊乱、局部血液循环障碍等也是其诱发因素。

2. **病理变化** 妇科检查见子宫颈外口呈鲜红色、糜烂样、肿胀，触之发硬。镜下，子宫颈黏膜充血、水肿，淋巴细胞、浆细胞和单核细胞等慢性炎症细胞浸润，间质纤维组织增生。子宫颈柱状上皮及腺体增生，可发生鳞化。根据临床病理特点分为以下四种类型：

（1）**子宫颈糜烂**（cervical erosion）：是慢性子宫颈炎最常见的病变。当子宫颈阴道部的鳞状上皮因炎症而坏死、脱落，形成表浅缺损，称为真性糜烂，较少见。临床上常见的子宫颈糜烂多为假性糜烂,表现为子宫颈阴道部的鳞状上皮损伤后,由子宫颈管的黏膜柱状上皮下移取代。由于柱状上皮较薄,上皮下充血的血管显露,临床检查可见子宫颈外口黏膜呈境界清楚的红色糜烂区。当柱状上皮又被化生的鳞状上皮所取代,称为糜烂愈复。

（2）**子宫颈腺囊肿**（Naboth cyst）：当鳞化上皮过度增生覆盖腺管开口或腺管周围增生组织压迫阻塞腺体开口时,黏液潴留,腺腔扩张,形成小囊肿,又称纳博特囊肿。

（3）**子宫颈息肉**（cervical polyp）：宫颈黏膜上皮、腺体和纤维组织局限性增生,形成息肉状物,常伴间质充血、水肿,慢性炎症细胞浸润。大体,常呈粉色或白色,质软,带蒂,突出于子宫颈外口。

（4）**子宫颈肥大**（cervical hypertrophy）：由于长期慢性炎症刺激,子宫颈腺体和纤维组织明显增生,致使整个子宫颈肥厚增大,可达正常子宫颈的 2~4 倍。

**3. 临床病理联系**　临床表现为白带增多,为乳白色黏液状或淡黄色脓性,时有白带带血,可伴有腹坠、腰酸等症状。

## 二、子宫颈上皮内瘤变

慢性子宫颈炎时,糜烂与愈合过程反复进行,局部鳞状上皮可由异型增生（不典型增生）发展至原位癌,WHO 分类将其命名为子宫颈上皮内瘤变（cervical intraepithelial neoplasia,CIN）,描述了这一连续演变过程,属于子宫颈鳞状细胞癌的癌前病变。

**1. 分级**　根据病变程度和范围,CIN 分为 Ⅰ~Ⅲ级。Ⅰ级指异型细胞局限于上皮的下 1/3;Ⅱ级指异型细胞超过上皮的下 1/3 至 2/3;Ⅲ级指增生的异型细胞超过上皮全层的 2/3 和原位癌（见图 5-12）。子宫颈原位癌指异型增生的细胞累及子宫颈黏膜上皮全层,但未突破基膜。原位癌的细胞可由表面沿基膜通过宫颈腺口蔓延至子宫颈腺体内,取代部分或全部腺上皮,但仍未突破腺体的基膜,称为原位癌累及腺体,仍属于原位癌的范畴。

CIN Ⅰ~CIN Ⅲ 呈逐渐演化的连续过程,但并非最终都发展为 CIN Ⅲ 甚至浸润癌,其概率和所需时间与 IN 的程度有关。为避免诊断的差异,更好地指导临床治疗,WHO 分类后又将其命名为鳞状上皮内病变（squamous intraepithelial lesion,SIL）,并根据癌变的风险性,将 CIN Ⅰ 归入低级别鳞状上皮内病变（low-grade squamous intraepithelial lesion,LSIL）,将 CIN Ⅱ 和 CIN Ⅲ 归入高级别鳞状上皮内病变（high-grade squamous intraepithelial lesion,HSIL）。

**2. 临床病理联系**　患者多无自觉症状,检查时仅可见子宫颈鳞-柱上皮交接部黏膜糜烂,需用碘液涂抹染色进行初步识别,患处对碘不着色。此外,醋酸可使子宫颈病变区域呈白色斑片状。如要确诊,需进一步进行组织病理学检查。当病变合并 HPV 感染时有较高的恶变倾向,应密切随访。

## 三、子宫颈癌

子宫颈癌（cervical cancer）是女性生殖系统常见的恶性肿瘤之一,发病率仅次于乳腺癌。由于广泛开展子宫颈细胞学检查工作,尤其是癌前病变的早期诊断和治疗,使子宫颈癌的发病率和死亡率明显降低,5 年生存率和治愈率显著提高。

**知识拓展**

### 液基细胞学检查

液基细胞学检查是采用液基薄层细胞学检测系统检测宫颈细胞并进行细胞学分类诊断的技术。与传统的宫颈刮片、巴氏涂片检查相比,液基细胞学检查明显提高了标本的满意度及宫颈异常细胞的检出率,同时能发现部分癌前病变和微生物感染。目前液基细胞学检查已成为临床上常用的宫颈癌筛查项目。

1. **病因与发病机制**　子宫颈癌的病因及发病机制尚未完全明了，目前认为经性传播的 HPV 感染，尤其是 16、18、31 和 33 型 HPV 感染，是子宫颈癌的主要致病因素。流行病学调查显示，性生活过早或紊乱、早育、多产、宫颈裂伤、包皮垢刺激、局部卫生不良、感染等因素是子宫颈癌发生的危险因素。

子宫颈癌疫苗

2. **病理变化**　子宫颈癌大部分发生于子宫颈鳞状上皮与柱状上皮交接部（子宫颈外口）。

（1）**大体类型**：根据子宫颈癌的生长方式和外观形态分为四种类型。①糜烂：为较早期的表现，病变处黏膜潮红、粗糙或呈颗粒状、质脆，触之易出血，与一般的子宫颈糜烂在外观上不易区别，在组织学上多为原位癌或早期浸润癌。②外生菜花型：癌组织向子宫颈表面生长，呈息肉状、乳头状或菜花状，表面常有坏死和浅表溃疡形成。③内生浸润型：癌组织向子宫颈深部组织浸润性生长，使子宫颈肥大、变硬，子宫颈表面常光滑或仅有浅表溃疡，临床检查易漏诊。④溃疡型：外生型或内生型在发展过程中癌组织发生坏死、脱落形成溃疡，溃疡边缘隆起，底部凹凸不平，易发生出血和感染（图 16-1）。

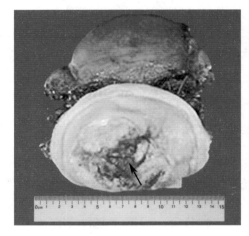

图 16-1　子宫颈癌（溃疡型）
宫颈外口见一溃疡，呈火山口状，箭头处为癌组织。

（2）**组织学类型**：鳞状细胞癌居多，占子宫颈癌的 80%~90%，其次为腺癌，其他类型少见。①鳞状细胞癌：由 CIN 发展而来，其演变过程是连续发展的，即鳞状上皮异型增生—原位癌—早期浸润癌—浸润癌。早期浸润癌是指癌细胞突破基膜向固有膜间质浸润，浸润深度不超过基膜下 5mm。癌组织浸润深度超过基膜下 5mm 即为浸润癌，按癌细胞分化程度可分为高、中和低分化鳞癌，或简单地分为角化型鳞癌和非角化型鳞癌。②腺癌：近年来发病率有上升趋势，大体与鳞状细胞癌无明显区别，根据腺癌的组织结构和分化程度亦可分为高、中和低分化三型。

（3）**扩散**：主要为直接蔓延和淋巴道转移，少数也可经血行转移。①直接蔓延：癌组织浸润性生长，直接侵犯邻近组织。向下侵及阴道穹隆和阴道壁；向上侵犯破坏整个子宫颈；向两侧侵及子宫旁和盆壁组织，若侵犯和压迫输尿管可导致尿路阻塞；晚期向前、向后分别侵及膀胱、直肠。②淋巴道转移：是子宫颈癌最主要的转移途径。癌组织首先转移至子宫旁淋巴结，然后依次至闭孔、髂内和髂外、髂总、腹股沟及骶前淋巴结，晚期可转移至左锁骨上淋巴结。③血行转移：较少见，晚期可经血行转移至肺、肝、骨等处。

（4）**临床病理联系**：早期常无明显症状，随病变进展，可出现一系列临床症状。①阴道分泌物增多：初期由于癌组织刺激子宫颈腺体分泌亢进，出现黏液样白带，若癌组织坏死继发感染，白带似淘米水样或伴有特殊腥臭味。②阴道不规则流血：随病变进展，癌组织破坏血管，患者出现不规则阴道流血或接触性出血。③疼痛：晚期癌组织浸润或压迫盆腔神经，可出现下腹部及腰骶部疼痛。④其他症状：晚期子宫颈癌侵犯膀胱，可引起尿频、尿痛，甚至发生膀胱子宫瘘。输尿管受压阻塞可致肾盂积水和肾压迫性萎缩，双侧受累可发生肾衰竭。癌组织侵犯直肠，可引起里急后重、排便困难，甚至形成直肠子宫瘘。

子宫颈癌

临床上，依据子宫颈癌的累及范围可分为 0~IV 期。预后取决于临床分期和组织学分级。因此已婚女性定期作子宫颈细胞学检查，是发现早期子宫颈癌的有效措施。

## 第二节　子宫体疾病

子宫体疾病种类较多,本节主要介绍子宫内膜异位症、子宫内膜增生症及子宫体肿瘤。

### 一、子宫内膜异位症

子宫内膜异位症(endometriosis)是指子宫内膜腺体和间质出现在子宫内膜以外的部位。子宫内膜异位症 80% 发生于卵巢,其余依次发生于子宫阔韧带、直肠子宫陷凹、盆腔腹膜、腹部手术瘢痕、脐部、阴道、外阴和阑尾等处。

**病例导学**

患者,女,36 岁,剖宫产术后 5 年,腹痛伴腹壁包块 2 年入院。患者既往月经尚规律,痛经( – );5 年前曾行剖宫产术,术后恢复好;2 年前腹壁伤口处周期性疼痛,于经期出现,经后缓解;自扪及切口处包块逐渐增大至 3cm。体检:耻骨联合上 2 横指可见横切口长约 12cm,愈合好,切口左侧瘢痕皮下扪及直径 3cm 的质硬结节,结节边界不规则,轻压痛。妇科检查未见明显异常。腹部超声显示子宫 7.0cm × 4.1cm × 3.5cm,肌层回声均匀,内膜光滑,厚 0.6cm,回声均匀,双侧附件正常,盆腔未见游离液性暗区,于左下腹部皮下组织可见 3.2cm × 3.0cm × 1.2cm 低回声块影,边界欠清,内部回声欠均匀。

问题:
1. 该患者可能患了何种疾病?
2. 该患者的疾病是如何发生、发展的?

**1. 病因与发病机制**　病因未明,目前有三种学说:①种植学说,月经期子宫内膜经输卵管反流至腹腔器官,或子宫内膜因手术种植在手术切口;②播散学说,子宫内膜经淋巴及静脉播散至远处器官;③化生学说,异位的内膜由体腔上皮化生而来。

**2. 病理变化**　异位的子宫内膜受卵巢分泌激素的影响,出现周期性反复出血,病灶周围组织纤维化、粘连,最终形成结节或包块,切开可见陈旧性出血及瘢痕。如发生于卵巢,由于反复出血可形成含有咖啡色黏稠液体的囊肿,称为“巧克力囊肿”。若子宫内膜异位于子宫肌层(距子宫内膜基底层 2mm 以上)称子宫腺肌病(adenomyosis)(图16-2)。局灶性的子宫腺肌病在临床或大体形态上与平滑肌瘤相似,称为子宫腺肌瘤。镜下,异位处子宫内膜的组织结构与正常内膜相似,此处还有红细胞及吞噬含铁血黄素的巨噬细胞。

**3. 临床病理联系**　子宫内膜异位症是一种良性病变,常因发生部位不同而出现不同的临床症状和体征,主要表现为痛经,少数患者发生月经紊乱、不孕等。

### 二、子宫内膜增生症

子宫内膜增生症(endometrial hyperplasia)是子宫内膜腺体及间质的增生性病变,育龄期女性和

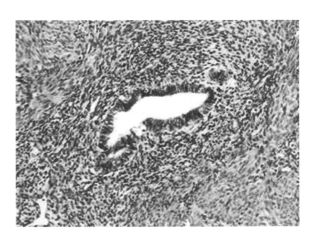

图 16-2　子宫腺肌病
子宫肌层中出现子宫内膜腺体及间质;HE 染色;×200。

更年期女性均可发病。

**1. 病因与发病机制** 病因不十分清楚,与内源性或外源性雌激素升高、长期刺激有密切关系。

**2. 病理变化** 子宫内膜弥漫性或局灶性增厚,可伴有息肉形成,质地柔软。镜下,依据细胞形态、腺体结构、增生和分化程度的不同,分为子宫内膜不伴不典型增生和子宫内膜不典型增生两型(图16-3),不同类型的增生发展成子宫内膜癌的危险性不同。

**3. 临床病理联系** 临床上主要表现为功能性子宫出血,即月经不规则、经期延长和月经量过多,长期子宫出血可引起贫血。

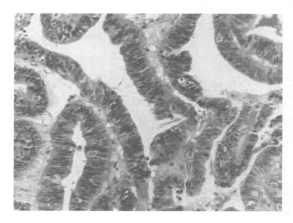

图 16-3　子宫内膜不典型增生
子宫内膜腺体明显增生,排列拥挤,上皮细胞呈轻至中度异型;HE 染色;×400。

## 三、子宫体肿瘤

子宫体肿瘤以子宫平滑肌瘤、子宫内膜癌多见。

**1. 子宫平滑肌瘤(leiomyoma of uterus)** 是女性生殖系统最常见的良性肿瘤,简称"子宫肌瘤",多见于生育期女性,30~50岁最多见,绝经后子宫肌瘤可逐渐萎缩。

(1)**病因与发病机制**:病因尚未完全清楚,发病有一定遗传倾向,雌激素可促使其生长。

(2)**病理变化**:子宫肌瘤可单发或多发,常位于子宫肌层,称壁间肌瘤;有的位于浆膜下,称浆膜下肌瘤,凸向腹腔;有的位于黏膜下,称黏膜下肌瘤,凸向宫腔。肿瘤大小不一、质韧、边界清楚、无包膜。肿瘤切面为灰白色,呈编织状或旋涡状(图16-4)。当肌瘤生长较快或血液供应不足时,可发生玻璃样变、黏液变、囊性变等继发性改变。当肌瘤局部发生梗死伴有出血时,大体呈暗红色,称红色变性。镜下,瘤细胞与正常子宫平滑肌细胞相似,呈梭形,无明显异型性,排列成纵横交错的束状、编织状或旋涡状,与周围正常组织分界清楚。

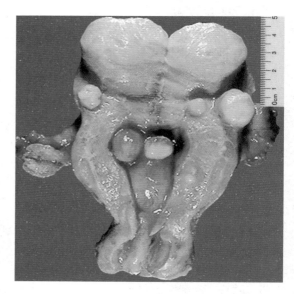

图 16-4　子宫平滑肌瘤
子宫肌壁间、黏膜下、浆膜下,可见多个大小不等的结节。

(3)**临床病理联系**:临床上可无明显症状,部分患者可表现出一些症状。①月经过多、经期延长或不规则阴道流血,主要为黏膜下肌瘤引起。②因子宫增大、变硬致腹胀、下腹部肿块;肿块囊性变时,质地软,有波动感。③肌瘤较大时可压迫膀胱,引起尿频、尿急、排尿困难;压迫直肠,可致排便困难。④下腹部及腰骶部酸痛,当浆膜下肌瘤扭转时出现急性腹痛。⑤肌瘤改变了宫腔形态并妨碍孕卵着床,可引起不孕,还可导致自然流产、胎儿先露异常和绝经后流血等。

**2. 子宫内膜癌(endometrial carcinoma)** 是来源于子宫内膜上皮的恶性肿瘤,多见于50岁以上绝经期和绝经后女性。近年来,其发病率有上升的趋势。

(1)**病因与发病机制**:尚未完全阐明,一般认为与过量雌激素长期持续作用有关。子宫内膜增生、不典型增生和子宫内膜癌,无论是在形态学上还是在生物学上都是一个连续的演变过程,病因和发生机制也极为相似。长期使用外源性雌激素可增加子宫内膜癌的发生率。肥胖、糖尿病、高血压和不孕症可能是其高危因素。

（2）**病理变化**：根据其病变范围分为两型。①局限型：多见于早期，以子宫底或子宫角多见，呈乳头状或息肉状隆起于内膜表面。若癌组织小而表浅，可在诊断性刮宫时被全部清除，在切除的子宫内找不到癌组织。②弥漫型：癌组织沿子宫内膜面广泛生长，使内膜弥漫增厚，常有出血、坏死或溃疡形成（图16-5），癌组织不同程度地侵犯子宫肌层。

镜下，子宫内膜癌根据发病机制和病理改变分为Ⅰ型（雌激素依赖型）和Ⅱ型（非雌激素依赖型）两型。①Ⅰ型子宫内膜癌与雌激素的持续作用有关，往往在子宫内膜增生的基础上发展而来。组织学类型主要为子宫内膜样腺癌，占子宫内膜癌的80%~90%，根据分化程度又可分为高、中、低分化腺癌，以高分化腺癌居多。②Ⅱ型子宫内膜癌主要发生在萎缩或静止的子宫内膜，无子宫内膜增生背景，与体内的雌激素水平无关。组织学类型主要为浆液性癌、透明细胞癌和癌肉瘤。

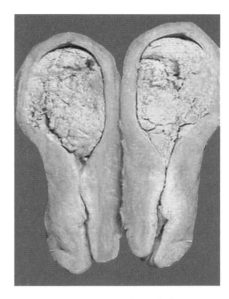

图 16-5　子宫内膜癌
切面见癌组织呈灰白色，质实，充满宫腔。

（3）**扩散**：Ⅰ型子宫内膜癌一般生长缓慢，转移较晚，扩散途径以直接蔓延和淋巴道转移多见，血行转移少见。Ⅱ型子宫内膜癌常伴腹膜和淋巴道转移。

（4）**临床病理联系**：患者最常出现阴道不规则流血。当癌组织坏死、脱落时，可由阴道排出米汤样、脓性及伴有臭味的分泌物。晚期患者由于肿瘤压迫神经而发生腰骶部及下腹部疼痛，可向腿部放射。刮宫及病理活检可早期发现。

（5）**预后**：根据癌组织的累及范围，子宫内膜癌在临床上分为四期。其预后与患者的年龄、临床分期、病理学类型、分化程度、癌组织雌激素受体（ER）和孕激素受体（PR）水平以及治疗情况等因素相关。

## 第三节　妊娠滋养细胞疾病

妊娠滋养细胞疾病（gestational trophoblastic disease，GTD）是胎盘绒毛滋养细胞异常增生的一组疾病。根据滋养细胞的增生程度、侵袭能力以及是否有绒毛结构等特点，可分为葡萄胎、侵蚀性葡萄胎、绒毛膜癌及胎盘部位滋养细胞肿瘤，本节主要介绍前三种。

### 一、葡萄胎

葡萄胎（hydatidiform mole）又称"水泡状胎块"，是胚胎异常引起胎盘绒毛水肿和滋养细胞增生的良性疾病，形成串状细蒂相连的薄壁水泡，状如葡萄而得名。本病多见于 20 岁以下和 40 岁以上的妊娠女性，这可能与卵巢功能不足或衰退有关。葡萄胎分为完全性葡萄胎和部分性葡萄胎两类。

1. **病因与发病机制**　确切病因尚不清楚。近年来对葡萄胎染色体的研究表明，完全性葡萄胎90% 以上的核型为 46XX，可能是在受精时，父方的单倍体精子 23X 在丢失了所有母方染色体的空卵中自我复制成纯合子 46XX；约 10% 为空卵在受精时与两个精子结合（23X 和 23Y），染色体核型为 46XY，提示完全性葡萄胎均为男性遗传起源，因而不见胚胎发育。部分性葡萄胎的核型绝大多数为三倍体 69XXX 或 69XXY，由带有母方染色体的正常卵细胞（23X）与一个没有发生减数分裂的双倍体精子（46XY）或两个单倍体精子（23X 或 23Y）结合所致，能见到胚胎的部分发育。

2. **病理变化**　绝大多数葡萄胎的发生局限于子宫腔，不侵入肌层，致使子宫增大，个别可发生在异位妊娠的所在部位。多数葡萄胎为完全性葡萄胎，累及所有绒毛，形成大小不等的水泡，内含清液,透明或半透明,细蒂相连成串,无胎儿。部分性葡萄胎又称为不完全葡萄胎,仅胎盘的部分绒毛水肿,保留部分正常绒毛,两者分界明显,伴有或不伴有胎儿或其附属器官。

镜下,葡萄胎有 3 个特点:①绒毛间质血管消失或见少量没有红细胞的无功能血管;②绒毛因间质高度水肿而胀大;③滋养细胞(合体滋养细胞和细胞滋养细胞)不同程度的增生、不同比例的混合存在,并有轻度异型性(图 16-6)。其中滋养细胞增生为葡萄胎最重要的特征。完全性葡萄胎往往增生明显,部分性葡萄胎常为局限性轻度增生。

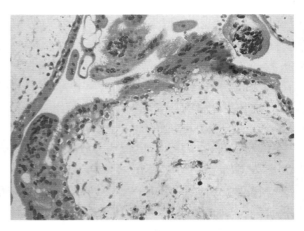

图 16-6　葡萄胎

胎盘绒毛显著肿大、间质水肿、血管消失、滋养细胞明显增生;HE 染色;×200。

**3. 临床病理联系**　①停经史和阴道流血:停经 2~3 个月后,由于增生的滋养细胞侵袭血管,患者常出现反复阴道流血,并混有水泡状物;②子宫增大:由于绒毛水肿及宫腔积血致子宫增大,常大于停经月份;③胚胎死亡:临床检查听不到胎心,扪不到胎体,患者也不觉胎动,B 超检查可确诊;④尿妊娠试验强阳性:由于增生的滋养细胞产生大量的人绒毛膜促性腺激素(human chorionic gonadotropin,hCG),患者血和尿中的 hCG 明显升高,是协助诊断和观察预后的重要指标之一。

**4. 预后**　葡萄胎一经确诊应立即予以刮宫彻底清除,80%~90% 患者经彻底清宫后即可痊愈,10%~15% 可发展为侵蚀性葡萄胎,2%~3% 可恶变为绒毛膜癌。临床上应注意葡萄胎患者刮宫后的出血情况,并连续观察血、尿的 hCG 水平,若 hCG 水平持续阳性或不断升高,表示有胎块残留或恶变的可能,应进一步检查并确定治疗方案。

## 二、侵蚀性葡萄胎

侵蚀性葡萄胎(invasive mole)也称恶性葡萄胎(malignant mole),其病变特征为水泡状绒毛侵入子宫肌层,是生物学行为介于葡萄胎与绒毛膜癌之间的交界性肿瘤。

**1. 病因与发病机制**　多在葡萄胎清宫后 6 个月内发生。目前认为是完全性葡萄胎的水泡状绒毛直接浸润子宫肌层而引起,但也有一开始即为侵蚀性葡萄胎者。

**2. 病理变化**　在子宫肌层有浸润的水泡状绒毛,形成紫蓝色出血结节,也可穿透子宫壁累及宫旁组织。镜下,子宫肌层内见水泡状绒毛或坏死的绒毛,滋养细胞的增生程度和异型性比葡萄胎显著,常见出血、坏死。

**3. 临床病理联系**　主要表现为葡萄胎清宫后,血和尿 hCG 持续阳性。水泡状绒毛侵入子宫肌层,并有很强的侵袭血管能力,因而患者可出现阴道持续或间断不规则流血。水泡状绒毛可经血液循环栓塞至肺、脑等远处器官,患者可伴有咯血。有时肿瘤转移至阴道形成紫蓝色结节,破溃时可发生大出血。

**4. 预后**　侵蚀性葡萄胎呈恶性经过,但对化疗敏感,预后较好。

## 三、绒毛膜癌

绒毛膜癌(choriocarcinoma)也称绒毛膜上皮癌,简称"绒癌",是绒毛滋养细胞异常增生所形成的高度恶性肿瘤。

**1. 病因与发病机制**　绒癌绝大多数和妊娠有关,约 50% 继发于葡萄胎,25% 继发于流产,22.5% 发生于正常妊娠后,2.5% 发生于异位妊娠等。罕见与妊娠无关、起源于卵巢或睾丸原始生殖细胞的绒癌。绒癌好发于生育年龄。

**2. 病理变化**　绒癌的原发灶多位于子宫的不同部位,最常见于胎盘着床处,可突向子宫腔内,常侵入深肌层,甚至穿透子宫壁达浆膜外。由于出血、坏死明显,癌结节质软,呈暗红或紫蓝色(图16-7)。

镜下,癌组织由分化不良的细胞滋养层样和合体滋养层样肿瘤细胞组成,细胞异型性明显,排列紊乱,核分裂象易见;绒癌组织中无间质血管,依靠侵犯子宫的正常血管获得营养,故常见广泛出血、坏死;癌细胞不形成绒毛和水泡状结构,借此与侵蚀性葡萄胎相鉴别。另外,异位妊娠的部位也可发生绒癌。

**3. 扩散**　绒癌极易侵犯血管,除在局部破坏蔓延外,早期即可发生血行转移。最常转移至肺,其次为阴道、脑、肝、脾、肾、肠等。

**4. 临床病理联系**　临床主要表现为葡萄胎、流产或妊娠分娩数月甚至数年后,发生阴道持续不规则流血、子宫增大、血和尿 hCG 持续升高。肺转移可有咯血、胸痛;脑转移可出现头痛、呕吐、偏瘫及昏迷;肾转移可出现血尿等症状。

**5. 预后**　绒癌是高度侵袭性恶性肿瘤,对化疗敏感,大多数患者可治愈。即便发生转移,治愈率也可达 70%,甚至治愈后患者可正常妊娠。

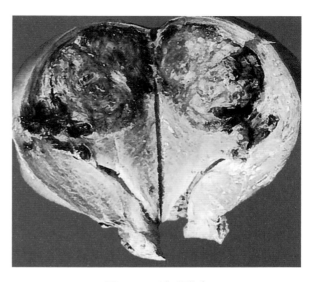

图 16-7　绒毛膜癌
子宫腔中见暗红色结节,颇似血肿。

## 第四节　卵巢上皮性肿瘤

卵巢上皮性肿瘤是最常见的卵巢肿瘤,依据上皮类型分为浆液性、黏液性和子宫内膜样等,依分化程度分为良性、交界性和恶性。

### 一、浆液性肿瘤

浆液性肿瘤的生物学行为取决于肿瘤的分化程度和分布范围,浆液性囊腺瘤是其最常见的肿瘤。良性和交界性浆液性肿瘤多见于 30~40 岁女性,恶性浆液性肿瘤多发生于 40~60 岁女性。

**1. 浆液性囊腺瘤**　肿瘤大小不一,大者可达数十千克;表面光滑,为单房或多房囊性,囊内充满清亮浆液,内壁光滑。镜下,囊壁衬覆单层立方或低柱状上皮,具有纤毛,与输卵管上皮相似,虽有乳头状结构形成,但一般乳头较宽,细胞形态较一致,无异型性(图 16-8)。

**2. 交界性浆液性肿瘤**　是指形态和生物学行为介于良性和恶性之间,具有低度恶性潜能的肿瘤。大体,与良性者相似。镜下,上皮细胞层次达2~3层,乳头增多,细胞异型,但无破坏性间质浸润。

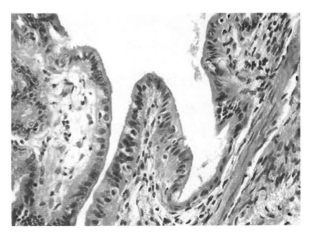

图 16-8　卵巢浆液性乳头状囊腺瘤
肿瘤呈乳头状生长,表面被覆单层立方上皮,形态一致,
无异型性;HE 染色;×400。

**3. 浆液性癌** 占全部卵巢癌的 1/3,约半数为双侧性。浆液性癌在组织学上分为低级别和高级别两种类型。大体,多数为囊性伴有实性区域,囊腔内或肿瘤表面有乳头状突起,常伴出血、坏死。镜下,最主要的特征是有明显的癌细胞破坏性间质浸润。细胞层次增加超过 3 层,乳头分支多且复杂、呈树枝状分布,常可见砂粒体,其中高级别浆液性癌细胞异型性显著,核分裂象增加。目前认为两型存在不同的分子机制。低级别浆液性癌来源于良性或交界性肿瘤,具有高频的 *KRAS* 或 *BRAF* 突变,此型发生率较低,发展较慢,预后较好;而高级别浆液性癌起源于输卵管末端上皮,95% 以上存在 *TP53* 突变,呈高度侵袭性,此型发生率较高,发展迅速,预后较差。

## 二、黏液性肿瘤

黏液性肿瘤较浆液性肿瘤少见,80% 为良性,多为单侧发生,发病年龄与浆液性肿瘤相同。

**1. 黏液性囊腺瘤** 肿瘤大小不等,体积大者可达几十千克;呈圆形或卵圆形,常为多房性,表面光滑,内含浓稠黏液。囊内壁光滑,较少有乳头形成(图 16-9)。镜下,囊内壁被覆单层高柱状黏液性上皮,核位于基底部,核的上部充满黏液,无纤毛,形态与子宫颈及小肠的上皮相似。

**2. 交界性黏液性肿瘤** 是具有低度恶性潜能的黏液性上皮性肿瘤,形态和生物学行为介于良性和恶性之间,镜下特征与交界性浆液性肿瘤相似。

**3. 黏液性癌** 约占黏液性肿瘤的 10%,其中 20% 为双侧性。大体,肿瘤体积较大,表面光滑,常与周围器官粘连。多房性伴有实性区域者多见,实性区域多为灰白色乳头状物,常伴出血、坏死。囊内含有黏液血性浑浊液体。镜下,癌细胞异型性明显,多超过 3 层,形成复杂的腺体和乳头结构,与交界性黏液性肿瘤的区别在于有明显的破坏性间质浸润。其预后取决于临床分期,一般好于浆液性癌。

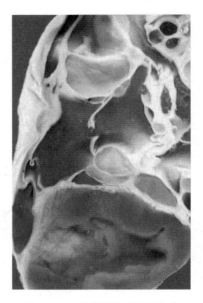

图 16-9 卵巢黏液性囊腺瘤
肿瘤为多房性,光滑、湿润,囊腔内
充满灰白色黏液。

## 第五节 乳腺疾病

本节主要讲述常见的乳腺疾病,包括乳腺增生性病变、乳腺纤维腺瘤和乳腺癌。

## 一、乳腺增生性病变

乳腺增生性病变是发生在乳腺终末导管小叶单位的良性增生性病变,主要表现为乳腺上皮和间质的增生和化生,下面介绍两种常见的乳腺增生性病变。

**1. 乳腺导管增生**

(1)普通型导管增生( usual ductal hyperplasia, UDH ):在导管内增生性病变中最为常见,是以增生细胞呈流水样分布为特征的良性导管增生,增生细胞常呈实性或筛状结构。患者发生乳腺浸润癌的风险为普通人群的 1.5~2 倍,WHO 乳腺肿瘤分类将其归类于乳腺癌的前驱病变。

(2)非典型导管增生( atypical ductal hyperplasia, ADH ):介于良、恶性之间,属于导管内肿瘤性病变,以分布均匀、单一形态的上皮细胞增生为特征。患者进展为浸润性乳腺癌的风险约为普通人群的 5 倍。病变范围相当小,受累及的导管范围合计≤2mm,临床体检一般不能触及肿块,多依赖乳腺 X 线检查发现,多发性微小钙化是 ADH 的最常见表现。

**2. 硬化性腺病（sclerosing adenosis）** 是以小叶中央或小叶间纤维组织增生，小叶腺泡受压扭曲变形而肌上皮细胞增生为特征的结节状良性病变，小叶结构尚存，一般无囊肿形成。影像学检查易与乳腺浸润性癌混淆，通过免疫组织化学证实肌上皮细胞的存在是排除癌的关键。

## 二、乳腺纤维腺瘤

乳腺纤维腺瘤（breast fibroadenoma）是乳腺最常见的良性肿瘤，多数发生于生育期女性，以 20~35 岁多见，与雌激素升高有关。

大体，肿瘤单侧或双侧发生，常为单个，也可多个，呈圆形或卵圆形，结节状，有完整菲薄的包膜，表面光滑，边界清楚，切面灰白色，质韧、略呈分叶状，可见裂隙状区域，常有黏液样外观。镜下，肿瘤主要由增生的纤维间质和腺体构成。腺体呈圆形、卵圆形（管周型），或由于增生的纤维组织压迫，使腺管伸长、弯曲及变形呈裂隙状（管内型），间质较疏松，富于黏多糖，可发生玻璃样变（图 16-10）。手术切除后不易复发。

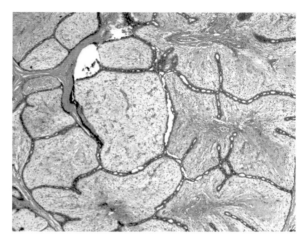

图 16-10　乳腺纤维腺瘤（管内型）
由增生的腺体和间质组成，腺体呈裂隙状；
HE 染色；×200。

## 三、乳腺癌

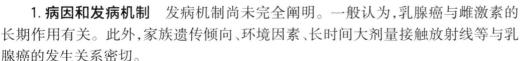

**病例导学**

患者，女，71 岁，半年前发现左乳外上象限有一无痛性肿块，近期生长迅速，直径约 4cm，同侧腋窝触及肿大淋巴结。手术切除肿块，病理检查示：肿物呈结节状，色灰白，质硬，切面有沙砾感，无包膜，与周围组织分界不清，呈蟹足状侵入邻近组织。镜下，瘤细胞排列成实性团索状，异型性明显，呈浸润性生长。

**问题：**

1. 请问该患者可能患了何种疾病？
2. 该患者淋巴结肿大最有可能的原因是什么？

乳腺癌（breast carcinoma）是来自乳腺终末导管-小叶单元上皮的恶性肿瘤。其发病率已跃居女性恶性肿瘤首位，常发生于 40~60 岁的女性，半数以上发生于乳腺外上象限。男性乳腺癌占全部乳腺癌的 1% 左右。

ER 16-5

乳腺癌与遗传

**1. 病因和发病机制** 发病机制尚未完全阐明。一般认为，乳腺癌与雌激素的长期作用有关。此外，家族遗传倾向、环境因素、长时间大剂量接触放射线等与乳腺癌的发生关系密切。

**2. 病理变化** 乳腺癌组织形态十分复杂，类型较多，根据组织学结构大致分为非浸润性癌和浸润性癌两大类。

（1）**非浸润性癌（原位癌）**：癌细胞局限于基膜内，未向间质或淋巴管、血管浸润。非浸润性癌分为：①导管原位癌（ductal carcinoma in situ，DCIS），也称导管内癌（intraductal carcinoma），导管明显扩张且基膜完整，癌细胞局限于导管内（图 16-11）。癌细胞团的中央常出现坏死（粉刺癌）。②小叶原位癌（lobular carinoma in situ，LCIS），扩张的乳腺小叶末梢导管和腺泡内充满呈实体排列的癌细胞，未突破基膜,小叶结构尚存。癌细胞大小形状较为一致,核圆形或卵圆形,核分裂象罕见。一般无癌细胞坏死,亦无间质的炎症反应和纤维组织增生。临床上一般扪不到明显肿块,不易和乳腺小叶增生区别,发展为浸润性癌的概率和 DCIS 相似。

（2）**浸润性癌**：癌细胞突破乳腺导管或腺泡的基膜向间质浸润。浸润性癌分为：①浸润性导管癌（invasive ductal carcinoma），由导管原位癌发展而来,是最常见的乳腺癌类型。肿瘤呈结节状,大小不等,灰白色,质硬,切面有沙砾感,无包膜,与周围组织分界不清,呈蟹足状侵入邻近组织。镜下,癌细胞呈团索状、簇状或腺样结构,在致密增生的纤维间质内浸润生长,细胞异型性明显,核分裂象多见（图 16-12）。②浸润性小叶癌（invasive lobular carcinoma），是由小叶原位癌突破基膜向间质内浸润所致。临床上可触及肿块,界限不清,也可呈弥漫性多灶性分布,易漏诊。镜下,癌细胞呈单个或单行条索状浸润于成束的纤维组织之间,有时癌细胞围绕正常导管呈靶环样排列。癌细胞小而均一,异型性不明显。有时可见从小叶原位癌向浸润性小叶癌过渡的形态。③特殊性癌,主要有髓样癌、黏液癌、化生性癌及佩吉特病等。

**3. 扩散** 主要有以下几种方式：

（1）**直接蔓延**：癌细胞早期沿乳腺导管直接蔓延,继而突破基膜,沿筋膜间隙浸润扩散,可侵犯皮肤、胸大肌及筋膜等。

（2）**淋巴道转移**：是乳腺癌最常见的转移途径。早期转移至同侧腋窝淋巴结,晚期可转移至锁骨上、下淋巴结,乳内淋巴结和纵隔淋巴结,偶至对侧腋窝淋巴结。

（3）**血行转移**：晚期乳腺癌可沿血行转移至肺、脑、肝、骨等器官。

**4. 临床病理联系** 乳腺癌早期症状不明显,随后为无痛性肿块,偶尔患者在自我检查或体检发现时,约 50% 的病例已经发生局部淋巴结转移。如果肿瘤侵犯皮肤,阻塞真皮淋巴管导致皮肤水肿,而毛囊汗腺处皮肤相对下陷,使皮肤呈橘皮样外观;如果肿瘤侵及乳头,出现乳头下陷;晚期癌组织侵入周围组织,形成卫星结节。

**5. 预后** 乳腺癌的预后取决于多种因素。目前,ER（雌激素受体）、PR（孕激素受体）、HER-2（人类表皮生长因子受体 2）等生物学标志物已作为乳腺癌常规检测指标,成为乳腺癌内分泌治疗和预后评估的重要指征,也促使乳腺癌的分类由依据形态学向分子特征分类转变,而以分子分型为基础的个性化治疗已成为目前乳腺癌的规范治疗方案。

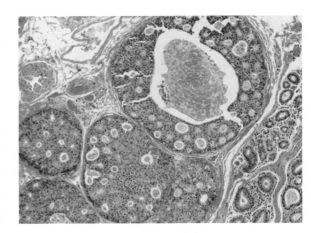

**图 16-11　导管原位癌**

导管基膜完整,导管内癌细胞排列呈实性团块,中央有坏死,可挤出粉刺状物;HE 染色;×200。

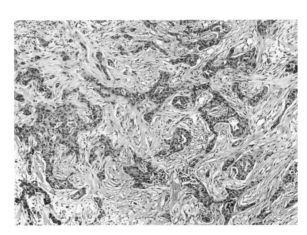

**图 16-12　乳腺浸润性导管癌**

癌组织呈团索状或岛屿状分布在致密增生的纤维间质内;HE 染色;×200。

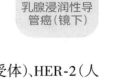

ER 16-6

乳腺浸润性导管癌（镜下）

## 乳腺癌的分子分型

乳腺癌的分子分型是根据 ER、PR、HER-2、Ki-67 和 TP53 等蛋白表达为基础来制订的，分为 Luminal A 型（管腔 A 型）、Luminal B 型（管腔 B 型）、HER-2 过表达型及基底样型乳腺癌四种分子亚型。①Luminal A 型：ER 和 PR 阳性，HER-2 阴性，是乳腺癌中最常见的一种类型，对激素治疗敏感，预后较好。②Luminal B 型：ER 和 PR 阳性，HER-2 强阳性或阴性（Ki-67 高表达），也是一种内分泌治疗较为敏感类型，相较于 Luminal A 型来说预后稍差。③HER-2 过表达型：ER 和 PR 阴性，HER-2 强阳性，是一种分化较差、预后较差的乳腺癌，对激素治疗不敏感，对新辅助化疗反应较好，曲妥珠单抗治疗有效。④基底样型：ER、PR，HER-2 三者均为阴性，故又称"三阴性"乳腺癌，是四种分型中分化最差的一种，转移早，预后不良，因缺乏内分泌及抗 HER-2 治疗的靶点，目前尚无针对性的标准治疗方案。

# 第六节　前列腺疾病

前列腺疾病是成年男性的常见疾病，通常指前列腺增生症及前列腺癌等。

## 一、前列腺增生症

前列腺增生症（prostatic hyperplasia）又称良性前列腺增生（benign prostatic hyperplasia，BPH）或结节状前列腺增生，是一种 50 岁以上男性的常见疾病，以前列腺上皮和间质增生为特征，其发生与雄激素有关。

**1. 病理变化**　前列腺呈结节状增大，结节的颜色和质地与增生的成分有关，呈灰白或淡黄色，切面呈蜂窝状，质韧，挤压可见乳白色前列腺液体流出（图 16-13 左图）。镜下，增生的前列腺由不同程度增生的腺体、平滑肌和纤维组织组成。三种成分所占比例因人而异。增生的腺上皮突入腔内形成乳头，腺腔内可见淀粉小体或钙化的小结（图 16-13 右图）。此外，还可见小梗死灶。一般认为，前列腺增生极少发生恶变。

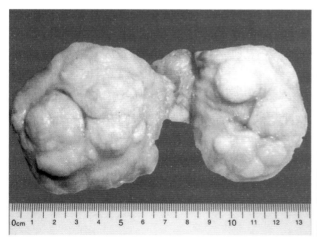
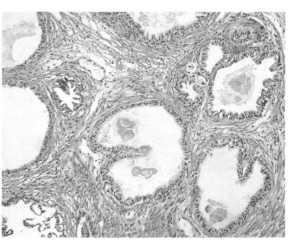

图 16-13　前列腺增生

前列腺明显增大，部分区域可见扩张成小囊的腔隙（左图）。腺体数目增加，腺腔扩张，上皮细胞双层排列，腺腔内可见淀粉小体（右图）；HE 染色；×200。

**2. 临床病理联系**　该病的临床表现与尿道阻塞有关,排尿困难是前列腺增生的主要临床症状,癌组织直接浸润膀胱底部可引起梗阻症状,表现为尿频、尿流变细、排尿困难及尿潴留等。当肿瘤穿透包膜侵犯周围神经时,可出现会阴部疼痛。广泛浸润尿道外括约肌可出现尿失禁。

## 二、前列腺癌

前列腺癌(prostate carcinoma)是源自前列腺上皮的恶性肿瘤,多发生于 50 岁以后,并且随年龄的增长发病率显著增加。病因尚不十分清楚,目前研究表明雄激素在其发生和发展中起着重要的作用,还可能与环境因素、遗传因素、生活方式相关。

**1. 病理变化**　常好发于前列腺周围区,以后叶近包膜区多见,中叶较少见。肿瘤常为单个结节状,切面呈灰白或棕褐色,质韧硬,界限不清。镜下,多为分化好的腺癌。组织学分级常采用前列腺癌格利森评分系统。

**2. 临床病理联系**　早期临床无明显症状,随着肿瘤的进展可出现相应的症状。若癌组织浸润后尿道或膀胱颈部则引起膀胱颈部的梗阻症状,表现为尿频、尿流变细、排尿困难及尿潴留等。当肿瘤穿透包膜侵犯周围神经时,可出现会阴部疼痛。若癌组织广泛浸润尿道外括约肌可出现尿失禁。

**3. 扩散**　前列腺癌可直接侵犯邻近组织,如精囊和膀胱等,很少侵犯直肠。淋巴道转移较常见,可转移至闭孔、膀胱旁、髂骨和主动脉旁淋巴结。晚期常发生血行转移,主要转移到骨,尤以脊椎骨最常见。中老年男性骨转移瘤应首先想到前列腺癌的可能。

### 本章小结

慢性子宫颈炎是非特异性炎症,表现为子宫颈的糜烂、腺体囊肿、息肉和肥大。CIN/SIL 描述了子宫颈鳞状上皮不同程度的异型增生至原位癌的连续过程。子宫颈癌的主要病因是 HPV 感染,多为由 CIN 发展而来的鳞癌。癌细胞浸润深度不超过基膜下 5mm 为早期浸润癌。

子宫内膜异位症多异位于卵巢,主要症状是痛经。子宫内膜增生症与雌激素增多有关,主要表现为功能性子宫出血。子宫内膜癌的病因及发生均与子宫内膜增生症极为相似,为连续演变而来。子宫平滑肌瘤是女性生殖系统最常见的良性肿瘤,分为壁间肌瘤、浆膜下肌瘤和黏膜下肌瘤。

妊娠滋养细胞疾病的共同特征为滋养细胞异常增生。患者血清和尿液中 hCG 升高。葡萄胎以绒毛的高度水肿和滋养细胞不同程度的增生为特征;侵蚀性葡萄胎以子宫肌层见到完整绒毛为特征;绒癌有两种癌细胞,无间质血管、不形成绒毛和水泡状结构。

卵巢上皮性肿瘤按起源上皮的类型有浆液性及黏液性之分,按分化程度有良性、交界性和恶性之分。

乳腺癌的主要类型有导管和小叶的非浸润性癌和浸润性癌,居女性恶性肿瘤之首,发病与雌激素有关,好发于乳腺外上象限,以浸润性导管癌最常见。

前列腺增生症是引起中老年男性排尿障碍的原因中最为常见的一种良性疾病,以前列腺上皮和间质增生为特征。前列腺癌是源自前列腺上皮的恶性肿瘤,多发生在前列腺的周围区,多为分化较好的腺癌。

### 病例讨论

患者,女,32 岁,因消瘦、咯血 4 个多月入院。患者曾妊娠 4 个月后流产,诊断为葡萄胎,行刮宫 4 次,未做 hCG 检测。X 线片显示左肺散在多发结节状阴影。子宫妊娠 9 周大小,血 hCG 64.4 万

U/L(正常值<10U/L)。1周后开胸探查,取左肺结节,病理报告示肿物内组织出血、坏死明显,其中有成片异常增生的滋养细胞,细胞排列紊乱、参差镶嵌、具有高度异型性,但无间质血管,未见绒毛结构。

(董孟华)

病例讨论

## 思考题

1. 试述 CIN/SIL、早期浸润癌和浸润癌的关系及病变特点。
2. 试述如何鉴别葡萄胎、侵蚀性葡萄胎和绒毛膜癌。
3. 简述乳腺癌的病变类型及扩散途径,试述如何预防乳腺癌、关爱女性健康。

练习题

# 第十七章 | 内分泌系统疾病

教学课件　　思维导图

**学习目标**

1. 掌握非毒性甲状腺肿的病理变化;甲状腺肿瘤的分类和病理变化;糖尿病的概念、病因、类型、病理变化及临床病理联系;胰岛细胞瘤的病理变化及临床病理联系。

2. 熟悉慢性淋巴细胞性甲状腺炎、弥漫性毒性甲状腺肿的病理变化。

3. 了解甲状腺肿、糖尿病的发病机制;甲状腺癌的分型与预后的关系。

4. 能够对非毒性甲状腺肿、甲状腺肿瘤、糖尿病和胰岛细胞瘤作出初步诊断。

5. 培养与患者沟通的技巧,努力为患者提供优质的服务。

内分泌系统(endocrine system)由内分泌腺和分布于其他器官的内分泌细胞组成,通过分泌各种激素(hormone)作用于靶器官或靶细胞,对人体的生长、发育、生殖、代谢等进行调节,以维持人体内环境的相对平衡和稳定。激素的合成与分泌既受神经系统的调控,也受下丘脑-垂体-靶器官轴的调节,以保持激素水平的相对恒定。如果某种原因打破了上述平衡,引起激素分泌增多或不足,就可使相应器官腺体增生、肥大或萎缩,临床表现为功能亢进或减退。

## 第一节　甲状腺疾病

甲状腺(thyroid)由左、右两侧叶和峡部构成。侧叶位于甲状软骨下方气管两旁,中间以峡部连接。甲状腺主要分泌甲状腺素,调节机体基础代谢并影响生长和发育。

### 一、甲状腺肿

#### (一)弥漫性非毒性甲状腺肿

弥漫性非毒性甲状腺肿(diffuse nontoxic goiter)亦称单纯性甲状腺肿(simple goiter),常呈地域性分布,又名地方性甲状腺肿(endemic goiter),也可为散发性。本病主要表现为甲状腺肿大,一般无临床症状。

**1. 病因与发病机制**

(1)缺碘:地方性土壤、水、食物中缺碘,或青春期、妊娠期和哺乳期对碘需求量增加而相对缺碘,甲状腺素合成减少,刺激垂体分泌促甲状腺素(TSH)增多,使甲状腺滤泡上皮增生,摄碘功能增强。如果长期缺碘,一方面滤泡上皮增生,另一方面所合成的甲状腺球蛋白未能碘化而不能被上皮细胞吸收利用,滤泡腔内充满胶质,使甲状腺肿大。用碘化食盐和其他富含碘的食品可治疗和预防本病。

(2)高碘:常年饮用含高碘的水,可致碘的有机化过程受阻,引起甲状腺代偿性肿大。

(3)致甲状腺肿因子:水中大量钙和氟可影响肠道碘的吸收,引起甲状腺肿;某些食物(如卷心菜、木薯和菜花等)和药物(如硫脲类药、磺胺药等)也可致甲状腺肿。

（4）**遗传**：过氧化物酶、去卤化酶缺乏及碘酪氨酸耦联缺陷可导致家族性甲状腺肿。

**2.病理变化**　按其发生、发展过程和病变特点可分为三期。

（1）**增生期**：又称弥漫性增生性甲状腺肿（diffuse hyperplastic goiter）。甲状腺弥漫性对称性增大，重量一般不超过150g（正常20~40g），表面光滑，功能无明显改变。镜下，滤泡上皮增生呈立方或低柱状，伴小滤泡和小假乳头形成，胶质少，间质充血。

（2）**胶质贮积期**：又称弥漫性胶样甲状腺肿（diffuse colloid goiter）。甲状腺弥漫性对称性显著增大，重200~300g，表面光滑，切面呈淡褐色、半透明胶冻状。镜下，滤泡上皮复旧变扁平，滤泡腔扩大，腔内贮积大量胶质（图17-1）。

（3）**结节期**：又称结节性甲状腺肿（nodular goiter）。甲状腺呈不对称结节状肿大，结节大小不一，周围无包膜或包膜不完整，切面可有出血、坏死、囊性变、钙化和瘢痕形成（图17-2左图）。镜下，部分滤泡上皮增生伴小滤泡形成，部分上皮复旧或萎缩，胶质贮积；间质纤维组织增生并伴有间隔包绕，形成大小不一的结节状病灶（图17-2右图）。

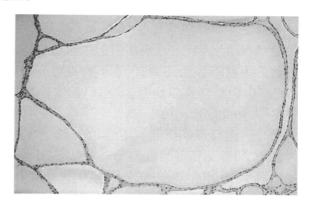

图17-1　弥漫性胶样甲状腺肿
甲状腺滤泡腔扩大，腔内贮积大量胶质；
HE染色；×100。

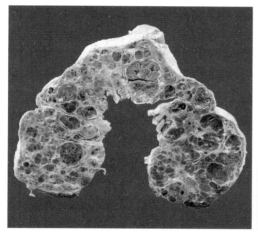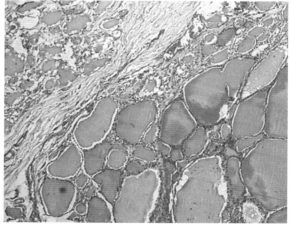

图17-2　结节性甲状腺肿
可见甲状腺内有多发性结节，有的分界不清，无完整包膜（左图）。镜下可见纤维
分割，形成结节（右图）；HE染色；×100。

**3.临床病理联系**　甲状腺显著肿大时，可压迫气管及喉返神经，引起呼吸困难和声音嘶哑，一般不伴甲状腺功能亢进或低下。极少数（1%~2%）可癌变。

> **病例导学**
>
> 　　患者，女，28岁，心悸、烦躁易怒、怕热多汗、食欲亢进、乏力、体重减轻10个月。体检：体温36.8℃，脉搏96次/min，呼吸22次/min，血压140/76mmHg，双手震颤，双眼球突出，双侧甲状腺弥漫性中度肿大，甲状腺区闻及血管杂音，脾肋下可触及，心尖区可闻及Ⅰ级收缩期吹风样杂音。实验室检查：血T₃（三碘甲状腺原氨酸）和T₄（四碘甲状腺原氨酸）升高。

**问题：**

1. 该患者可能患了何种疾病？依据有哪些？
2. 如何解释该患者的临床表现？

### （二）弥漫性毒性甲状腺肿

弥漫性毒性甲状腺肿（diffuse toxic goiter），又称为格雷夫斯病（Graves disease），是一种由于血中甲状腺激素（TH）过多而引起甲状腺功能亢进症（hyperthyroidism）的自身免疫病。临床上主要表现为甲状腺肿大，基础代谢率和神经兴奋性升高，如心悸、多汗、怕热、多食、消瘦、乏力、神经过敏、紧张多虑、多言多动等。约 1/3 患者伴有眼球突出，故又称突眼性甲状腺肿。本病多见于 20~40 岁女性，男女之比约为 1：5。

**1. 病因与发病机制** 本病是在遗传的基础上，因感染、精神创伤等因素诱发机体免疫功能紊乱，产生针对 TSH 受体、甲状腺球蛋白、甲状腺激素（$T_3$ 和 $T_4$）的自身抗体而发病，属于抑制性 T 淋巴细胞功能缺陷所导致的器官特异性自身免疫病。

**2. 病理变化** 甲状腺弥漫性对称性增大，为正常的 2~4 倍，表面光滑，质较软，切面呈灰红色分叶状，状如肌肉。镜下，滤泡上皮增生呈高柱状，可形成乳头突入腔内，并有小滤泡形成；滤泡腔内胶质稀薄，周边可见大小不一的吸收空泡；间质血管丰富、充血，淋巴组织增生（图 17-3）。

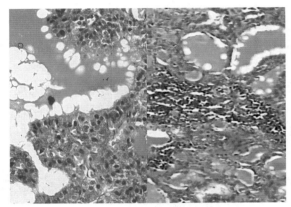

**图 17-3　弥漫性毒性甲状腺肿**
滤泡腔内有上皮细胞的吸收空泡，间质淋巴组织增生；HE 染色；×400。

除甲状腺病变外，还可有淋巴组织增生、胸腺和脾增大，心脏肥大、扩张，心肌细胞和肝细胞变性、坏死及纤维化。部分患者因眼球外肌水肿、球后纤维脂肪组织增生、淋巴细胞浸润和黏液水肿而出现眼球外突。

**3. 临床病理联系** 由于 $T_3$、$T_4$ 分泌过多和交感神经兴奋性增高，基础代谢率增高，患者出现乏力、皮肤温暖潮湿、怕热多汗、体重锐减和长期低热，神经过敏、多言多动、紧张多虑、焦躁易怒、不安失眠、思想不集中、注意力减退、心悸、胸闷、气短，食欲亢进、多食消瘦，肌无力、肌肉萎缩，女性月经减少或闭经，男性出现阳痿等，严重者可出现甲状腺危象和甲状腺功能亢进性心脏病等。由于滤泡上皮和间质淋巴样组织增生，甲状腺体积增大；血管扩张和血流加快导致甲状腺侧叶上、下极出现震颤或血管杂音。

### 甲状腺危象

甲状腺危象是甲状腺功能亢进最严重的并发症。甲状腺危象的主要临床表现有高热（39℃以上）；心动过速（140 次/min 以上），可伴心房颤动或心房扑动；厌食、恶心、呕吐、腹泻、大汗、休克；神情焦虑、烦躁、嗜睡、谵妄或昏迷，可合并肺水肿、黄疸、败血症等。甲状腺危象常危及生命，一经确诊，应积极采取抢救措施，包括 ICU（重症监护病房）监测，支持治疗（补充水分、营养、吸氧和退热），应用抗甲状腺制剂（丙硫氧嘧啶或甲巯咪唑）、碘剂、β 受体阻滞剂和糖皮质激素等。如诊断和抢救不及时，死亡率为 20%~50%，死因多为高热虚脱，心力衰竭，肺水肿，水、电解质紊乱。

## 二、甲状腺炎

甲状腺炎分为急性、亚急性和慢性三种，其中急性甲状腺炎少见。

### （一）亚急性甲状腺炎

亚急性甲状腺炎（subacute thyroiditis）又称肉芽肿性甲状腺炎（granulomatous thyroiditis），好发于中青年女性，其发生可能与病毒感染有关。临床表现为甲状腺肿大、压痛，常伴有发热，可有短暂性甲状腺功能异常，病程短，常在数月内恢复正常。甲状腺呈不均匀结节状轻中度肿大，质韧如橡皮。镜下，病变呈灶性分布，部分滤泡被破坏，胶质溢出，形成肉芽肿，并有多量的中性粒细胞、淋巴细胞和嗜酸性粒细胞浸润，伴异物巨细胞反应（图 17-4）。

### （二）慢性甲状腺炎

慢性甲状腺炎包括慢性淋巴细胞性甲状腺炎和慢性纤维性甲状腺炎，前者多见。

**1. 慢性淋巴细胞性甲状腺炎（chronic lymphocytic thyroiditis）** 又称桥本甲状腺炎（Hashimoto thyroiditis），属于自身免疫病，多见于中年女性。临床表现为甲状腺弥漫性对称性肿大，常伴有甲状腺功能减退。甲状腺光滑或稍呈结节状，质韧。甲状腺实质被广泛地破坏，滤泡萎缩，间质大量淋巴细胞浸润、淋巴滤泡形成，纤维组织增生（图 17-5）。

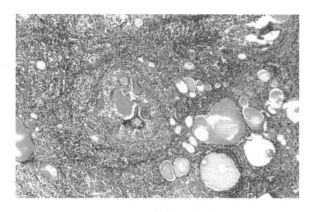

图 17-4　亚急性甲状腺炎
甲状腺内有大量炎症细胞浸润，肉芽肿形成，肉芽肿中央可见残留的胶质，但无干酪样坏死；HE 染色；×40。

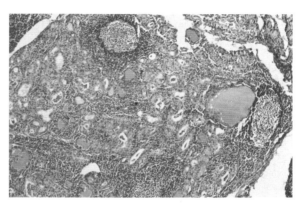

图 17-5　慢性淋巴细胞性甲状腺炎
甲状腺实质被广泛地破坏，间质大量淋巴细胞浸润、淋巴滤泡形成；HE 染色；×40。

**2. 慢性纤维性甲状腺炎（chronic fibrous thyroiditis）** 又称慢性木样甲状腺炎。病因不清，罕见。病变呈结节状，质硬似木样，与周围组织粘连紧密。

ER 17-3

慢性纤维性甲状腺炎

## 三、甲状腺肿瘤

甲状腺肿瘤种类较多，其中乳头状癌近年的发病率有增高趋势。

### （一）甲状腺腺瘤

甲状腺腺瘤（thyroid adenoma）是起源于甲状腺滤泡上皮的良性肿瘤，以中青年女性多见。肿瘤多为单发，直径 3~5cm，呈圆形或类圆形，包膜完整。切面多为实性，色暗红或棕黄，可并发出血、囊性变、钙化和纤维化，常压迫周围组织（图 17-6）。同时要注意甲状腺腺瘤与结节性甲状腺肿的区别（表 17-1）。

### （二）甲状腺癌

甲状腺癌（thyroid carcinoma）是起源于甲状腺上皮细胞的恶性肿瘤，以青壮年女性多见。甲状腺癌的主要组织学类型如下：

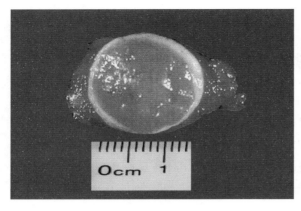

图 17-6　甲状腺腺瘤
肿瘤呈卵圆形，包膜完整，分界清楚。

表 17-1　结节性甲状腺肿与甲状腺腺瘤的鉴别要点

| 区别项目 | 结节性甲状腺肿 | 甲状腺腺瘤 |
|---|---|---|
| 结节数目 | 常为多个 | 常为单个 |
| 包膜 | 不完整或无 | 完整 |
| 滤泡 | 大小不一致 | 多一致 |
| 周围组织受压 | 无，与结节内病变一致 | 受压，为正常组织 |

**1. 乳头状癌**　是甲状腺癌中最常见的类型，约占 60%，以青少年女性多见。肿瘤生长慢，恶性度较低，预后较好，但颈部淋巴结转移较早。肿瘤多呈圆形，直径 2~3cm（小于 1cm 者称为微小癌或隐匿性癌），无包膜，质地较硬。肿瘤常伴有出血、坏死、纤维化、钙化和囊性变，囊内有乳头（图 17-7 左图）。镜下，癌细胞呈乳头状排列，乳头中心有纤维血管间质，间质内常见同心圆状钙化小体，即砂粒体（图 17-7 右图），有助于诊断。

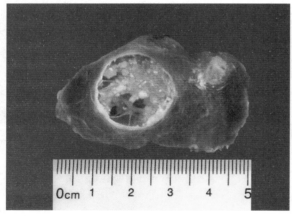
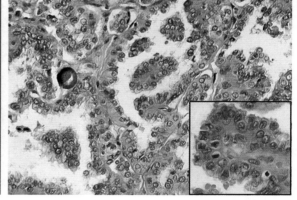

图 17-7　甲状腺乳头状癌
肿瘤呈囊状，囊内癌组织形成许多乳头状结构（左图）。镜下，有砂粒体形成，癌细胞核呈
毛玻璃状或有核沟（右图）；HE 染色；×400。

**2. 滤泡癌**　占甲状腺癌的 20%~25%，恶性程度比乳头状癌高，早期易发生血行转移，预后差，多见于 40 岁以上女性。肿瘤呈结节状，包膜不完整，境界较清楚，质软。镜下，可见不同分化程度的滤泡。

ER 17-4

甲状腺肿瘤

**3. 髓样癌**　由滤泡旁细胞（C 细胞）发生的恶性肿瘤，属于胺前体摄取及脱羧细胞肿瘤（APUD 瘤），占甲状腺癌的 5%~10%。40~60 岁为高发期，部分为家族性常染色体显性遗传。90% 的肿瘤分泌降钙素，产生严重腹泻和低钙血症，有的还同时分泌其他多种激素和物质。肿瘤为单发或多发，可有假包膜，质实而软。镜下，瘤细胞多呈实体巢状排列，或呈乳头状、滤泡状排列，间质内常有淀粉样物质沉着。

**4. 未分化癌**　较少见，多发生于 50 岁以上女性。肿瘤生长快，恶性程度极高，早期即可发生转移,预后差。肿瘤形状不规则,无包膜,切面灰白,常有出血、坏死。镜下,癌细胞大小、形态、染色深浅不一,核分裂象多见。

# 第二节　胰岛疾病

成人胰岛主要由 4 种内分泌细胞组成,即分泌胰高血糖素的 A 细胞、分泌胰岛素的 B 细胞、分泌生长抑素的 D 细胞和分泌胰多肽的 PP 细胞。各种内分泌细胞可以增生或形成肿瘤,引起相应激素分泌过多和功能亢进;也可以变性、萎缩,引起相应激素分泌不足和功能低下。

### 病例导学

患者,男,50 岁,因多饮、多尿、易饿、体重减轻 3 个月就诊。体检:消瘦,体温 36.5℃,脉搏 85 次/min,呼吸 19 次/min,血压 120/80mmHg。实验室检查:尿酮体(-),尿糖(++),空腹血糖 12.8mmol/L。

**问题:**
1. 该患者可能患了何种疾病? 依据有哪些?
2. 如何解释该患者的临床表现?

## 一、糖尿病

糖尿病(diabetes mellitus)是由于胰岛素分泌相对或绝对不足,或靶细胞对胰岛素敏感性降低,或胰岛素本身存在结构上的缺陷而引起的糖、脂肪和蛋白质代谢紊乱的慢性疾病,主要特点是高血糖和糖尿,临床上表现为多饮、多食、多尿和体重减少(即"三多一少")以及多种并发症。随着生活水平的提高、人口老龄化和生活方式的改变,糖尿病的发病率日益增高,已成为世界性的常见病和多发病。

(一)病因与发病机制

糖尿病可分为原发性糖尿病和继发性糖尿病。原发性糖尿病(即日常所称糖尿病)又分为 1 型和 2 型两种。

**1. 原发性糖尿病**

(1)**1 型糖尿病**:约占糖尿病的 10%,主要特点是青少年期发病,起病急、病情重、发展快,"三多一少"症状明显。胰岛 B 细胞明显减少,血中胰岛素降低,易出现酮症,治疗依赖胰岛素。目前认为本型是在遗传易感性的基础上,由病毒感染等诱发的针对 B 细胞的一种自身免疫病。

(2)**2 型糖尿病**:约占糖尿病的 90%,主要特点是成年期发病,起病缓慢、病情较轻、进展较慢,"三多一少"症状不明显。胰岛数目正常或轻度减少,血中胰岛素可正常、增多或降低。肥胖者多见,较少出现酮症,可不依赖胰岛素治疗。本型的病因、发病机制尚不清楚,一般认为是胰岛素相对不足和组织对胰岛素敏感性降低所致,多与肥胖有关。

**2. 继发性糖尿病**　指由已知原因如胰腺炎、肿瘤、手术或其他损伤、某些其他内分泌疾病造成的胰岛素分泌不足所致的糖尿病。

(二)病理变化

**1. 胰岛病变**　1 型糖尿病早期为非特异性胰岛炎,继而胰岛 B 细胞变性、坏死消失,胰岛变小、数目减少,纤维组织增生及玻璃样变。2 型糖尿病早期病变不明显,后期常见胰岛淀粉样变性,B 细胞可减少(图 17-8)。

**2. 血管病变**　非常广泛,从毛细血管到大中动脉均可有不同程度的病变。大中动脉粥样硬化,细小动脉玻璃样变,毛细血管基底膜明显增厚。临床表现为冠心病、心肌梗死、脑萎缩、肢体坏疽等。

**3. 肾脏病变** 多种多样,主要表现为肾小球硬化(弥漫性及结节性肾小球硬化)、急性和慢性肾盂肾炎,肾乳头坏死等。

**4. 视网膜病变** 早期可表现为微小动脉瘤和视网膜小静脉扩张,继而出现渗出、水肿、微血栓形成和出血等非增生性视网膜病变;血管病变可引起缺氧,刺激纤维组织增生、新生血管形成等增生性视网膜病变。患者可发生白内障,严重者可因视网膜脱离而失明。

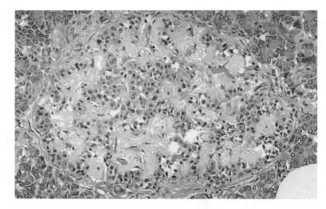

图 17-8　糖尿病胰岛
胰岛内见粉染的淀粉样变性物质;HE 染色;×100。

**5. 神经系统病变** 周围神经可因血管病变引起缺血性损伤,脑细胞可发生广泛变性。

**6. 其他组织器官病变** 可出现皮肤黄色瘤、肝脂肪变和糖原沉积、骨质疏松、糖尿病性外阴炎以及合并结核病、化脓性炎和真菌感染等。

**(三)临床病理联系**

糖尿病患者的典型症状为多饮、多食、多尿和体重减少。血糖升高导致渗透性利尿而引起糖尿及多尿;血浆渗透压增高,刺激下丘脑渴感中枢,出现口渴、多饮;葡萄糖不能被有效利用,机体动员脂肪和蛋白质,引起体重减轻、乏力。此外,因抗体生成减少,抵抗力降低,易发生感染性疾病。病变严重时,可出现酮血症和酮尿症,导致酮症酸中毒,发生糖尿病性昏迷。晚期患者常因并发心肌梗死、肾衰竭、脑血管意外或合并感染而死亡。合理饮食、坚持运动、应用降糖药物等长期有效控制血糖,防止或延缓并发症的发生,是糖尿病治疗的关键。

---

> **知识拓展**
>
> ### 胰岛素泵
>
> 胰岛素泵持续皮下输注和每天多次皮下注射胰岛素是目前常用的两种强化治疗糖尿病的方法。"多次皮下注射法"不能模拟正常人体胰岛素分泌的时相,容易出现餐后高血糖,如用药剂量大又会诱发低血糖,血糖波动较大。胰岛素泵是一个形状、大小如同小手机,通过一条与人体相连的软管向体内持续输注胰岛素的装置。胰岛素泵能模拟生理胰岛素的基础分泌,不需每天多次注射,避免了血糖波动,改善了生活质量。

## 二、胰岛细胞瘤

胰岛细胞瘤(islet cell tumor)即胰腺神经内分泌肿瘤(pancreatic neuro-endocrine neoplasms,pNENs),好发部位依次为胰尾、体、头部。根据激素的分泌状况和患者的临床表现,可分为功能性和无功能性两种,其中 75%~85% 为无功能性胰岛细胞瘤。肿瘤多为单个,体积较小,为 1~5cm,呈圆形或椭圆形,境界清楚,包膜完整或不完整,色浅灰红或暗红,质软、均质,可继发纤维组织增生、钙化、淀粉或黏液样变性和囊性变。镜下,瘤细胞排列形式多样,可呈岛片状、团块状、腺管状、实性、不规则排列等,其间为毛细血管,可见多少不等的胶原纤维分隔瘤组织(图 17-9),并可见黏液、淀粉样变性、钙化等继发改变。瘤细胞形似胰岛细胞,形态较一致,呈小圆形、短梭形或多角形。

胰岛素瘤(insulinoma)是最常见的胰岛细胞瘤,来源于 B 细胞。由于肿瘤分泌大量胰岛素,可导致顽固性低血糖,引起面色苍白、出汗、心悸、震颤、软弱无力等。

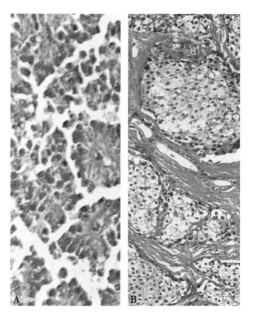

图 17-9　胰岛细胞瘤
A. 瘤细胞围绕纤维血管轴心,形成乳头;HE染色;×400。B. 瘤细胞团呈结节状,状似"胰岛";HE 染色;×100。

## 本章小结

　　弥漫性非毒性甲状腺肿多与缺碘有关,主要表现为甲状腺肿大,一般无临床症状。按其发生、发展过程和病变特点可分为弥漫性增生性、弥漫性胶样和结节性甲状腺肿。弥漫性毒性甲状腺肿是指临床有甲状腺功能亢进表现的甲状腺肿,滤泡上皮过度增生是本病的基本病变。甲状腺腺瘤要注意与结节性甲状腺肿相区别。甲状腺癌可分为乳头状癌、滤泡癌、髓样癌和未分化癌,其中乳头状癌是甲状腺癌最常见的类型,恶性程度低,其间质内常见砂粒体,有助于诊断;滤泡癌恶性程度高,预后差,早期易发生血行转移;髓样癌属 APUD 瘤,多分泌降钙素;未分化癌的恶性程度高,早期即可发生浸润和转移,预后差。

　　糖尿病是由于胰岛素分泌相对或绝对不足,或靶细胞对胰岛素敏感性降低,或胰岛素本身存在结构上的缺陷而引起的糖、脂肪和蛋白质代谢紊乱的慢性疾病。临床上主要表现为多饮、多食、多尿和体重减少(即"三多一少")。1 型多发生于青少年,B 细胞数量明显减少,"三多一少"症状明显,易发生酮症,治疗依赖胰岛素;2 型为成人型,肥胖者多见,B 细胞一般不减少,病情较轻,不易出现酮症,胰岛素治疗不敏感。糖尿病患者的血管病变非常广泛,从毛细血管到大中动脉均可有不同程度的病变,其中微血管病变最具特征性。胰岛细胞瘤即胰腺神经内分泌肿瘤,其最常见的类型为胰岛素瘤,可分泌大量胰岛素,导致顽固性低血糖。

## 病例讨论

　　患者,女,62 岁,乏力、多尿伴体重减轻 3 年。患者发病以来,食欲佳,睡眠尚可,体重减轻 5kg。患者既往体健,无高血压、冠心病病史,无烟酒嗜好,父亲患有 2 型糖尿病。体检:体温 36.5℃,脉搏 72 次/min,呼吸 18 次/min,血压 140/85mmHg。实验室检查:空腹血糖 8.9mmol/L,餐后 2 小时血糖 13.2mmol/L。

（申丽娟）

病例讨论

## 思考题

　　1. 简述弥漫性非毒性甲状腺肿的病理变化。
　　2. 简述甲状腺癌的类型及病变特点。
　　3. 简述 1 型糖尿病和 2 型糖尿病的主要区别。

练习题

# 第十八章 | 感染性疾病

教学课件

思维导图

## 学习目标

1. 掌握结核病的病因、基本病理变化和转化规律;原发性肺结核病和不同类型继发性肺结核病的病理变化和结局;细菌性痢疾、伤寒和艾滋病的基本病理变化和临床病理联系。

2. 熟悉结核病的传播途径和发病机制;肺外器官结核病的病理变化;肾综合征出血热和梅毒的病理变化和临床病理联系;流行性脑脊髓膜炎和流行性乙型脑炎的病理变化和临床病理联系。

3. 了解伤寒、细菌性痢疾、流行性脑脊髓膜炎、流行性乙型脑炎、肾综合征出血热、淋病、尖锐湿疣、梅毒和艾滋病的发病机制及结局与并发症;尖锐湿疣的基本病理变化;阿米巴病和并殖吸虫病的病因、发病机制、病理变化和结局;血吸虫病的病因、基本病理变化和肝、肠的病理变化及后果。

4. 能够运用病理学知识解释常见感染性疾病的临床表现,进行疾病的预防和初步诊断并开展健康宣教。

5. 培养吃苦耐劳的品质,树立服务人民的思想。

　　感染性疾病是指病原体通过不同途径入侵,引起人体感染并出现临床症状的一组疾病。感染性疾病在世界范围内广泛存在,严重威胁人类健康,特别是传染病。传染病是指由病原体引起,在一定条件下可以在人群中传播的感染性疾病。传染病的流行必须具备传染源、传播途径和易感人群三个基本环节,其共同特点是:①病原体常有一定的侵入门户;②病原体选择性地定位于不同的组织或器官;③病理变化均属于炎症,但又有各自的特征性病变;④病程发展具有一定的阶段性,包括潜伏期、前驱期、发病期和愈复期等。本章节主要介绍结核病、伤寒、细菌性痢疾、流行性脑脊髓膜炎、流行性乙型脑炎、肾综合征出血热、性传播疾病和部分寄生虫病等。

## 知识拓展

### 计划免疫

　　计划免疫是根据某些特定传染病的疫情监测和人群免疫状况的分析,按照规定的免疫程序,有计划、有组织地利用疫苗进行免疫接种,以提高人群的免疫水平,预防、控制乃至最终消灭相应传染病。我国的疫苗分为免疫规划疫苗和非免疫规划疫苗。《国家免疫规划疫苗儿童免疫程序表(2021 年版)》中疫苗种类包括乙肝疫苗、卡介苗、脊灰灭活疫苗、脊灰减毒活疫苗、百白破疫苗、白破疫苗、麻腮风疫苗、乙脑减毒活疫苗、乙脑灭活疫苗、A 群流脑多糖疫苗、A 群 C 群流脑多糖疫苗、甲肝减毒活疫苗、甲肝灭活疫苗;可以预防乙型病毒性肝炎、结核病、脊髓灰质炎、百日咳、白喉、破伤风、麻疹、流行性腮腺炎、风疹、流行性乙型脑炎、流行性脑脊髓膜炎、甲型病毒性肝炎。

# 第一节 结核病

结核病（tuberculosis）是由结核分枝杆菌引起的常见慢性传染病，全身各组织器官均可发生，以肺结核最常见。世界人口中约有 1/3 的人感染过结核分枝杆菌，目前全世界每年约有 1 000 万新发病例，超过 150 万人死于结核病。

我国又称结核病为"痨病"，最早在《黄帝内经》中就有对其有详细的记载。中华人民共和国成立后国家采取了高效的结核病防治策略，使得结核病的发病率和死亡率大大地降低。

## 一、病因与发病机制

结核分枝杆菌为抗酸杆菌，分为人型和牛型，引起人类结核病的主要是人型，少数为牛型。结核病的传染源主要是排菌的开放性肺结核患者，其次是患病动物，主要经呼吸道传播，少数患者经消化道感染，偶可经皮肤伤口感染。

结核分枝杆菌无内、外毒素，其致病力主要与菌体细胞壁所含的脂质、蛋白质、多糖成分有关，脂质中以糖脂最为重要。结核分枝杆菌的毒力与糖脂的衍生物——索状因子及蜡质 D 相关，索状因子对组织和细胞有强烈的损伤作用；蜡质 D 能引起机体对结核分枝杆菌产生超敏反应，还能抑制吞噬细胞的吞噬体与溶酶体融合，使结核分枝杆菌能在吞噬细胞中长期生存。此外，结核分枝杆菌的蛋白成分具有抗原性，可使机体发生变态反应；多糖物质可作为半抗原参与免疫反应。

人从空气中吸入带菌的飞沫可发生初次感染。到达肺泡的结核分枝杆菌趋化巨噬细胞并被吞噬，在细胞免疫形成之前，结核分枝杆菌不仅难以被巨噬细胞杀灭，而且还在其内繁殖，一方面引起局部炎症，另一方面通过血液循环和淋巴道播散到全身各组织器官。30~50 天后人体对结核分枝杆菌形成以细胞免疫为主的获得性免疫，即在致敏 T 淋巴细胞释放的淋巴因子作用下，趋化和激活巨噬细胞，使其吞噬和杀灭结核分枝杆菌的能力增强，并向感染部位聚集，形成结核性肉芽肿，使初次感染病灶局限，可不治而愈。需要指出的是，在初次感染结核分枝杆菌时发生的全身播散，由于细胞免疫的逐渐形成，多不在当时产生明显的病变，但可使结核分枝杆菌在播散的部位潜伏下来，成为以后发生肺外器官结核病和继发性肺结核病的主要根源。

机体在形成对结核分枝杆菌免疫反应的同时，也产生了迟发型超敏反应，两者相伴发生。超敏反应的出现表示机体已获得免疫力，但超敏反应较强时会造成病变局部组织的严重破坏，发生干酪样坏死。免疫反应与超敏反应贯穿在结核病的始终，结核分枝杆菌的数量多少、毒力强弱以及机体抵抗力等因素决定着两者的彼此消长。年龄、营养状况、有无全身性疾病（尤其是艾滋病、糖尿病、硅肺等）均可影响机体的抵抗力。当菌量少、毒力弱、机体抵抗力强时，以免疫反应占优势，病变向着局限、痊愈的方向发展；反之，则以超敏反应为主，病变向着恶化的方向进展。

## 二、基本病理变化与转化规律

结核病可以出现渗出、增生和变质三种病理变化，这三种病理变化并不是孤立的，往往同时存在，以某一种病变为主，并可在一定的条件下互相转化。

（一）基本病理变化

**1. 以渗出为主的病变**　渗出性病变多发生在结核病的早期或病变恶化时，主要表现为浆液或浆液纤维蛋白渗出，早期还可有中性粒细胞渗出，但很快被巨噬细胞取代。渗出性病变可以被完全吸收或转变为增生性病变，但如果感染的细菌数量多、毒力强或机体抵抗力下降、超敏反应剧烈，也可进一步发生干酪样坏死。

**2. 以增生为主的病变**　当细菌数量少、毒力低或机体的免疫力强时，结核病病灶内可出现增生性病变,形成具有诊断价值的结核性肉芽肿,即结核结节(tubercle)。单个结核结节较小,肉眼不易看到,几个结节融合时可形成灰白色、粟粒大小、境界清楚的病灶。镜下,典型结核结节中央为干酪样坏死,周围有大量由巨噬细胞转变而来的上皮样细胞和朗汉斯巨细胞,以及大量淋巴细胞聚集和纤维组织增生(图 18-1)。

**3. 以坏死为主的病变** 在细菌数量多、毒力强、机体免疫力低下、超敏反应强烈时,结核病的病变组织发生变质性病变,主要表现为干酪样坏死,是结核病的相对特征性病变。

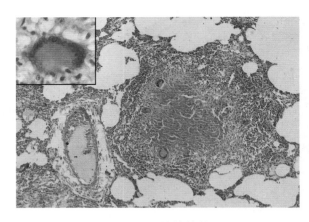

图 18-1 结核结节

结节中央为干酪样坏死,周围可见上皮样细胞、朗汉斯巨细胞,在外围有大量淋巴细胞聚集和纤维组织增生;HE 染色;×100。左上图为朗汉斯巨细胞;HE 染色;×400。

### (二)转化规律

结核病的转归随细菌的数量和毒力、机体免疫力和超敏反应的强弱、治疗方法等情况而不断发生变化,其结局有以下两种情况:

**1. 转向愈合**

(1)**吸收消散**:渗出性病变经淋巴管、血管吸收,病灶缩小或完全消失。小的增生性病变和干酪样坏死物也可被吸收。X 线检查见病灶边缘模糊的云絮状阴影缩小甚至消失。

(2)**纤维化、纤维包裹及钙化**:结核结节、小的干酪样坏死灶及未被吸收的渗出性病变可以通过纤维化形成瘢痕而愈合;坏死灶较大时,不能完全被纤维化,则由其周围纤维组织增生将其包裹;部分坏死组织内有钙盐沉积而发生钙化,钙化灶内常残存少量结核分枝杆菌,易成为机体再次感染的来源。X 线检查见纤维化病灶为边界清楚、条索状、较高密度的阴影,钙化灶则为边缘清晰、密度更高的阴影。

**2. 转向恶化**

(1)**浸润进展**:原有病灶周围出现新的渗出性病变,进而发生干酪样坏死或形成结核结节,病灶范围逐渐扩大。X 线检查见原有病灶周围出现模糊的云絮状阴影,若有干酪样坏死,则阴影密度较高。

(2)**溶解播散**:干酪样坏死组织在蛋白酶的作用下可溶解、液化,继而发生播散。若为肺结核,则常溃入邻近支气管而随痰液排出,在局部形成空洞。由于患者痰液中含有大量结核分枝杆菌,因而成为重要的传染源,临床上称为开放性肺结核。液化的坏死物还可经支气管播散到肺的其他部位,形成新的病灶。此时,X 线检查见空洞性病变呈现透亮区,其他部位可见新播散病灶的阴影。除经自然管道播散外,结核分枝杆菌还可经淋巴道、血行播散,引起淋巴结和远处器官的结核病变。

结核病

---

**病例导学**

患者,男,32 岁,幼年患过结核病,近期潮热、盗汗、乏力 1 个月余,咳嗽半个月,咯血 3 天入院。入院查体:体温 38.2℃;X 线检查示右肺上叶边缘模糊,中央密度增高,呈片状致密阴影及纤维条索状影;痰涂片及细菌培养检测到大量抗酸结核分枝杆菌。

问题:

1. 该患者的肺结核病属于哪种类型?
2. 该患者的痰液及血液中为何有结核分枝杆菌?

### 三、肺结核病

结核病中最常见的是肺结核病。由于机体在初次感染和再次感染结核分枝杆菌时的反应性不同,肺部病灶的发生、发展也不相同,因而将肺结核病分为原发性和继发性两类。

**1. 原发性肺结核病**( primary pulmonary tuberculosis )是指机体初次感染结核分枝杆菌所引起的肺结核病,多见于儿童。严重免疫功能受抑制的成年人因丧失对病菌的免疫力,可多次发生原发性肺结核病。

(1)**病变特点**:结核分枝杆菌常先在通气较好的肺上叶下部或下叶上部靠近胸膜处引起病变,称为原发灶。原发灶通常只有一个,偶见两个或两个以上者,以右肺多见。病变开始时是渗出性病变,继而发生干酪样坏死,坏死组织周围有结核性肉芽组织形成。原发灶呈圆形,直径多在 1cm 左右,色灰黄。由于机体缺乏对结核分枝杆菌的免疫力,细菌很快侵入淋巴管,随淋巴液引流到所属肺门淋巴结,引起结核性淋巴管炎和肺门淋巴结结核,肺门淋巴结出现肿大和干酪样坏死。肺的原发灶、结核性淋巴管炎和肺门淋巴结结核三者合称为原发复合征(primary complex)(图

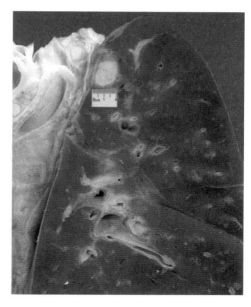

**图 18-2　原发性肺结核病**

右侧肺上叶下部胸膜下白色病灶为原发灶,肺门部圆形白色病灶为干酪样坏死的淋巴结。

18-2),是原发性肺结核病特有的病理变化。X 线检查表现为哑铃状阴影。

(2)**临床表现**:原发性肺结核病患者大多无明显症状,仅表现为结核菌素试验(PPD)阳性。少数病变较重者,可有乏力、食欲减退、潮热、盗汗等中毒症状。

(3)**结局**:绝大多数原发性肺结核病患者因机体对结核分枝杆菌的特异性免疫逐渐增强而自然痊愈,病灶可完全被吸收或纤维化,较大的坏死灶可发生纤维性包裹或钙化。有时肺内原发病灶已愈合,而肺门淋巴结病变却继续发展,形成支气管淋巴结结核。经有效治疗,大多仍可痊愈。少数患儿由于营养不良或同时患有其他传染病,病情恶化,局部蔓延、病灶扩大,并可发生淋巴道、血行和支气管播散。

1)淋巴道播散:肺门淋巴结的结核分枝杆菌可沿淋巴管蔓延到纵隔和颈部淋巴结,也可逆流至腹膜后及肠系膜淋巴结。初期淋巴结肿大,结核结节形成,随后发生干酪样坏死,坏死互相粘连成团、成串,重者干酪样坏死可液化,并穿破局部皮肤形成经久不愈的窦道。

2)血行播散:肺部或淋巴结的干酪样坏死可破坏血管壁,结核分枝杆菌侵入血流,或由淋巴经胸导管入血,发生全身粟粒性结核或肺粟粒性结核。血行播散也见于继发性肺结核病和肺外器官结核病。

3)支气管播散:原发复合征病灶的干酪样坏死范围较大并发生液化时,可以破坏邻近的支气管,含有大量结核分枝杆菌的干酪样坏死物质在被咳出体外的同时,会经支气管播散到肺的其他部位,形成小叶性或大叶性干酪性肺炎。但支气管播散在原发性肺结核病中较少见。

**2. 继发性肺结核病**( secondary pulmonary tuberculosis ) 是指机体再次感染结核分枝杆菌时所发生的肺结核病,肺内的病变常开始于肺尖,多见于成年人。其形成机制有以下两种学说:①内源性再感染,即结核分枝杆菌从体内原有病灶(原发性肺结核或肺外结核)经血行播散至肺(常在肺尖),形成潜伏性病灶,当免疫力下降时,结核分枝杆菌复活;②外源性再感染,即结核分枝杆菌从外界再次被吸入肺内而发病,与原发性肺结核无关。

由于继发性肺结核病患者对结核分枝杆菌已有一定的免疫力或过敏性,所以其病变与原发性肺结核病有所不同:①由于超敏反应,病变发生迅速且剧烈,易发生干酪样坏死;②由于免疫反应较强,在坏死组织周围常有巨噬细胞增生,形成结核结节;③病变大多局限于肺内,很少发生淋巴道和血行播散;④病程较长,并且随着机体免疫力和超敏反应的变化,病变有时以增生为主,有时以渗出、坏死为主,新旧病变并存,患者的病情时好时坏。

继发性肺结核病根据其病变特点分为以下几种主要类型:

(1)**局灶型肺结核**:是继发性肺结核病的最初类型。病变多位于肺尖下 1~2cm 处,以右肺较多见。病灶可为一个或数个,一般为 0.5~1cm,多数为中央有干酪样坏死的增生性病变。如患者免疫力较强,病灶常发生纤维化、钙化而痊愈。反之,则可发展为浸润型肺结核。

(2)**浸润型肺结核**:大多由局灶型肺结核发展而来,是继发性肺结核病最常见的一种类型,属于活动性肺结核。病变多位于肺尖或锁骨下区,表现为渗出性结核性肺炎,中央常有较小的干酪样坏死区。如能早期适当治疗,病变可经吸收或纤维化、包裹和钙化而痊愈。当患者免疫力差或未得到及时治疗时,病变可继续发展,干酪样坏死灶扩大,坏死物液化经支气管排出后形成急性空洞。此时,病变还可经支气管播散,在肺内形成新的病灶。坏死组织中的细菌随患者的痰液排出后可造成本病的传播,此型是结核病的主要传染源。

临床上,患者常有低热、盗汗、食欲缺乏、全身无力、咳嗽、咯血等症状。痰中常可查出结核分枝杆菌。PPD 试验常强阳性。X 线检查示云雾状边界模糊的淡薄阴影,有空洞形成时则见透光区。经过适当治疗后,急性空洞可被肉芽组织填充形成瘢痕而痊愈;若急性空洞经久不愈,则可发展为慢性纤维空洞型肺结核。

(3)**慢性纤维空洞型肺结核**:多在浸润型肺结核形成急性空洞的基础上发展而来。病变特点是在肺内有一个或多个厚壁空洞形成。空洞大小不一,不规则。空洞壁厚,可分为三层:内层是干酪样坏死层,内含大量结核分枝杆菌;中层为结核性肉芽组织;外层为纤维结缔组织。病情恶化时,内层坏死组织液化脱落,中层发生坏死,空洞不断增大;同时,病变可经支气管播散到同侧和对侧肺的其他部位,形成新旧不一、大小不等的病变(图 18-3)。最终,肺组织遭到严重破坏,发生广泛的纤维化,演变为硬化型肺结核,肺体积缩小、变形、变硬、胸膜广泛增厚并与胸壁粘连,可严重影响肺功能甚至引起慢性肺源性心脏病。

临床上,病程常历时多年,患者的症状时轻时重,可有咳嗽、咳痰、咯血等表现。由于空洞与支气管相通,含菌的坏死组织可随痰液排出,因此也称此型为开放性肺结核,该型患者是结核病最重要的传染源。较小的结核空洞经过适当治疗可形成瘢痕而愈合,较大的空洞经治疗后,空洞壁坏死物脱落,结核性肉芽组织逐渐转变为纤维组织,形成开放性愈合。

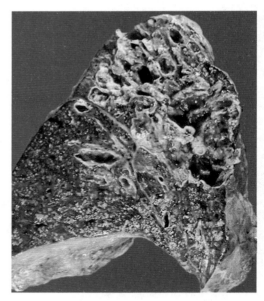

**图 18-3　慢性纤维空洞型肺结核**
肺上叶可见多个急、慢性空洞,部分空洞壁厚,空洞内可见干酪样坏死,肺下部可见多个散在干酪样坏死灶,肺组织破坏严重。

(4)**干酪样肺炎**:多发生于机体免疫力极低,对结核分枝杆菌超敏反应过高的患者,可由浸润型肺结核恶化进展而来,也可由肺组织或肺内淋巴结的干酪样坏死物经支气管播散引起,表现为小叶性或大叶性干酪样坏死性肺炎。此型肺结核患者病情危重,病死率高,曾被称为"奔马痨",目前已极少见。

（5）**结核球**：又称结核瘤（tuberculoma），是由纤维包裹、境界清楚、直径大于2cm、孤立的球形干酪样坏死灶。临床上易误诊为肺癌。结核球多为一个，有时多个，常位于肺上叶（图18-4）。结核球为相对静止的病变，患者多无明显症状。但因其中的干酪样坏死物内含有结核分枝杆菌，有时病变可恶化进展，表现为干酪样坏死灶溃破包膜、形成空洞和经支气管播散。结核球因纤维包裹，药物治疗效果不佳，因此临床上多采取手术切除。

（6）**结核性胸膜炎**：在原发性和继发性肺结核病的各个时期均可发生，主要因胸膜对菌体蛋白产生超敏反应引起。结核性胸膜炎按病变性质可分为渗出性和增生性两种：①渗出性结核性胸膜炎多见于青年人，病变为浆液纤维蛋白性炎，可引起胸腔积液，经适当治疗，渗出液可被吸收而痊愈，若渗出物中纤维蛋白较多，可使胸膜粘连、机化。②增生性结核性胸膜炎较少见，以增生性病变为主，很少有胸腔积液，一般通过纤维化愈合，常使胸膜增厚、粘连。

原发性肺结核病与继发性肺结核病的比较见表18-1。

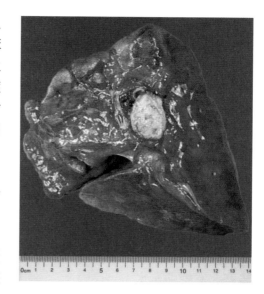

图18-4　结核球
纤维包裹的干酪样坏死灶，境界清楚，
呈椭圆形。

表18-1　原发性肺结核病与继发性肺结核病的比较

| 比较项目 | 原发性肺结核病 | 继发性肺结核病 |
|---|---|---|
| 好发年龄 | 儿童 | 成年人 |
| 感染源 | 初次感染（外源性） | 再次感染（内源性或外源性） |
| 始发部位 | 上叶下部或下叶上部靠近胸膜处 | 肺尖部 |
| 机体抵抗力、病程 | 机体抵抗力低，病程短，大多自愈 | 机体抵抗力强，病程长、波动，需治疗 |
| 播散方式 | 淋巴道、血行播散为主 | 支气管播散为主 |
| 病变特点 | 原发复合征 | 病变复杂，新旧病变并存，常有空洞形成等 |

## 四、肺外结核病

**1.肠结核**　多由活动性空洞型肺结核病患者咽下含菌痰液的食物引起，好发于回盲部，按病变特点分两型。①溃疡型：较多见，结核分枝杆菌侵入肠壁淋巴组织形成结核结节，发生干酪样坏死并融合、破溃形成溃疡。溃疡长径与肠管长轴垂直，边缘不整齐，底部有干酪样坏死，其下为结核性肉芽组织，可达肌层（图18-5）。溃疡愈合后因瘢痕收缩而致肠腔狭窄。临床有腹痛、腹泻、肠梗阻和结核中毒症状。②增生型：较少见，回盲部结核性肉芽组织增生，引起肠壁纤维化，致肠壁增厚、肠腔狭窄。病灶处黏膜可有浅溃疡和息肉形成。右下腹可触及包块，易误诊为结肠癌。

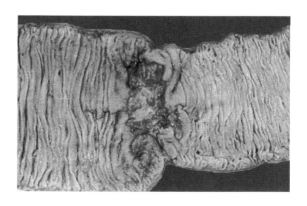

图18-5　溃疡型肠结核
溃疡呈带状，长径与肠管长轴垂直，边缘不整齐。

2. **结核性腹膜炎** 由肠结核、肠系膜淋巴结结核、输卵管结核直接蔓延引起,可分干性、湿性和混合性,以混合性多见。其共同特点为腹膜上密布无数粟粒大小的结核结节,出现草黄色和血性腹腔积液。患者表现为有腹部包块,腹痛、腹泻、腹胀,触诊腹壁呈柔韧感等症状。

3. **结核性脑膜炎** 常由原发性肺结核病或肺外结核经血行播散引起,多见于儿童,以脑底部最明显,脑桥、脚间池、视神经交叉等处的软脑膜和蛛网膜,以及蛛网膜下腔最重。大体,蛛网膜浑浊、增厚,蛛网膜下腔积聚大量渗出物。镜下,渗出物内有纤维蛋白、巨噬细胞、淋巴细胞。临床表现为脑膜刺激征和颅内压增高,脑脊液内可检测到结核分枝杆菌。部分病程迁延的病例,可因渗出物机化使蛛网膜下腔发生粘连,第四脑室正中孔和外侧孔堵塞并发生脑积水。

4. **肾结核** 患者常为男性青壮年,常由原发性肺结核病血行播散引起,其次为骨、关节、淋巴结和肠结核血行播散而致。泌尿系统结核多由肾结核开始,常单侧发病,病变多起于肾皮质和髓质交界处或肾乳头内,由初期的结核性肉芽肿发展为干酪样坏死,破入肾盂形成多个肾空洞(图18-6),致使肾功能损害。含结核分枝杆菌的干酪样坏死物随尿排出,致使输尿管、膀胱相继受累。

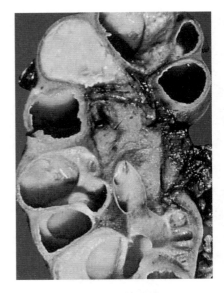

图 18-6 肾结核
肾实质内多个干酪样坏死灶
和空洞形成。

5. **生殖系统结核** 男性生殖系统结核多由泌尿系统结核直接蔓延而来,结核分枝杆菌可以经尿道感染精囊和前列腺,并可蔓延至输精管、附睾和睾丸,病变部位可见结核性肉芽肿和干酪样坏死。附睾结核可引起附睾肿大,严重时破溃形成窦道,可以成为男性不育症的原因之一。女性生殖系统结核多由肺结核病通过血行播散而来,少数来自腹膜结核。输卵管结核常见,是女性不孕症的常见原因之一。子宫内膜和卵巢结核则常为输卵管结核蔓延的结果。

6. **骨与关节结核** 多由血行播散所致,常见于青少年。骨结核多累及椎骨、指骨及长骨骨骺等处,早期形成小结核病灶,后期骨质被破坏形成干酪样坏死及死骨,坏死液化后可在骨旁形成无红、痛、热的脓肿,称为"冷脓肿";若脓肿穿破皮肤,则形成经久不愈的窦道。脊椎结核多发生于第十胸椎至第二腰椎,常破坏椎间盘和邻近椎体,引起椎体塌陷造成驼背(图18-7),甚至压迫脊髓引起瘫痪。关节结核以髋、膝、踝、肘等关节多见,常继发于骨结核,少数由血行直接感染关节滑膜而发病。

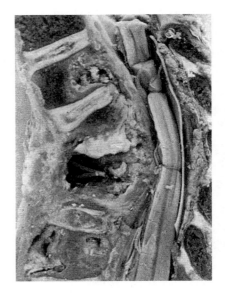

图 18-7 脊椎结核
椎体和椎间盘干酪样坏死,
造成椎体破坏。

7. **淋巴结结核** 颈部淋巴结结核最多见,其次是肺门、支气管旁和肠系膜淋巴结。病灶常粘连成大块,灶内有结核性肉芽肿和干酪样坏死形成。坏死物液化后穿破颈部皮肤,造成经久不愈的窦道。

病例讨论1

患者,男,42岁,半年前出现咳嗽,少痰;1周前咳嗽加剧,多痰,伴有咯血数次,每次咯血约

10ml，症状日渐加重，反复出现畏寒、低热及胸痛，精神萎靡，体质明显减弱，并出现腹痛、间歇交替性腹泻和便秘。患者体温 38.5℃，慢性病容，消瘦，右肺中上可闻及湿啰音，腹软，腹部触诊柔韧。X 线检查可见右肺有大小不等的透亮区及结节状阴影，痰液检出抗酸杆菌。

ER 18-4

病例讨论 1

该患者患有何种疾病？请预测该患者疾病的发展。

# 第二节　伤　寒

**病例导学**

患者，女，25 岁，7 天前全身不适，发热，头痛并伴有腹泻，无脓血，病情逐渐加重。入院查体：体温 40℃，脉搏 80 次/min，表情淡漠，脾大、在左肋缘下两横指，上腹部有少量散在红色皮疹，压之退色。实验室检查：白细胞计数 $4.3 \times 10^9$/L，中性粒细胞减少。

问题：

1. 该患者所患疾病的基本病变是什么？

2. 如何解释该患者体温、脉搏、脾和白细胞的变化？

伤寒（typhoid fever）是由伤寒杆菌引起的经消化道传播的急性传染病。病变特征是全身单核巨噬细胞系统增生和伤寒肉芽肿形成。以回肠末端淋巴组织的病变最为突出，称肠伤寒。临床表现为持续高热、相对缓脉、脾大、皮肤玫瑰疹、外周血白细胞减少等。人群普遍易感，儿童和青壮年多见。全年均可发病，以夏秋两季最多。病后可获得稳固的免疫力，极少再感染。

ER 18-5

伤寒杆菌

## 一、病因与发病机制

伤寒杆菌是革兰氏阴性杆菌，其菌体"O"抗原、鞭毛"H"抗原及表面"Vi"抗原均能使人体产生相应抗体，尤以"O"和"H"抗原性较强，故可用血清凝集试验（肥达反应，Widal reaction）来测定血清中抗体的增高，作为临床诊断伤寒的依据。

伤寒患者或健康带菌者是本病的传染源。细菌随粪、尿排出，污染食品、饮用水等，或以苍蝇为媒介，经口进入消化道而感染。伤寒杆菌进入消化道是否发病主要取决于到达胃的菌量和机体的抵抗力等。当感染菌量较多时，细菌得以进入小肠并穿过小肠黏膜上皮细胞，侵入回肠末端集合淋巴小结和孤立淋巴小结，被巨噬细胞吞噬，在巨噬细胞内生长繁殖，继而沿淋巴引流，经胸导管进入血液，引起菌血症。血液中的细菌很快被全身单核巨噬细胞系统的细胞吞噬，并在其中大量繁殖，导致肝、脾、淋巴结大。这段时间患者可没有临床表现，称潜伏期，约 10 天。随着细菌的繁殖及内毒素再次入血，患者出现败血症的临床表现。由于胆囊内大量的伤寒杆菌随胆汁进入肠道，再次侵入已致敏的肠壁淋巴组织，发生强烈的过敏反应导致肠黏膜坏死、脱落及溃疡形成。

## 二、病理变化与临床病理联系

伤寒的病变主要累及全身的单核巨噬细胞系统，以肠道淋巴组织、肠系膜淋巴结、肝、脾、骨髓等处最为明显。病变组织内巨噬细胞增生，体积变大，胞质中常有被吞噬的伤寒杆菌、红细胞、淋巴细胞和坏死细胞碎片等，这种巨噬细胞被称为伤寒细胞。伤寒细胞聚集成团，形成结节状的伤寒肉芽肿，称为伤寒小结（typhoid nodule）（图 18-8），是伤寒的特征性病变。

## （一）肠道病变

伤寒的肠道病变以回肠末端集合淋巴小结和孤立淋巴小结最为明显,按其发展过程可分为四期。

**1. 髓样肿胀期** 发病后第1周,病变处淋巴组织明显肿胀,色灰红,质软,隆起于黏膜表面,形似脑回。镜下可见淋巴组织内伤寒细胞大量增生,形成典型的伤寒小结,肠壁充血、水肿。此期患者有畏寒、发热、腹痛、腹泻等症状,血液和骨髓细菌培养阳性。

**2. 坏死期** 发病后第2周,由于细菌毒素的作用和病灶局部血液循环障碍,增生、肿胀的淋巴滤泡中心和肠黏膜发生小灶性坏死,以后坏死区逐渐扩大并相互融合,使得病变肠黏膜变得高低不平。

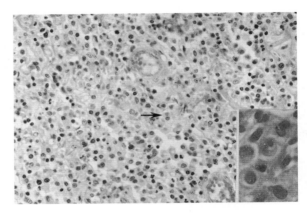

**图 18-8 伤寒肉芽肿**

伤寒肉芽肿由大量的伤寒细胞构成,胞质内可见吞噬的红细胞;HE 染色;×100。右下角示放大的伤寒细胞;HE 染色;×400。

患者持续高热,消化道症状继续存在,大多数患者有轻中度肝、脾大,严重时可出现谵妄、颈项强直,甚至昏迷。此期起粪便培养伤寒杆菌阳性率逐渐升高。

**3. 溃疡期** 发病后第3周,坏死肠壁组织脱落后形成溃疡。集合淋巴小结处发生的溃疡,其长轴与肠的长轴平行;孤立淋巴小结处的溃疡小而圆。溃疡一般深及黏膜下层,严重病例可达肌层或浆膜层。此期的临床表现与坏死期基本相同,溃疡深者可致肠穿孔,引起急性弥漫性腹膜炎;如累及小动脉,可引起肠出血。

**4. 愈合期** 发病后第4周。溃疡内的坏死组织完全脱落,从溃疡底部长出肉芽组织并逐渐将其填平,溃疡边缘上皮再生覆盖而愈合。此期各症状逐渐减轻,直至消失。

伤寒的肠道各期病变见图 18-9。

## （二）其他病变

肠系膜淋巴结、肝、脾有伤寒肉芽肿形成和灶状坏死;骨髓除形成伤寒小结和灶状坏死外,内毒素影响造血功能,可使中性粒细胞减少;内毒素还可引起心肌细胞水肿、脂肪变性,甚至坏死;

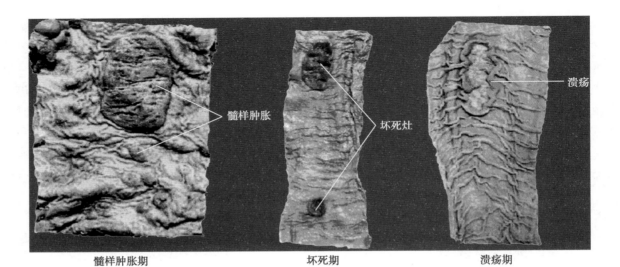

**图 18-9 肠伤寒**

肠伤寒的各期病变,髓样肿胀期可见集合淋巴小结和孤立淋巴小结部位黏膜肿胀隆起,表面呈脑回样;溃疡期可见溃疡呈椭圆形,边缘稍隆起,溃疡长轴与肠管长轴平行。

肾小管上皮细胞可发生细胞水肿;皮肤出现淡红色小丘疹(玫瑰疹);膈肌、腹直肌和股内收肌常发生凝固性坏死,患者出现肌肉疼痛和皮肤知觉过敏。慢性感染病例亦可累及关节、骨、脑膜及其他部位。

## 三、结局与并发症

伤寒患者若无并发症,经治疗一般 4~5 周痊愈,并获得持久免疫力。伤寒的主要并发症有肠出血、肠穿孔,其次是支气管肺炎。少数患者因伤寒杆菌在胆汁中大量繁殖,即使临床痊愈后细菌仍可在胆汁中生存和繁殖,并随胆汁由肠道排出,故患者在一定时期内仍是带菌者,个别患者可成为慢性带菌者或终身带菌者。

# 第三节　细菌性痢疾

细菌性痢疾(bacillary dysentery)是由痢疾杆菌引起的常见肠道传染病,简称"菌痢"。病变以大肠黏膜的假膜性炎为特征,假膜脱落形成不规则浅表性溃疡。临床表现主要有发热、腹痛、腹泻、里急后重和黏液脓血便等。食物和饮水的污染可引起菌痢的暴发流行。全年均可发生,以夏秋两季多见。菌痢好发于儿童,其次是青壮年。

## 一、病因与发病机制

痢疾杆菌是革兰氏阴性短杆菌,包括志贺氏、福氏、鲍氏和宋内氏四个群,均能产生内毒素,志贺氏菌可产生外毒素。患者和带菌者是本病的传染源,细菌多经消化道传播,苍蝇是重要的传播媒介。细菌进入消化道后,多数被胃酸杀灭,少数进入肠道,当机体抵抗力下降时细菌在肠道生长繁殖,侵入肠黏膜并释放毒素,引起肠壁炎性反应,毒素入血可引起全身中毒症状。

## 二、病理变化与临床病理联系

病变主要位于大肠,尤以乙状结肠和直肠最为明显。按其病变特点和临床经过分为以下三种类型:

1.**急性细菌性痢疾**　初期表现为急性黏液性卡他性炎,肠黏膜充血、水肿、中性粒细胞浸润、黏液分泌增多,可见点状出血。病变进一步发展,黏膜浅层发生坏死。在黏膜表面的渗出物中含有大量纤维蛋白,后者与坏死组织、渗出的白细胞、红细胞及细菌一起形成特征性的假膜。假膜呈糠皮状,一般呈灰白色,如有明显出血可呈暗红色,被胆色素浸染则呈灰绿色。大约 1 周后,假膜被中性粒细胞崩解后释放的蛋白水解酶溶解、液化并开始脱落,形成大小不等,形状不规则的浅表溃疡(图18-10)。极少数严重病例的小溃疡可相互融合为大溃疡,深达肌层,甚至穿孔。经适当治疗后,渗出物和坏死组织逐渐被吸收、排出,缺损由周围组织再生而修复。小而浅的溃疡愈合后不遗留明显的瘢痕;较深的溃疡修复后形成瘢痕,但极少引起肠腔狭窄。

临床表现为腹痛、腹泻,黏液脓血便,偶尔排出片状假膜;由于炎症刺激直肠内神经末梢及肛门括约肌,导致里急后重和排便次数增多。急性菌痢的病程一般为 1~2 周,经适当的治疗后大多痊愈,少数转为慢性。

2.**慢性细菌性痢疾**　病程达 2 个月以上者即为慢性菌痢,多由急性菌痢未经及时有效的治疗转变而来,以福氏志贺菌感染者居多。慢性菌痢病程长者可达数年,在此期间肠道病变此起彼伏,原有溃疡尚未愈合,又可形成新的溃疡,因此新旧病灶同时存在。由于组织的损伤和修复反复交替发生,黏膜常过度增生而形成息肉。肠壁各层有慢性炎症细胞浸润和纤维组织增生,从而使肠壁不规则增厚、变硬,严重时可引起肠腔狭窄。

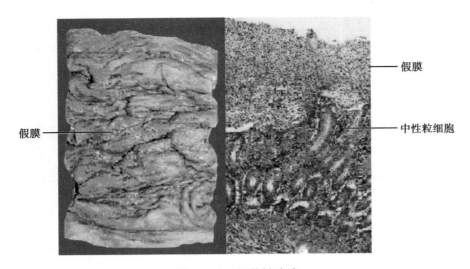

图 18-10 细菌性痢疾

肠黏膜表面可见糠皮样的假膜,假膜脱落形成地图形的溃疡(左图)。镜下,假膜主要
由纤维蛋白和坏死组织构成,可见中性粒细胞浸润(右图);HE 染色;×100。

慢性菌痢引起肠功能紊乱,患者表现腹痛、腹胀、腹泻、便秘等,炎症加剧时,可出现急性菌痢症状,称慢性菌痢急性发作。

**3. 中毒性细菌性痢疾**　多见于 2~7 岁的儿童,起病急骤,全身中毒症状重,急性循环障碍出现得早,而肠道症状轻。病原菌常为毒力较低的福氏或宋内氏痢疾杆菌,病变呈卡他性炎,发病后数小时即出现中毒性休克或呼吸衰竭。

## 第四节　流行性脑脊髓膜炎

流行性脑脊髓膜炎(epidemic cerebrospinal meningitis)简称"流脑",是由脑膜炎奈瑟菌引起的脑、脊髓膜的急性化脓性炎症,多流行于冬春季节,好发于 5 岁以下的儿童,尤以 6 个月至 2 岁的婴幼儿发病率最高。临床表现为高热、寒战、头痛、呕吐、颈项强直及皮肤瘀点等,严重病例因中毒性休克和脑实质损害而危及生命。

脑膜炎奈瑟菌

### 一、病因与发病机制

脑膜炎奈瑟菌又称脑膜炎双球菌,属奈瑟菌属,革兰氏阴性菌。带菌者和患者是本病的传染源。本病主要经呼吸道传播。大多数感染者仅在上呼吸道局部发生炎症,只有少数抵抗力低下的患者,细菌侵入血流并在其中大量繁殖,到达脑脊髓膜后引起脑脊髓膜炎。病菌释放的内毒素可激活补体系统,使血清中的炎症介质明显增多,进而引起微循环障碍和休克。

### 二、病理变化与临床病理联系

根据病情的进展,流行性脑脊髓膜炎一般分为三期:

**1. 上呼吸道感染期**　细菌在鼻咽部黏膜内繁殖,经 2~4 天潜伏期后表现为上呼吸道感染症状。黏膜充血、水肿伴少量中性粒细胞浸润。1~2 天后,部分患者进入败血症期。

**2. 败血症期**　患者皮肤出现瘀点或瘀斑,并出现高热、头痛、呕吐及中性粒细胞增高等,此期血细菌培养呈阳性。

**3. 脑膜炎症期** 大体,脑脊髓膜血管充血,蛛网膜下腔内有大量灰白色或灰黄色脓性渗出物,覆盖着脑沟、脑回,脑室积脓(图 18-11 左图)。镜下,蛛网膜血管充血,蛛网膜下腔充满中性粒细胞、少量单核细胞、淋巴细胞及纤维蛋白(图 18-11 右图),重者脑膜周围脑实质有炎症病变,称脑膜脑炎。

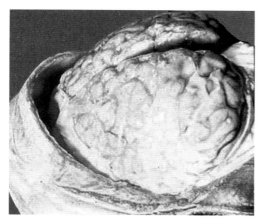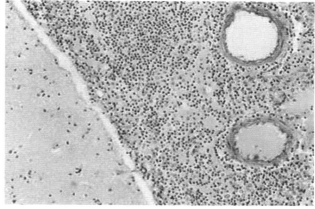

图 18-11 流行性脑脊髓膜炎

婴幼儿蛛网膜下腔中见大量脓液积聚,致脑表面沟回结构不清(左图)。镜下脑实质表面软脑膜血管扩张、充血,蛛网膜下腔内大量中性粒细胞浸润(右图);HE 染色;×200。

临床上患者除有高热、中毒症状外,主要表现为中枢神经系统症状。①颅内压升高:由于脑脊髓膜血管充血、蛛网膜下腔渗出物堆积,脓性渗出物影响脑脊液吸收而引起颅内压升高,患者表现为剧烈头痛、喷射状呕吐和视神经乳头水肿,婴幼儿前囟饱满。②脑膜刺激征:由于炎症波及脊神经根周围软脊膜和蛛网膜,脊神经在通过椎间孔处受压,患者颈部和腰背部肌肉在运动时出现疼痛,为缓解疼痛肌肉处于保护性痉挛状态而呈现颈项强直,小儿可呈角弓反张;做屈髋伸膝试验时,由于坐骨神经受牵拉,克尼格征及布鲁津斯基征阳性。③脑脊液改变:脑脊液压力升高,浑浊,糖及氯化物减少,蛋白质增多,有大量的脓细胞,涂片及培养可找到病原菌。脑脊液检查对诊断本病具有重要价值。

## 三、结局与并发症

患者经及时治疗多痊愈,如治疗不当可转为慢性,并可出现以下后遗症:①脑积水,由脑膜粘连、脑脊液循环障碍所致;②脑神经受损或麻痹,引起耳聋、视力障碍、斜视、面瘫等;③脑底血管炎致管腔阻塞,引起脑缺血、梗死。

## 第五节 流行性乙型脑炎

流行性乙型脑炎(epidemic encephalitis B)简称“乙脑”,是由乙型脑炎病毒引起的脑实质的变质性炎症,多发生于 10 岁以下的儿童,常流行于夏秋季。临床上表现为高热、头痛、呕吐、嗜睡、抽搐、昏迷等。

## 一、病因与发病机制

乙型脑炎病毒为 RNA 病毒,传染源为乙型脑炎患者或中间宿主如家畜、家禽,传播媒介是库蚊、伊蚊和按蚊。当带有病毒的蚊子叮咬人时,病毒可进入人体内。当免疫力强,血-脑屏障功能正常时,病毒不能进入脑组织致病,称为隐性感染,多见于成人;反之,病毒侵入中枢神经系统,可激发机体的免疫反应,导致组织损伤。

## 二、病理变化与临床病理联系

病变可累及整个中枢神经系统的灰质,以大脑皮质、基底核、视丘最严重,其次是小脑皮质、丘脑及脑桥,脊髓的病变最轻。大体,脑膜充血,脑水肿明显,切面多处灰质可见界限清楚、粟粒或针尖大小半透明的坏死灶。镜下:①神经细胞变性坏死:神经细胞肿胀,尼氏小体消失,胞质内出现空泡,核偏位或固缩、碎裂、溶解等。在变性坏死的神经细胞周围常见增生的少突胶质细胞围绕,称为神经细胞卫星现象(图18-12);还可见噬神经细胞现象,即小胶质细胞及中性粒细胞侵入坏死的神经细胞内。②软化灶形成:神经细胞坏死后液化,形成染色变淡的筛网状软化灶(图18-13),此种病变具有一定的病理诊断价值。③血管变化和炎症细胞浸润:脑组织内血管扩张、

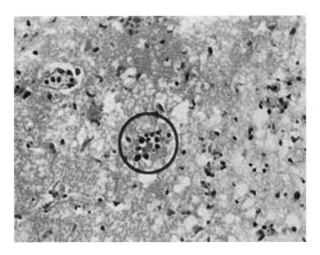

图 18-12　流行性乙型脑炎(卫星现象)
圆圈处为卫星现象;HE 染色;×400。

充血,血管周围间隙增宽,淋巴细胞围绕血管呈袖套状浸润(图18-14)。④胶质细胞增生:在小血管或坏死的神经细胞附近,小胶质细胞增生明显,形成小胶质细胞结节。

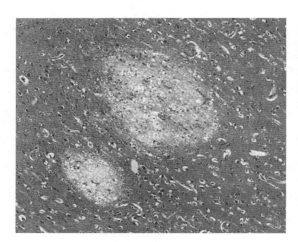

图 18-13　流行性乙型脑炎(筛网状软化灶)
脑组织内见圆形或卵圆形境界清楚的镂空筛网状软化灶,病灶内为神经细胞的液化性坏死、组织碎屑及吞噬细胞;HE 染色;×200。

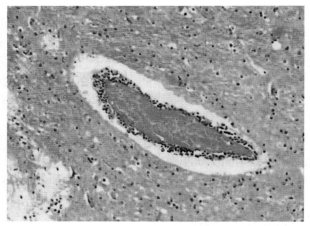

图 18-14　流行性乙型脑炎(淋巴细胞血管袖套)
淋巴细胞围绕血管间隙呈袖套状浸润;HE 染色;×200。

患者可有高热、全身不适等毒血症的表现。由于脑实质的炎症和神经细胞广泛的变性坏死,患者可有嗜睡、抽搐甚至昏迷。炎症累及脑膜时,患者可出现脑膜刺激征。因脑组织充血、水肿,患者颅内压可升高,表现为头痛、呕吐,严重时发生脑疝,引起呼吸、循环衰竭而死亡。

## 三、结局与并发症

多数患者经适当的治疗后而痊愈,少数遗留有痴呆、语言障碍、肢体瘫痪以及脑神经损害所致

的吞咽困难、中枢性面瘫、眼球运动障碍等,严重病例可因呼吸循环衰竭或并发肺炎而死亡。

流行性脑脊髓膜炎与流行性乙型脑炎的区别见表 18-2。

表 18-2　流脑和乙脑的主要区别

| 区别项目 | 流脑 | 乙脑 |
|---|---|---|
| 病因 | 脑膜炎双球菌 | 乙型脑炎病毒 |
| 传染源 | 患者、带菌者 | 患者,感染的家畜、家禽 |
| 传播途径 | 经呼吸道传播 | 蚊虫叮咬 |
| 好发年龄 | 5 岁以下,6 个月至 2 岁最多 | 10 岁以下 |
| 流行季节 | 冬春季 | 夏秋季 |
| 病理变化 | 脑脊髓膜化脓性炎。脑脊髓膜血管扩张、充血,蛛网膜下隙见脓性渗出物,严重者累及脑实质 | 脑实质变质性炎。①软化灶形成;②淋巴细胞呈袖套状浸润;③胶质细胞增生 |
| 临床表现 | ①上呼吸道感染期:上呼吸道感染症状。②败血症期:高热、头痛、呕吐和皮肤、黏膜瘀斑。③脑膜炎症期:脑膜刺激征、颅内高压症状 | ①毒血症的表现:高热、全身不适。②脑实质损害的表现:嗜睡、抽搐、昏迷。③可伴有颅内高压的表现及轻微的脑膜刺激征 |
| 脑脊液特点 | 浑浊,细胞数(中性粒细胞)、蛋白质增多,糖、氯化物减少,有细菌 | 透明、细胞数(淋巴细胞)、蛋白质轻度增加,糖、氯化物正常,无细菌 |
| 预后 | 多数可痊愈,少数遗留脑积水、耳聋、视力障碍等 | 多数可痊愈,少数遗留痴呆、语言障碍和肢体瘫痪等 |

**病例讨论 2**

患者,男,5 岁,急性发病,高热、剧烈头痛、喷射状呕吐。体检:体温 40.5℃,脉搏 122 次/min,血压 114/72mmHg。患者嗜睡,颈强直,浅反射及腹部反射减弱,克尼格征和布鲁津斯基征均阳性。外周血白细胞计数 $18.2×10^9$/L,中性粒细胞百分比 85%。脑脊液压力高,糖低,蛋白高,有大量中性粒细胞。

该患者可能患有何种疾病?其诊断依据是什么?应与哪些疾病相鉴别?

ER 18-7

病例讨论 2

## 第六节　肾综合征出血热

肾综合征出血热(hemorrhagic fever with renal syndrome, HFRS)是由汉坦病毒(Hantaan virus)感染引起的急性自然疫源性疾病,又称流行性出血热(epidemic hemorrhagic fever, EHF)。其基本病理变化是全身小血管广泛性损伤,临床上以发热、休克、充血、出血和急性肾衰竭为主要表现。

### 一、病因与发病机制

本病由汉坦病毒感染引起,鼠类是主要传染源,其传播途径有:①呼吸道传播,鼠类含病毒的排泄物如尿、粪、唾液等污染尘埃后形成的气溶胶,被人体吸入后引起感染;②消化道传播,进食被鼠类含病毒的排泄物所污染的食物,可经口腔或胃肠道黏膜而感染;③接触传播,被病鼠咬伤或皮肤伤口接触带病毒的鼠类排泄物或血液后亦可导致感染;④垂直传播。

肾综合征出血热的发病机制尚不完全清楚,一般认为与病毒损害血管内皮细胞、骨髓、肾等细胞的结构和功能有关。

## 二、病理变化与临床病理联系

肾综合征出血热的基本病变是全身小血管（包括小动脉、小静脉和毛细血管）损伤，内皮细胞肿胀、坏死、脱落，部分内脏的小血管壁发生纤维蛋白样坏死并伴微血栓形成。病变明显的器官主要有：

**1. 肾** 大体，肾体积增大，表面可见点状出血，切面见皮质苍白，有灶状出血，髓质高度充血和明显出血。镜下，髓质肾小管周围小血管高度扩张充血，间质水肿和出血，肾小管上皮细胞变性、坏死，管腔狭窄；肾小球充血，肾小囊内出血。部分病例肾小球毛细血管和间质小血管内有微血栓形成。

**2. 心** 可见右心房和右心耳心内膜下广泛出血，心肌纤维有不同程度的变性坏死，部分心肌纤维可断裂。

**3. 垂体前叶** 可见充血、出血和片状坏死。

**4. 其他器官** 肾上腺皮质和髓质充血、出血，皮质内还可见坏死区及微血栓形成；肝和脾充血变大，肝组织内还可见出血、坏死灶；脑实质充血、水肿和出血，部分神经细胞变性坏死，胶质细胞轻度增生。

典型病例的临床经过可分为发热期、低血压休克期、少尿期、多尿期和恢复期五期。发热期患者有畏寒、发热、全身酸痛、头痛等全身中毒症状。低血压休克的发生主要与全身小血管广泛受损、大量血浆外渗、血容量急剧减少有关，心肌损害引起的心功能障碍等也发挥着重要作用。大多数患者因为低血压休克和肾本身的病变，发展为急性肾衰竭，急性肾衰竭成为导致患者死亡的主要原因。

## 三、结局与并发症

绝大多数患者经积极有效的治疗可获痊愈。由于抵抗力下降，患者容易继发感染。另外，少数患者还可有脑炎、脑膜炎和急性呼吸窘迫综合征等并发症。

# 第七节　性传播疾病

性传播疾病（sexually transmitted disease，STD）是一组以性接触或类似性行为为主要传播途径的传染病。STD不仅引起泌尿生殖器官病变，还可通过血行播散侵犯全身各重要组织和器官，严重危害患者的身心健康。本节主要介绍淋病、尖锐湿疣、梅毒和艾滋病。

> **病例导学**
>
> 患者，男，35岁，于不洁性行为1周后出现尿频、尿急、尿痛等症状。查体：尿道口红肿、溢脓。
>
> 问题：
>
> 1. 该患者可能患有何种疾病？
>
> 2. 该患者还应做哪些辅助检查？

## 一、淋病

淋病（gonorrhea）是由淋病奈瑟球菌引起的主要累及泌尿生殖器官的化脓性炎症，好发年龄为15~30岁，男女均可发病。淋病传染性强，可引起多种并发症和后遗症。

1. **病因与发病机制**　淋病奈瑟球菌简称淋球菌,为革兰氏阴性双球菌。人类是淋球菌唯一的自然宿主,主要由性接触而传播,少数因接触含淋球菌的分泌物或被淋球菌污染的用具如衣被、毛巾、浴盆、坐便器等而感染。淋球菌侵入泌尿生殖道繁殖,男性发生尿道炎,女性发生尿道炎和阴道及子宫颈炎。如治疗不彻底,病变可扩散至整个泌尿系统和生殖系统。胎儿可经产道感染造成新生儿淋菌性急性结膜炎。人类对淋球菌无自然免疫力,均易感,病后免疫力不强,不能防止再感染。

2. **病理变化**　淋病的病变特点是化脓性炎症。在男性,病变开始于前尿道,进而蔓延至后尿道和尿道旁腺体;在女性,病变常位于尿道、前庭大腺和子宫颈。常有脓性渗出物自尿道口或子宫颈口溢出。

3. **临床病理联系**　患者常有尿道口溢脓、红肿以及尿频、尿急、尿痛等尿道刺激症状,女性患者可有脓性白带;女童患者可有弥漫性阴道炎和外阴炎,病变还可累及肛门和直肠。新生儿淋菌性结膜炎常表现为双侧眼结膜充血、水肿,有大量脓性分泌物。

ER 18-8

性病

4. **结局与并发症**　大多数患者经治疗可获痊愈,少数治疗不彻底可转为慢性,引起男女不孕不育。部分男性患者可出现淋菌性前列腺炎、精囊炎和附睾炎;女性患者则出现淋菌性盆腔炎,包括急性输卵管炎、子宫内膜炎等。

## 二、尖锐湿疣

尖锐湿疣(condyloma acuminatum)是由人乳头状瘤病毒(HPV)引起的性传播疾病,好发于性活跃的中青年,也是全球范围内最常见的 STD 之一。

1. **病因与传播途径**　病原体是 HPV,属 DNA 病毒,主要与 HPV 6 型和 11 型有关。多通过性接触传染,少数病例由污染物(浴巾、浴盆等)接触传染。潜伏期长短不一,通常为 3 个月。

2. **病理变化与临床病理联系**　尖锐湿疣好发于外生殖器及肛周皮肤、黏膜湿润区,男性多位于阴茎冠状沟、龟头、系带、尿道口等处;女性多见于阴唇、阴道口、阴蒂、阴道、子宫颈、会阴及肛周等处。少数病例见于身体其他部位,如口腔、腋窝、乳房等。病变初起为小而尖的丘疹,单个或多个,质地柔软,淡红色。随后皮疹逐渐增多、增大,形成乳头状、菜花状、鸡冠状或蕈状疣状物,粉红色或污灰色,表面常见糜烂、渗液、出血。镜下可见上皮呈乳头状瘤样增生,表皮角质层轻度增厚,棘层肥厚,上皮钉突增粗延长,可见核分裂;表皮浅层出现挖空细胞为特征性病变;真皮层见毛细血管和淋巴管扩张,大量慢性炎症细胞浸润(图 18-15)。临床上,多数患者无明显症状,少数有异物感、灼痛或性交不适等。

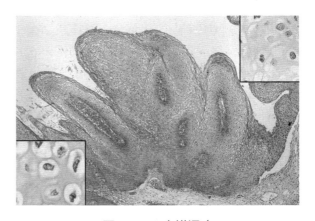

图 18-15　尖锐湿疣

鳞状上皮呈乳头瘤样增生;HE 染色;×100。左下图显示为挖空细胞;HE 染色;×400。右上图显示为 HPV 外壳蛋白,免疫组化染色阳性;×400。

3. **结局**　少数患者在数月内可自然消退,严重时需要临床治疗。本病有癌变的可能,癌变与 HPV 感染的部位和病毒的型别有关。

## 三、梅毒

梅毒(syphilis)是由梅毒螺旋体引起的一种慢性性传播疾病。早期病变主要累及皮肤和黏膜,晚期则累及全身各器官,特别是心血管和中枢神经系统,其危害仅次于艾滋病。

1. **病因与发病机制**　病原体为梅毒螺旋体。梅毒患者是唯一的传染源,梅毒分为两种类型。

①先天性梅毒:孕妇血液中的梅毒螺旋体经胎盘感染胎儿。②后天性梅毒:95%的梅毒患者通过性接触传染,少数因输血或接触病变部位感染。梅毒的发病机制尚不完全清楚,可能与其表面的黏多糖酶有关,还可能与细胞免疫反应以及梅毒螺旋体逃避机体免疫反应有关。

**2. 基本病理变化**

(1)**闭塞性动脉内膜炎和小动脉周围炎**:闭塞性动脉内膜炎表现为小动脉内皮细胞及纤维细胞增生,血管壁增厚,管腔狭窄闭塞;小动脉周围炎表现为小动脉周围见单核细胞、淋巴细胞和浆细胞浸润。血管炎病变可见于各期梅毒。

(2)**树胶肿**:即梅毒肉芽肿,又称梅毒瘤(syphi-loma),病灶大小从肉眼不可见到数厘米不等,因其质韧而有弹性,似树胶,故得名。镜下结构与结核结节非常相似,中央为形似干酪样坏死的坏死物,但坏死不彻底。坏死组织周围肉芽组织中有较多的淋巴细胞和浆细胞,少量的上皮样细胞和朗汉斯巨细胞(图18-16)。树胶肿后期可被吸收、纤维化、引起组织器官变形,但极少发生钙化。树胶肿发生于第三期梅毒,可见于任何器官,最常见于皮肤、黏膜、肝、骨和睾丸。

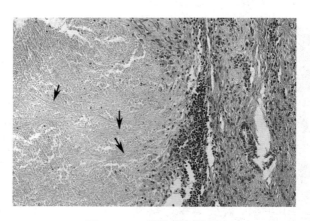

图18-16　肝梅毒树胶肿

图左侧见大片坏死组织,但坏死不彻底,其中可见血窦轮廓,坏死组织周围由上皮样细胞、淋巴细胞及浆细胞组成。图右侧为纤维组织和残存胆管;HE染色;×100。

**3. 类型与病变特点**

(1)**后天性梅毒**:按其病程经过分为一、二、三期,一、二期梅毒称为早期梅毒,有传染性;三期梅毒又称为晚期梅毒,常引起内脏病变。

1)一期梅毒:梅毒螺旋体入侵机体后,约经3周的潜伏期,90%以上在外生殖器官。初期表现为局部微红,逐渐变为边界清楚的无痛性硬结;继而出现水疱,破溃后形成质硬、底部洁净、边缘隆起的溃疡,称为硬下疳,常单个,直径约1cm大小。镜下可见溃疡底部有闭塞性动脉内膜炎和小血管周围炎。硬下疳出现1~2周后,周围淋巴结肿大,约1个月硬下疳自然消退,局部肿大的淋巴结亦消退。此期若及时治疗,螺旋体可被彻底杀灭,而不继续发展为二期梅毒。

2)二期梅毒:出现梅毒疹。潜伏在体内的螺旋体大量繁殖,由免疫复合物沉积引起全身皮肤、黏膜出现广泛梅毒疹和全身淋巴结肿大,好发于躯干与四肢,常对称分布,呈斑疹和丘疹。镜下,可见典型闭塞性动脉内膜炎和小血管周围炎,可找到螺旋体。梅毒疹可自行消退或发展为三期梅毒。

3)三期梅毒:病变特点是树胶肿形成,发生于感染后4~5年,多累及皮肤、黏膜,皮肤引起树胶肿可形成溃疡,黏膜病变局限在鼻、唇,引起鞍鼻和唇缺损。病变破坏内脏器官,如梅毒性主动脉瘤、主动脉瓣关闭不全、麻痹性痴呆和脊髓痨等。

(2)**先天性梅毒**:又称胎传梅毒,即由患病孕妇经胎盘传染给胎儿的梅毒,有早发性和晚发性之分。前者是指胎儿或2岁前发病的先天性梅毒;后者是指2岁以后发病的先天性梅毒,大多在5~7岁至青春期发病,表现出晚发性先天性梅毒的三个特征性病变,即间质性角膜炎、神经性耳聋和楔形门齿,另外,患儿还可表现为智力低下、发育不良,骨膜炎和马鞍鼻。

# 四、艾滋病

艾滋病即获得性免疫缺陷综合征(acquired immunodeficiency syndrome,AIDS),是由人类免疫缺陷病毒(human immunodeficiency virus,HIV)引起的一种慢性传染病。AIDS的传播速度快、病死率极高,是人类主要的致死性传染病之一。

## 艾滋病的抗病毒治疗

艾滋病的抗病毒治疗是指通过药物来抑制 HIV 的复制,减少病毒载量,从而控制病程的进展和减少 HIV 的传播,即降低艾滋病的发病率和死亡率。《国家免费艾滋病抗病毒药物治疗手册(第 5 版)》提出我国的 HIV 感染者尽量在诊断后 30 天内尽快启动抗病毒治疗。另外,HIV 高危暴露之后,可以在短时间内采用抗病毒药物进行预防性阻断治疗,防止病毒扩散。但是我们也必须认识到,抗病毒治疗并不能根除病毒,终身抗病毒治疗是一个长期的系统工程,在获得治疗益处的同时也会带来一些问题或潜在的风险。因此,在目前尚无有效 HIV 疫苗可以预防 HIV 感染的情况下,预防艾滋病的重点仍在于切断艾滋病的传播途径。

**1. 病因与发病机制**  HIV 属逆转录病毒科中慢病毒亚科的单链 RNA 病毒,分为 Ⅰ 型和 Ⅱ 型。AIDS 患者和无症状病毒感染者是本病的传染源。AIDS 的传播途径主要有:①性接触传播,最为常见;②经血液传播,包括用污染的针头进行静脉注射、输血和血液制品、接受器官移植等;③垂直传播,感染了 HIV 的母亲通过胎盘、哺乳、黏膜接触等方式将病毒传染给婴儿。HIV 侵入机体后,主要攻击 $CD4^+$ T 淋巴细胞,其次也能感染 B 淋巴细胞、单核巨噬细胞等,导致机体免疫力严重低下,引发机会性感染和恶性肿瘤。

**2. 病理变化**  主要表现为:

(1)**免疫损伤变化**:严重细胞免疫缺陷,$CD4^+$ T 细胞减少,HIV 抗体阳性。

(2)**淋巴结变化**:早期淋巴滤泡增生,生发中心活跃,有"满天星"现象。晚期胸腺、脾、淋巴结的结构及淋巴细胞消失而发生萎缩,仅残留巨噬细胞和浆细胞,呈现一片荒芜的景象。

(3)**机会性感染**:是指在人体免疫功能严重被破坏、免疫缺陷的特定条件下引起的感染。由于严重的免疫缺陷,感染所致的炎症反应往往轻而不典型。例如肺部结核菌感染,很少形成典型的肉芽肿性病变,而病灶中的结核分枝杆菌却甚多,并且可为正常情况下对人不致病的鸟型结核分枝杆菌。70%~80% 患者可经历一次或多次卡氏肺孢菌感染。此外,还有刚地弓形虫、白念珠菌等感染。全身各器官均可被感染,以肺、中枢神经系统最常见。

(4)**恶性肿瘤**:由细胞免疫缺陷导致免疫监视功能丧失,易并发恶性肿瘤,如卡波西肉瘤(Kaposi sarcoma)、非霍奇金淋巴瘤。

**3. 临床病理联系**  按 AIDS 的病程可分为三个阶段:

(1)**早期(或称急性期)**:感染 HIV 3~6 周后可出现咽痛、发热、肌肉酸痛等一系列非特异性临床表现。病毒在体内复制,但由于患者尚有较好的免疫反应能力,经 2~3 周后这种症状可自行缓解。

(2)**中期(或称慢性期)**:机体的免疫功能与病毒之间处于相互抗衡的阶段,某些病例此期可长达十数年。此期病毒复制处于低水平,临床可无明显症状或出现全身淋巴结肿大,常伴发热、乏力、皮疹等。

(3)**后期(或称危险期)**:机体的免疫功能全面崩溃,患者有持续发热、乏力、消瘦、腹泻,并出现神经系统症状,发生明显的机会性感染及恶性肿瘤,血液检查可见淋巴细胞明显减少,$CD4^+$ T 细胞减少尤为显著,细胞免疫反应丧失殆尽。对于 AIDS,目前尚无确切有效的疗法,预后极差。因此,预防至关重要。

# 第八节  寄生虫病

寄生虫病(parasitosis)是寄生虫作为病原引起的疾病。寄生虫病的流行需要三个条件:传染源、传播途径以及易感人群。寄生虫病在人群、动物群或人和动物之间传播,受生物因素、自然因素和社会因素的影响。人体的寄生虫病有许多种,本节仅介绍血吸虫病、阿米巴病及并殖吸虫病。

# 一、血吸虫病

### 病例导学

患者,女,28岁,渔民,近1年来,经常腹痛、腹泻、稀便,有时便中带血。查体:腹部隆起,肝未触及,脾增大,腹部移动性浊音(+)。辅助检查:白细胞计数 $25 \times 10^9$/L,嗜酸性粒细胞占10%,肝功能正常,大便检出血吸虫卵。

**问题:**

1. 该患者患有何种疾病? 诊断依据是什么?
2. 如何用该病的病变特点解释其临床表现?

血吸虫病(schistosomiasis)是由血吸虫寄生于人体所引起的地方性疾病。寄生于人体的血吸虫主要有六种:即日本血吸虫、埃及血吸虫、曼氏血吸虫、间插血吸虫、湄公血吸虫和马来血吸虫。在我国自然界存在的是日本血吸虫,主要流行于长江流域及其以南地区。通常由皮肤接触含尾蚴的疫水而感染,主要病变是由虫卵引起肠与肝脏的肉芽肿形成。

## (一)病因与发病机制

日本血吸虫的生活史分为虫卵、毛蚴、胞蚴、尾蚴、童虫及成虫等阶段。成虫寄生在宿主的门静脉、肠系膜静脉系统,所产的部分虫卵随粪便排出体外。排出的虫卵入水后孵出毛蚴,毛蚴感染中间宿主钉螺,在钉螺体内发育为尾蚴并再次入水。当人畜与疫水接触,尾蚴便钻入宿主的皮肤或黏膜发育为童虫。童虫进入小静脉或淋巴管,随血流经右心到肺,之后由肺的毛细血管入大循环向全身散布,最终童虫定居在肠系膜静脉并发育为成虫。

日本血吸虫的尾蚴、童虫、成虫和虫卵四个阶段均可对宿主造成损害,但主要致病阶段是虫卵。致病的主要原因是血吸虫不同虫期释放的抗原诱发宿主的免疫应答。当尾蚴穿过人体皮肤可引起尾蚴性皮炎,重复接触者皮炎逐渐加重。目前认为是尾蚴在穿皮的过程中,其穿刺腺分泌蛋白水解酶引发I型和IV型变态反应所造成的。童虫在体内移行可引起血管炎和血管周围炎,这与童虫的机械作用以及其代谢产物所致组织的变态反应有关。成虫对机体的损害作用较轻,可能是虫体表面含有宿主的抗原而逃过了免疫攻击所致。成虫的代谢产物、虫体的分泌物和排泄物以及虫体外皮层更新脱落的表膜等在机体内可形成免疫复合物并引起III型变态反应,对人体产生损害。虫卵分为未成熟卵和成熟卵两种,成熟虫卵内毛蚴分泌可溶性抗原,形成特征性虫卵结节(血吸虫性肉芽肿),其形成一般认为与IV型变态反应有关。虫卵结节的形成有利于隔离及中和虫卵释放的抗原及毒性物质,起局部免疫屏障作用。另外,不断生成的虫卵结节可破坏宿主的正常组织,导致干线型肝硬化及肠壁纤维化等一系列病变。

### 知识拓展

#### 尾蚴性皮炎

尾蚴性皮炎是由血吸虫尾蚴侵入人体皮肤所引起的疾病。在尾蚴侵入皮肤后,皮肤局部出现刺痒,继之出现点状红斑和丘疹,反复感染者丘疹数量多且可融合成风疹块,甚至可出现继发感染。病变一般出现在与疫水接触过的皮肤,如手、足及上、下肢皮肤。尾蚴性皮炎属自限性疾病,若无继发感染,一般几天后可自愈。

## （二）基本病理变化

**1. 尾蚴引起的损害**  尾蚴穿过皮肤可引起尾蚴性皮炎，表现为局部出现丘疹和瘙痒。镜下，真皮充血、水肿及嗜酸性粒细胞、中性粒细胞等炎症细胞浸润。

**2. 童虫引起的损害**  童虫在人体内移行时，所经过的器官（特别是肺）发生血管炎和血管周围炎，表现为肺组织充血、水肿、点状出血及白细胞浸润。

**3. 成虫引起的损害**  成虫借口、腹吸盘吸附于血管壁，造成寄居部位的血管壁损害，引起静脉内膜炎及静脉周围炎。成虫的代谢产物可使机体发生贫血、嗜酸性粒细胞增多、脾大、肠系膜静脉炎等表现。

**4. 虫卵引起的损害**  虫卵沉积引起的损害是血吸虫病最主要的病变。虫卵主要沉积在乙状结肠和直肠黏膜下层，并可随血流栓塞于肝脏，也可见于回肠末端、阑尾和升结肠等处。成熟虫卵形成的特征性虫卵结节，按其病变发展过程可分为急性虫卵结节和慢性虫卵结节两种。

（1）**急性虫卵结节**：由成熟虫卵引起的一种急性坏死、渗出性病灶。大体，灰黄色结节，粟粒至绿豆大小。镜下，结节中央有 1~2 个成熟虫卵，虫卵表面有时可见附有放射状嗜酸性的棒状体（抗原-抗体复合物），虫卵周围可见大量嗜酸性粒细胞浸润伴无结构的颗粒状坏死物质。虫卵结节状似脓肿，故也称为"嗜酸性脓肿"（图 18-17）。

寄生虫病

（2）**慢性虫卵结节**：在急性虫卵结节形成后 10 天左右，虫卵内毛蚴死亡，坏死物质被吸收，逐渐转变为慢性虫卵结节，即由死亡的虫卵、卵壳、钙化物、上皮样细胞、异物巨细胞和淋巴细胞构成的肉芽肿，因其形态上与结核结节非常相似，故又称假结核结节（图 18-18）。最后成纤维细胞增生并产生胶原纤维，形成纤维性虫卵结节。中央的卵壳碎片及钙化的死卵可长期存留。

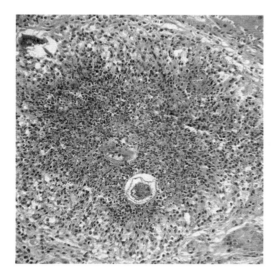

图 18-17　急性虫卵结节（嗜酸性脓肿）
脓肿内可见成熟的血吸虫虫卵和大量的嗜酸性
粒细胞；HE 染色；×200。

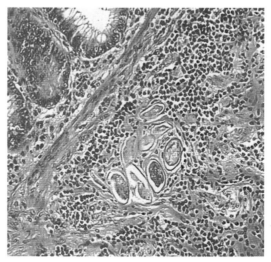

图 18-18　慢性虫卵结节
结节中央有多个钙化虫卵，形成假结核结节；
HE 染色；×200。

## （三）主要器官的病变及其后果

由于成虫主要寄生在门脉系统，因此病变主要见于虫卵沉积较多的结肠和肝脏。

**1. 结肠**  病变常累及全部结肠，以直肠、乙状结肠和降结肠最为显著。在急性期，肠黏膜充血、水肿及出现灰黄色细颗粒状隆起病灶，继而病灶中央坏死、脱落，形成浅表溃疡。在慢性期，虫卵反复沉积，肠黏膜反复发生溃疡及肠壁纤维化，最终导致肠壁增厚变硬、肠腔狭窄甚至肠梗阻。因慢性炎症刺激肠黏膜可呈息肉状增生(图18-19)，少数病例可并发管状或绒毛状腺瘤，甚至可恶变为腺癌。

**2. 肝脏** 虫卵随门静脉血流到达肝脏，引起的病变主要在门管区。在急性期，门管区内有多数急性虫卵结节形成，肝表面及切面可见多个灰白或灰黄色小结节。在慢性期，肝内可见慢性虫卵结节形成和纤维化。大体，肝体积缩小、质地变硬，肝表面不平，可见大小不等的隆起区，严重时形成粗大结节。切面上，大量白色的纤维结缔组织沿门静脉分支呈树枝状分布，称为干线型或管道型肝硬化。镜下，门管区及其周围纤维组织

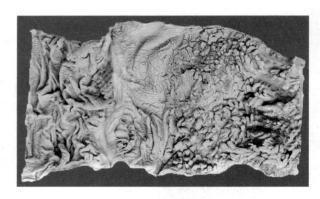

**图18-19 慢性血吸虫病的结肠**
肠壁增厚变硬、肠腔狭窄，黏膜粗糙，有息肉和溃疡形成。

增生显著，其内可见多量慢性虫卵结节，伴慢性炎症细胞浸润，肝小叶破坏不严重，不形成明显假小叶，与门脉性肝硬化不同。门静脉因受压、炎性管壁增厚甚至血栓形成，门静脉高压较门脉性肝硬化出现得早且严重，但肝功能损害一般较轻。

## 二、阿米巴病

阿米巴病(amoebiasis)是由溶组织内阿米巴原虫感染引起的一种寄生虫病。阿米巴原虫主要寄生于人体结肠内，称为肠阿米巴病，因临床上常出现腹痛、腹泻和里急后重等痢疾症状，也常称为阿米巴痢疾。原虫也可侵犯肝、肺和脑等处，引起肠外阿米巴病。

### (一)肠阿米巴病

**1. 病因与发病机制** 在人体消化道中寄居的阿米巴原虫有溶组织内阿米巴、迪斯帕内阿米巴、结肠内阿米巴及哈门氏内阿米巴等，只有溶组织内阿米巴具有致病性。溶组织内阿米巴原虫有滋养体和包囊两种，成熟的四核包囊是传染阶段，滋养体是致病阶段。

溶组织内阿米巴的致病机制目前尚不清楚，可能与接触性溶细胞作用、细胞毒性作用、机械性损伤和吞噬作用以及免疫抑制有关。

**2. 病理变化及临床表现** 病变主要累及盲肠和升结肠，严重者整个结肠和小肠下段均可受累。基本病变是以组织溶解、液化为主的变质性炎症，分急性和慢性两期。

**(1)急性期病变**：大体，早期在肠黏膜表面可见多数隆起的灰黄色针头大小的点状坏死或浅溃疡，病变进展时坏死灶增大，呈圆形纽扣状。其后，滋养体在肠黏膜层内不断繁殖，破坏组织，并突破黏膜肌层进入黏膜下层，黏膜下层部分坏死组织液化脱落后，形成口小底大的烧瓶状溃疡，边缘呈潜行性，对本病具有诊断意义(图18-20)。溃疡间黏膜正常或仅表现轻度卡他性炎症。如病灶继续扩大，邻近溃疡可在黏膜下层形成隧道样互相沟通，其表面黏膜可大块坏死、脱落，形成边缘潜行的巨大溃疡。少数溃疡严重者可累及肠壁肌层，甚至浆膜层造成肠出血、肠穿孔，并引起腹膜炎。镜下，病变以组织的坏死、溶解、液化为主要特点，病灶周围充血、出血及少量淋巴细胞、浆细胞和巨噬细胞浸润。溃疡边缘与正常组织交界处和肠壁小静脉内可见阿米巴滋养体。

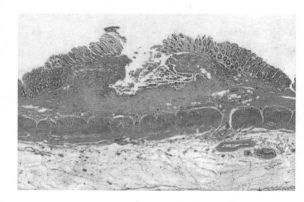

**图18-20 肠阿米巴病的烧瓶状溃疡**
溃疡深达黏膜肌层，口小底大呈烧瓶状，溃疡口周围的黏膜悬浮于溃疡面；HE染色；×100。

临床上症状从轻度、间歇性到暴发性腹泻不等。典型病例表现为腹痛、腹泻、暗红色果酱样便伴腥臭，里急后重不明显，中毒症状轻微。粪便检查可找到阿米巴滋养体。临床上需与细菌性痢疾相鉴别。

（2）**慢性期病变**：溃疡和增生反复发生致黏膜息肉形成，使肠黏膜失去正常形态。肠壁因纤维组织增生而增厚、变硬甚至肠腔狭窄。局限性的肉芽组织增生形成包块称阿米巴肿，临床上易误诊为结肠癌。

慢性期患者可持续存在腹痛、腹泻、腹胀，或腹泻与便秘交替出现。粪便内可混有脓血、滋养体，有时有包囊。慢性期患者和包囊携带者是阿米巴病的主要传染源。

### （二）肠外阿米巴病

肠外阿米巴病多发生于肝、肺和脑，以肝最多见，均为肠阿米巴病的并发症，以形成阿米巴脓肿为主要病变特征。

（1）**阿米巴肝脓肿**：多位于肝右叶。大体，脓肿内容物呈棕褐色果酱样，脓肿壁上附有尚未彻底液化坏死的组织，呈破絮状外观。镜下，脓腔内为淡红色无结构坏死物，脓肿壁上有未彻底坏死的组织及少量炎症细胞。在坏死组织与正常组织交界处可查见阿米巴滋养体。临床主要表现为低热、肝大、肝区疼痛及全身消耗症状，咳出褐色脓样痰，可检见阿米巴滋养体。

（2）**阿米巴肺脓肿**：较少见，多由阿米巴肝脓肿穿破膈肌直接蔓延或经血行蔓延到肺，常在右肺下叶形成单个脓肿，临床表现类似肺结核的症状。

（3）**阿米巴脑脓肿**：极少见，多为肠、肝、肺病灶内的滋养体随血流进入脑内所致，在大脑引起多发性脓肿病灶。临床表现为发热、头痛、脑组织被破坏或受压的相应表现及昏迷等。

---

**知识拓展**

### 阿米巴病的病原治疗

对于急性肠阿米巴病的治疗原则是使用组织内杀阿米巴药，同时加用肠腔内抗阿米巴药。目前治疗肠内、肠外各型阿米巴病的首选药物是甲硝唑，成人剂量 0.4g，口服，每天 3 次，10 天为一个疗程，也可选用替硝唑。病情严重者可用甲硝唑静脉滴注。慢性阿米巴病及无症状的带虫者可选用双喹啉，成人剂量 0.6g，每天 3 次，15~20 天为一个疗程；或选用喹碘方，成人剂量 0.5~1.0g，每天 3 次，8~10 天为一个疗程。

---

## 三、并殖吸虫病

**病例导学**

患者，男，35 岁，反复胸痛、胸闷、咳嗽、咳痰、痰中带血 8 个月。查体：心脏无异常，左肺呼吸音略减弱，左下肺可闻及少量湿啰音。白细胞计数 $12.9 \times 10^9$/L，嗜酸粒细胞占 23%，肝功能正常。胸部 X 线片：左上肺野见斑块状阴影，左下肺纹理增粗。双侧少量胸腔积液，胸膜增厚。痰中检出并殖吸虫虫卵。

问题：

1. 该患者患有何种疾病？
2. 该患者胸部 X 线片的改变与病理过程的关系是怎样的？

并殖吸虫病（paragonimiasis）是由并殖吸虫童虫在组织内穿行和成虫寄居所引起的疾病。由于该虫主要寄生在肺，引起肺型并殖吸虫病，简称"肺吸虫病"。病变以在器官或组织内形成互相沟通的多房性虫囊肿为特点。本病是一种人兽共患寄生虫病，感染季节以夏秋季为主。

### （一）病因与感染途径

在我国致病的并殖吸虫主要为卫氏并殖吸虫和斯氏并殖吸虫，其成虫主要寄生在人及其他哺乳动物的肺内。虫卵主要随痰咳出或吞咽后随粪便排出，入水孵化成毛蚴，侵入第一中间宿主淡水螺，经过数代无性繁殖发育成尾蚴，尾蚴再入水侵入第二中间宿主石蟹或蝲蛄体内发育成囊蚴，人食入未熟透的石蟹或蝲蛄，囊蚴在消化道脱囊成为童虫，童虫穿过肠壁进入腹腔，多数沿腹膜及腹腔脏器表面移行，再穿过膈肌侵入肺内发育为成虫，并在此结囊产卵。

### （二）病理变化与临床表现

并殖吸虫的致病作用主要是童虫在组织内穿行和成虫寄居对局部组织造成机械性损伤。此外，虫体代谢产物等抗原物质引起的免疫反应和虫卵诱发异物性肉芽肿的形成也起一定的作用。虫体在体内移行或寄生时可引起纤维蛋白性或浆液纤维蛋白性腹膜炎或胸膜炎，还可引起组织内窦道以及脓肿、囊肿和纤维瘢痕形成。

并殖吸虫主要侵犯的器官为肺。童虫移行在肺内最初发生窟穴状或隧道状坏死、出血，继而引起大量中性粒细胞和嗜酸性粒细胞浸润，形成脓肿。之后炎症细胞死亡、崩解液化，脓肿内容物逐渐变成棕色黏稠液体，从而成为囊肿，囊肿周围纤维组织增生形成囊肿壁。镜下，可见坏死组织、夏科-莱登结晶以及虫体和大量虫卵，此时，脓肿周围纤维肉芽组织增生形成纤维膜，因囊肿内有虫体存在，故称虫囊肿（图18-21）。虫囊肿常侵犯支气管壁，并与囊肿相通，可形成肺空洞。患者有胸痛、咳嗽、痰中带血或烂桃样血痰。痰中可查见虫卵、嗜酸性粒细胞及夏科-莱登结晶。囊肿及其周围肺组织可继发细菌感染，有时可并发气胸、脓胸或血胸。

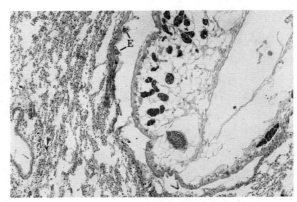

**图18-21　肺型并殖吸虫病囊肿**
囊肿内见虫体和虫卵（E），囊壁为薄的纤维组织，囊周围肺组织受压塌陷；HE染色；×100。

最后，虫体死亡或移行至他处，囊肿内容物通过支气管排出或吸收，由肉芽组织填充、纤维化而形成瘢痕。慢性病例常有明显的胸膜增厚和肺纤维化。

并殖吸虫也可侵犯脑组织，多见于大脑颞叶及枕叶，虫囊肿周围有出血、脑软化及胶质细胞增生。

此外，虫体可穿行到腹腔内各器官、皮下、肾、眼、脊髓、精囊、腰大肌等处，引起组织损伤和虫囊肿形成。

---

**病例讨论 3**

患者，女，32岁，因右下腹疼痛伴腹泻、大便次数增多5天就诊。查体：右下腹压痛明显。患者大便呈暗红色果酱样伴腥臭。粪便检查：红细胞（++），白细胞（+），其中查见阿米巴滋养体。肠镜检查见盲肠、结肠黏膜表面有絮状坏死物附着，并见多个溃疡，溃疡呈烧瓶状，边缘潜行，大小不一。

该患者可能患有何种疾病？诊断依据是什么？应注意与何种疾病相鉴别？

ER 18-10

病例讨论 3

结核病的特征性病变是结核结节。原发性肺结核病为初次感染,以原发复合征为病变特点,易经淋巴道和血行播散;继发性肺结核病由内源性或外源性再感染而引起,特点是新旧交替、病变复杂、病灶较局限,易经支气管播散。结核病还可发生于肠道回盲部、腹膜、脑膜、泌尿生殖系统、骨关节和淋巴结等组织器官。肠结核可形成与肠管长轴垂直的溃疡。结核性脑膜炎多由血行播散所致,以脑底部最重。

伤寒以形成伤寒小结为特征,病变以回肠末端最重,分为髓样肿胀期、坏死期、溃疡期和愈合期四期,其溃疡与肠管长轴平行,可发生肠出血、肠穿孔等并发症。急性细菌性痢疾为大肠的假膜性炎,易形成表浅的地图状溃疡。

流脑是由脑膜炎双球菌引起的脑脊髓膜的化脓性炎症;乙型脑炎病毒引起大脑灰质的变质性炎症,以筛状软化灶为病变特征,同时有神经细胞卫星现象、噬神经细胞现象、淋巴细胞围绕血管呈袖套状浸润及胶质细胞增生等病毒性脑炎的共性病变。

淋病、尖锐湿疣、梅毒和艾滋病主要通过性接触传播,梅毒和艾滋病还可通过血液传播和垂直传播,其病变部位不仅局限于性器官。淋病为主要累及泌尿生殖器官的化脓性炎症;尖锐湿疣由HPV引起,病变呈乳头状瘤样增生,以表皮浅层出现挖空细胞为特征;梅毒螺旋体几乎可侵犯人体所有器官,基本病变为闭塞性动脉内膜炎、小动脉周围炎和树胶肿,分为先天性和后天性两种类型。AIDS 的潜伏期和病程较长,HIV 主要攻击 $CD4^+$ T 淋巴细胞,导致机体免疫力严重低下,引发机会性感染和恶性肿瘤,病死率极高。

血吸虫病最主要的病变是虫卵沉积而形成的急性和慢性虫卵结节。虫卵主要沉积在乙状结肠、直肠和肝脏。结肠病变最终导致肠壁增厚变硬、肠腔狭窄甚至肠梗阻。肝脏病变形成典型的血吸虫性肝硬化,其特点为纤维组织沿门脉分支呈树枝状分布,不形成明显的假小叶。门静脉高压较门脉性肝硬化出现得早且严重,但肝功能损害一般较轻。

阿米巴病是由溶组织内阿米巴原虫感染引起,侵犯盲肠和升结肠,引起组织溶解、液化为主的变质性炎症,常在结肠形成口小底大的烧瓶状溃疡。临床上需要与细菌性痢疾相鉴别。肠外阿米巴病可引起阿米巴肝脓肿、肺脓肿和脑脓肿。

并殖吸虫病主要侵犯肺脏,在肺内引起窦道和多房性小囊肿,出现胸痛、咳嗽、痰中带血或烂桃样血痰,痰中可找到虫卵。

(徐义荣)

1. 简述肺原发复合征的形态特点及形成过程。
2. 继发性肺结核病的分类及各类型的病理特点。
3. 比较肠结核、细菌性痢疾、肠伤寒和肠阿米巴病时溃疡的特点。
4. 简述血吸虫病重要器官的病理变化及其后果。
5. 简述梅毒的基本病理变化和各型的病理特点。
6. 简述血吸虫病虫卵结节的病理特点。

ER 18-11

练习题

附：

### 【钩端螺旋体病】

钩端螺旋体病（leptospirosis）简称"钩体病"，是由致病性钩端螺旋体引起的急性动物源性传染病，好发于青壮年农民，以夏秋季（6~10月）多见。钩端螺旋体侵入人体后，在血液中繁殖并产生毒素，引起钩体血症，随后可侵入多个脏器，尤其是肝、肾、脑、肺等，毒素的作用引起病变器官实质细胞的变性和坏死。临床主要表现为发热、乏力、头痛，全身肌肉酸痛等全身感染中毒症状。

### 【狂犬病】

狂犬病（rabies）是由狂犬病病毒引起的一种人兽共患的中枢神经系统急性传染病，由带病毒的犬、猫等动物咬、抓伤人而感染发病。狂犬病是所有传染病中最凶险的病毒性疾病，一旦发病，病死率几乎达100%。因此，管理好传染源、正确处理动物咬伤、积极进行预防接种，对于预防本病的发生和降低死亡率具有重要的意义。狂犬病病毒侵入人体后先在伤口处繁殖，继而侵入神经末梢，到达脊髓后即大量繁殖，24小时后遍布整个神经系统，主要引起急性弥漫性脑、脊髓炎。镜下，神经细胞变性和炎症细胞浸润，在海马和小脑浦肯野细胞胞质内可见由病毒集落形成的嗜酸性包涵体，称为内氏小体（Negri body），对本病具有诊断价值。临床表现为头痛、发热、不安、怕风、饮水时反射性咽喉痉挛，又称为恐水症（hydrophobia）。

### 【人感染高致病性禽流感】

人感染高致病性禽流感是由禽甲型流感病毒某些亚型中的一些毒株引起的急性呼吸道传染病。禽流感病毒属甲型流感病毒。甲型流感病毒目前可分为15个H亚型（$H_1$~$H_{15}$）和9个N亚型（$N_1$~$N_9$）。病毒可经呼吸道传播，也可通过密切接触感染的家禽的分泌物和排泄物、受病毒污染的物品和水等被感染。人感染高致病性禽流感主要表现为以呼吸系统为主的多系统损伤，严重病例可引起急性呼吸窘迫综合征，或伴严重并发症和多个系统或器官的损伤或衰竭。

C 反应蛋白　C-reactive protein，CRP　43
IgA 肾病　IgA nephropathy　209

### A

阿米巴病　amoebiasis　266
阿绍夫细胞　Aschoff cell　142
癌基因　oncogene　74
癌症　cancer　54

### B

白色血栓　white thrombus　31
白细胞介素 -6　interleukin-6，IL-6　43
败血症　septicemia　51
瘢痕组织　scar tissue　22
瓣膜关闭不全　valvular insufficiency　145
瓣膜狭窄　valvular stenosis　145
包裹　encapsulation　19
鼻咽癌　nasopharyngeal carcinoma　169
变性　degeneration　14
变质　alteration　41
标准碳酸氢盐　standard bicarbonate，SB　89
表面化脓和积脓　surface suppuration and empyema　50
并殖吸虫病　paragonimiasis　268
病毒性肝炎　viral hepatitis　181
病毒性心肌炎　viral myocarditis　146
病理变化　pathological change　1
病理性钙化　pathological calcification　16
病因学　etiology　1
玻璃样变　hyaline degeneration　15
不完全康复　incomplete rehabilitation　8
不稳定细胞　labile cells　20

### C

肠源性发绀　enterogenous cyanosis　101
持续分裂细胞　continuously dividing cell　20
充血　hyperemia　27
出血性炎　hemorrhagic inflammation　50
创伤愈合　wound healing　23

### D

大块坏死　massive necrosis　182
大叶性肺炎　lobar pneumonia　162
代谢性碱中毒　metabolic alkalosis　93
代谢性酸中毒　metabolic acidosis　90
单纯型酸碱平衡紊乱　simple acid base disturbance　90
胆红素　bilirubin　15
氮质血症　azotemia　217
导管内癌　intraductal carcinoma　233
导管原位癌　ductal carcinoma in situ，DCIS　233
等渗性脱水　isotonic dehydration　79
等张性缺氧　isotonic hypoxia　100
低钾血症　hypokalemia　83
低渗性脱水　hypotonic dehydration　79
低血容量性休克　hypovolemic shock　115
点状坏死　spotty necrosis　182
淀粉样变　amyloidosis　16
凋亡　apoptosis　19
动脉瘤　aneurysm　134
动脉粥样硬化　atherosclerosis，AS　131
窦道　sinus　18
毒血症　toxemia　51
端坐呼吸　orthopnea　154
多器官功能障碍综合征　multiple organ dysfunction syndrome，MODS　121

### E

恶病质　cachexia　65
恶性高血压　malignant hypertension　141
恶性葡萄胎　malignant mole　230
恶性肿瘤　malignant tumor　54
二尖瓣关闭不全　mitral insufficiency　145
二尖瓣狭窄　mitral stenosis　145

### F

发病学　pathogenesis　1
发绀　cyanosis　100
发绀　cyanosis　28
发热　fever　107

发热激活物　pyrogenic activator　108

非典型导管增生　atypical ductal hyperplasia，ADH　232

非分裂细胞　nondividing cell　20

非霍奇金淋巴瘤　non-Hodgkin lymphoma，NHL　71

非萎缩性胃炎　non-atrophic gastritis　178

肥大　hypertrophy　11

肺癌　lung cancer　168

肺硅沉着病　silicosis　166

肺气肿　pulmonary emphysema　161

肺血栓栓塞症　pulmonary thromboembolism，PTE　34

肺炎　pneumonia　162

分化　differentiation　57

风湿病　rheumatism　142

风湿性心肌炎　rheumatic myocarditis　143

风湿性心内膜炎　rheumatic endocarditis　143

风湿性心外膜炎　rheumatic pericarditis　143

蜂窝织炎　cellulitis　50

## G

肝功能不全　hepatic insufficiency　194

肝功能衰竭　hepatic failure　194

肝性脑病　hepatic encephalopathy　195

肝硬化　liver cirrhosis　186

干酪样坏死　caseous necrosis　17

感染　infection　41

感染性心内膜炎　infective endocarditis　144

高钾血症　hyperkalemia　85

高渗性脱水　hypertonic dehydration　78

高血压　hypertension　138

高血压脑病　hypertensive encephalopathy　140

高血压肾衰竭　hypertensive renal failure　141

高血压心脏病　hypertensive heart disease　140

革囊胃　linitis plastica　191

梗死　infarction　36

钩端螺旋体病　leptospirosis　270

骨肉瘤　osteosarcoma　70

骨折　bone fracture　24

固定酸　fixed acid　87

冠状动脉性猝死　sudden coronary death　137

冠状动脉性心脏病　coronary artery heart disease，CHD　135

冠状动脉粥样硬化　coronary atherosclerosis　134

过敏性休克　anaphylactic shock　115

过热　hyperthermia　108

## H

含铁血黄素　hemosiderin　15

核固缩　pyknosis　16

核溶解　karyolysis　16

核碎裂　karyorrhexis　16

黑色素　melanin　16

红色血栓　red thrombus　32

呼吸困难　dyspnea　154

呼吸衰竭　respiratory failure　170

呼吸性碱中毒　respiratory alkalosis　95

呼吸性酸中毒　respiratory acidosis　92

化脓性炎　purulent inflammation　49

化生　metaplasia　12

坏疽　gangrene　18

坏死　necrosis　16

缓冲碱　buffer base，BB　89

挥发酸　volatile acid　87

混合血栓　mixed thrombus　32

霍奇金淋巴瘤　Hodgkin lymphoma，HL　71

## J

机化　organization　19

肌成纤维细胞　myofibroblast　22

基底细胞癌　basal cell carcinoma　68

激素　hormone　238

急进型高血压　accelerated hypertension　141

急性呼吸窘迫综合征　acute respiratory distress syndrome，ARDS　120

急性肾衰竭　acute renal failure，ARF　215

急性肾盂肾炎　acute pyelonephritis　211

急性炎症　acute inflammation　44

疾病　disease　4

继发性肺结核病　secondary pulmonary tuberculosis　249

寄生虫病　parasitosis　263

甲状腺癌　thyroid carcinoma　241

甲状腺腺瘤　thyroid adenoma　241

假小叶　pseudolobule　186

假性神经递质　false neurotransmitter　197

尖锐湿疣　condyloma acuminatum　261

间变　anaplasia　57

间质　stroma　56

间质性肺炎　interstitial pneumonia　165

减压病　decompression sickness　36

碱　base　87

碱剩余　base excess，BE　90

健康　health　4

浆液性炎　serous inflammation　48

降钙素原　procalcitonin，PCT　43

交界性肿瘤　borderline tumor　66

胶样癌　colloid carcinoma　68

角化珠　keratin pearl　68

疖　furuncle　50

结核病　tuberculosis　247

结核结节　tubercle　248
结核瘤　tuberculoma　251
结直肠癌　colorectal carcinoma　192
浸润性导管癌　invasive ductal carcinoma　234
浸润性生长　invasive growth　61
浸润性小叶癌　invasive lobular carcinoma　234
静止细胞　quiescent cell　20
酒精性肝病　alcoholic liver disease　185
酒精性肝炎　alcoholic hepatitis　185
酒精性肝硬化　alcoholic cirrhosis　185
局灶性节段性肾小球硬化　focal segmental
　　glomerulosclerosis　209
菌血症　bacteremia　51

### K

康复　rehabilitation　8
空洞　cavity　18
恐水症　hydrophobia　270
狂犬病　rabies　270
溃疡　ulcer　18

### L

拉塞尔小体　Russell body　15
朗汉斯巨细胞　Langhans giant cell　53
劳力性呼吸困难　exertional dyspnea　154
良性肿瘤　benign tumor　54
裂红细胞　schistocyte　129
淋巴道转移　lymphatic metastasis　62
淋病　gonorrhea　260
流行性脑脊髓膜炎　epidemic cerebrospinal meningitis　256
流行性乙型脑炎　epidemic encephalitis B　257
瘘管　fistula　18
漏出液　transudate　45

### M

马洛里小体　Mallory body　15
慢性肺源性心脏病　chronic cor pulmonale　167
慢性缺血性心脏病　chronic ischemic heart disease　137
慢性肾衰竭　chronic renal failure, CRF　218
慢性肾小球肾炎　chronic glomerulonephritis　209
慢性肾盂肾炎　chronic pyelonephritis　212
慢性肾脏病　chronic kidney disease, CKD　218
慢性萎缩性胃炎　chronic atrophic gastritis　178
慢性纤维性甲状腺炎　chronic fibrous thyroiditis　241
慢性炎症　chronic inflammation　51
慢性支气管炎　chronic bronchitis　159
慢性子宫颈炎　chronic cervicitis　224
慢性阻塞性肺疾病　chronic obstructive pulmonary disease,
　　COPD　158

梅毒　syphilis　261
梅毒瘤　syphiloma　262
门脉性肝硬化　portal cirrhosis　186
弥漫性毒性甲状腺肿　diffuse toxic goiter　240
弥漫性非毒性甲状腺肿　diffuse nontoxic goiter　238
弥散性血管内凝血　disseminated intravascular coagulation,
　　DIC　124
糜烂　erosion　18
膜增生性肾小球肾炎　membranoproliferative
　　glomerulonephritis　209

### N

囊腔　cyst　18
内毒素性休克　endotoxic shock　115
内分泌系统　endocrine system　238
内稳态　homeostasis　4
内源性致热原　endogenous pyrogen, EP　108
黏液癌　mucinous carcinoma　68
黏液样变　mucoid degeneration　16
尿毒症　uremia　215
尿路上皮癌　urothelial carcinoma　214
凝固性坏死　coagulative necrosis　17
脓毒败血症　septicopyemia　51
脓液　pus　49
脓肿　abscess　49

### P

膨胀性生长　expansive growth　61
平滑肌瘤　leiomyoma　69
葡萄胎　hydatidiform mole　229
普通型导管增生　usual ductal hyperplasia, UDH　232

### Q

气体栓塞　gas embolism　35
前列腺癌　prostate carcinoma　236
前列腺增生症　prostatic hyperplasia　235
桥接坏死　bridging necrosis　182
侵蚀性葡萄胎　invasive mole　230
趋化作用　chemotaxis　46
全身炎症反应综合征　systemic inflammatory response
　　syndrome, SIRS　43
缺血性缺氧　ischemic hypoxia　101
缺血性缺氧期　ischemic anoxia phase　116
缺氧　hypoxia　98
缺氧性肺血管收缩　hypoxic pulmonary vasoconstriction,
　　HPV　103

### R

热限　febrile ceiling　110

人绒毛膜促性腺激素　human chorionic gonadotropin, hCG　230

妊娠滋养细胞疾病　gestational trophoblastic disease, GTD　229

绒毛膜癌　choriocarcinoma　230

绒毛心　cor villosum　49

溶解性坏死　lytic necrosis　17

肉瘤　sarcoma　58

肉芽肿性炎　granulomatous inflammation　52

肉芽组织　granulation tissue　22

乳头状瘤　papilloma　67

乳腺癌　breast carcinoma　233

乳腺纤维腺瘤　breast fibroadenoma　233

软骨瘤　chondroma　69

## S

伤寒　typhoid fever　253

伤寒小结　typhoid nodule　253

上皮内癌　intraepithelial carcinoma　66

上皮内瘤变　intraepithelial neoplasia, IN　66

射血分数　ejection fraction, EF　153

神经源性休克　neurogenic shock　115

肾功能不全　renal insufficiency　215

肾细胞癌　renal cell carcinoma　213

肾小管性酸中毒　renal tubular acidosis, RTA　90

肾小球肾炎　glomerulonephritis, GN　202

肾小球有效滤过率　glomerular filtration rate, GFR　205

肾盂肾炎　pyelonephritis　211

渗出　exudation　41

渗出液　exudate　45

生长分数　growth fraction　60

失血性休克　hemorrhagic shock　115

实际碳酸氢盐　actual bicarbonate, AB　89

实质　parenchyma　56

食管癌　esophagus cancer　189

适应　adaptation　10

室壁瘤　ventricular aneurysm　137

栓塞　embolism　34

栓子　embolus　34

水肿　edema　80

死亡　death　8

酸　acid　87

酸碱平衡　acid-base balance　87

酸碱平衡紊乱　acid-base disturbance　87

碎片状坏死　piecemeal necrosis　182

## T

糖尿病　diabetes mellitus　243

透明血栓　hyaline thrombus　32

吞噬溶酶体　phagolysosome　46

吞噬体　phagosome　46

脱水　dehydration　78

## W

外生性生长　exophytic growth　62

完全康复　complete rehabilitation　8

微血管病性溶血性贫血　microangiopathic hemolytic anemia　129

萎缩　atrophy　10

未分化　undifferentiation　57

胃癌　gastric cancer　190

稳定细胞　stable cells　20

无复流现象　no-reflow phenomenon　119

## X

系膜增生性肾小球肾炎　mesangial proliferative glomerulonephritis　209

细胞水肿　cellular swelling　14

细菌性痢疾　bacillary dysentery　255

夏科-莱登结晶　Charcot-Leyden crystal　160

纤维斑块　fibrous plaque　133

纤维蛋白降解产物　fibrin degradation products, FDP　127

纤维蛋白性炎　fibrinous inflammation　49

纤维蛋白样坏死　fibrinoid necrosis　17

纤维瘤　fibroma　69

纤维肉瘤　fibrosarcoma　69

腺瘤　adenoma　67

消化性溃疡　peptic ulcer　179

小叶性肺炎　lobular pneumonia　164

小叶原位癌　lobular carinoma in situ, LCIS　233

心瓣膜病　valvular vitium of the heart　145

心功能不全　cardiac insufficiency　147

心肌肥大　myocardial hypertrophy　149

心肌梗死　myocardial infarction, MI　136

心绞痛　angina pectoris　136

心力衰竭　heart failure　147

心室顺应性　ventricular compliance　152

心室重塑　ventricular remodeling　149

心输出量　cardiac output, CO　152

心衰细胞　heart failure cell　28

心源性哮喘　cardiac asthma　154

心源性休克　cardiogenic shock　115

心脏指数　cardiac index, CI　152

性传播疾病　sexually transmitted disease, STD　260

休克　shock　114

休克代偿期　compensatory stage of shock　116

休克肺　shock lung　120

休克进展期　progressive stage of shock　117

修复　repair　19

血管紧张素转换酶抑制剂　angiotensin conversing enzyme inhibitor, ACEI　155

血管瘤　hemangioma　69

血管内皮细胞　vascular endothelial cell, VEC　125

血管源性休克　vasogenic shock　115

血红蛋白　hemoglobin, Hb　13

血栓　thrombus　30

血栓栓塞　thromboembolism　34

血栓形成　thrombosis　30

血吸虫病　schistosomiasis　264

血行转移　hematogenous metastasis　63

血液性缺氧　hemic hypoxia　100

## Y

亚急性感染性心内膜炎　subacute infective endocarditis　144

亚健康　subhealth　5

炎性假瘤　inflammatory pseudotumor　52

炎性息肉　inflammatory polyp　52

炎症　inflammation　40

炎症介质　inflammatory mediator　48

炎症细胞浸润　inflammatory cell infiltration　46

羊水栓塞　amniotic fluid embolism　35

氧利用障碍性缺氧　dysoxidative hypoxia　101

氧中毒　oxygen intoxication　105

夜间阵发性呼吸困难　paroxysmal nocturnal dyspnea　154

液化性坏死　liquefactive necrosis　17

胰岛素瘤　insulinoma　244

胰岛细胞瘤　islet cell tumor　244

胰腺癌　pancreatic cancer　194

胰腺神经内分泌肿瘤　pancreatic neuro-endocrine neoplasms, pNENs　244

异型性　atypia　57

阴离子间隙　anion gap, AG　90

印戒细胞　signet-ring cell carcinoma　68

硬化性腺病　sclerosing adenosis　233

痈　carbuncle　50

永久性细胞　permanent cells　20

诱因　precipitating factor　6

淤血　congestion　27

淤血性肝硬化　congestive liver cirrhosis　29

淤血性缺氧　congestive hypoxia　101

原癌基因　protooncogene　74

原发复合征　primary complex　249

原发性肺结核病　primary pulmonary tuberculosis　249

原发性肝癌　primary carcinoma of liver　193

原发性颗粒性固缩肾　primary granular atrophy of the kidney　141

## Z

再生　regeneration　19

增生　hyperplasia　12

支气管扩张症　bronchiectasis　160

支气管哮喘　bronchial asthma　160

脂肪变性　fatty degeneration　14

脂肪肝　fatty liver　14

脂肪坏死　fat necrosis　17

脂肪瘤　lipoma　69

脂肪肉瘤　liposarcoma　70

脂肪栓塞　fat embolism　35

脂褐素　lipofuscin　15

脂纹　fatty streak　133

直接蔓延　direct spreading　62

肿瘤　tumor, neoplasm　54

肿瘤血管生成　tumor angiogenesis　61

肿瘤抑制基因　tumor suppressor gene　74

种植性转移　implantation metastasis　63

粥样斑块　atheromatous plaque　133

主动脉瓣关闭不全　aortic insufficiency　146

主动脉瓣狭窄　aortic stenosis　146

转移　metastasis　62

子宫颈癌　cervical cancer　225

子宫颈肥大　cervical hypertrophy　225

子宫颈糜烂　cervical erosion　224

子宫颈上皮内瘤变　cervical intraepithelial neoplasia, CIN　225

子宫颈息肉　cervical polyp　225

子宫颈腺囊肿　Naboth cyst　225

子宫内膜癌　endometrial carcinoma　228

子宫内膜异位症　endometriosis　227

子宫平滑肌瘤　leiomyoma of uterus　228

子宫腺肌病　adenomyosis　227

组织性缺氧　histogenous hypoxia　101

组织中毒性缺氧　histotoxic hypoxia　101

［1］王建枝,钱睿哲.病理生理学［M］.9版.北京:人民卫生出版社,2018.

［2］步宏,李一雷.病理学［M］.9版.北京:人民卫生出版社,2018.

［3］步宏,王雯.病理学与病理生理学［M］.5版.北京:人民卫生出版社,2022.

［4］方三高,于永娟,王丛.WHO(2022)泌尿系统和男性生殖器官肿瘤分类［J］.诊断病理学杂志,2023,30(4):410-416.

［5］中国老年医学学会高血压分会,北京高血压防治协会,国家老年疾病临床医学研究中心.中国老年高血压管理指南(2023)［M］.北京:人民卫生出版社,2023.

［6］卞修武,李一雷.病理学［M］.10版.北京:人民卫生出版社,2024.

45 杨